U0122298

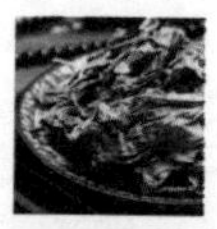
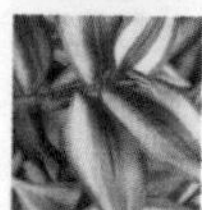
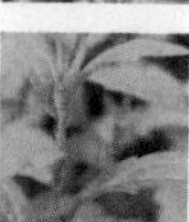
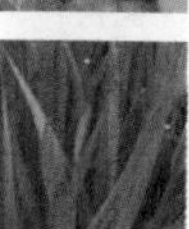

本草实用百科系列

常用青草药

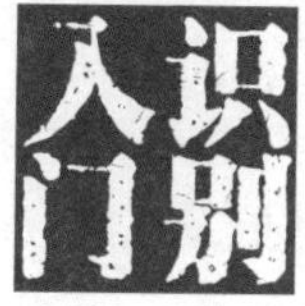

路军章 周重建◎编著

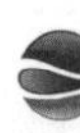

海峡出版发行集团
THE STRAITS PUBLISHING & DISTRIBUTING GROUP
福建科学技术出版社

图书在版编目（CIP）数据

常用青草药识别入门 / 路军章，周重建编著 . —福州：福建科学技术出版社，2020.7

（本草实用百科系列）

ISBN 978-7-5335-6134-5

Ⅰ . ①常… Ⅱ . ①路… ②周… Ⅲ . ①中草药 – 基本知识 Ⅳ . ① R282

中国版本图书馆 CIP 数据核字（2020）第 064207 号

书　　名　常用青草药识别入门
　　　　　本草实用百科系列
编　　著　路军章　周重建
出版发行　福建科学技术出版社
社　　址　福州市东水路 76 号（邮编 350001）
网　　址　www.fjstp.com
经　　销　福建新华发行（集团）有限责任公司
印　　刷　福州德安彩色印刷有限公司
开　　本　889 毫米 ×1194 毫米　1/32
印　　张　11
图　　文　352 码
版　　次　2020 年 7 月第 1 版
印　　次　2020 年 7 月第 1 次印刷
书　　号　ISBN 978-7-5335-6134-5
定　　价　58.00 元

前　言

青草药是民间百姓常用的、习用的植物药，有很好的群众使用基础。青草药防治疾病具有疗效确切、副作用小等特点，不仅在防治常见病、治疗多发病方面有较好的疗效，而且在治疗传染病和疑难病方面有其独特优势，历来深受人民群众喜爱。同时，青草药具有采集方便、使用便捷和经济实用等优点，很多人应用青草药进行美容、保健。青草药种类繁多、分布广泛、资源丰富、应用历史悠久。为了更好地普及和应用青草药，继承和发掘中医药文化遗产，使青草药在疾病防治中更好地为人们健康服务，我们本着安全、有效、简便、经济和药物易找、实用的原则，选择了325种民间常用而且疗效确切的青草药，分别从别名、来源、生境、采收、快速识别、功用、验方等几个方面予以详细介绍，以便于人们在日常生活中识别和应用。本书还精选了民间广为流传且确有疗效的单方、验方、秘方，计一千多条。

该书为“本草实用百科系列”丛书之一，我们衷心希望本系列丛书在普及青草药科学知识、保障人民健康、保护和开发青草药资源方面产生积极作用。同时，也希望读者在采集草药时，注意生态保护，保护野生资源及物种。需要特别提醒的是，广大读者朋友必须在专业医师的指导下应用书中所列的验方！

编者

2020年4月

阅读指南

该种青草药的名称。

该种青草药的生境图。

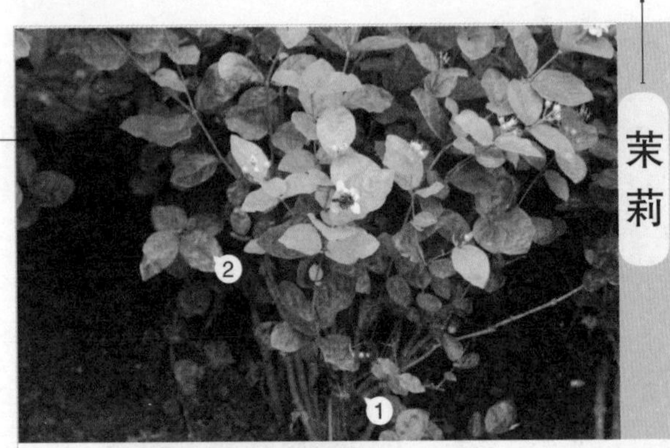

该种青草药的主要识别特征。

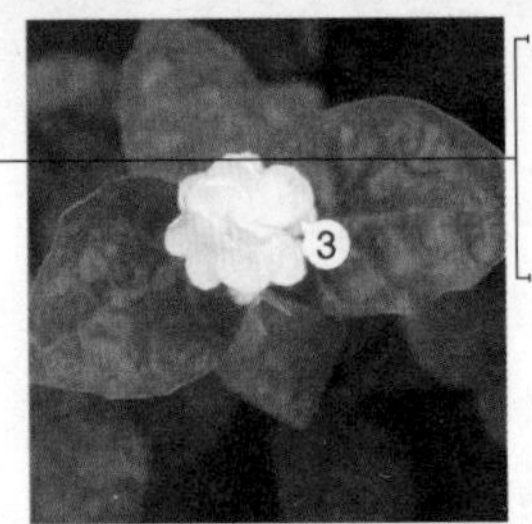

快速识别

①小枝圆柱形或稍压扁状，有时中空，疏被柔毛。②叶对生，单叶；叶片纸质，圆形、卵状椭圆形或倒卵形，两端圆或钝。③聚伞花序顶生，通常有花3朵，有时单花或多达5朵；花冠白色。

该种青草药的常用别名。

别名 白末利、小南强、奈花、鬘华、末梨花。

来源 为木犀科植物茉莉花 *Jasminum sambac* (L.) Aiton的根及花。

生境 生长于通风良好、半阴的环境。主产于长江以南及西部地区。

采收 秋后挖根，切片晒干；夏、秋季采花，晒干。

功用 花辛、甘，温；归脾、胃经；理气开郁，和中，辟秽。根苦，温；有毒；麻醉，止痛；主治跌损筋骨，龋齿，头顶痛，失眠。内服：研末，花1.5～3克，根1～1.5克；或煎汤；或磨汁。外用：捣敷，或塞龋洞。

以该种青草药为主的使用便捷、经济适用的验方。方中的国家保护动物药材，一般使用其自然淘汰品或替代品。

验方 ①续筋接骨止痛：茉莉根捣绒，酒炒包患处。②龋齿：茉莉根研末，熟鸡蛋黄调匀，塞龋齿内。③头顶痛：茉莉根、蚤休根各适量，捣烂敷痛处；并先以磁针轻扎头部。④失眠：茉莉根0.9～1.5克，磨水服。

120 祛风止痛药

该种青草药的最佳采收季节及加工方法。

泻下药

蓖麻子

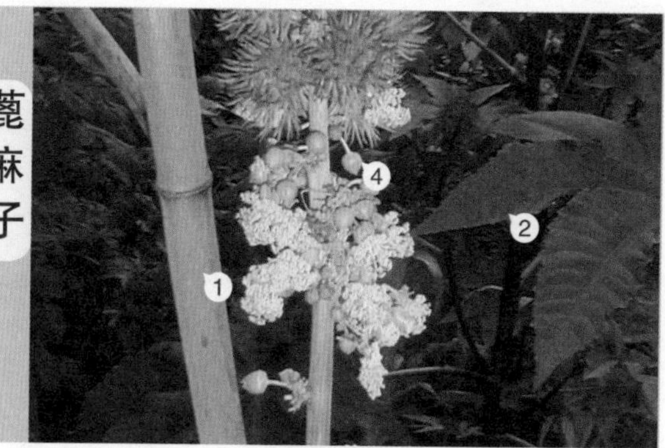

快速识别

①茎直立，无毛，绿色或稍紫色，具白粉。②单叶互生，叶片盾状圆形。③花单性，总状或圆锥花序，顶生，下部生雄花，上部生雌花；苞及小苞卵形或三角形；雄花花被3～5，裂片卵状三角形；雌花的苞与雄花的相同，花被同雄花而稍狭。④蒴果球形，有刺，成熟时开裂。

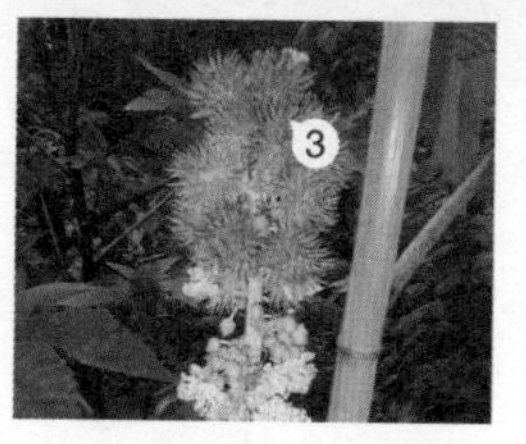

别名 萆麻子、大麻子、蓖麻仁、红大麻子。

来源 为大戟科植物蓖麻*Ricinus communis* L.的干燥成熟种子。

生境 全国大部分地区均有栽培。

采收 秋季果实变棕色、果皮未开裂时分批采摘，晒干，除去果壳，收集种子。

功用 甘、辛，平；有毒。归大肠、肺经。消肿拔毒，泻下通滞。主治痈疽疔疖肿毒，水肿腹满，大便燥结，头风。内服：须炒熟后捣碎用，研末，1.5～5克；或入丸、散剂。外用：适量，捣敷或研末调敷。

验方 ①**疔疮脓肿**：蓖麻子20多颗，去壳，和少量盐、稀饭捣匀，敷患处，每日2次。②**犬咬伤**：蓖麻子50粒，去壳，以井水研膏，先以盐水洗咬处，再以蓖麻膏贴。③**烫火伤**：蓖麻子、蛤粉各等份，研膏，汤损用油调涂，火疮用水调涂。④**喉痹**：蓖麻子，取肉捶碎，纸卷作筒，烧烟吸之。

该种青草药的拉丁学名及入药部位。

该种青草药的最佳采收季节、生长环境及主要分布区域。

该种青草药的性味、归经、功效、主治及用法用量。“功用”项下药物剂量无特殊注明的均为内服干品量，鲜品加倍。

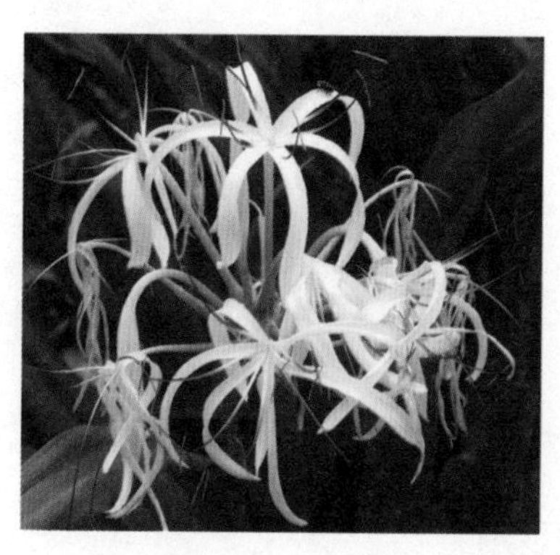

目录 CONTENTS

解表药

清热药

祛风止痛药

泻下药

祛风湿药

利水渗湿药

温里药

理气药

止血药

活血祛瘀药

化瘀药

安神药

平肝息风药

补益药

化痰止咳平喘药

收涩药

消食药

驱虫药

附录

黄荆

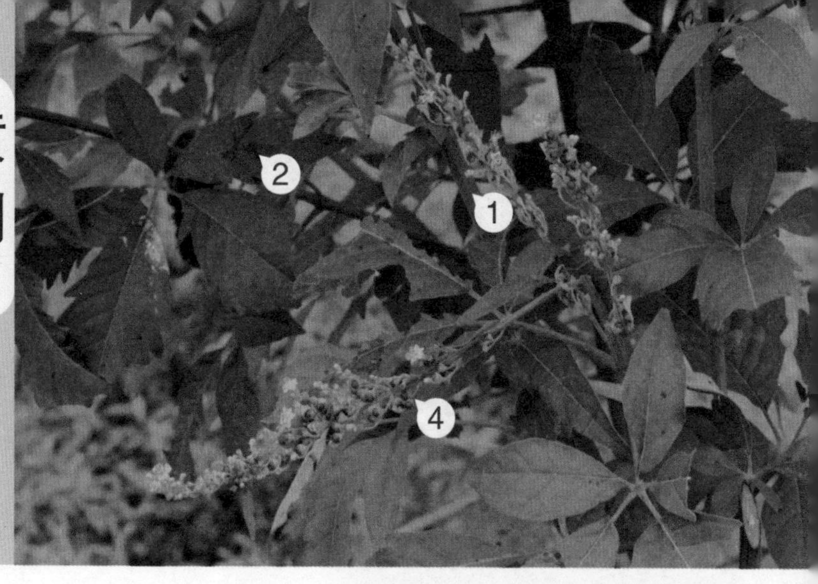

快速识别

①新枝方形，灰白色，密被细绒毛。②叶对生，掌状复叶，具长柄，小叶片椭圆状卵形，上面淡绿色，下面白色。③圆锥花序顶生，萼钟形，花冠淡紫色形。④核果卵状球形，褐色，下半部包于宿萼内。

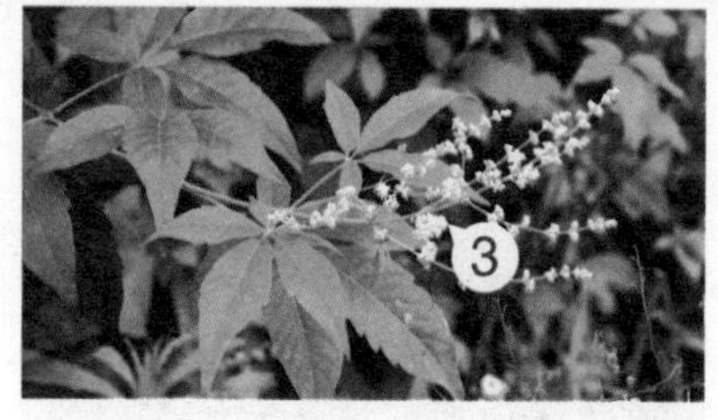

别名 荆条、布荆、马藤、山荆、五指柑、土常山、黄荆条、山黄荆、七叶黄荆。

来源 为马鞭草科植物黄荆*Vitex negundo* L.的果实及根、茎、叶。

生境 生长于山坡、路旁、林边。主产于江苏、浙江、湖南、江西、四川、重庆、广西等地。

采收 夏、秋季采叶，花未开时采收；秋季采果，果实成熟时用手搓下，晒干，扬净；四季采根，切片晒干。

功用 辛、苦，温。归肺、肝、胃、大肠经。行气止痛，祛风，除痰。根茎主治支气管炎，疟疾，肝炎。叶主治感冒，肠炎，痢疾，疟疾，泌尿系统感染；外用治湿疹，皮炎，脚癣。果实主治咳嗽哮喘，胃痛，消化不良，肠炎，痢疾。内服：煎汤，根、茎15～30克，叶9～30克，果实3～9克；或研末服。外用：鲜叶捣烂敷或煎水洗。

验方 ①**关节炎**：黄荆茎15克，水煎服，每日1剂，分2次服。②**脚癣**：黄荆叶捣烂敷患处。③**支气管哮喘**：黄荆子适量，炒香，研末冲服，每次6克，每日2次。④**肝胃痛**：黄荆子研末，和粉作团食。

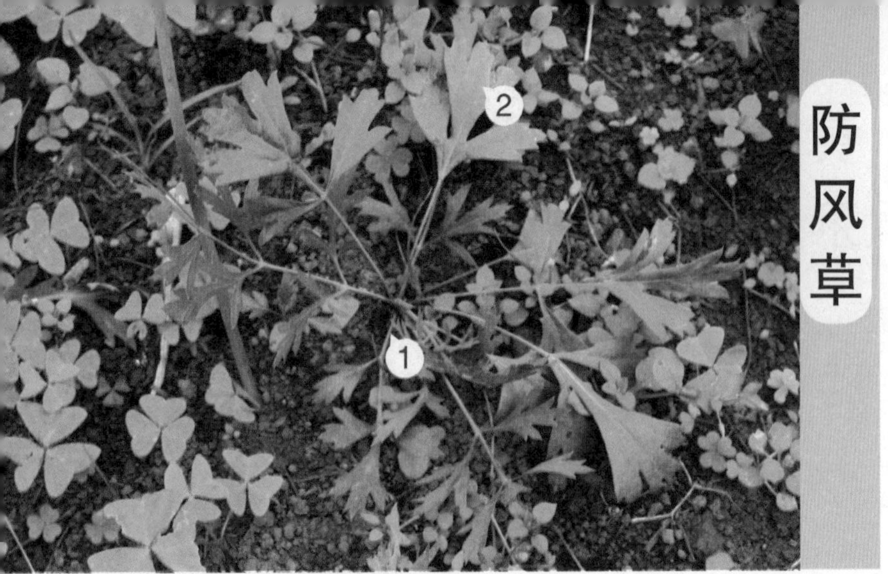

防风草

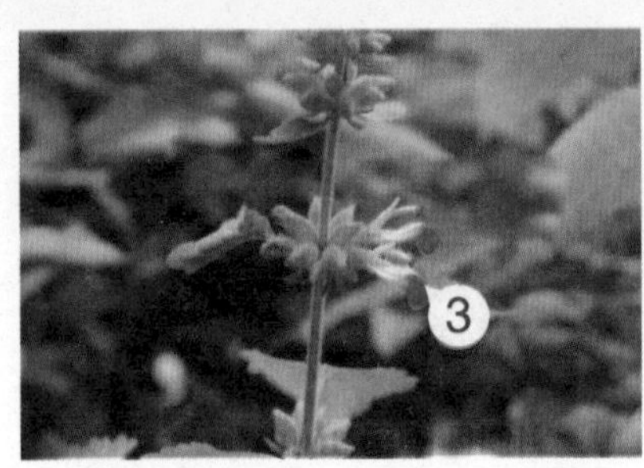

快速识别

①直立草本，分枝，茎四棱。②单叶对生，阔卵形至卵形，边缘有不规则的齿，基部近圆形，两面均有茸毛，具细小腺点。③花轮生，总状花序，花冠二唇形。

别名 落马衣、假紫苏、臭苏头、四方茎、马衣叶、大篾草。

来源 为唇形科植物广防风 *Anisomeles indica* (L.) Rothm.的全草。

生境 生长于荒地、旷野、村边草丛中。主产于广东、云南、广西、贵州等地。

采收 夏、秋间割取全草，洗净，晒干或鲜用。

功用 辛、苦，温。归膀胱、肝、肾经。祛风，除湿，解毒。主治感冒身热，呕吐，腹痛，筋骨疼痛，疮疡，湿疹，痔疮。内服：煎汤，9～15克（鲜品15～30克）；浸酒或入丸剂。外用：煎水洗或捣敷。

验方 ①**湿疹：**鲜防风草适量，水煎，调盐或醋洗患处。②**中风口眼歪斜：**鲜防风草50～100克，红糖25克，水煎服；另用叶和蓖麻子仁共捣烂，贴患侧。③**毒蛇咬伤：**鲜防风草、鲜豨莶草各30克，水炖服；渣调盐、米饭各少许，捣烂外敷。④**痈肿：**鲜防风草60克，捣烂绞汁，调黄酒炖服，渣外敷。⑤**感冒：**防风草15克，牡荆叶15克，桑叶、紫苏叶各10克，水煎服。

五色梅

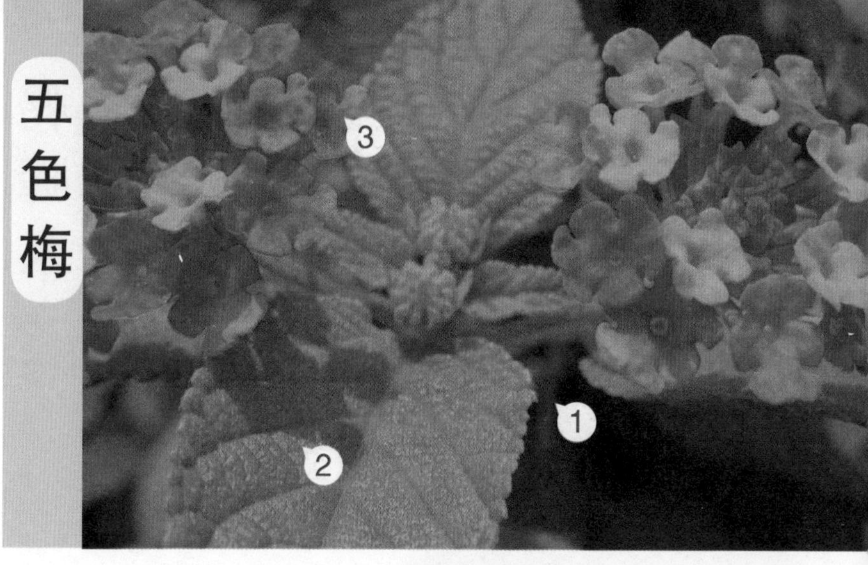

快速识别

①直立或半藤状灌木，茎、枝均呈四方形，有糙毛。②单叶对生，叶片卵形至卵状长圆形，边缘有钝齿。③头状花序腋生，花萼筒状，花冠黄色、橙色、粉红色至深红色。④内藏果实圆球形，成熟时紫黑色。

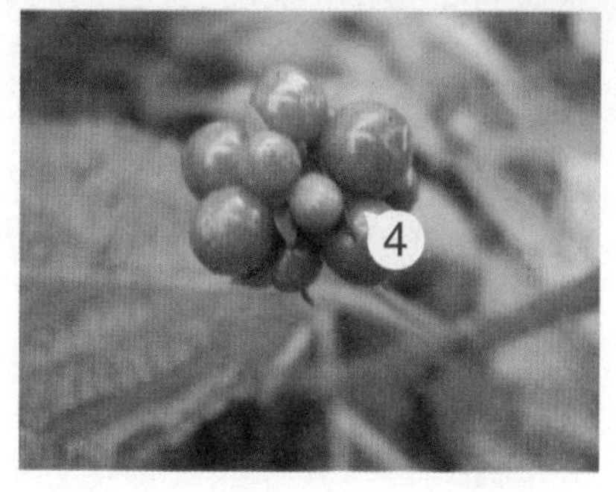

别名 龙船花、山大丹、臭金凤、如意草、土红花、杀虫花、五彩花。

来源 为马鞭草科植物马缨丹*Lantana camara* L.的叶或带花叶的嫩枝。

生境 生长于海边沙滩、路边及空旷地，也有栽培。主产于福建、台湾、湖南、广东、广西等地。

采收 全年可采，鲜用或晒干。

功用 苦、甘，凉；有毒。归大肠经。清热，止血。主治肺结核咯血，腹痛吐泻，湿疹，阴部瘙痒。内服：煎汤，15～30克；或研末，3～5克。外用：捣敷。

验方 ①**腹痛吐泻**：鲜五色梅花10～15朵，水炖，调盐少许服。②**跌打损伤**：五色梅鲜花或鲜叶捣烂，搓擦患处，或外敷。③**感冒风热**：五色梅花30克，山芝麻15克，水煎服，每日2次。④**皮炎、湿疹瘙痒**：五色梅新鲜枝叶煎水外洗。⑤**筋伤**：五色梅鲜叶捣碎，擦患处，然后以渣敷。

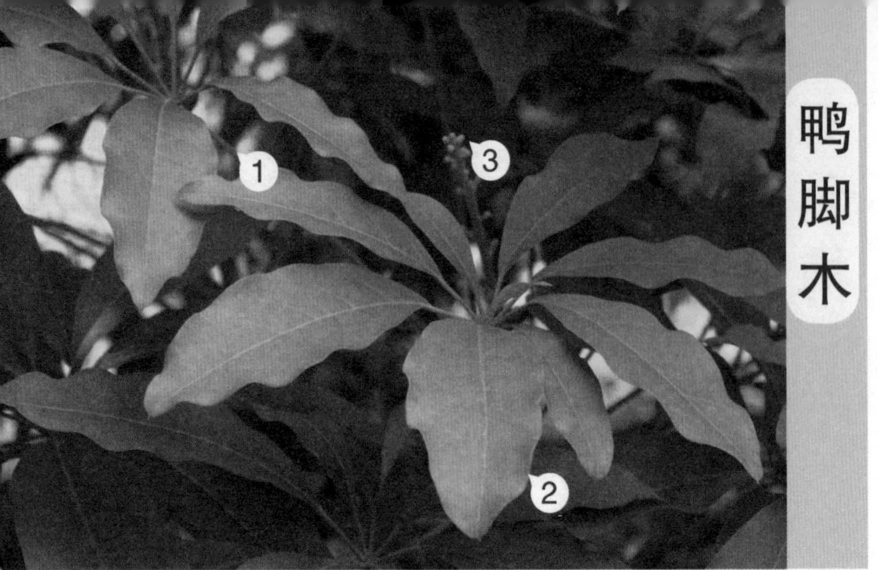

鸭脚木

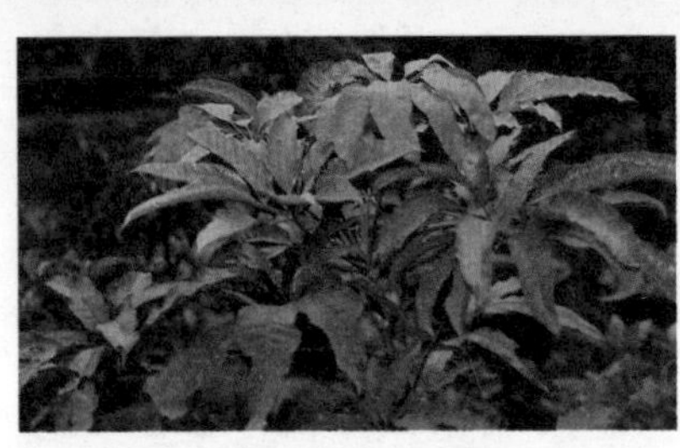

快速识别

①枝条粗壮，平时有皱纹，幼时密生星状短柔毛。②掌状复叶，革质，椭圆形或长卵圆形。③花小，白色，花瓣5片，肉质。

别名 手树、鸭脚树、鹅掌柴、伞托木、矮伞树、五指通、小叶伞树。

来源 为五加科植物鹅掌柴*Schefflera heptaphylla* (Linnaeus.) Frodin的根、根皮及叶。

生境 生长于常绿阔叶林中或向阳山坡。主产于广东、广西、贵州、云南、浙江、福建、台湾等地。

采收 全年可采，根、根皮洗净，切片晒干备用。叶鲜用。

功用 苦、涩，凉。发汗解表，祛风除湿，舒筋活络。主治感冒发热，咽喉肿痛，跌打损伤，风湿关节痛，骨折。内服：煎汤，根3～9克，根皮15～30克。外用：叶适量，煎水洗患处。

验方 ①**骨折**：生鸭脚木皮180克，生犁片木叶、生官榕木叶各120克，雄鸡一只，共捣烂，双酒炒热敷患处，24小时去药，再加酒炒热熨患处。②**红白痢疾**：鸭脚木皮去外皮，洗净，一蒸一晒，水煎服。③**风湿骨痛**：鸭脚木皮180克，浸酒500毫升，每日2次，每次15～30克。④**烧伤**：鲜鸭脚木叶适量，捣烂取汁，用棉签蘸涂患处；另取鸭脚木叶15克，水煎服。

玉叶金花

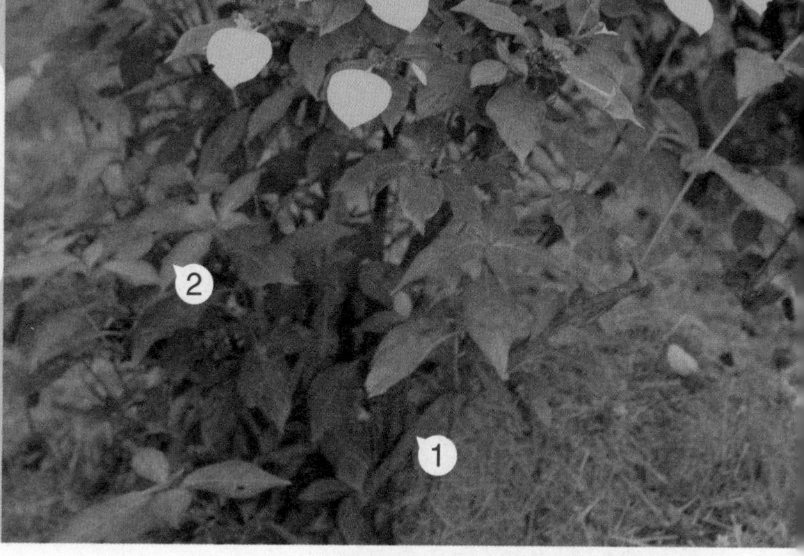

快速识别

①藤状小灌木，小枝蔓延，初时被柔毛。② 单叶互生，有短柄，卵状矩圆形或椭圆状披针形。③聚伞伞房花序，密集多花，着生枝顶，花黄色。

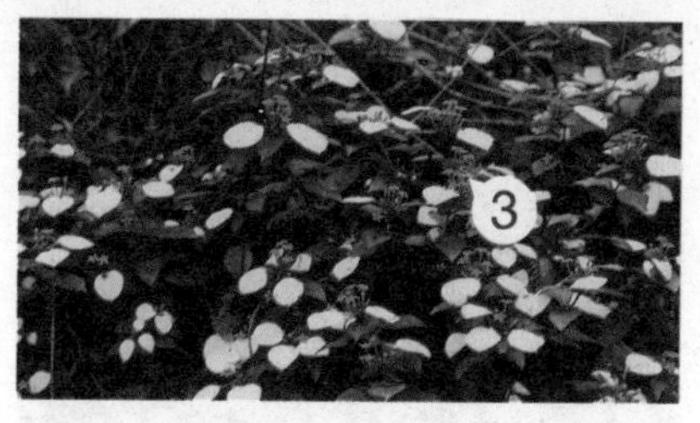

别名 白纸扇、生肌藤、山甘草、蝴蝶藤、蜻蜓翅、白叶子、黄蜂藤、凉藤子。

来源 为茜草科植物小玉叶金花*Mussaenda parviflora* Miq.的藤与根。

生境 生长于较阴的山坡、沟谷、溪旁及灌丛中。主产于广西、四川、重庆、福建、广东、台湾等地。

采收 8～10月采挖，鲜用或洗净晒干，切碎备用。

功用 甘、淡，凉。清热解暑，消暑利湿，凉血解毒。主治中毒，感冒，支气管炎，扁桃体炎，咽喉炎，肾炎水肿，肠炎，子宫出血，虫蛇咬伤。内服：煎汤，15～30克。外用：捣敷。

验方 ①**肾盂肾炎、血尿：**玉叶金花藤、爵床各20克，薏苡仁根15克，水煎服。②**子宫出血：**玉叶金花根15克，水煎服或鲜嚼食汁。③**感冒、中暑：**玉叶金花藤、牡荆叶各等量制茶，加薄荷少许，泡水饮用。④**湿热小便不利：**玉叶金花藤、车前草各30克，鲜金银花藤60克，水煎服。⑤**暑湿腹泻：**玉叶金花藤60克，大叶桉18克，水煎，每日1剂，分3次服。⑥**支气管炎：**玉叶金花30克，连钱草15克，福建胡颓子叶9克，水煎服。

水蜈蚣

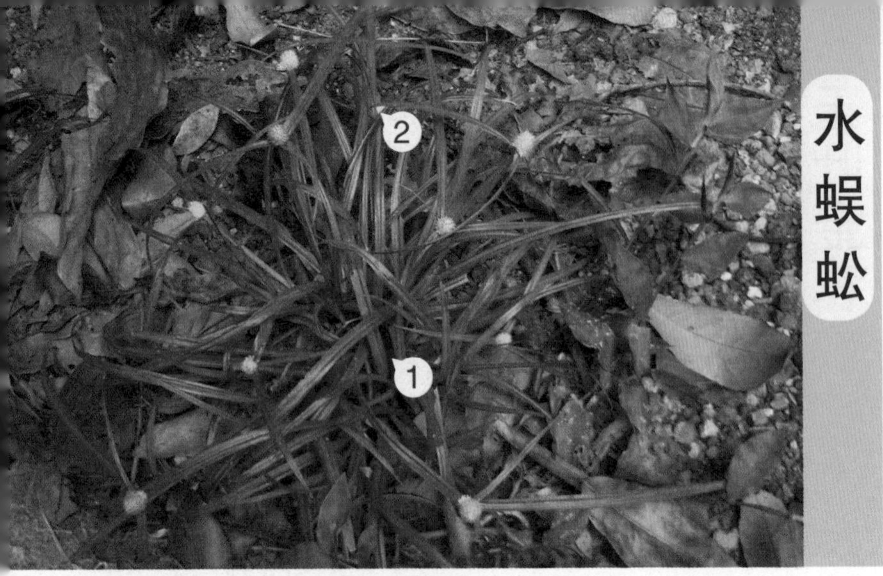

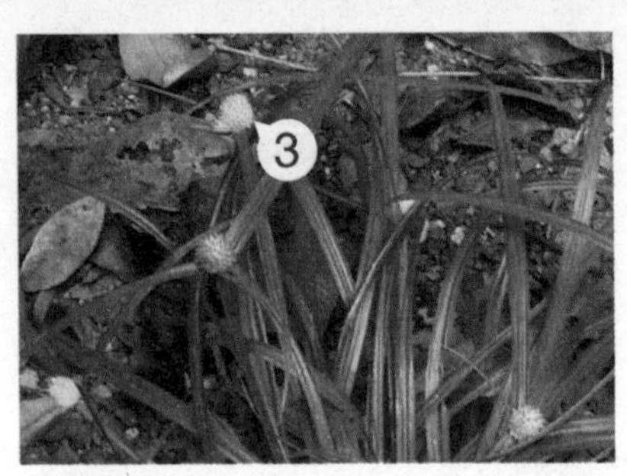

快速识别

①茎瘦长，秃净，三棱形。②叶质软，狭线形，长短不一，末端渐尖，下部带紫色，鞘状。③头状花序，单生卵形，绿色，总苞叶状，连接穗下，往往外向开展。

别名 球子草、疟疾草、地杨梅、十字草、姜虫草、露水草、龙吐珠、三荚草、草含珠。

来源 为莎草科植物短叶水蜈蚣*Kyllinga brevifolia* Rottb.的全草或根。

生境 生长于山坡、溪旁、荒地、路边草丛中及海边沙滩上。主产于中南、西南及安徽、江苏、浙江、江西、福建等地。

采收 5～9月采收，洗净，鲜用或晒干。

功用 辛，平。疏风解表，清热利湿，止嗽化痰，祛瘀消肿。主治感冒风寒，寒热头痛，筋骨疼痛，咳嗽，疟疾，黄疸，痢疾，疮疡肿毒，跌打刀伤。内服：煎汤，15～30克，鲜品30～60克；或捣汁；或浸酒。外用：捣敷。

验方 ①**时疫发热**：水蜈蚣、威灵仙各适量，水煎服。②**疮疡肿毒**：水蜈蚣全草、芭蕉根各适量，捣烂，敷患处。③**皮肤瘙痒**：水蜈蚣煎水外洗。④**刀伤骨折**：鲜水蜈蚣捣绒，包患处，每日换药2次。⑤**风湿骨痛**：水蜈蚣50～100克，水煎服。

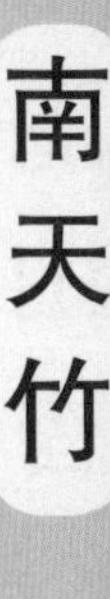

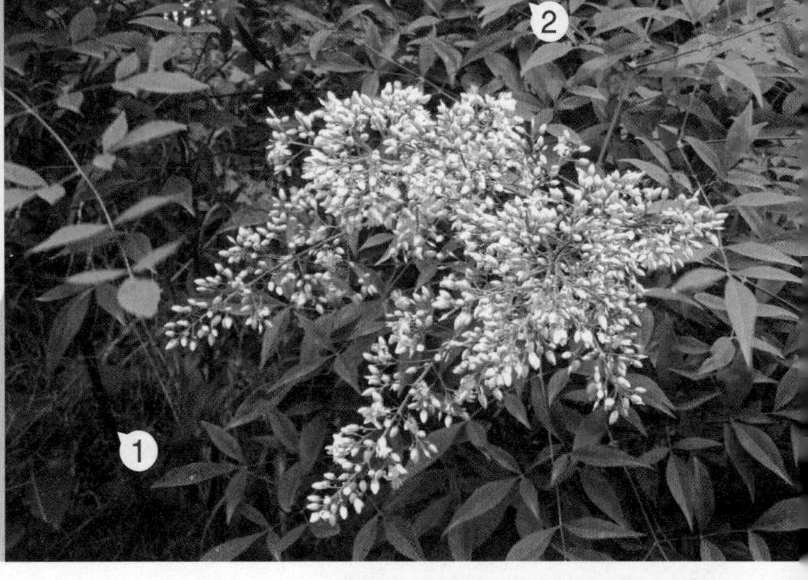

快速识别

①茎直立，圆柱形，丛生，分枝少。②叶互生，革质，有光泽，通常为3回羽状复叶，小叶椭圆状披针形，两面深绿色，冬季常变为红色。③花成大型圆锥花序，萼片多数，每轮3片，内两轮呈白色花瓣状。

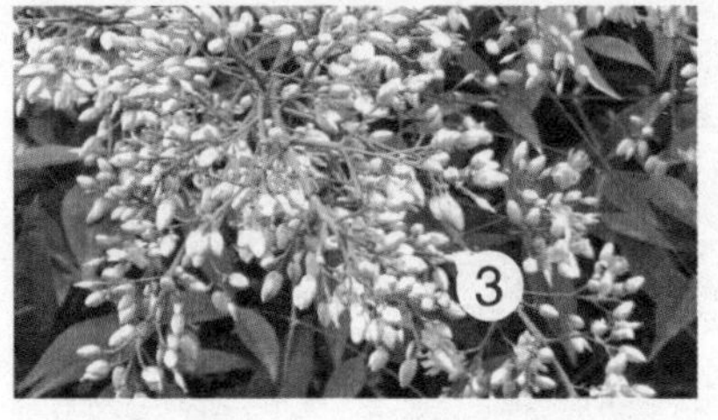

别名 天竹、白天竹、天竹子、南天烛、钻石黄。

来源 为小檗科植物南天竹*Nandina domestica* Thunb.的根、茎及果实。

生境 生长于疏林及灌木丛中，多栽培于庭院。主产于陕西、江苏、浙江、安徽、江西、福建、湖北、广东、广西、云南、四川、重庆、贵州等地。

采收 根、茎全年可采，切片晒干；秋、冬季摘果，果实成熟时采收，晒干。

功用 根、茎苦，寒；清热除湿，通经活络；主治感冒发热，眼结膜炎，肺热咳嗽，湿热黄疸，急性胃肠炎，尿路感染，跌打损伤。果苦，平；有小毒；止咳平喘；主治咳嗽，哮喘，百日咳。内服：煎汤，根、茎9～30克，果15克。

验方 ①**感冒咳嗽：**南天竹40克，枇杷叶、车前子、甘草各50克，加水600毫升，煎取200毫升，每次服15毫升（小儿每次3～5毫升），每日3次。②**湿热黄疸：**鲜南天竹根30～60克，水煎服。③**关节炎红肿热痛：**南天竹鲜根30～60克，猪脚1～2节，酌加红酒、开水，炖2小时，分2～3次服。④**驱除蛔虫：**南天竹根和楝树皮各适量，水煎服。⑤**百日咳：**南天竹干果实9～15克，水煎调冰糖服。

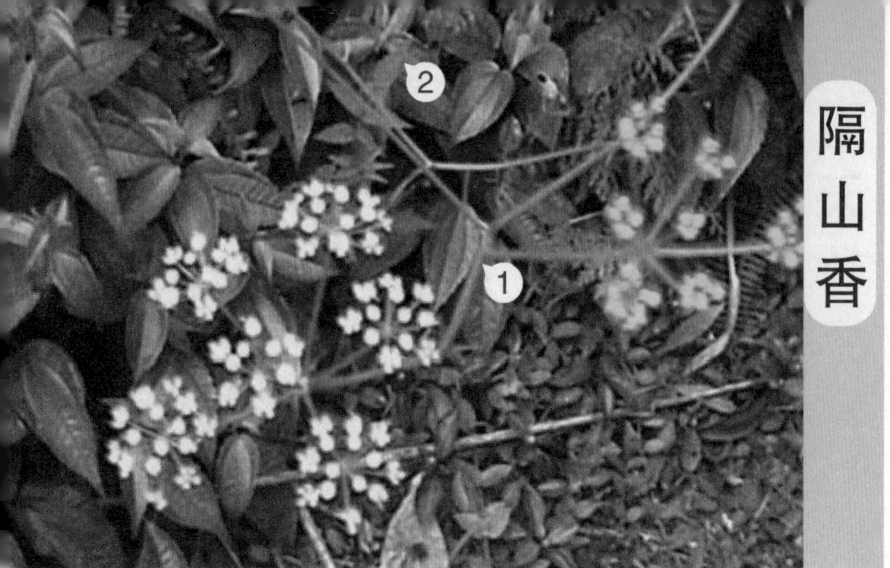

隔山香

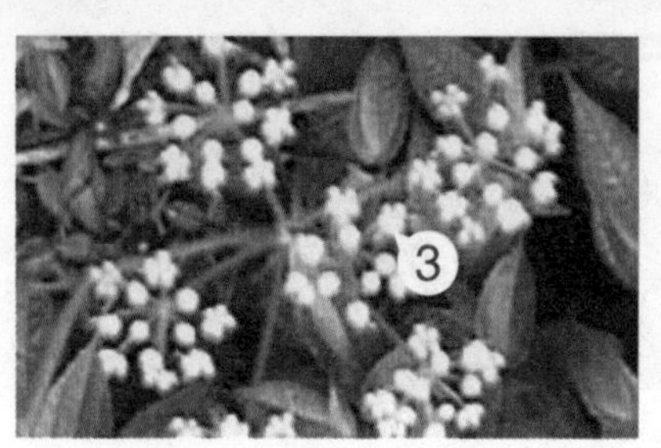

快速识别

①茎直立，圆柱形，有纵纹和浅沟纹，上部分枝。②叶有柄，叶片长圆状卵形至广三角形。③复伞形花序顶生或侧生，花白色。

别名 鸡山香、香白芷、假当归、土白芷、山党参、天木香、十里香、野天竹。

来源 为伞形科植物隔山香*Ostericum citriodorum* (Hance) Yuan et Shan的根或全草。

生境 生长于山坡、灌木林下、林缘、草丛中。主产于浙江、江西、福建、湖南、广东、广西等地。

采收 秋后挖根，去其茎叶，洗净，鲜用或晒干；夏、秋季采集全草，去泥杂，鲜用或晒干。

功用 辛、微苦，平。疏风清热，祛痰止咳，消肿止痛。主治感冒，咳嗽，头痛，腹痛，痢疾，肝炎，风湿痹痛，疝气，月经不调，跌打伤肿，疮痈，毒蛇咬伤。内服：煎汤，6～15克；或研末、泡酒。外用：捣敷，或煎水洗。

验方 ①**感冒**：隔山香根15克，紫苏叶6克，生姜3片，水煎服。②**咳嗽多痰**：隔山香根15克，水煎服。③**风热咳嗽**：隔山香根15克，水煎服。④**咯血**：隔山香根、雪见草各9克，接骨金粟兰根、六月雪各6克，水煎服，红糖、米酒为引。

九头狮子草

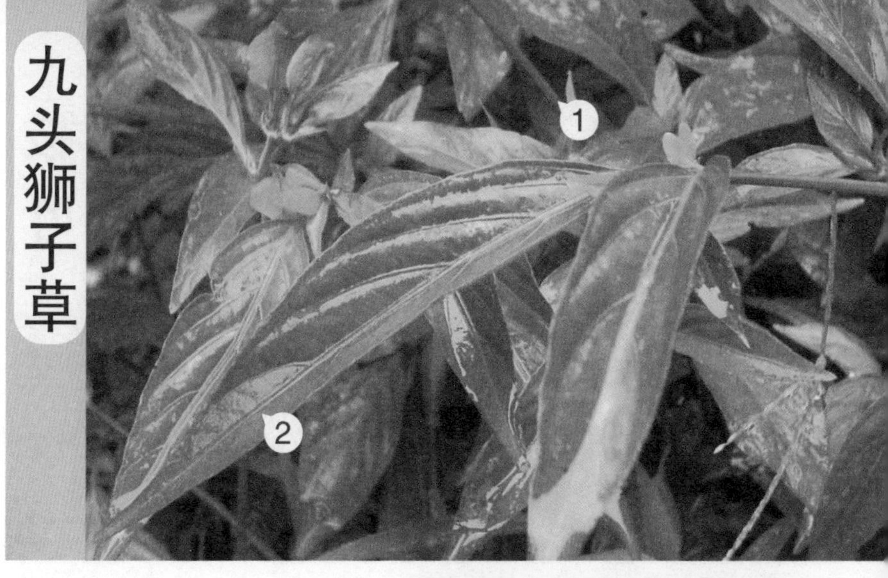

快速识别

①茎直立，四棱形，深绿色，节显著膨大。②叶对生，纸质，椭圆形或卵状长圆形，全缘。③聚伞花序短，集生长于枝梢的叶腋；每一花下有大小两片叶状苞片，苞片椭圆形至卵状长圆形；花冠粉红色至微紫色。

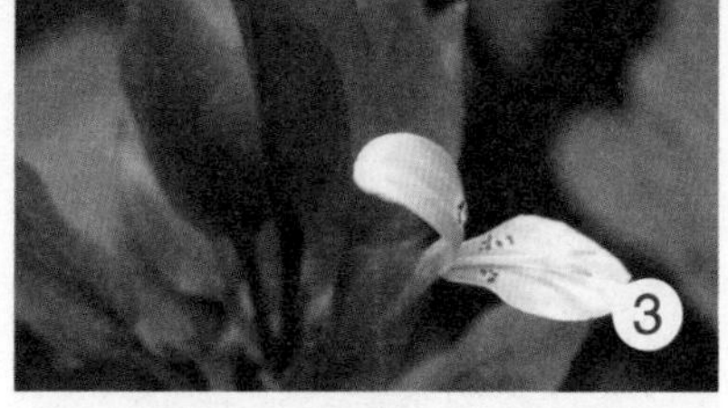

别名 接骨草、土细辛、万年青、金钗草、四季青、九节篱、铁脚万年青。

来源 为爵床科植物九头狮子草*Peristrophe japonica* (Thunb.) Brem.的干燥全草。

生境 生长于山坡、林下、路旁、溪边等阴湿处，有栽培。主产于江苏、浙江、福建、湖南、江西、贵州、四川、重庆等地。

采收 夏、秋季采收，鲜用或晒干。

功用 辛、微苦，凉。发汗解表，清热解毒，镇痉。主治感冒，咽喉肿痛，白喉，小儿消化不良，小儿高热，痈疖肿毒，毒蛇咬伤。内服：煎汤，15～30克。外用：鲜品捣烂敷患处。

验方 ①**黑疱疔：**九头狮子草茎叶，捣烂，涂敷。②**蛇咬伤：**鲜九头狮子草、半枝莲、紫花地丁，加盐卤捣烂，涂敷于咬伤部位。③**支气管肺炎：**鲜九头狮子草60～90克，捣烂绞汁，调少许盐服。④**肺热咳嗽：**鲜九头狮子草30克，加冰糖适量，水煎服。⑤**咽喉肿痛：**鲜九头狮子草100克，水煎，或捣烂绞汁50～100克，调蜜服。

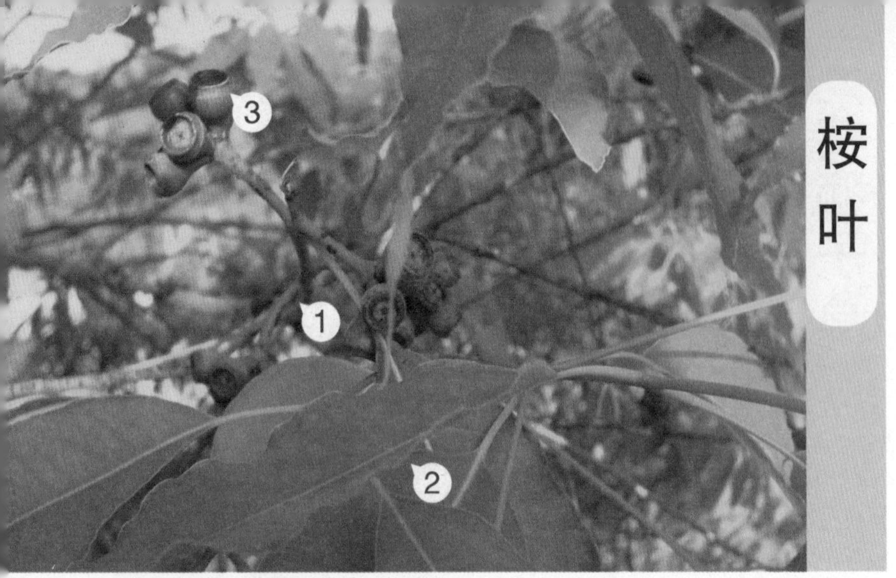

桉叶

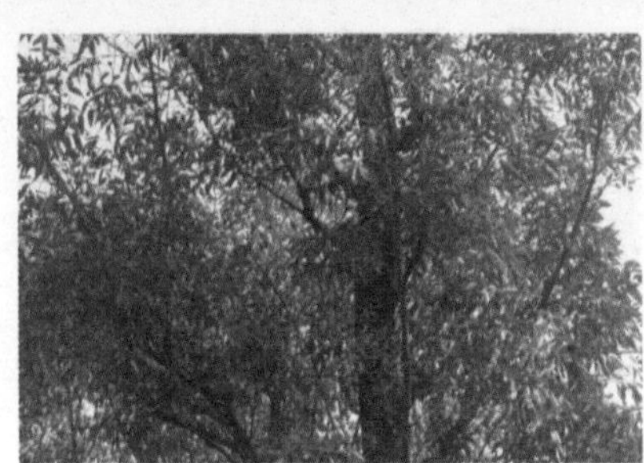

快速识别

①树皮呈薄片状剥落，幼枝呈方形。②叶互生，蓝绿色，卵形，常被白粉；成长叶片革质，披针形。③蒴果杯状，果缘厚，有四棱及不明显的瘤体或沟纹。

别名 玉树、油树、桉树叶、蓝桉叶、洋草果、灰杨柳、羊草果叶。

来源 为桃金娘科植物蓝桉*Eucalyptus globulus* Labill.的叶片。

生境 多为栽培。主产于云南、海南、福建、四川、重庆、湖南、江西、广东、广西等地。

采收 全年可采，摘取老叶，阴干或鲜用。

功用 苦、辛，凉。归肺、胃、脾、肝经。疏风解表，清热解毒，化痰理气，杀虫止痒。主治感冒，流感，痢疾，肠炎，关节痛，膀胱炎，烫伤，疥癣，丹毒，神经性皮炎，湿疹，痈疮肿毒。内服：煎汤，9～24克。外用：煎水洗、研粉撒或熬膏敷。

验方 ①**烧烫伤、外伤出血**：桉树叶研粉，撒伤部。②**关节疼痛**：桉叶、香通、松节、骨碎补各适量，水煎服。③**皮肤湿疹**：桉树叶熬膏外敷。④**疥癣**：桉树叶煎水洗。⑤**神经性皮炎、痈疮肿毒**：桉树叶适量，煎水外洗。⑥**肠炎下痢**：桉叶、马齿苋、地锦草、茶叶各适量，水煎服。

白苏

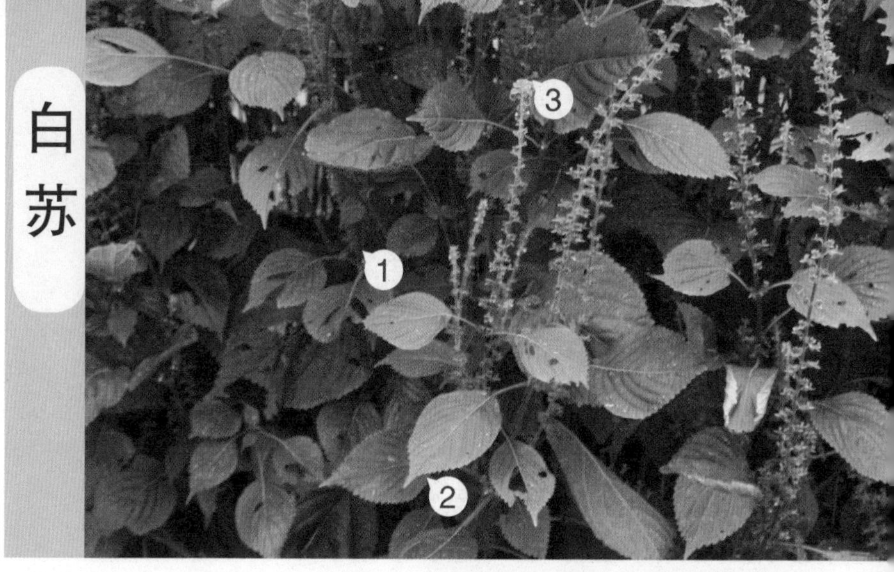

快速识别

①茎绿色，圆角四棱形，多分枝，除基部外，密生细长白毛。②叶对生，叶片卵形或圆形，边缘有粗锯齿，两面均绿色而具毛。③总状花序腋生及顶生，苞片卵形，先端急尖或尾状，萼钟状，花冠白色，管状。

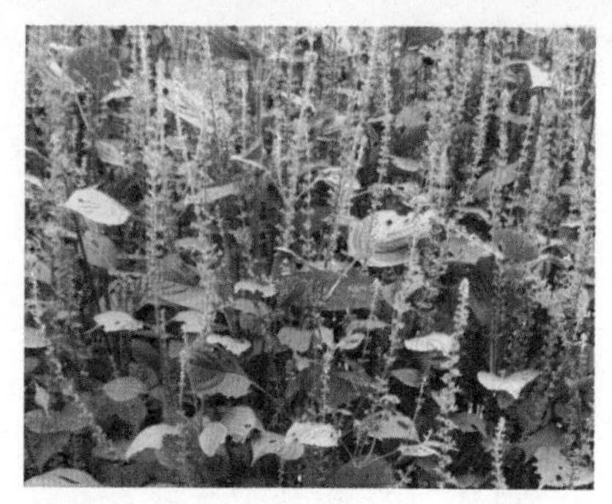

别名 荏、南苏、臭苏、假紫苏、白紫苏、山紫苏、犬屎苏。

来源 为唇形科植物白苏*Perilla frutescens* (L.) Britt.的叶、嫩枝、主茎（苏梗）和果实（白苏子或玉苏子）。

生境 野生于路旁，也有栽培。主产于江苏、河北、山东、湖北、四川、重庆、贵州、云南等地。

采收 夏季采叶或嫩枝，7～8月间果实成熟时割取全草或果穗，打落果实，除去杂质，晒干即成白苏子。主茎（苏梗）切片晒干。

功用 辛，温。归肺、脾、大肠经。散寒解表，理气宽中。主治风寒感冒，头痛，咳嗽，胸腹胀满。内服：煎汤，3～9克。

验方 ①**冷痢**：白苏茎叶9～15克，红糖少许，酌加开水炖服。②**驱除蛔虫**：白苏叶，研末，每次用3克（小儿酌减），调白糖6克，用开水送下，每日早晚和饭前各服1次。③**男子阴肿**：白苏叶生捣和醋敷患处。

柽柳

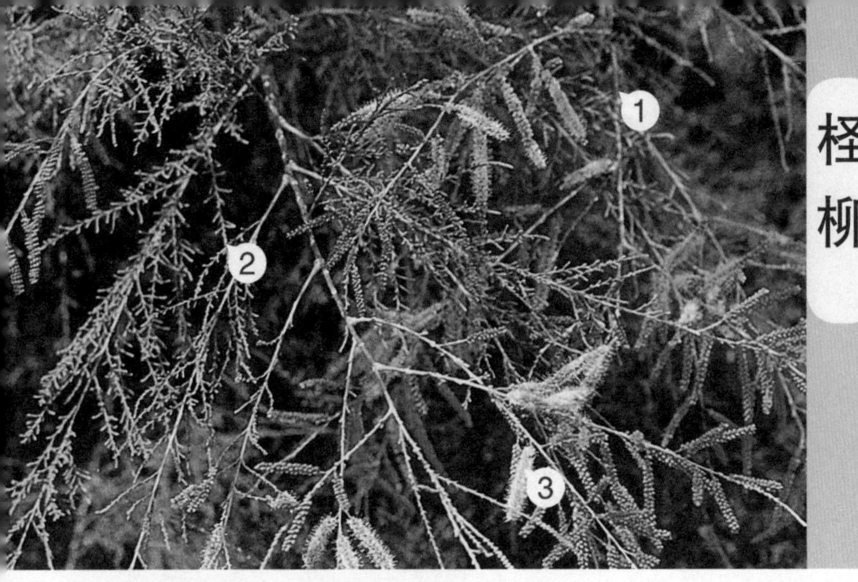

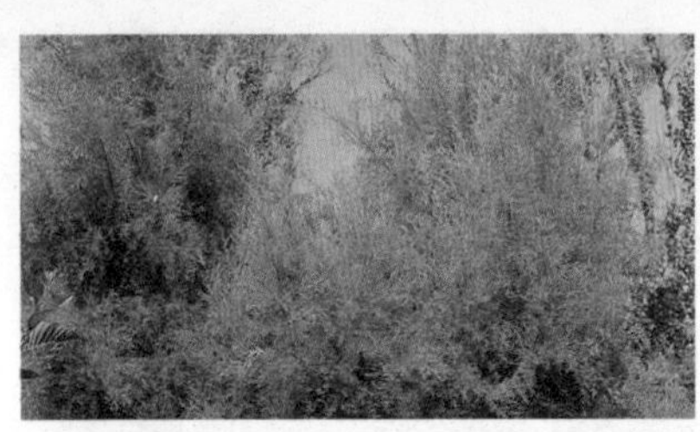

快速识别

①幼枝柔弱，开展而下垂，红紫色或暗紫色。②叶鳞片状，钻形或卵状披针形，半贴生，背面有龙骨状柱。③花略小而密生，花粉红色，萼片卵形，花瓣椭圆状倒卵形。

别名 河柳、赤杨、赤柳、山川柳、垂丝柳、观音柳、西河柳。

来源 为柽柳科植物柽柳*Tamarix chinensis* Lour.的细嫩枝叶。

生境 生长于河流冲积地、海滨、滩头和沙荒地。全国各地均有分布。主产于河北、河南、山东、安徽、江苏、湖北、云南、福建、四川、重庆、甘肃、青海、辽宁、吉林、黑龙江、广东、广西等地。

采收 4～5月花欲开时剪取细嫩枝叶，晒干或阴干。

功用 辛，平。归肺、胃、心经。疏风解表，利尿，解毒，透疹。主治痘疹透发不畅或疹毒内陷，感冒，咳嗽，风湿骨痛。内服：煎汤，30～60克，或研末为散。外用：煎水洗。

验方 ①**风疹不透：**柽柳、芦根各30克，胡荽10克，煎汤内服或外洗。②**疹后泻痢：**柽柳末10克，砂糖调服。③**感冒：**柽柳15克，霜桑叶9克，生姜3片，水煎服。④**吐血：**鲜柽柳叶100克，茜草根25克，水煎服。⑤**慢性支气管炎：**鲜柽柳100克（干者减半），白矾6分，水煎2次（白矾分2次入煎），药液混合，早晚分服。⑥**感冒发热、头痛：**柽柳、薄荷、绿豆衣各9克，生姜3克，煎服。⑦**风湿痹痛：**柽柳、虎杖根、鸡血藤各30克，水煎服。

臭草

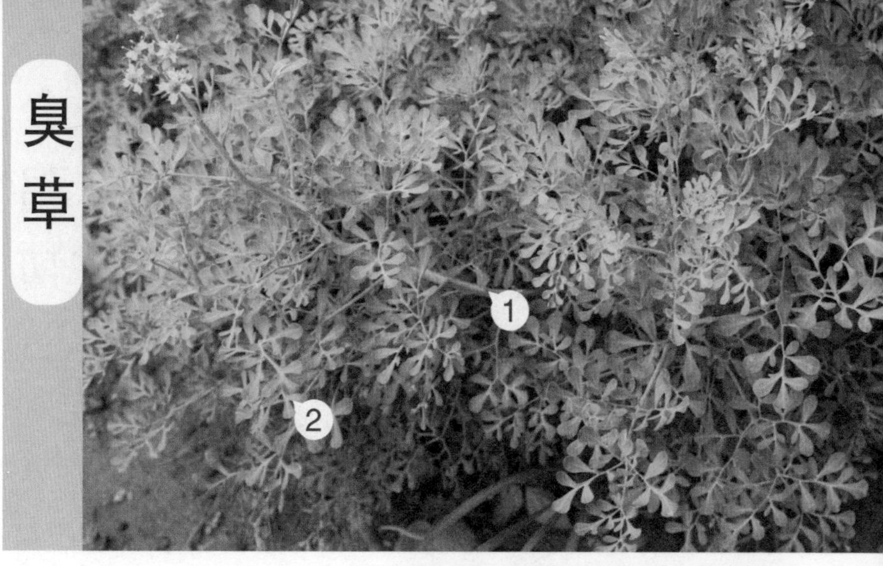

快速识别

①基部木质化，全株无毛，有腺点。②叶互生，2～3回羽状复叶，全裂至深裂，裂片倒卵状长圆形、倒卵形或匙形，全缘或微有钝齿。③聚伞花序顶生或腋生，花金黄色，花瓣4～5片，边缘细撕裂状。

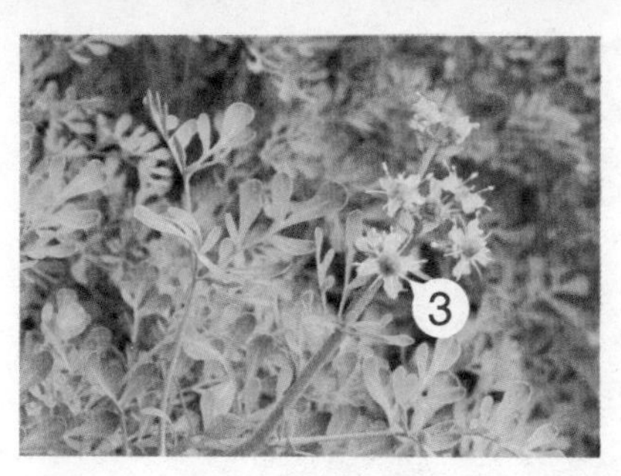

别名 芸香、臭艾、小香草、荆芥七。

来源 为芸香科植物芸香*Ruta graveolens* L.的全草。

生境 生长于林缘、山谷草丛中。我国南北各地多有栽培。主产于云南、贵州、四川、甘肃、陕西等地。

采收 6～7月花开前割取地上部分，去除杂质，阴干，切段，生用。

功用 辛、微苦，凉。清热解毒，散瘀止痛。主治感冒发热，牙痛，月经不调，小儿湿疹；外用治疮疖肿毒，跌打损伤。内服：煎汤，6～15克。外用：鲜品捣烂敷患处。

验方 ①**泄泻及小便不通：**臭草叶，或生或煮食之。②**驱除蛔虫：**菜籽油煎臭草叶，捣烂敷脐上。③**鼻出血：**臭草叶捣烂，塞鼻孔。④**跌打肿痛：**鲜臭草叶15克，捣烂冲温酒服；另用鲜臭草叶捣烂推擦伤部。⑤**小儿大便肠出：**好酒煮臭草叶，捣烂，用布作膏贴之。⑥**小儿惊风：**鲜臭草15克，酌冲开水炖服，每日2次。

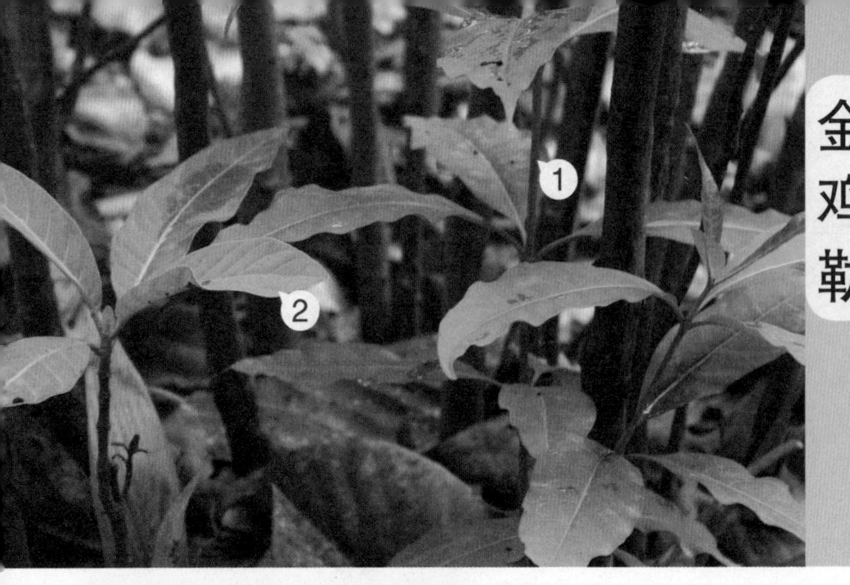

金鸡勒

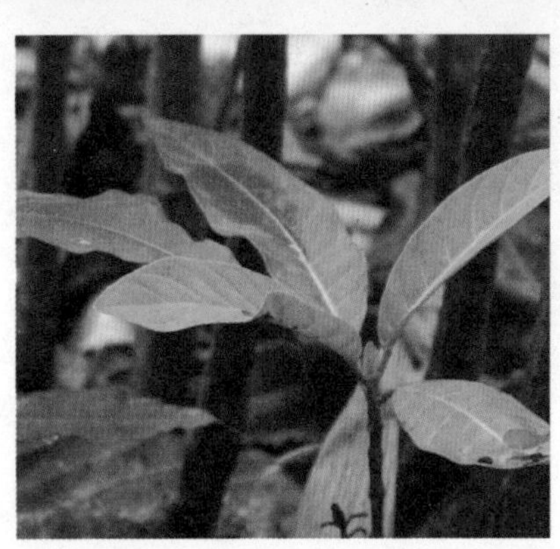

快速识别

①幼枝四棱形，被褐色短柔毛。②叶对生，披针形或长椭圆形，先端钝或短尖，基部楔尖，光滑无毛或下面沿叶脉被短柔毛。

别名 鸡纳树、奎宁树、金鸡纳树。

来源 为茜草科植物鸡纳树*Cinchona pubescens* Vahl或其他几种同属植物的树皮、枝皮及根皮。

生境 生长于热带800～3000米的山地。台湾、广东、云南等地有栽培。

采收 通常于雨季将树砍倒，剥取树皮，晒干或烘干，并加压成扁平的片状，树皮干燥时卷成筒状。

功用 辛、苦，寒；有小毒。归肝、胆经。截疟，解酒，镇痛，解热。主治疟疾，外感高热，醉酒。内服：煎汤，3～6克；或研末。

验方 ①疟疾：金鸡勒3克，肉桂1.5克，煎服。②解酒：金鸡勒适量，水煎服。

留兰香

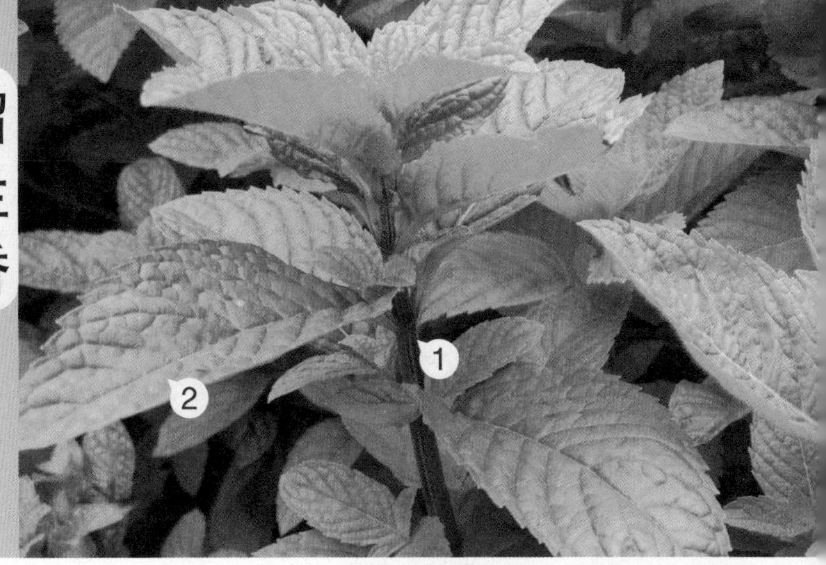

快速识别

①茎方形，多分枝，紫色或深绿色。②叶对生，椭圆状披针形，边缘有疏锯齿。

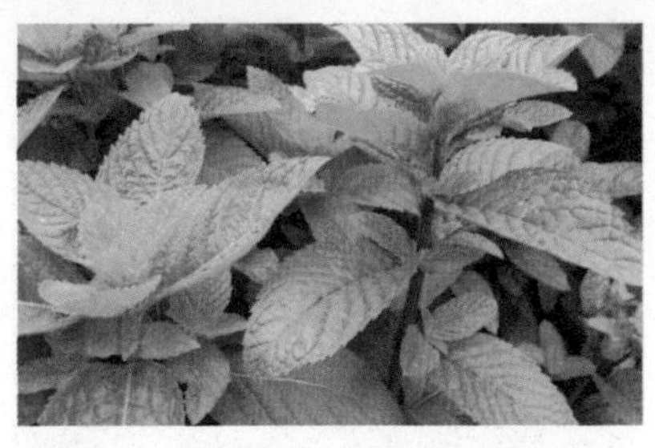

别名 南薄荷、升阳菜、香花菜、绿薄荷、鱼香菜、血香菜、狗肉香、假薄荷、香薄荷。

来源 为唇形科植物留兰香*Mentha spicata* L.的全草。

生境 原产于欧洲。我国河北、江苏、浙江、广东、广西、四川、重庆、贵州、云南等地有栽培或野生，新疆有野生。

采收 5～8月采收。

功用 辛、甘，微温。解表，和中，理气。主治感冒发热，咳嗽，虚劳咳嗽，伤风感冒，头痛，咽痛，神经性头痛，胃肠胀气，跌打瘀痛，目赤肿痛，鼻出血，全身麻木及小儿疮疖。内服：煎汤，15～30克。外用：捣烂敷患处，绞汁点眼。

验方 **①风热感冒或温病初起，头痛、发热、微恶风寒：**留兰香、金银花、连翘、牛蒡子、荆芥各适量，水煎服。**②风热上攻，头痛目赤：**留兰香、桑叶、菊花、蔓荆子各适量，水煎服。**③风热束表，麻疹不透：**留兰香、蝉蜕、荆芥、牛蒡子、紫草各适量，水煎服。

十大功劳叶

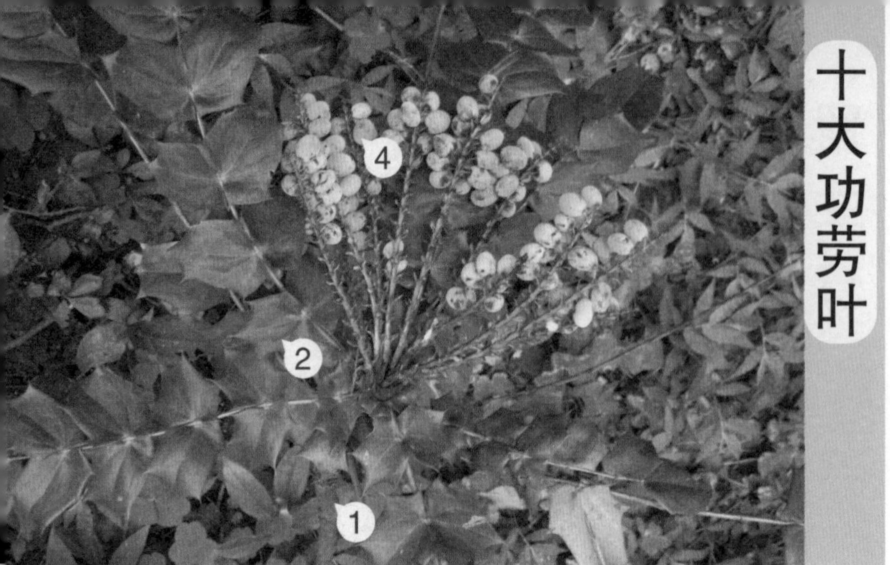

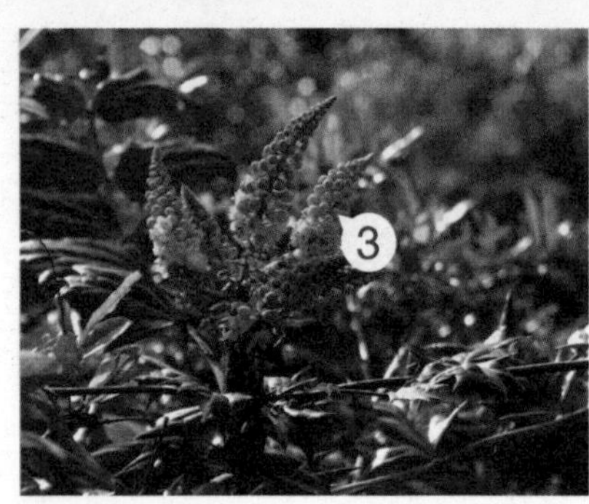

快速识别

①茎断面黄色。②羽状复叶互生，小叶厚革质，广卵形至卵状椭圆形。③总状花序粗壮，丛生长于枝顶，花瓣淡黄色。④浆果卵圆形，熟时蓝黑色，有白粉。

别名 功劳叶、土黄柏、土黄连、八角刺、黄柏刺、黄天竹、黄连刺。

来源 为小檗科植物阔叶十大功劳*Mahonia bealei* (Fort.) Carr.的叶。

生境 生长于山坡及灌木丛中，也有栽培。主产于我国南部、中部及东部等地。

采收 全年可采，晒干。

功用 凉，苦。归肺经。补肺气，退潮热，益肝肾。主治肺结核潮热，咳嗽，咯血，腰膝无力，头晕，耳鸣，肠炎腹泻，黄疸型肝炎，目赤肿痛等。内服：煎汤，6～9克，鲜品可用至30克。

验方 ①**感冒发热口渴**：鲜十大功劳叶30克，黄荆叶15克，水煎服。②**赤白带下**：鲜十大功劳叶、白英、仙鹤草各30克，水煎服。③**咯血、失眠**：十大功劳叶12克，水煎服。④**慢性支气管炎**：鲜十大功劳叶、虎杖根、枇杷叶各30克，水煎服。⑤**风火牙痛**：十大功劳叶9克，水煎顿服，每日1剂，痛甚者服2剂。

路边菊

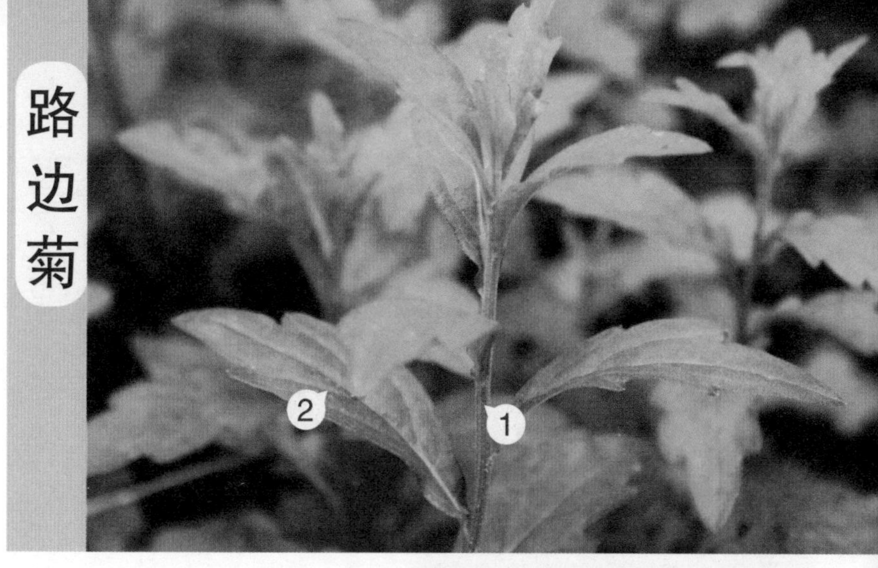

快速识别

①茎直立，上部有短毛，上部或从下部起有分枝。②叶互生，倒披针形或倒卵状长圆形，全缘。③秋末开花，头状花序单生于枝端并排列成疏伞房状。

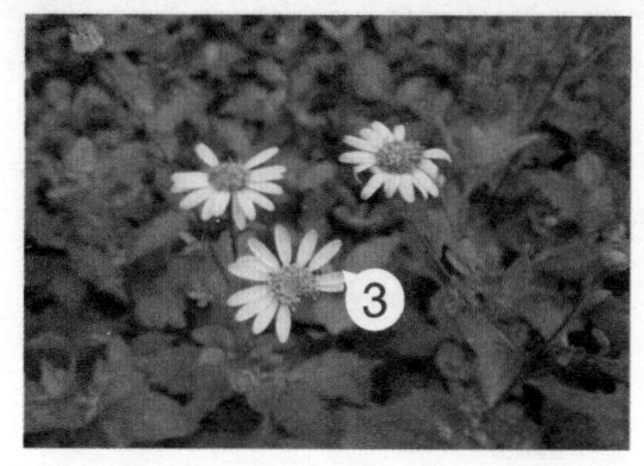

别名 紫菊、马兰头、马兰菊、蟛蜞菊、鱼鳅串、蓑衣莲、剪刀草、田茶菊、泥鳅串。

来源 为菊科植物马兰*Kalimeris indica* (L.) Sch.-Bep. [Aster indicus L.]的全草及根。

生境 生长于路边、田野、山坡上。分布于全国大部分地区。

采收 夏、秋季采收，鲜用或晒干。

功用 辛、苦，寒。归肺、肝、胃、大肠经。凉血，清热，利湿，解毒。主治吐血，衄血，血痢，创伤出血，疟疾，黄疸，水肿，尿路感染，咽痛，痔疮，痈肿，丹毒，虫蛇咬伤。内服：煎汤，10～30克，鲜品30～60克；或捣汁。外用：捣敷；或煎水熏洗。

验方 ①**丹毒：**路边菊、甘草各适量，磨醋搽患处。②**打伤出血：**路边菊、旱莲草、松香、皂树叶（冬日无叶，可用树皮）共研细，搽入伤口。③**外耳道炎：**路边菊鲜叶捣汁滴耳。④**绞肠痧痛：**路边菊根叶细嚼，咽汁。

大青木

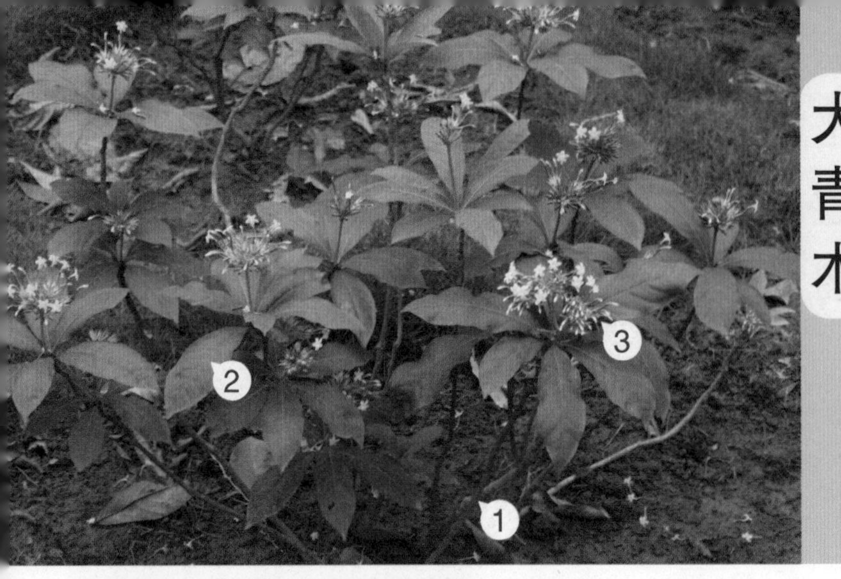

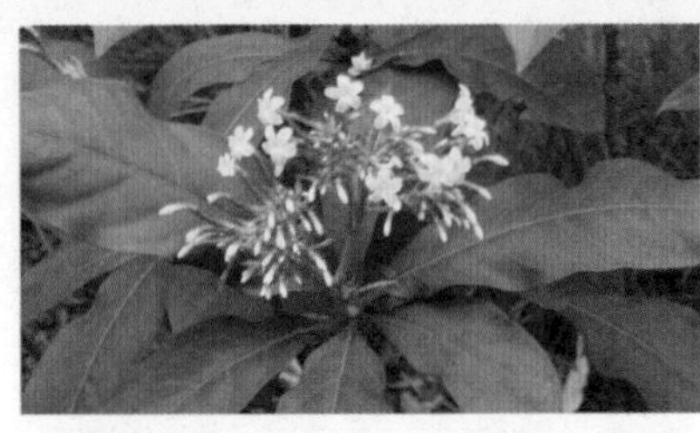

快速识别

①老枝黄褐色，幼枝被柔毛。②叶对生，近革质，椭圆形、卵形或椭圆状披针形。③夏季树梢开白色管状花，组成疏松的宽扁圆锥状聚伞花序。

别名 路边青、臭叶树、青心草、臭大青、鸭公青、淡婆婆、大叶青。

来源 为马鞭草科植物大青*Clerodendron cyrtophyllum* Turcz.的根和叶。

生境 生长于山野、丘陵、草地、路旁或林边灌丛中。主产于我国中部、南部等地。

采收 全年可采。根切片晒干，叶洗净阴干或鲜用。

功用 苦，寒。清热利湿，凉血解毒。可防治流行性脑脊髓膜炎、流行性乙型脑炎；主治感冒头痛，麻疹并发肺炎，流行性腮腺炎，扁桃体炎，传染性肝炎，痢疾，尿路感染。内服：煎汤，15~30克。

验方 ①**感冒高热：**鲜大青木60克，山梅根15克，消山虎30克，水煎服。②**脑膜炎：**大青木叶3克，金银花、石膏各30克，水煎服。③**偏头痛：**大青木根、目镜草、苍耳草、臭牡丹各30克，水煎服。④**酒糟鼻：**大青木根、金银花藤各12克，辛夷5克，水煎服。⑤**腮腺炎：**鲜大青木鲜叶60克，田基黄30克，水煎服；另取鲜叶捶烂敷患处。⑥**黄疸型肝炎：**大青木叶、马鞭草、车茶草、红糖各15克，水煎服，每日1剂。

菘蓝

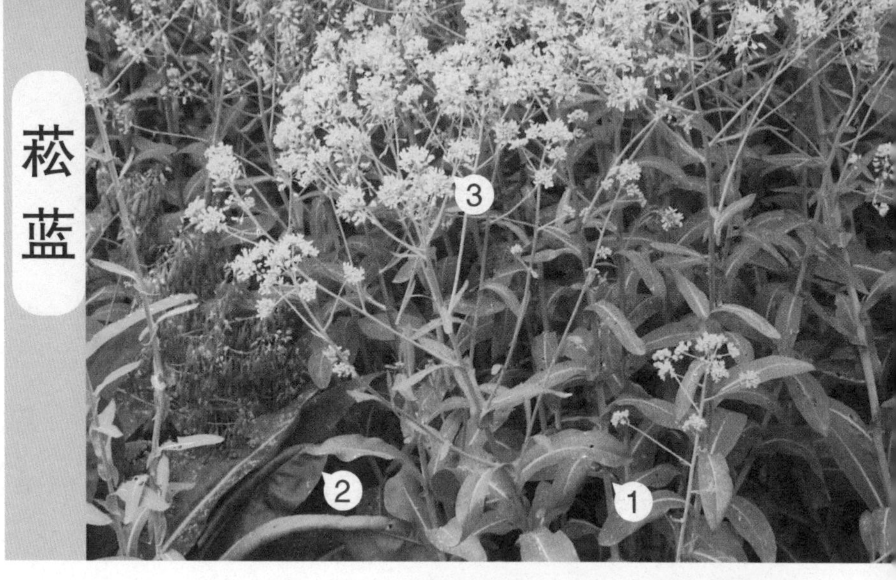

快速识别

①茎高40～90厘米，稍带粉霜。②基生叶较大，具柄，叶片长椭圆形，茎生叶披针形，互生，无柄，先端钝尖，基部箭形，半抱茎。③花序复总状，花较小。

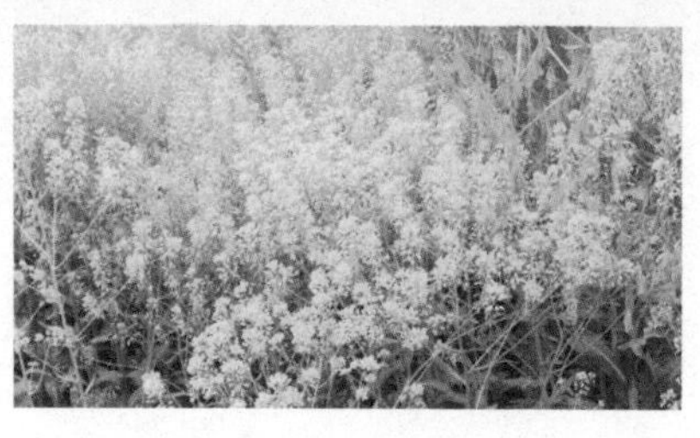

别名 蓝菜、大青。

来源 为十字花科植物菘蓝*Isatis indigotica* Fort.的干燥叶和根，叶入药称“大青叶”，根入药称“板蓝根”。

生境 多为栽培。主产于河北、陕西、河南、江苏、安徽等地。

采收 夏、秋季分2～3次采收叶，除去杂质，晒干，切碎，生用。秋季采挖根，除去泥沙，晒干。

功用 苦，寒。归心、胃经。清热解毒，凉血消斑。主治温邪入营，高热神昏，发斑发疹，黄疸，热痢，腮腺炎，喉痹，丹毒，痈肿。内服：煎汤，9～15克。

验方 ①**预防流行性乙型脑炎、流行性脑脊髓膜炎：**大青叶25克，黄豆50克，水煎服，每日1剂，连服7日。②**感冒发热、腮腺炎：**大青叶25～50克，海金沙根50克，水煎服，每日2剂。③**热甚黄疸：**大青叶100克，茵陈、秦艽各50克，天花粉40克，水煎服。④**无黄疸型肝炎：**大青叶100克，丹参50克，大枣10枚，水煎服。⑤**暑疖、痱子：**鲜大青叶50克，水煎代茶饮。⑥**偏头痛：**板蓝根30克，生石膏15克，淡豆豉10克，水煎分2次服，每日1剂。

马蓝

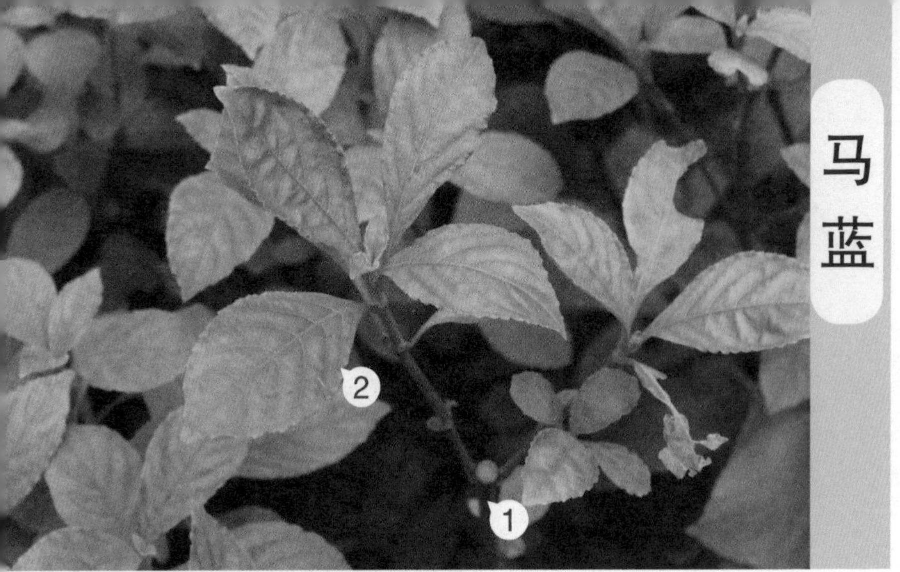

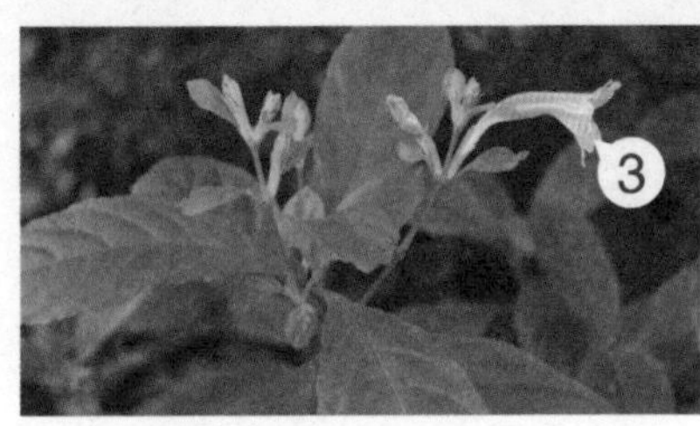

快速识别

①茎基部稍木质化，略带方形，节膨大。②单叶对生，卵状椭圆形，先端尖，基部渐狭而下延。③穗状花序顶生或腋生，花冠漏斗状，淡紫色。

别名 山青、山蓝。

来源 为爵床科植物马蓝*Strobilanthes cusia* (Nees) Ktze.的叶或茎。叶经加工制得的干燥粉末或团块叫“青黛”。

生境 生长于山坡、路旁、草丛及林边潮湿处。主产于福建、浙江、江西、湖南、西南及华南等地。

采收 夏、秋季当植物的叶生长茂盛时，割取茎叶，置大缸或木桶中。加入清水，浸泡2~3昼夜，至叶腐烂、茎脱皮时，捞去茎枝叶渣，每100千克茎叶加石灰8~10千克，充分搅拌，待浸液由乌绿色转变为紫红色时，捞取液面泡沫状物，晒干。

功用 咸，寒。归肝经。清热解毒，凉血，定惊。主治温毒发斑，血热吐衄，胸痛咯血，口疮，腮腺炎，喉痹，小儿惊痫。内服：1.5~3克，宜入丸、散剂用。外用：研粉敷搽。

验方 ①湿疹溃烂：青黛、煅石膏各适量，外撒患处。②**百日咳**：青黛、海蛤粉各30克，川贝母、甘草各15克，共为末，每服1.5克，每日3次。③**腮腺炎**：青黛10克，芒硝30克，醋调，外敷患处。

蛇泡簕

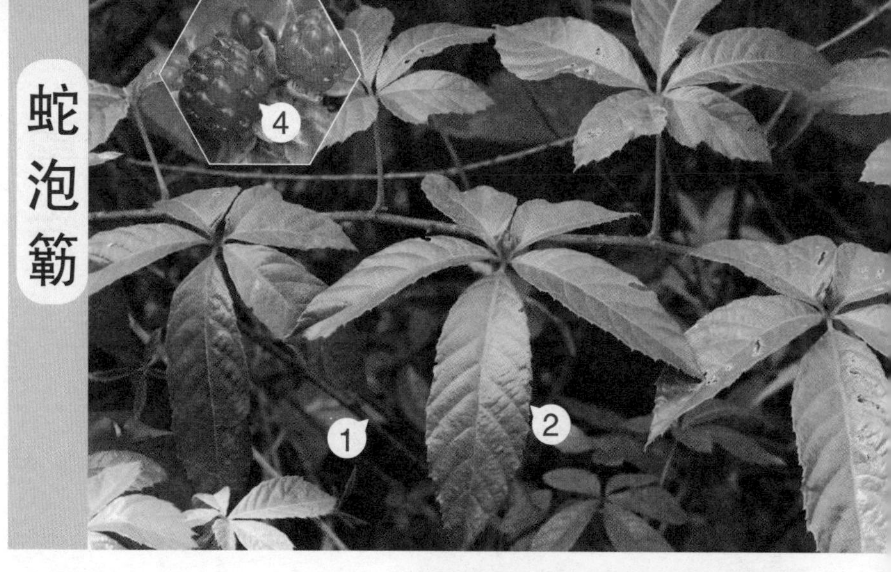

快速识别

①枝条弯曲，被毛及钩刺。②3出复叶互生，顶端小叶较大，阔倒卵形或近圆形，边缘有不规则锯齿，上面疏生长毛，下面密生白色绒毛。③花粉红色，伞房状。④聚合果由多数小粒果组成红色。

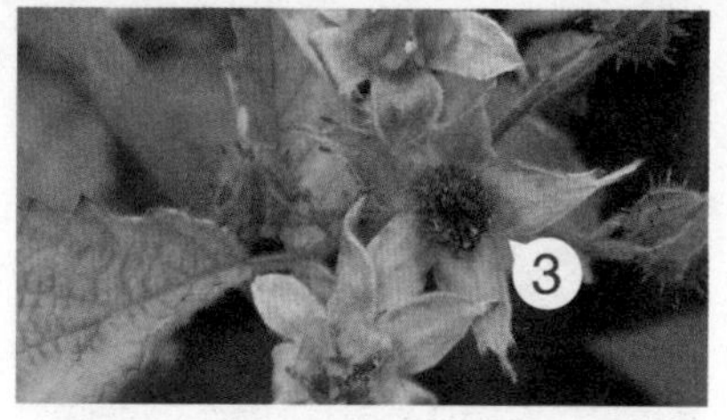

别名 三月泡、红梅消、虎波草。

来源 为蔷薇科植物茅莓*Rubus parvifolius* Linn.的根、茎和叶。

生境 生长于山坡、路旁灌丛中。除西北少数地区外，全国各地均有分布。

采收 秋季挖根；夏、秋季采茎叶，鲜用或切段晒干。

功用 苦、涩，凉。清热凉血，散结，止痛，利尿消肿。主治感冒发热，咽喉肿痛，咯血，吐血，痢疾，肠炎，肝炎，肝脾肿大，肾炎水肿，尿路感染，结石，月经不调，带下病，风湿骨痛，跌打肿痛。外用治湿疹，皮炎。内服：煎汤，15~30克。外用：鲜叶捣烂外敷，或煎水熏洗。

验方 ①**尿路感染：**鲜蛇泡簕或全草120克，切碎，加酒或食醋120克，水适量，煎1小时，取汁，顿服或分2次服。②**骨髓炎：**鲜蛇泡簕适量去粗皮，用烧酒少许同捣烂，外敷患处，每日2次。同时，用蛇泡簕全草60克，水煎服，每日1剂。③**丝虫腿肿：**鲜蛇泡簕500克洗净，去外层粗皮，切碎，用白酒1000毫升浸10~15日，过滤，去渣。每次30毫升，每日1次，睡前服。连服4日为1个疗程。

荸荠

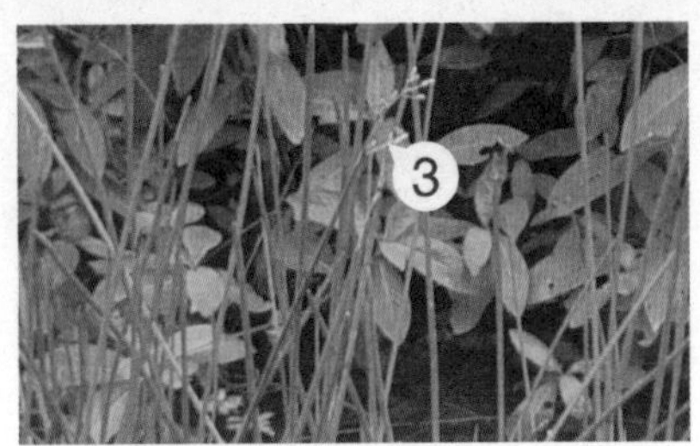

快速识别

①地上茎圆柱形，丛生，直立，不分枝，表面平滑，色绿。②叶片退化，叶鞘薄膜质，上部斜截形。③穗状花序1个，顶生，直立，淡绿色。花数朵或多数。

别名 水芋、乌芋、乌茨、葧脐、地栗、马蹄、马薯、黑山棱、铁葧脐、红慈菇。

来源 为莎草科植物荸荠*Heleocharis dulcis* (Burm. f.) Trin. ex Henschel的球茎。

生境 栽植于水田中。全国大部分地区有栽培。

采收 10~12月挖取，洗净，风干或鲜用。

功用 甘，寒。归肺、胃经。清热，化痰，消积。主治温病消渴，黄疸，尿热，痞积，目赤，咽喉肿痛，赘疣。内服：煎汤，60~120克；或嚼食，或捣汁，或浸酒，或澄粉。外用：煅存性研末撒；或澄粉点目，或生用涂擦。

验方 ①**咽喉肿：**荸荠绞汁冷服，每次120克。②**预防流感：**鲜荸荠250克，甘蔗1根，切段，入锅煎煮，煮熟食之。③**咳嗽痰多：**鲜荸荠120克，鲜萝卜250克，捣烂，绞取汁液，加入麦冬15克，水煎服。④**大便下血：**荸荠60克，捣烂绞取汁液，加入米酒1杯煎热，空腹服。⑤**急慢性咽喉不适：**荸荠10个，梨2个，去皮切块，加适量水煮开后饮用。

酸模

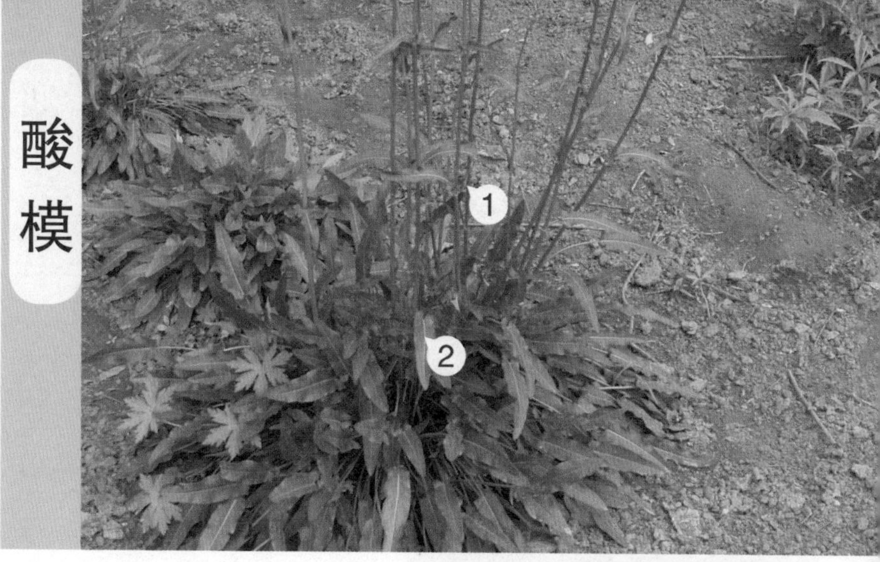

快速识别

①茎直立，通常不分枝，无毛，或稍有毛，具沟槽，中空。②单叶互生，卵状长圆形，全缘。③花单性，雌雄异株；花序顶生，狭圆锥状，分枝稀，花数朵簇生。

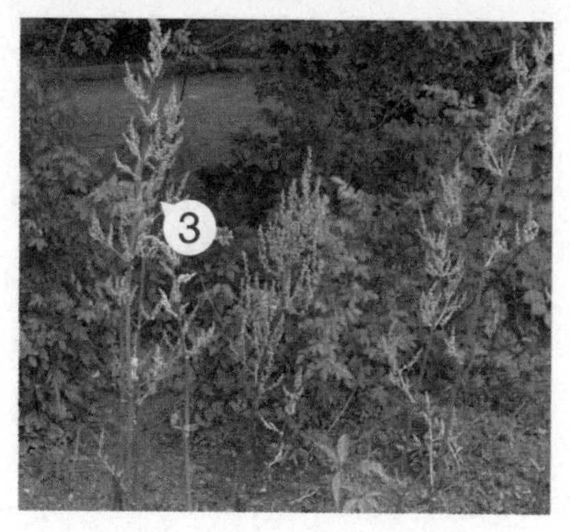

别名 山菠菜、酸溜溜、野菠菜、田鸡脚、水牛舌头、牛舌头棵。

来源 为蓼科植物酸模*Rumex acetosa* L.的根或全草。

生境 生长于路边、山坡及湿地。分布于全国大部分地区。

采收 夏、秋季采收，晒干。

功用 酸、苦，寒。凉血，解毒，通便，杀虫。内服主治内出血，痢疾，便秘，内痔出血。外用治疥癣，疔疮，神经性皮炎，湿疹。内服：煎汤，9～15克；或捣汁。外用：捣敷。

验方 ①**小便不通：**酸模根9～12克，水煎服。②**吐血、便血：**酸模4.5克，小蓟、地榆炭各12克，炒黄芩9克，水煎服。③**目赤：**酸模根3克，研末，调入乳蒸过敷眼沿；同时取根9克，水煎服。④**疮疥：**酸模根适量，捣烂涂擦患处。

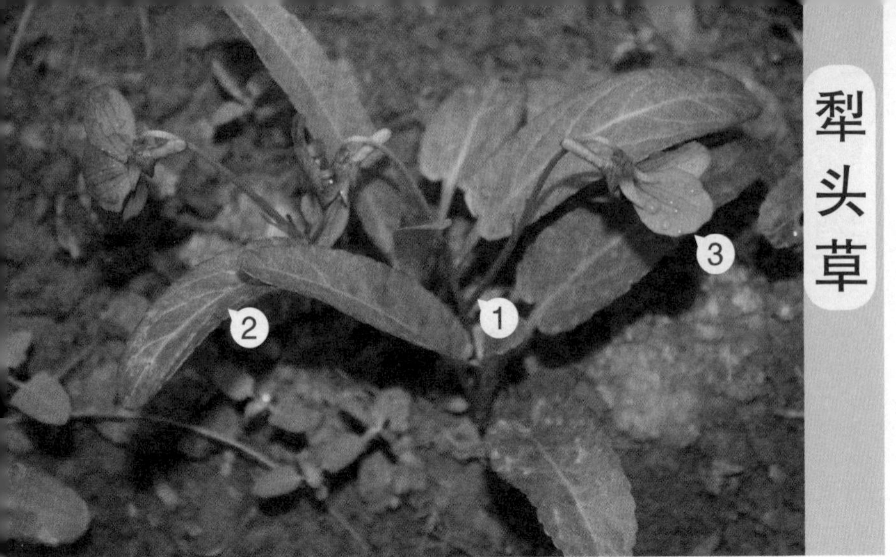

犁头草

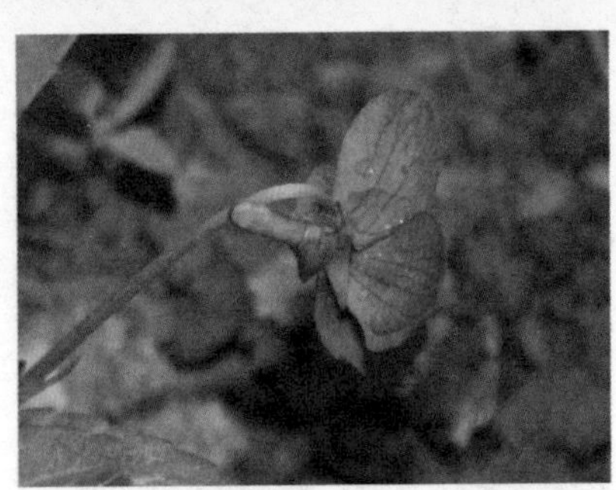

快速识别

①主根粗短，白色。②托叶白色，具长尖，有稀疏的线状齿；叶柄长，上端有狭翅。③花梗长，中部有线状小苞片2枚。花两性，花萼披针形，附属物上常有钝齿，花瓣紫色，倒卵状椭圆形。

别名 紫金锁、瘩背草、三角草、犁头尖、烙铁草、地丁草、紫地丁。

来源 为堇菜科植物犁头草*Viola japonica* Langsd.的全草或根。

生境 生长于山野、路旁向阳或半阴处。主产于江苏、浙江、安徽、江西、湖南、福建、台湾等地。

采收 夏季采收，鲜用或晒干。

功用 微苦，寒。清热，解毒。主治痈疽，疔疮，淋巴结炎，乳腺炎，外伤出血。内服：煎汤，9～15克，鲜品30～60克；或捣汁或入丸剂。外用：捣敷或研末调敷。

验方 ①**瘩背**：犁头草根，打烂加糖或红胡椒拌敷患处。②**毒蛇咬伤**：鲜犁头草捣烂敷患处，每日换1～2次。③**痈肿、疔疮、乳腺炎、指疔**：鲜犁头草捣烂敷；或晒干研末，鸡蛋清调敷，每日1～2次。④**疔疮**：犁头草研末，米糊为丸，如梧桐子大，每服9丸，开水送下。⑤**外伤出血**：犁头草、酢浆草各适量，捣烂，外敷患处，纱布加压包扎。

八角莲

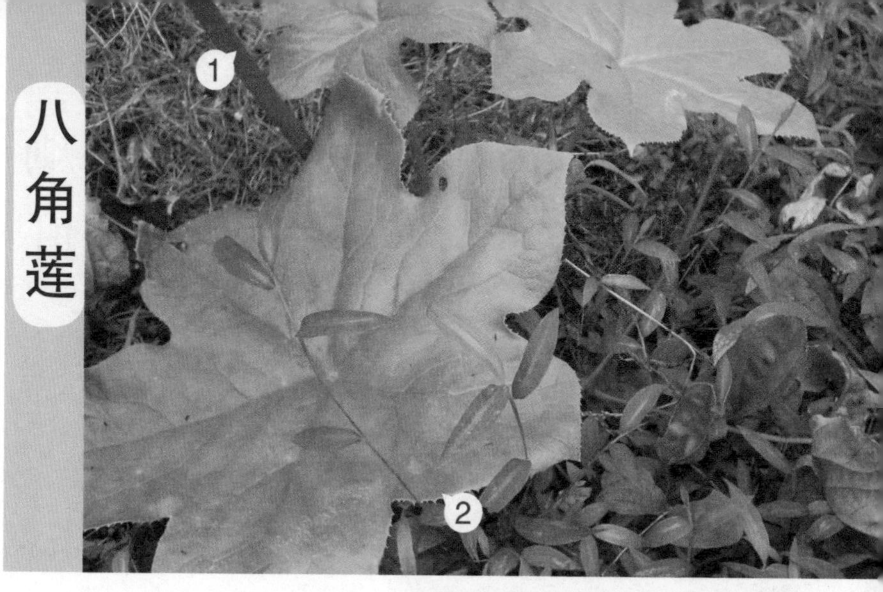

快速识别

①茎直立，不分枝，无毛，淡绿色。②茎生叶2片，盾状亚圆形，先端锐尖，边缘具针刺状锯齿，上面无毛，下面密被或疏生柔毛。③伞形花序，生长于茎顶两叶交叉处，下垂，萼片椭圆形，花瓣暗红色。

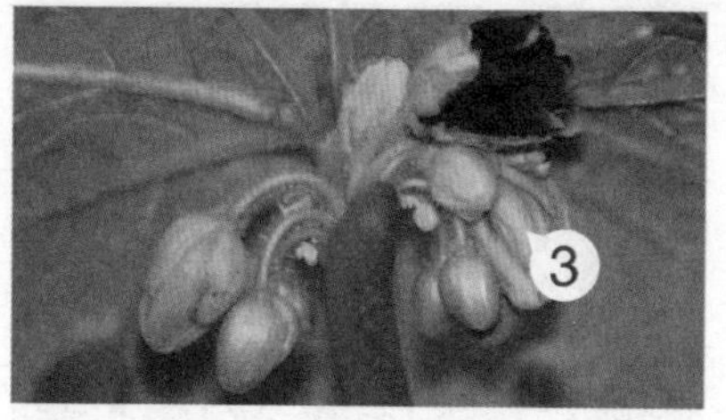

别名 眼莲、八角连、八角盘、旱八角、叶下花、山荷叶、一把伞、独脚莲、独叶一枝花。

来源 为小檗科植物八角莲*Dysosma versipellis* (Hance) M. Cheng ex Ying的根茎及根。

生境 生长于深山密林阴湿处。分布于我国南部、西南部及东南部。主产于四川、广西、贵州等地。

采收 全年均可采，以秋末为佳。全株挖起，除去茎叶，洗净泥沙，晒干或烘干备用，切忌受潮。

功用 苦、辛，平。归肺经。清热解毒，化痰散结，祛瘀消肿。主治痈肿，疔疮，扁桃体炎，跌打损伤，蛇咬伤。内服：煎汤，6～12克；或研末。外用：研末调敷、捣敷或浸酒涂敷。

验方 ①**肿毒初起：**八角莲加红糖或酒糟适量，共捣烂敷患处，每日换2次。②**疔疮：**八角莲6克，蒸酒服，并用须根捣烂敷患处。③**带状疱疹：**八角莲根研末，醋调涂患处。④**跌打损伤：**八角莲根9～12克，研细末，以酒送服，每日2次。

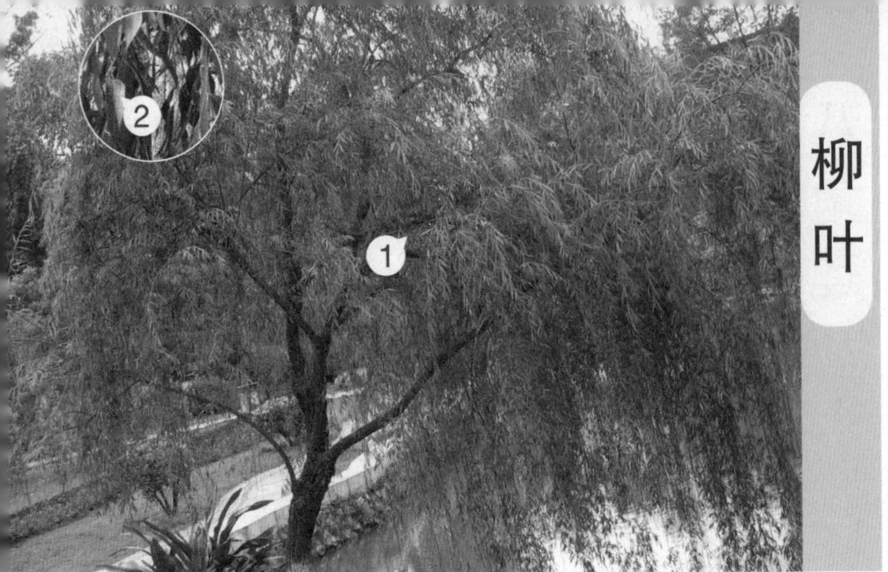

柳叶

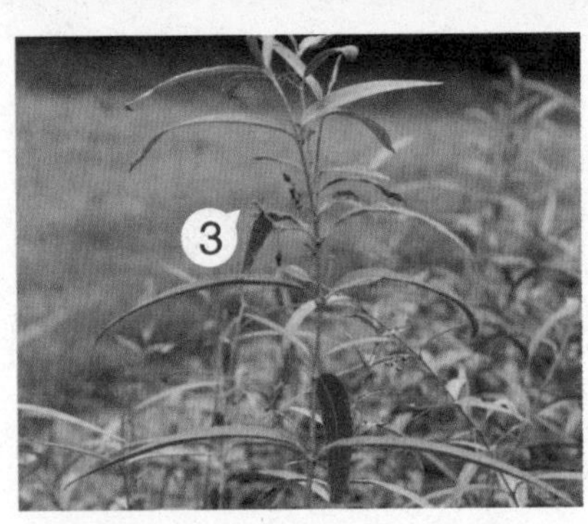

快速识别

①枝细，下垂，无毛。芽线形，先端急尖。②叶狭披针形，先端长渐尖，基部楔形，边缘具锯齿。③花序先叶或与叶同时开放；雄花序有短梗，轴有毛，苞片披针形；雌花序有梗，基部有3~4小叶，轴有毛，苞片披针形。

别名 杨柳、吊柳、水柳、青丝柳、垂柳叶、清明柳。

来源 为杨柳科植物垂柳*Salix babylonica* L.的叶。

生境 生长于河岸边，也能生长于旱处。主产于长江及黄河流域，其他各地均有栽培。

采收 春、夏季采收叶片，晒干或鲜用。

功用 苦，寒。归心、脾经。利尿通淋，解毒，透疹。主治痧疹透发不畅，疔疮疖肿，乳腺炎，甲状腺肿，丹毒，烫伤，牙痛。内服：煎汤，30~60克。外用：煎水洗、研末调敷或熬膏涂。

验方 **①小便白浊：**清明柳叶煎汤代茶，以愈为度。**②疖肿、乳腺炎：**柳叶切碎煮烂，过滤，除去残渣，浓缩至糖浆状，备用外敷。**③卒得恶疮，不可名识者：**煮柳叶外洗。**④眉毛痒落：**柳叶，阴干，捣罗为末，用生姜汁，在生铁器中调。夜间涂之，渐以手摩令热。

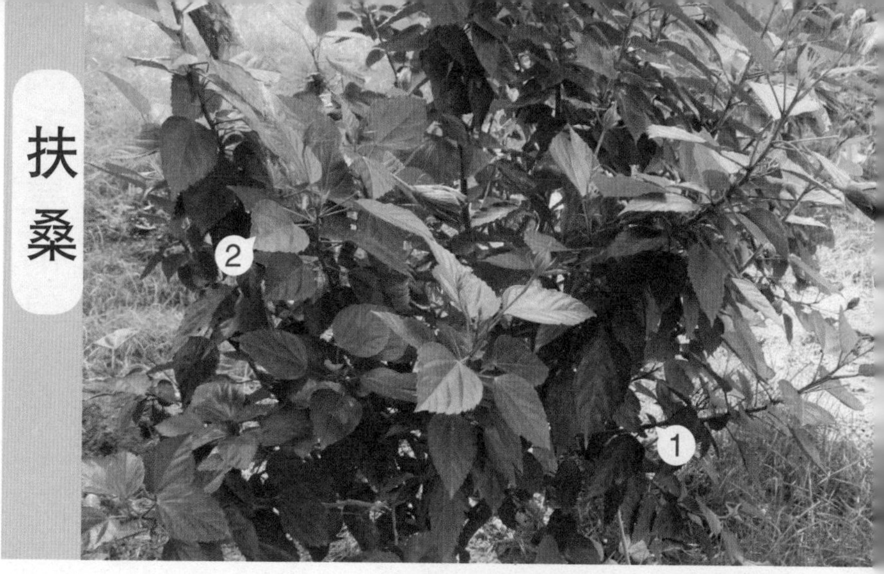

快速识别

①小枝圆柱形，疏被星状柔毛。②叶互生，阔卵形或狭卵形，先端渐尖，基部圆形或楔形，边缘具粗齿或缺刻。③花单生于上部叶腋间，常下垂，花冠漏斗形，玫瑰红或淡红、淡黄等色，花瓣倒卵形。

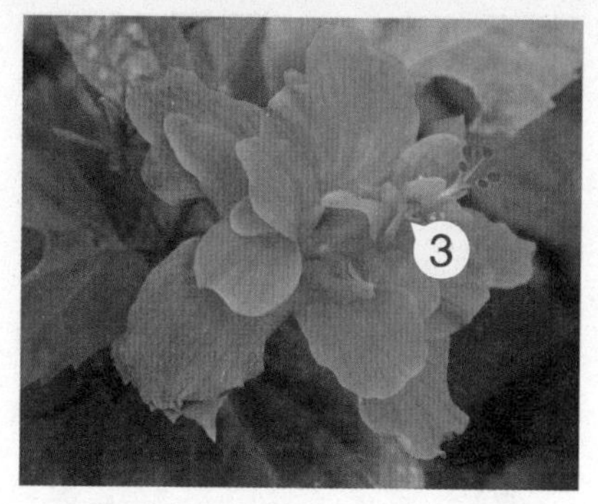

别名 木花、红木槿、大红花、月月红、公鸡花。

来源 为锦葵科植物朱槿*Hibiscus rosa-sinensis* L.的根、叶和花。

生境 常栽植于庭院，也有野生者。主产于福建、台湾、广东、海南、广西、四川、重庆、云南等地。

采收 根、叶全年可采；夏、秋季采花，晒干或鲜用。

功用 甘，平。归心、肺、肝、脾经。解毒，利尿，调经。根主治腮腺炎，支气管炎，尿路感染，子宫颈炎，带下病，月经不调，闭经。叶、花外用治疗疮痈肿，乳腺炎，淋巴结炎。花主治月经不调。内服：煎汤，根或叶15～30克，鲜花30克。外用：鲜花、叶捣烂敷患处。

验方 ①**肺热咳嗽**：鲜扶桑花15～30克，鲜猪肺50～100克，煎汤服食。②**月经不调、带下病、宫颈炎**：扶桑根皮15～25克，水煎服。③**疔疮初起**：扶桑鲜花或鲜叶，捣烂外敷。

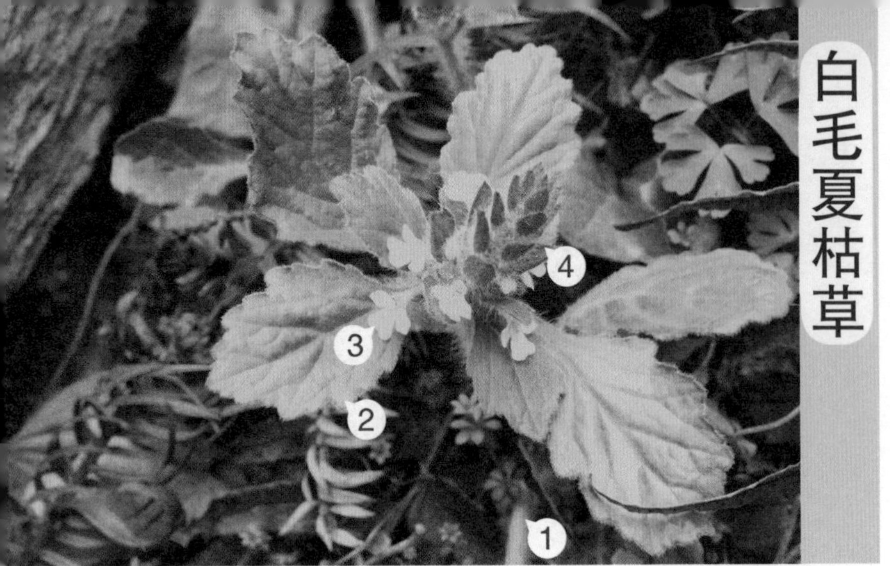

白毛夏枯草

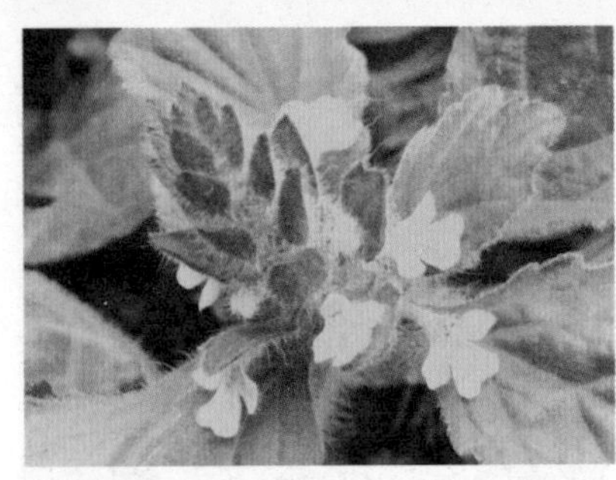

快速识别

①茎方形，基部匍匐，多分枝，全株被白色柔毛。②单叶对生，有柄，卵形、长椭圆形或倒卵形，边缘有不规则的波状粗齿，上面绿色，幼时下面紫色，两面有短柔毛。③花轮有数花，腋生，在枝顶者集成多轮的穗状花序；花冠白色或淡紫色，唇形。④小坚果灰黄色，具网状皱纹。

别名 筋骨草、白毛串、白喉草、石灰菜、破血丹。

来源 为唇形科植物金疮小草*Ajuga decumbens* Thunb.的全株。

生境 生长于路旁、河岸、山脚下、荒地上。主产于华东、中南、华南及西南地区。

采收 夏、秋季采收，晒干切段用，或用鲜品。

功用 苦，寒。归肺、肝、心经。止咳化痰，清热，凉血，消肿，解毒。主治支气管炎，吐血，衄血，赤痢，咽喉肿痛，疔疮，痈肿，跌打损伤。内服：煎汤，9～15克，鲜品60～90克；打汁或研末。外用：捣敷，或捣汁含漱。

验方 ①**喉痛：**白毛夏枯草适量，开水泡服。②**痢疾：**鲜筋骨草90克，捣烂绞汁，调蜜炖温服。③**小儿肺炎以及风热型咳嗽，吐痰黏稠，口渴咽痛：**新鲜白毛夏枯草、鲜青蒿各30克，共捣烂成糊状（如无鲜品，可用干品粉碎后加醋调和成糊状），敷于脐部。④**咽喉急闭：**白毛夏枯草捣汁灌之。⑤**肺结核：**白毛夏枯草全草6～9克，晒干研末服，每日3次。

了哥王

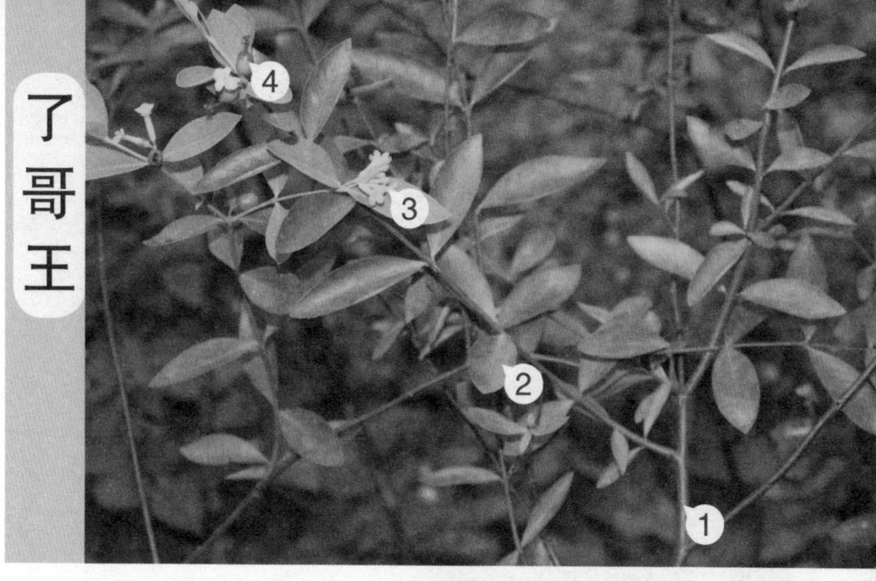

快速识别

①茎红褐色，皮部富纤维。②叶对生，纸质，长椭圆形或倒卵形，几无柄。③花黄绿色，数朵排成顶生的短总状花序；花被筒状；子房椭圆形，顶部被毛，柱头大，近球形。④浆果卵形，熟时鲜红色。

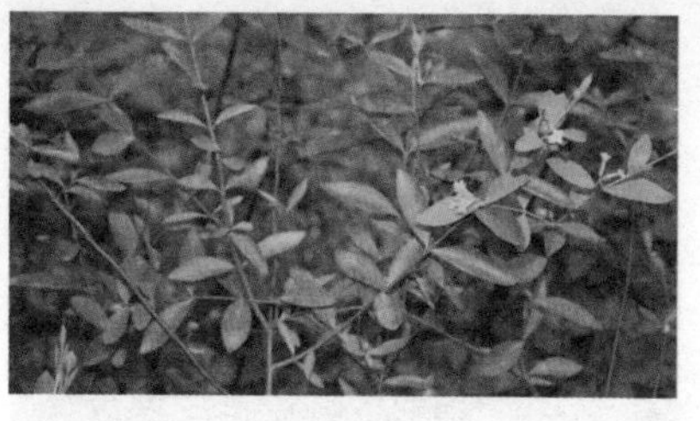

别名 地棉皮、山豆了、九信草。

来源 为瑞香科植物南岭荛花*Wikstroemia indica* (L.) C. A. Mey.的干燥根。

生境 生长于村边、路旁、山坡灌丛中。主产于广东、广西、江西、福建、湖南及贵州。浙江、台湾及云南也有分布。

采收 秋至春初采挖，洗净晒干，经多次蒸晒去毒后用。

功用 苦、辛，微温；有毒。归心、肺、小肠经。消炎解毒，散瘀逐水。主治支气管炎，肺炎，腮腺炎，淋巴结炎，晚期血吸虫腹水，疮疖痈疽。内服：煎汤，3～9克，鲜根9～15克，必须久煎。

验方 ①**化脓性骨髓炎：**了哥王、八地金牛各10克，铁包金、金刚头、金锁匙、磨盘草、金银花、旱莲草、鹅不食草、七叶一枝花各15克，加水4000毫升，煎至300毫升，隔日1剂，分2次服，药渣煎水洗患处。②**肿毒：**了哥王根（十蒸九晒）30克，水煎冲温酒服。③**淋巴结炎初起：**鲜了哥王根二重皮和红糖捣烂敷患处，并取了哥王根30克，水煎服，每日1次。④**跌打损伤、虫蛇咬伤、小儿头疮：**鲜了哥王茎叶适量，捣烂外敷或挤汁外涂。⑤**疮疡、乳腺炎：**了哥王叶适量，捣烂敷患处。

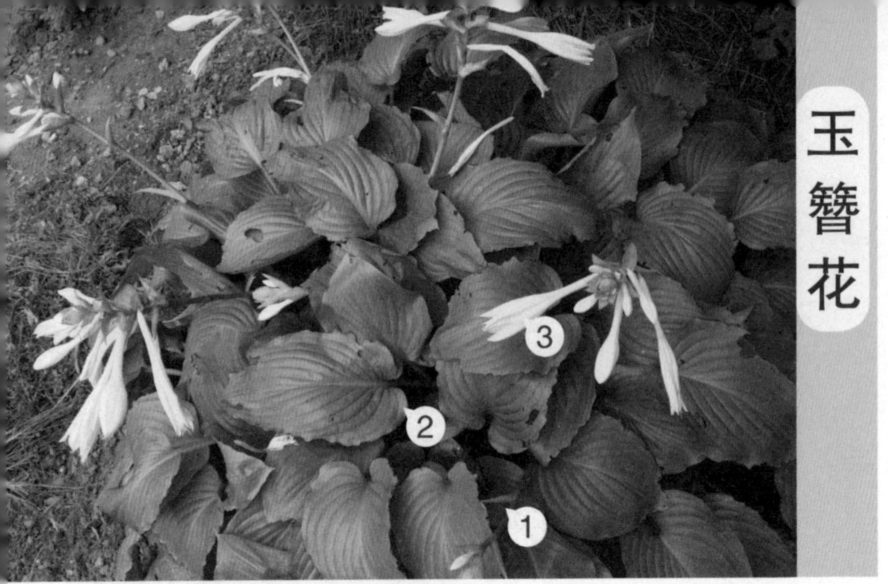

玉簪花

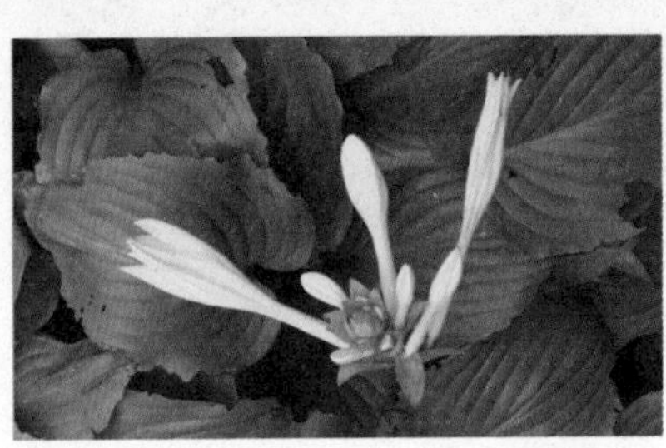

快速识别

①多年生草本，具粗根茎。②叶根生，成丛；叶片卵形至卵状心形，绿色，有光泽。③花茎从叶丛中抽出，顶端常有叶状的苞片1枚；花白色，夜间开花，花被漏斗状。

别名 白萼、内消花、白鹤花、玉泡花、白鹤仙、银净花。

来源 为百合科植物玉簪*Hosta plantaginea* (Lam.) Aschers.的花。

生境 生长于阴湿地区。全国各地都有栽培。

采收 夏、秋季花含苞待放时采收，及时阴干。

功用 甘，凉。归肺、膀胱经。益阴生津，润肺利咽，凉血化瘀，清热利尿。主治咽喉肿痛，小便不通，疮毒，烧伤。内服：煎汤，2.4～3克。外用：捣敷。

验方 ①**咽喉肿痛：**玉簪花3克，板蓝根、玄参各15克，水煎服。②**小便不通：**玉簪花、蛇蜕各6克，丁香3克，共为末，每服3克，酒调送下。③**咽炎：**玉簪花8～10支，沸水冲泡，当茶频饮。④**痛经：**玉簪花20克，红糖25克，生姜3克，水煎服。⑤**崩漏、白带过多：**玉簪花30克，研为细末，用250克蜂蜜调匀，温开水冲服，每次1勺。⑥**顽固性溃疡：**玉簪叶用米汤或开水泡软贴患处，每日3次。⑦**烧伤：**玉簪花10克，用香油40克浸泡，将伤处洗干净后用消毒棉蘸油搽患处。

石龙芮

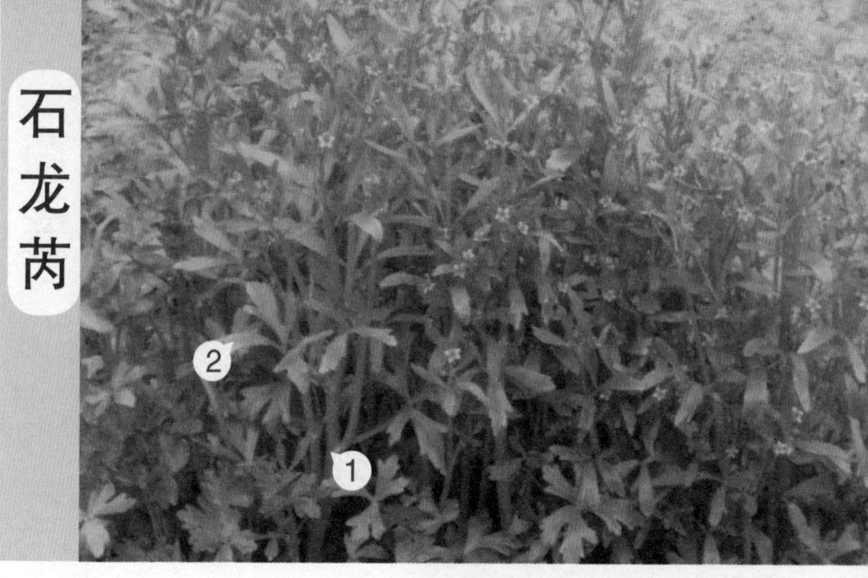

快速识别

①茎直立，上部多分枝，无毛或疏生柔毛。②基生叶有长柄；叶片轮廓肾状圆形，基部心形。③聚伞花序有多数花；花两性，小花瓣倒卵形，淡黄色。

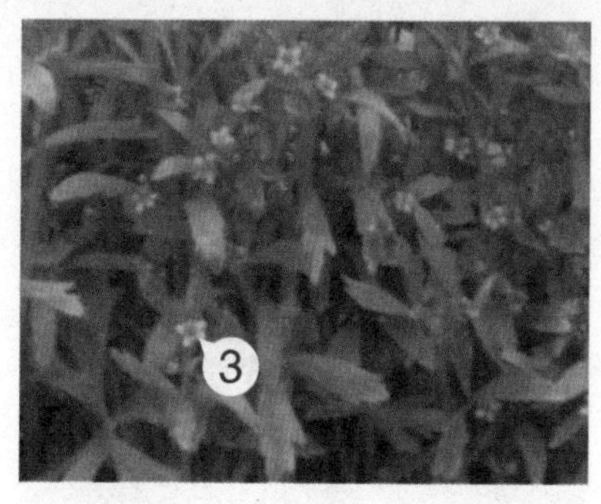

别名 水堇、姜苔、胡椒菜、清香草、鬼见愁、野芹菜、水芹菜、假芹菜、猫脚迹。

来源 为毛茛科植物石龙芮*Ranunculus sceleratus* L.的全草。

生境 生长于平原湿地或河沟边。主产于全国各地。

采收 夏季采收，洗净晒干或鲜用。

功用 苦、辛，寒；有毒。归心、肺经。清热解毒，消肿散结，止痛，截疟。主治痈疖肿毒，毒蛇咬伤，淋巴结炎，风湿关节肿痛，牙痛，疟疾。内服：煎汤，3～9克；或炒研为散服，1～1.5克。外用：捣敷或煎膏涂患处及穴位。

验方 ①**蛇咬伤疮**：石龙芮杵汁外涂。②**结核气**：石龙芮晒干为末，油煎成膏磨之，每日3～5次。③**血疝初起**：石龙芮叶搓揉患处。④**疟疾**：石龙芮鲜全草捣烂，于疟发前6小时敷大椎穴。⑤**肝炎**：石龙芮全草3～9克，水煎服。⑥**乳腺炎肿痛、疮毒**：石龙芮根捣敷。⑦**小儿疳积**：石龙芮叶9克，水煎服。

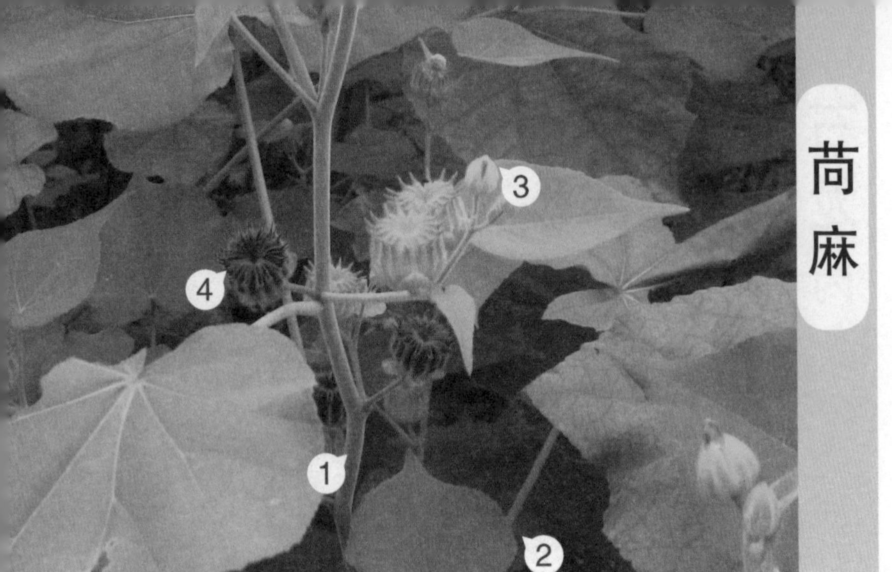

苘麻

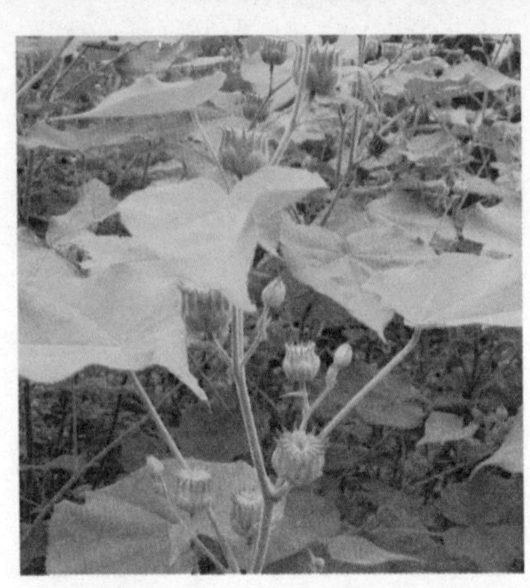

快速识别

①茎直立，具软毛。②叶互生，圆心形，先端尖，基部心形，边缘具圆齿，两面密生柔毛。③花单生于叶腋，花萼绿色，花瓣黄色。④蒴果半球形，成熟后裂开。

别名 白麻、孔麻、青麻、八角乌、野苧麻。

来源 为锦葵科植物苘麻*Abutilon theophrasti* Medic.的全草或叶。

生境 生长于路旁、田野、荒地、堤岸上，有栽培。主产于全国各地。

采收 夏季采收，鲜用或晒干。

功用 苦，平。归脾、胃经。解毒，祛风。主治痢疾，中耳炎，耳鸣，耳聋，关节酸痛。内服：煎汤，10～30克。外用：捣敷。

验方 ①**痈疽肿毒**：苘麻鲜叶和蜜捣敷。②**小便涩痛**：苘麻子、车前子（包）、木通各10克，滑石（包）、蒲公英各15克，水煎服，每日1剂，分2次服。③**瘰疬**：苘麻幼苗6克，豆腐适量，煮服。④**目生翳膜久不愈**：苘麻子适量，蒸熟，晒干为末，或散或蜜丸，温水服。

水葫芦

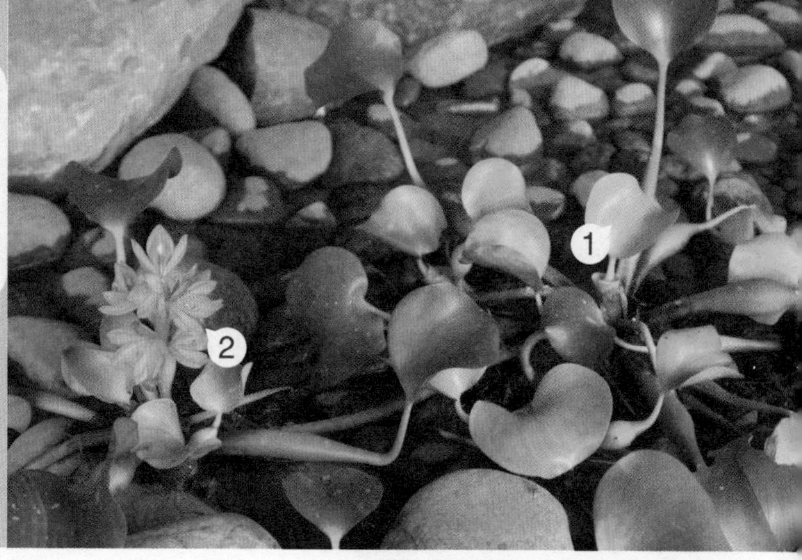

快速识别

①叶直立，卵形或圆形，大小不等。②花茎单生，中部有鞘状苞片；穗状花序有花6～12朵；花被长约5厘米，青紫色，管弯曲，外面近基部有腺毛，裂片6，上面1枚较大，蓝色而有黄色斑点。

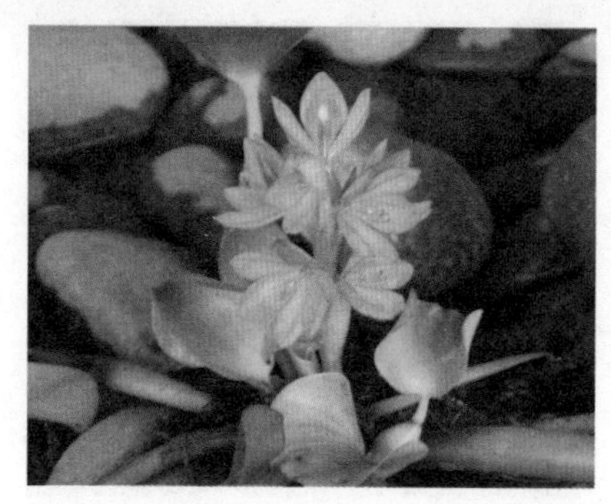

别名 大水萍、洋水仙、水浮莲、凤眼蓝、水莲花、浮水莲、水鸭婆。

来源 为雨久花科植物凤眼蓝*Eichhornia crassipes* (Mart.) Solms的根或全草。

生境 生长于水塘、泥沼中。主产于福建、广东、广西等地。

采收 夏、秋季采收，晒干或鲜用。

功用 辛、淡，凉。疏散风热，利水通淋，清热解毒。主治风热感冒，水肿，尿热，尿路结石，风疹，湿疮，疖肿。内服：煎汤，15～30克。外用：捣敷。

验方 ①**皮肤湿疹瘙痒**：水葫芦15克，苍耳子10克，水煎服。或水葫芦15克，去须、根等杂质，水煎，冲红糖服；同时水煎，洗患处。②**风湿水肿小便不利**：水葫芦（去除根）、红心荆芥各15克，水煎服，每日1剂，分2次服。③**皮肤汗斑**：水葫芦适量，捶烂，取汁调硫黄末，抹患处，每日1剂。

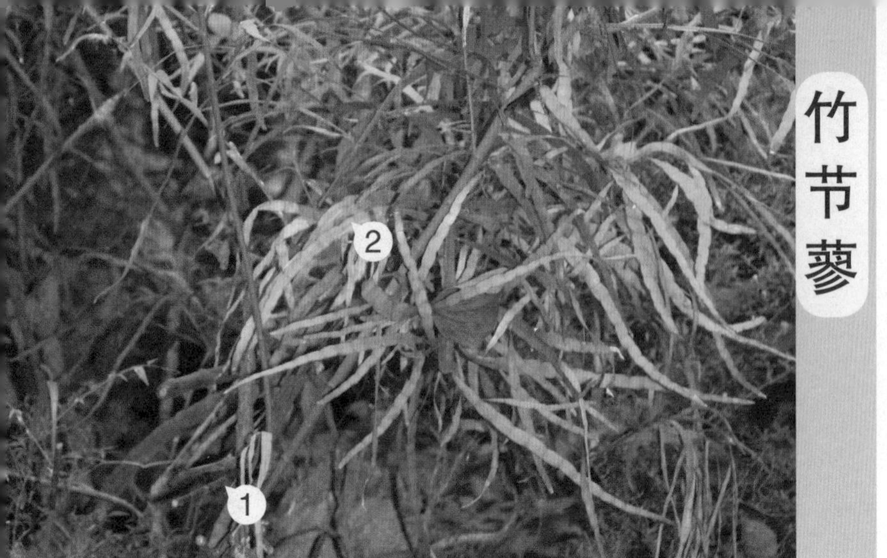

竹节蓼

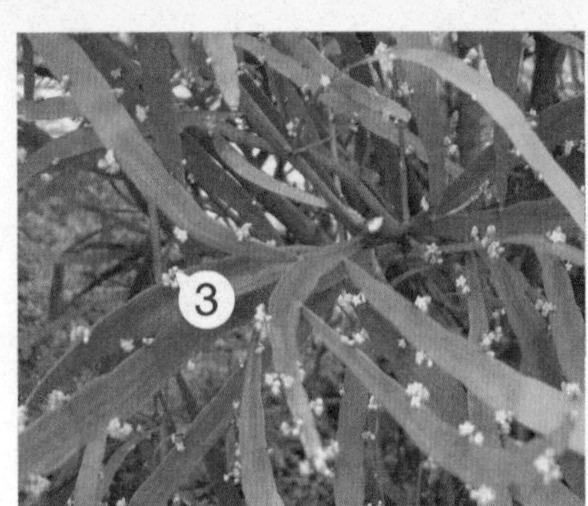

快速识别

①茎基部圆柱形，木质化，上部枝扁平，呈带状，深绿色，具光泽，有明显的细线条，节处略收缩。②叶互生，多生长于新枝上；叶片菱状卵形，先端渐尖，基部楔形，全缘或在近基部有一对锯齿。③花小，簇生于节上，具纤细柄；花被淡绿色，后变红。

别名 观音竹、飞天蜈蚣、蜈蚣竹、扁竹花、蜈蚣草、扁竹、对节草。

来源 为蓼科植物竹节蓼*Homalocladium platycladum* (F. Muell.) Bailey的全草。

生境 多栽培于庭园。分布于福建、广东、广西等地。

采收 全年均可采取，晒干或鲜用。

功用 甘、淡，平。归心、肝、脾经。清热解毒，祛瘀消肿。主治痈疽肿毒，跌打损伤，虫蛇咬伤。内服：煎汤，15～30克，鲜品60～120克。外用：捣敷。

验方 ①**跌打损伤**：鲜竹节蓼60克，以酒代水煎服，并以渣敷患处。②**毒蛇咬伤**：竹节蓼、红乌桕木、咸苏木、假紫苏各60克，千斤拔30克，以上五味捣烂，以1/3冲酒服，2/3浸醋外涂伤口周围。③**蜈蚣咬伤**：竹节蓼捣烂，擦伤口周围。

茄子

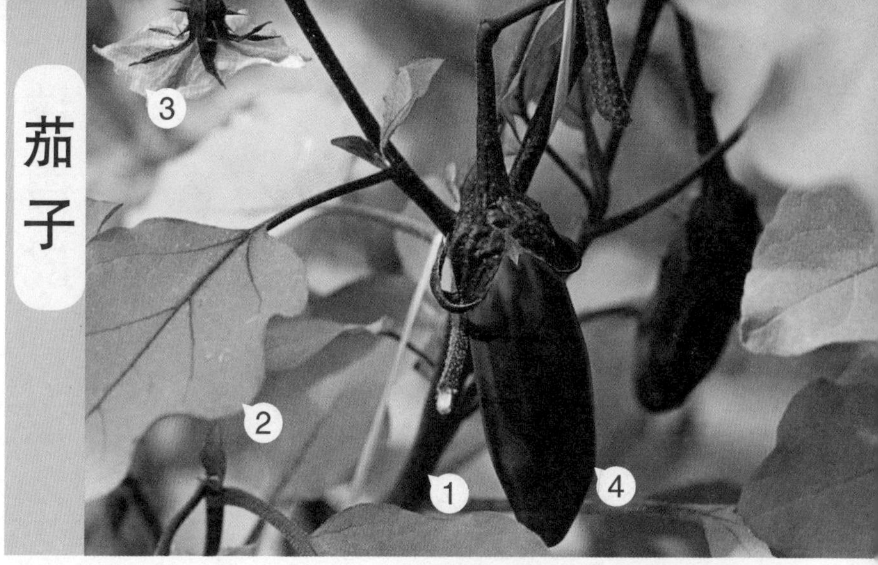

快速识别

①茎直立、粗壮，上部分枝，绿色或紫色，全体被星状柔毛。②单叶互生，卵状椭圆形，先端钝尖，基部不相等，叶缘常波状浅裂，表面暗绿色，两面具星状柔毛。③花萼钟形，顶端5裂，裂片披针形，具星状柔毛；花冠紫蓝色。④浆果长椭圆形、圆形或长柱形，浓紫色、淡绿色或黄白色，光滑，基部有宿存萼。

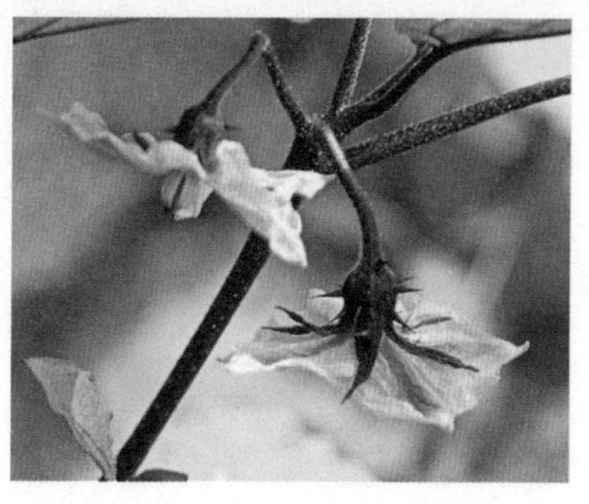

别名 落苏、糟茄、紫茄、酱茄、黄水茄、吊菜子、昆仑瓜、鸡蛋茄。

来源 为茄科植物茄*Solanum melongena* L.的果实、茎和根。

生境 全国大部地区均有栽培。

采收 夏、秋季果熟时采收。

功用 甘，凉。归脾、胃、大肠经。清热，活血，消肿。主治肠风下血，热毒疮痈，皮肤溃疡。内服：煎汤，15～30克。外用：捣敷。

验方 ①**产后痉病：**经霜茄子1个，茶叶3克，红糖20克，水煎取汁，代茶饮，每日2次。②**妇人乳裂：**秋月冷茄子裂开者，阴干，烧存性，研末，以适量水调涂于患处。③**风湿关节痛：**白茄根25克，木防己根、筋骨草各15克，水煎服。④**年久咳嗽：**生白茄子30～60克，煮后去渣，加蜂蜜适量，每日2次。⑤**咳嗽、气喘：**茄子根90克，水煎服，每日2～3次。⑥**冻疮：**茄子根煎水，趁热熏洗患处。⑦**蜈蚣咬伤和蜂蜇：**生茄子切开，搽患部。

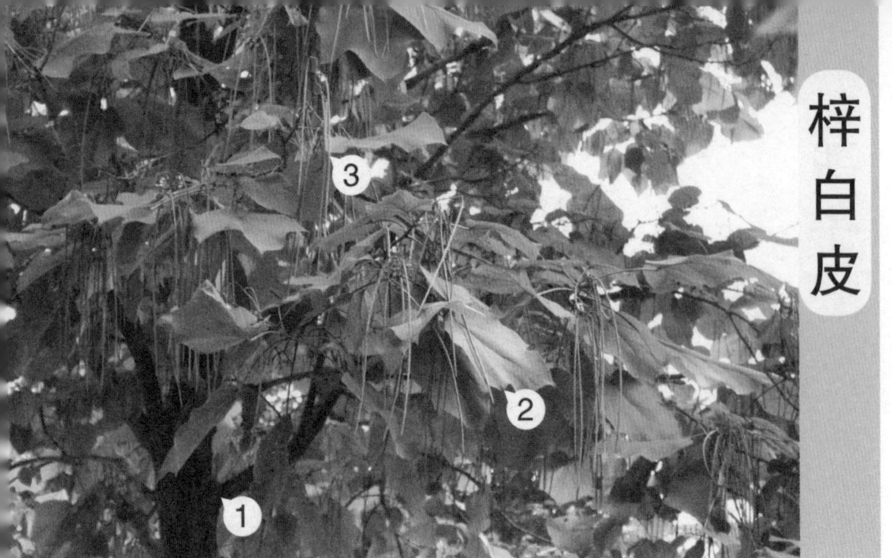

梓白皮

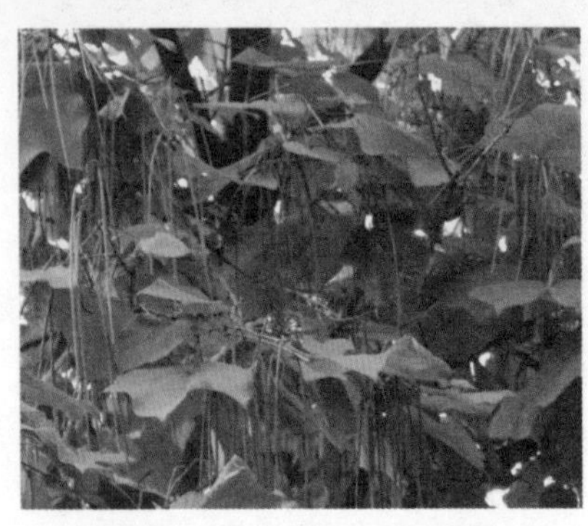

快速识别

①树冠伞形，树皮灰褐色，幼枝常带紫色，具稀疏柔毛。②叶对生或近于对生，有时轮生，叶片阔卵形，全缘或浅波状。③蒴果线形，下垂。

别名 梓皮、梓树皮、土杜促、梓木白皮、梓根白皮。

来源 为紫葳科植物梓*Catalpa ovata* G. Don的根皮或树皮的韧皮部。

生境 生长于低山河谷、湿润土壤，多栽培于村庄附近及公路两旁。主产于黑龙江、吉林、辽宁、河北、山东等地。

采收 全年均可采，晒干。

功用 苦，寒。归肝、胆、胃经。清热解毒，燥湿杀虫。主治湿热黄疸，胃逆呕吐，疮疥，湿疹，皮肤瘙痒。内服：6～9克，煎服。外用：研末调敷或煎水洗浴。

验方 ①**伤寒瘀热身黄：**生梓白皮、赤小豆、炙甘草各6克，麻黄、生姜各9克，连翘根15克，杏仁40克，大枣12枚，先煮麻黄再沸，去掉泡沫，再加入其他药，煎汤温服。②**肾炎浮肿：**梓根白皮、梓实、玉蜀黍须各适量，水煎服。

照山白

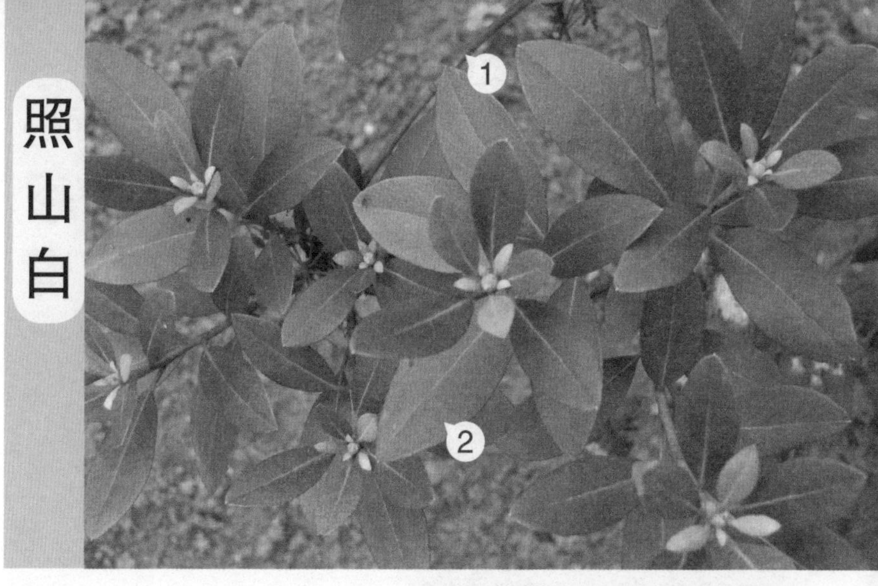

快速识别

①小枝细瘦，黄褐色，疏生鳞片及柔毛，老枝灰色，纵裂。②单叶互生，叶片革质，椭圆状披针形或狭卵形。③花密集成总状花序顶生，花小，乳白色。

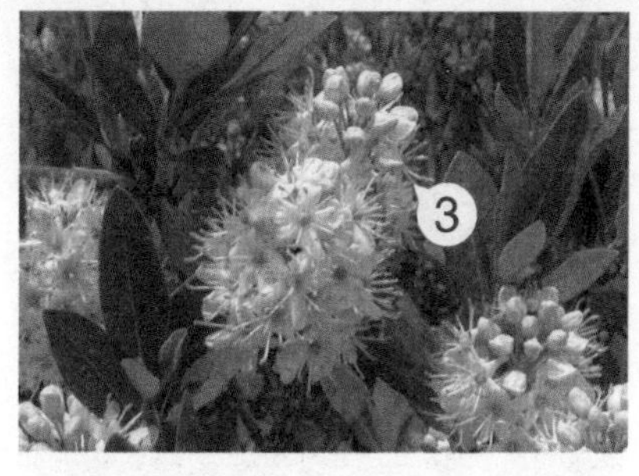

别名 兰荆、药芦、万经棵、达子香、铁石茶。

来源 为杜鹃花科植物照山白*Rhododendron micranthum* Turcz.的枝叶。

生境 生长于干燥的山坡、山谷林下或灌丛中。主产于东北、华北及陕西、甘肃、山东、湖北、四川、重庆等地。

采收 夏、秋季采收，鲜用或晒干。

功用 苦、辛，温；有毒。归心、肺、大肠经。止咳化痰，祛风通络，调经止痛。主治咳喘痰多，风湿痹痛，腰痛，月经不调，痛经，骨折。内服：煎汤，3～4.5克。外用：捣敷。

验方 ①**产后周身疼痛**：照山白3～4.5克，水煎服，每日1次，连服20日。②**痢疾**：照山白配仙鹤草、香青、老鹳草叶，水煎服。③**骨折及疮肿**：照山白花叶适量，捣烂敷。④**慢性支气管炎**：照山白叶糖浆（每毫升含生药1克）10毫升，每日2次（总量20克）。

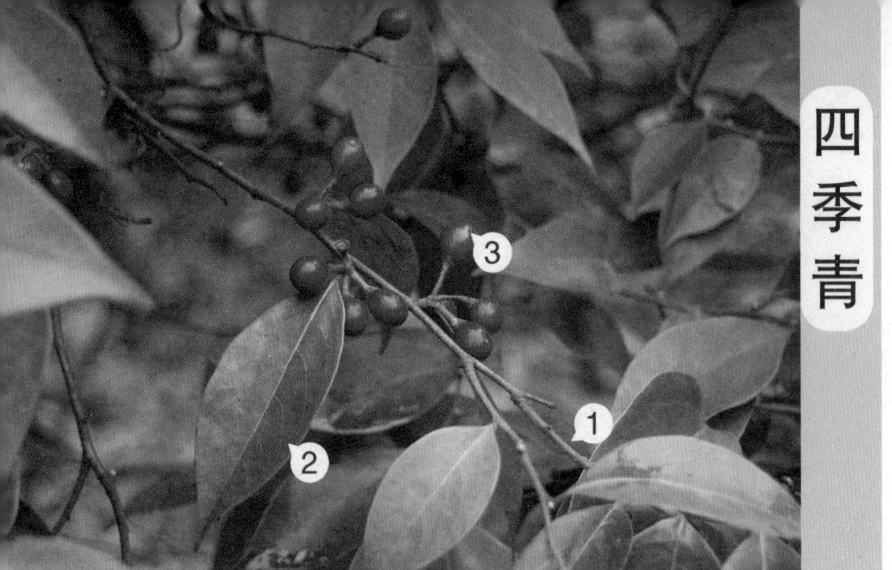

四季青

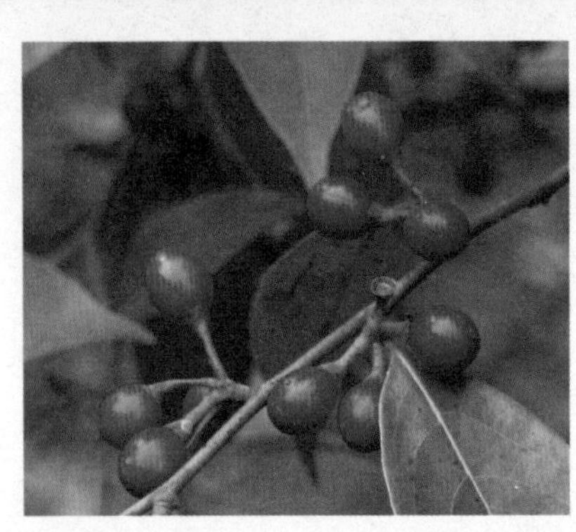

快速识别

①树皮灰色或淡灰色，无毛。②叶互生，革质，通常狭长椭圆形，边缘疏生浅锯齿，上面深绿色而有光泽，冬季变紫红色。③核果椭圆形，熟时红色。

别名 红冬青、大叶冬青。

来源 为冬青科植物冬青*Ilex chinensis* Sims的叶。

生境 生长于向阳山坡林缘、灌丛中。主产于长江以南各地。

采收 秋、冬季采摘，鲜用或晒干。

功用 苦、涩，寒。归心、肺经。清热解毒，凉血止血。主治慢性支气管炎，肾盂肾炎，细菌性痢疾；外用治烧烫伤，下肢溃疡，麻风溃疡，创伤出血，冻伤，乳腺炎，皮肤皲裂（烧灰调油外搽）。内服：煎汤，15～30克。外用：鲜品捣敷；或水煎洗、涂。

验方 ①**热毒疮疔：**四季青鲜叶洗净，加盐少许同捣敷。②**外伤出血：**四季青鲜叶捣敷或干叶研细外撒。③**风热感冒：**四季青、大青叶、鸭跖草各30克，紫苏梗、荆芥各15克，加清水500毫升，浓煎，每次10～15毫升，每日3～4次。

朱砂根

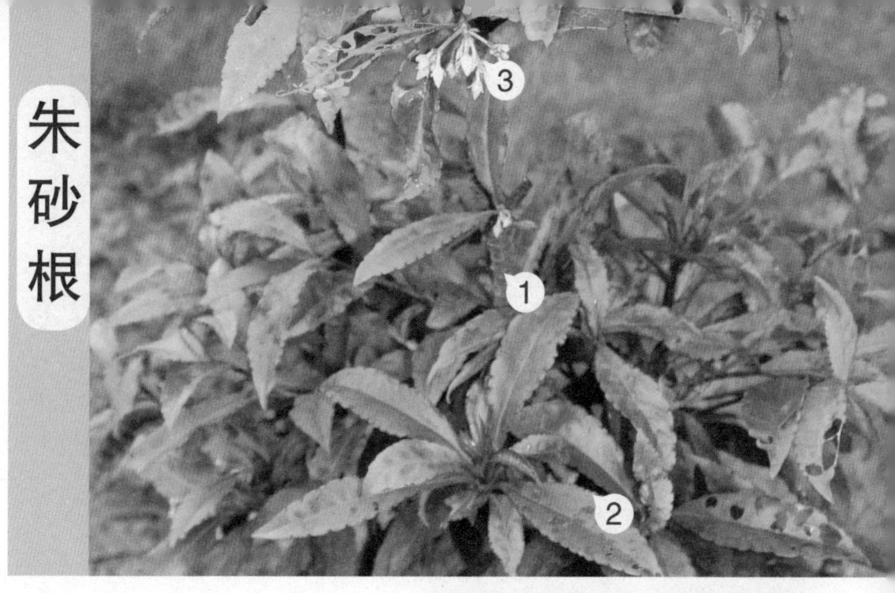

快速识别

①茎直立，有数个分枝。②叶纸质至革质，椭圆状披针形至倒披针形。③伞形花序顶生或腋生，花白色或淡红色。④核果球形，熟时红色，有黑色斑点。

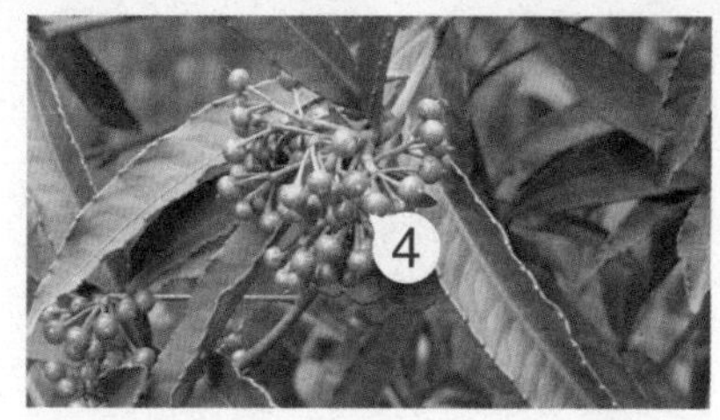

别名 凤凰肠、老鼠尾、山豆根、地杨梅、散血丹、土丹皮、金锁匙。

来源 为紫金牛科植物朱砂根*Ardisia crenata Sims*的根。

生境 生长于山地林下、沟边、路旁。主产于浙江、安徽、江西、湖南、湖北、四川、重庆、福建、广东、广西等地。

采收 秋后采挖根部，洗净晒干。

功用 苦、辛，凉。清热解毒，散瘀止痛。主治扁桃体炎，急性咽峡炎，白喉，丹毒，淋巴结炎，劳伤吐血，心胃气痛，风湿骨痛，跌打损伤。内服：煎汤，9～15克；或研末为丸、浸酒。外用：捣敷。

验方 ①**咽喉肿痛**：朱砂根9～15克，水煎服。②**肺病及劳伤吐血**：朱砂根9～15克，同猪肺炖服。连吃3次为1个疗程。③**上呼吸道感染、扁桃体炎、白喉、丹毒、淋巴结炎**：朱砂根9～15克，煎服。④**跌打损伤、关节风痛**：朱砂根9～15克，水煎服。⑤**妇女带下病、痛经**：朱砂根9～15克，水煎服。⑥**流火（丝虫病引起的淋巴管炎）**：朱砂根50～100克，水煎，调酒服。⑦**毒蛇咬伤**：朱砂根鲜品100克，水煎服；另用盐肤木叶或树皮、乌桕叶适量，煎汤清洗伤口，用朱砂根皮捣烂，敷创口周围。

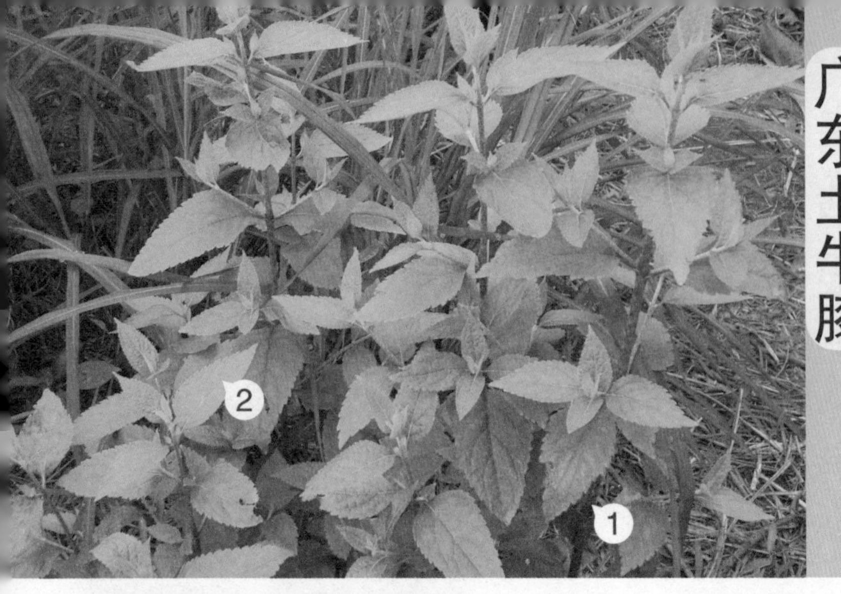

广东土牛膝

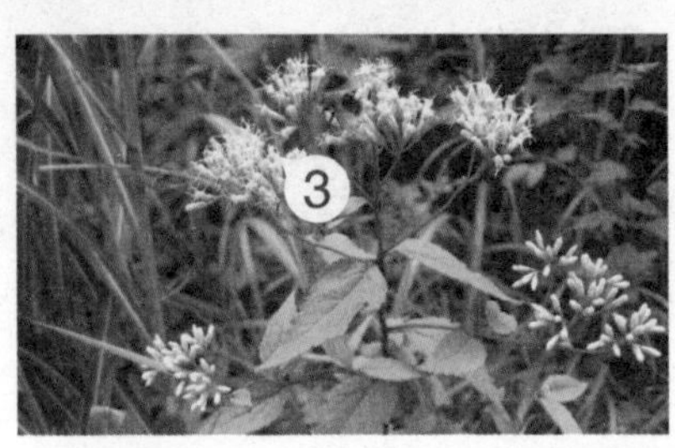

快速识别

①茎上部或花序分枝被细柔毛。②单叶对生，卵形、长卵形或宽卵形，边缘有不规则的圆锯齿，上面无毛，下面被柔毛及腺点。③每个头状花序有管状花5个，花冠白色。

别名 白须公、土牛膝、六月霜、华泽兰、六月雪、大泽兰、斑骨相思。

来源 为菊科植物多须公*Eupatorium chinense* L.的根。

生境 生长于山坡、路旁、林缘、林下及灌丛中。主产于陕西、甘肃、山东、安徽、浙江、江西、福建、河南、湖北、湖南、广东、海南、广西、四川、重庆、贵州、云南等地。

采收 秋季采挖，洗净，切段，晒干。

功用 苦、甘，凉；有毒。归肺、肝经。清热利咽，凉血散瘀，解毒消肿。主治咽喉肿痛，白喉，吐血，尿血，赤白下痢，跌打损伤，痈疮肿毒，毒蛇咬伤，水火烫伤。内服：煎汤，10～20克，鲜品30～60克。外用：捣敷或煎水洗。

验方 ①**感冒高热**：鲜广东土牛膝60克，切碎，煎浓汁，加蜜糖调服。②**尿血**：鲜广东土牛膝60克，加少量米酒，水煎服。③**毒蛇咬伤**：广东土牛膝根酒浸液，外涂红肿处；另用广东土牛膝、山芝麻、金锁匙、走马风各9克，水酒各半煎服。④**烫火伤**：广东土牛膝煎取浓汁，冷敷患处。

岗梅根

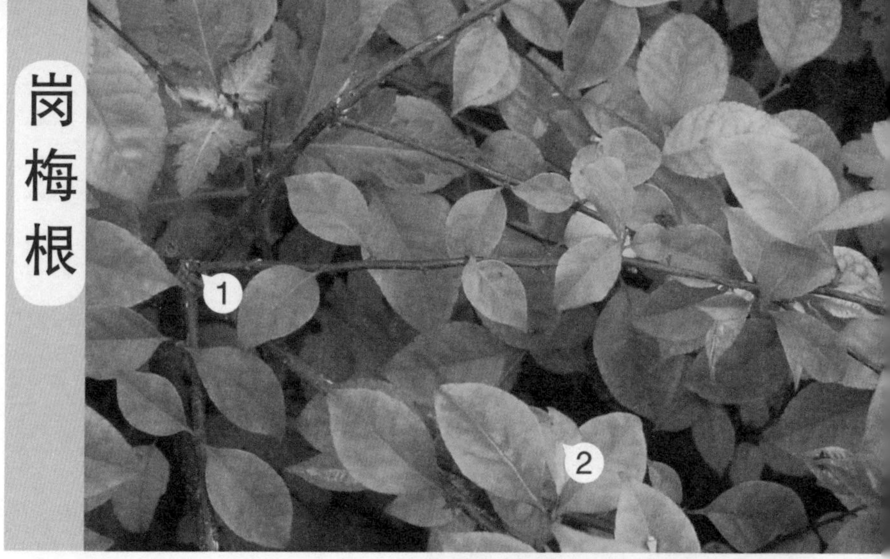

快速识别

①小枝无毛，绿色，干后褐色，长枝纤细，均是明显的白色皮孔。②叶互生，膜质，卵形或卵状椭圆形，边缘具钝锯齿。③花白色，雌雄异株。

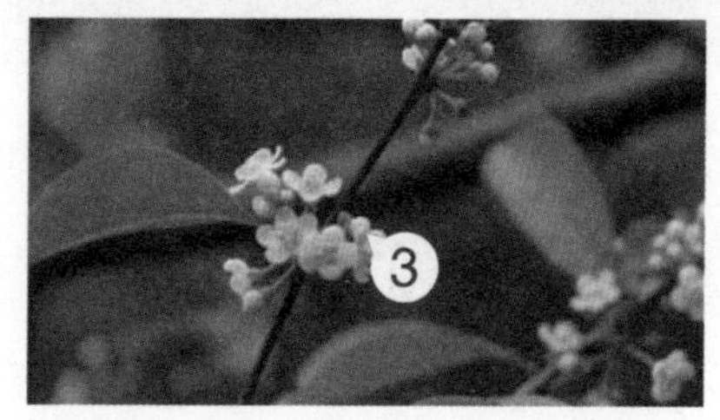

别名 梅叶冬青、糟楼星、金包银、上甘草、点秤根、天星根。

来源 冬青科植物秤星树*Ilex asprella* (Hook.et Arn.) Champ. ex Benth.的根。

生境 生长于荒山坡地疏林下或灌木丛中。主产于广西、广东、湖南、江西等地。

采收 秋季采挖根部，洗去泥土，晒干。

功用 苦、甘，寒。归肺、肝、大肠经。清热，生津，散瘀，解毒。主治感冒，头痛，眩晕，热病烦渴，痧气，热泻，肺脓肿，百日咳，咽喉肿痛，痔血，尿路感染，疔疮肿毒，跌打损伤。内服：煎汤，30～60克。外用：捣敷。

验方 ①**小儿百日咳：**岗梅根、白茅根各30克，水煎，酌加蜂蜜兑服。②**痔疮出血：**岗梅根40克，去皮切碎，煮猪肉食。③**尿路感染：**岗梅根60克，水煎服。④**偏正头痛：**岗梅根鲜品90克，鸡矢藤60克，鸭蛋2个，水煎，吃蛋喝汤。⑤**头目眩晕：**岗梅根鲜品60克，臭牡丹根30克，水煎服。⑥**跌打损伤：**岗梅根鲜品60克（切片酒炒），鸡1只，水酒各半炖服。

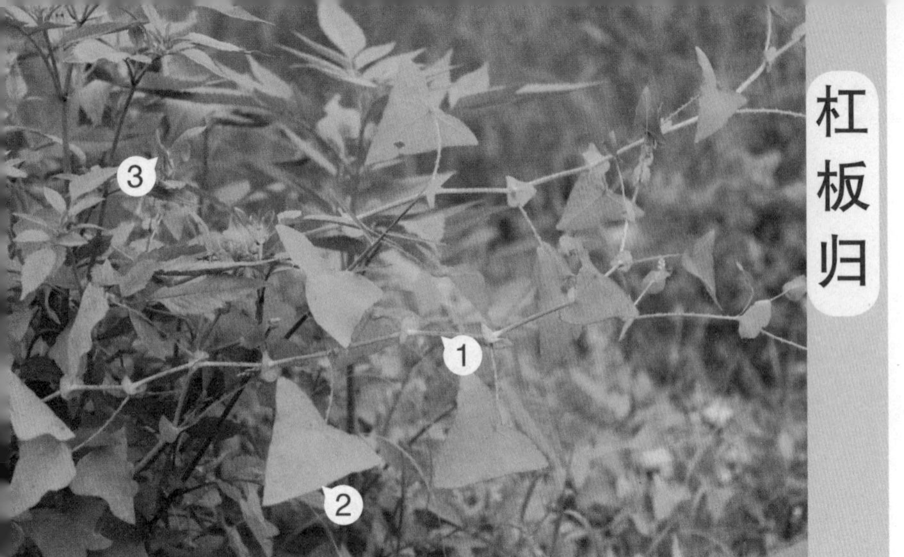

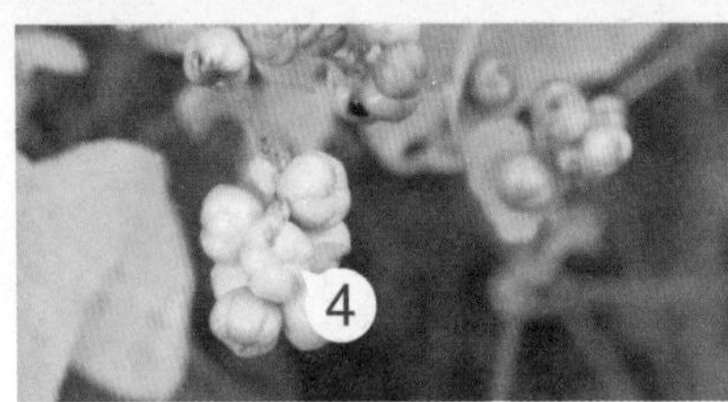

快速识别

①茎有棱，红褐色，有倒生钩刺。②叶互生，近三角形，下面沿脉疏生钩刺。③花序短穗状，苞片圆形，花被5深裂，淡红色或白色。④瘦果球形，包于蓝色多汁的花被内。

别名 河白草、蛇倒退、梨头刺、蛇不过。

来源 为蓼科植物杠板归*Polygonum perfoliatum* L. 的全草。

生境 生长于山谷、灌木丛中或水沟旁。主产于江苏、浙江、福建、江西、广东、广西、四川、重庆、湖南、贵州等地。

采收 夏季花开时采割，晒干。

功用 酸、苦，寒。归胃、大肠、膀胱、肺、肝经。利水消肿，除湿退黄，清热解毒。主治肾炎水肿，百日咳，泻痢，湿疹，疖肿，毒蛇咬伤等。内服：煎服，9～15克，鲜品30～60克。外用：适量。

验方 ①**颈淋巴结炎：**杠板归9～30克，水煎服，每日1剂；外用鲜全草适量，捣烂敷患处，每日1次。②**带状疱疹：**鲜杠板归60克，洗净捣烂，加食盐5克拌匀，敷患处。或杠板归、羊蹄、两面针、虎杖各15克，穿心莲9克，共研细末，用麻油调和成软膏状，涂擦患处，每日3次。③**百日咳：**杠板归、浮海石各30克，黛蛤散（冲服）、百部各15克，朱砂1.5克（冲服）。上药除黛蛤散、朱砂（研细）外，余药水煎取汁，冲朱砂黛蛤散服，每日1剂，分2次服。

蝙蝠葛

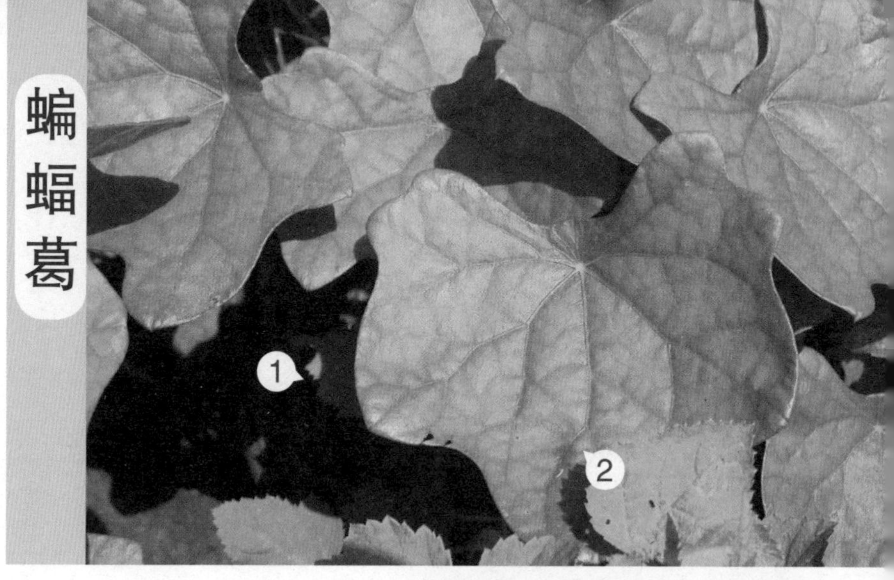

快速识别

①多年生落叶藤本，茎缠绕，圆柱形，有细纵棱纹。②叶互生，有长柄，楯形，上面绿色，下面色淡，嫩叶有微毛。③花腋生，形小，黄绿色。

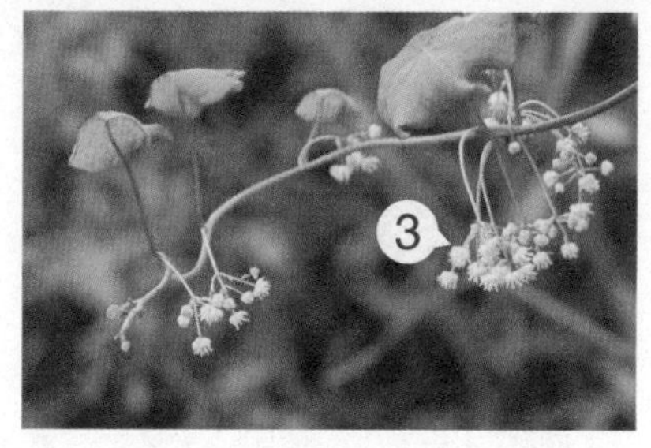

别名 黄根、蝙蝠藤、金丝钓葫芦、野鸡豆子。

来源 为防己科植物蝙蝠葛*Menispermum dauricum* DC.的藤茎、根及叶。

生境 生长于山坡、路旁、灌木丛中。主产于辽宁、吉林、黑龙江、内蒙古、河北、山东、山西、河南、江苏、安徽、浙江、江西、福建等地。

采收 8～11月割取藤茎，晒干，切片，生用；夏、秋季采收叶，鲜用或晒干。

功用 苦，寒；有小毒。祛风清热，理气化湿。主治扁桃体炎，咽喉炎，风湿痹痛、麻木，水肿，脚气，痢疾，肠炎，胃痛腹胀。内服：煎汤，15～30克。

验方 ①**胃痛腹胀**：蝙蝠葛根或茎藤6～9克，水煎服。②**四肢麻木**：蝙蝠葛根15克，水煎服。③**绦虫病**：蝙蝠葛根3～9克，水煎服。④**痢疾、肠炎**：蝙蝠葛根15～30克，水煎服。⑤**腰疼**：蝙蝠藤60克（老人用90克），酒煎服，每日2剂。⑥**扁桃体炎、咽喉炎**：蝙蝠葛根、鬼针草各15克，水煎服。

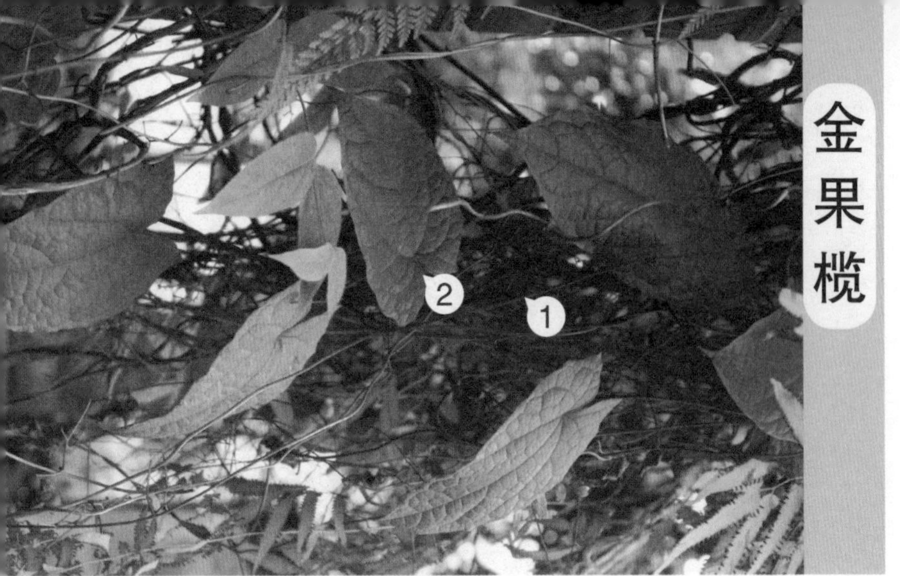

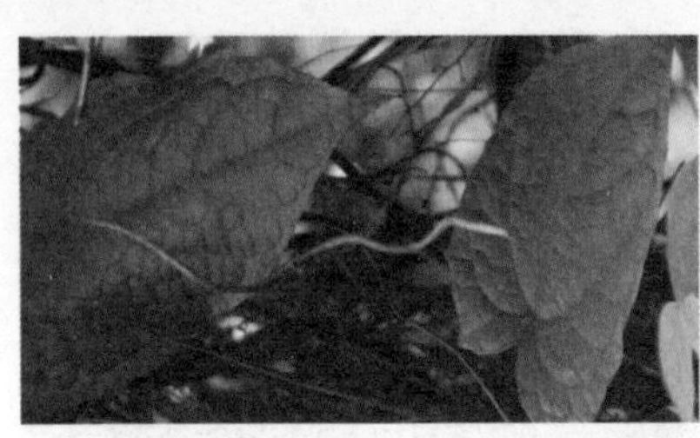

快速识别

①茎圆柱形，深绿色，粗糙有纹，被毛。
②叶互生，卵形至长卵形，全缘，上面绿色，无毛，下面淡绿色，被疏毛。

别名 金苦榄、地胆、天鹅蛋、九牛胆、铜秤锤、金银袋、青牛胆。

来源 为防己科植物金果榄*Tinospora capillipes* Gagnep.的干燥块根。

生境 生长于山谷溪边疏林下或石缝间。主产于广西、广东、陕西、江西、湖南、湖北、四川、重庆、贵州等地。

采收 9～11月间挖取块根，除去茎及须根，洗净，晒干。

功用 苦，寒。归肺、大肠经。清热解毒，消肿止痛。主治咽喉肿痛，口舌糜烂，白喉，腮腺炎，热咳失音，脘腹疼痛，泻痢，痈疽疔毒，毒蛇咬伤。内服：煎汤，3～9克；研末，1～2克。外用：适量，捣敷或研末吹喉。

验方 ①**急慢性肠炎、菌痢：**金果榄切片晒干，研粉口服，每次2克，每日3次。②**口腔溃疡：**金果榄磨醋，点敷溃疡面。③**小儿喘息型支气管炎：**金果榄9克，水煎，分2～3次服。④**乳腺炎、阑尾炎、疔疮、急性及慢性扁桃体炎、口腔炎、腮腺炎、急性菌痢等：**金果榄每次6～9克，开水泡服；或研末，适量外敷。⑤**胃痛：**金果榄切片晒干研粉，每次3克，每日3次。儿童减半。忌食生冷酸辣食物。

蔊菜

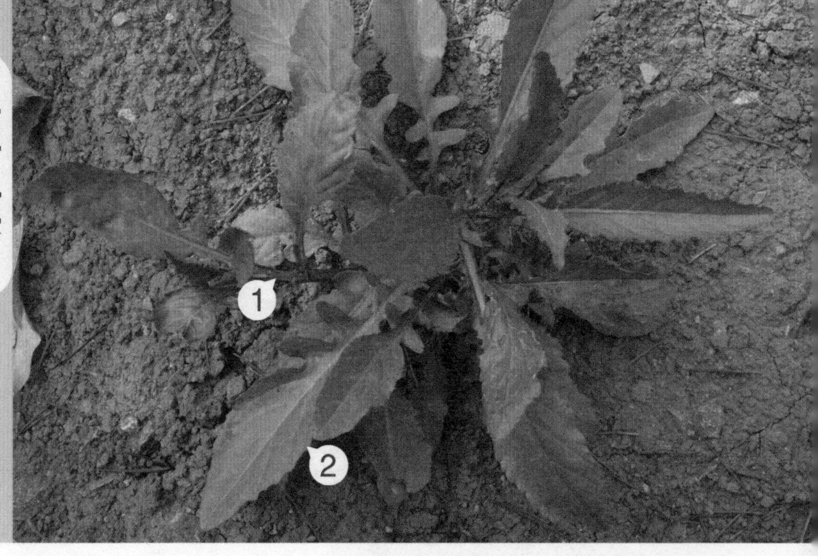

快速识别

①茎单一或分枝，直立斜升。②茎下部的叶长椭圆形，或作羽状分裂，上部的叶较少分裂或不分裂，边缘有不整齐的锯齿。③花小，排列成总状花序，花瓣黄色，倒卵形，基部狭窄。

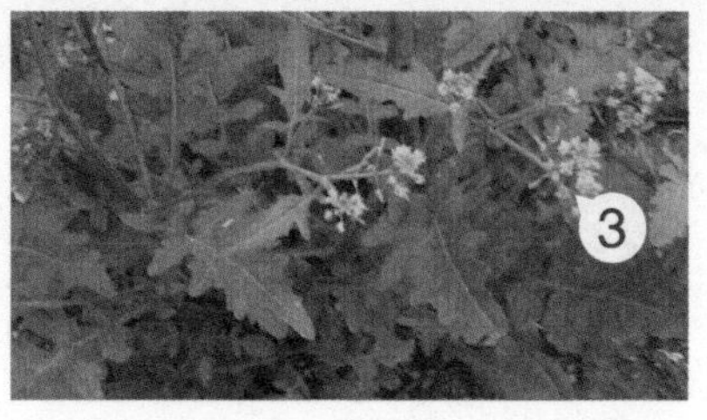

别名 辣米菜、野油菜、石豇豆、鸡肉菜、田葛菜、山芥菜、独根菜、山萝卜、金丝荚。

来源 为十字花科植物蔊菜*Rorippa indica* (L.) Hiern的全草或花。

生境 生长于山坡路旁、山谷、河边潮湿地、园圃、田野潮湿处。主产于陕西、甘肃、江苏、浙江、福建、湖北、广东、广西等地。

采收 5～7月采收，鲜用或晒干。

功用 辛、苦，微温。归肺、肝经。祛痰止咳，解表散寒，活血解毒，利湿退黄。主治咳嗽痰喘，感冒发热，麻疹透发不畅，风湿痹痛，咽喉肿痛，疔疮痈肿，漆疮，闭经，跌打损伤，黄疸，水肿。内服：煎汤，10～30克；或捣绞汁服。外用：捣敷。

验方 ①**风寒感冒：**鲜蔊菜30～60克，葱白9～15克，水煎服。②**热咳：**鲜蔊菜45克，水煎服。③**头目眩晕：**蔊菜（嫩的）切碎调鸡蛋，用油炒食。④**胃脘痛：**蔊菜30克，水煎服。⑤**关节风湿痛：**鲜蔊菜60克，水煎服。⑥**疔疮、痈肿：**蔊菜适量，捣烂敷患处。⑦**鼻窦炎：**鲜蔊菜适量，和雄黄少许捣烂，塞鼻腔内。

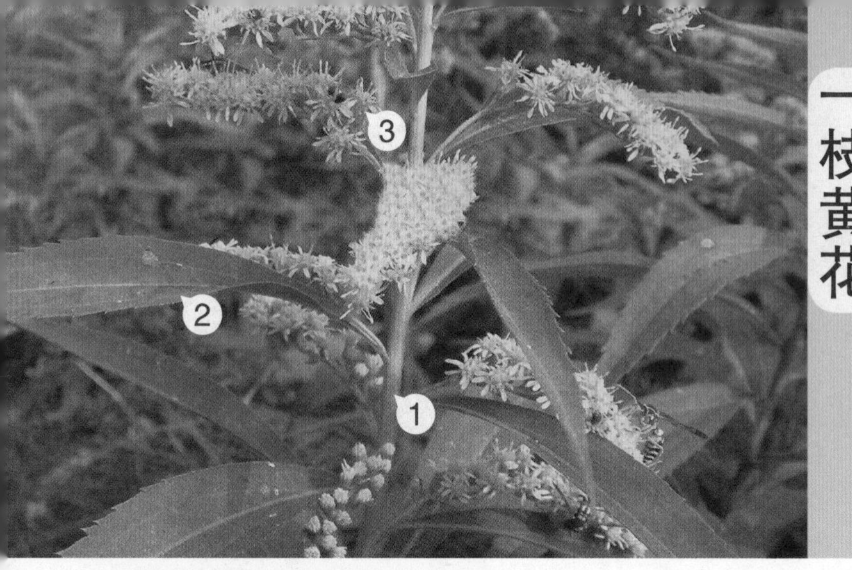

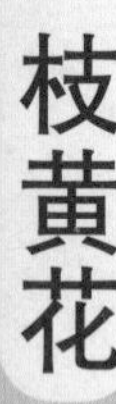

一枝黄花

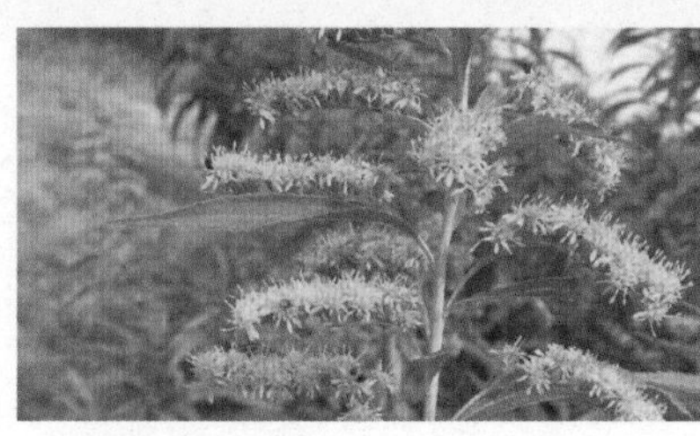

快速识别

①茎直立，下部光滑无毛，上部微有茸毛。②叶互生，卵形至矩圆形，有极小的锯齿，上部叶较小而狭，近于全缘，两面近光滑无毛。③圆锥花序，由腋生的总状花序再聚集而成。

别名 黄花草、蛇头王、满山草、百根草。

来源 为菊科植物一枝黄花*Solidago virgaaurea* L. var. *leiocarpa* (Benth.) A. Gray的全草或带根全草。

生境 生长于山坡、草地、路旁。主产于华东、中南、西南等地。

采收 夏、秋间采收。

功用 辛、苦，凉。归肝、胆经。疏风清热，消肿解毒。主治上呼吸道感染，扁桃体炎，支气管炎，肺炎，肺结核咯血，急慢性肾炎，小儿疳积。外用治跌打损伤，虫蛇咬伤，疮疡肿毒，乳腺炎。内服：煎服，9~15克。外用：捣敷或煎水洗。

验方 ①**头风**：一枝黄花根9克，水煎服。②**黄疸**：一枝黄花45克，水丁香15克，水煎，一次服。③**跌打损伤**：一枝黄花根9~15克，水煎服。④**咽喉肿毒**：一枝黄花21克，水煎，加蜂蜜30克调服。⑤**百日咳**：一枝黄花、肺经草、兔儿风各15克，地龙6克，水煎服。⑥**乳腺炎**：一枝黄花、马兰各15克，鲜香附30克，葱头7个，捣烂外敷。⑦**盆腔炎**：一枝黄花、白英、白花蛇舌草各30克，贯众15克，水煎服。

万年青根

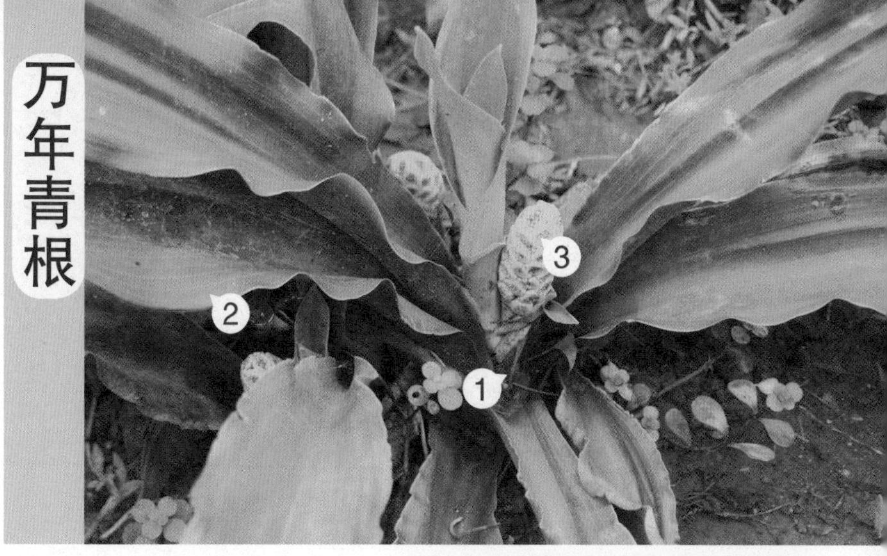

快速识别

①根茎倾斜，肥厚而短，须根细长，密被白色茸毛。②叶丛生，披针形或带状，全缘，革质而光滑，叶面深绿色，下面淡绿色，具平行脉，中脉在叶背面隆起。③花多数，成椭圆形穗状花序，花被淡绿色，裂片6，下部愈合成盘状。

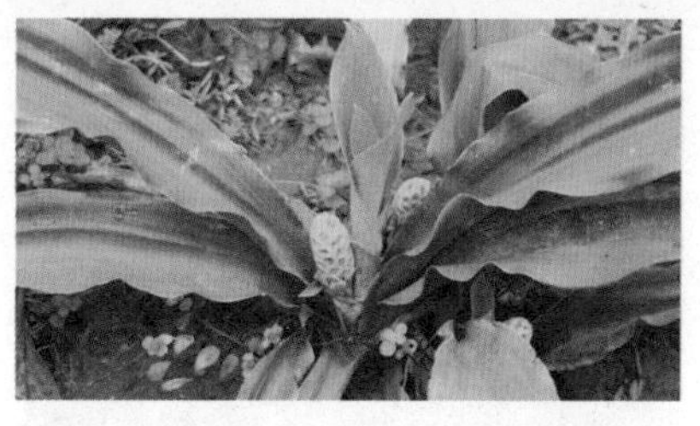

别名 开口剑、斩蛇剑、牛尾七、冲天七、白河车、竹根七、铁扁担、青龙胆。

来源 为百合科植物万年青*Rohdea japonica* (Thunb.) Roth的根及根茎。

生境 栽培于庭园，或野生于阴湿的林下、山谷。主产于湖南、湖北、江西、四川、重庆、贵州、福建、台湾、广东、江苏、安徽、浙江等地。

采收 全年可采，挖取根及根茎，除去茎叶及须根后，洗净，晒干或烘干。

功用 苦、微甘，寒；有小毒。归肺、肝、心经。凉血止血，清热解毒，利尿。主治白喉，白喉性心肌炎，咽喉肿痛，狂犬咬伤，细菌性痢疾，风湿性心脏病，心力衰竭。外用治跌打损伤，毒蛇咬伤，烧烫伤，乳腺炎，痈疖肿毒。内服：煎汤，3～10克，鲜品30～60克。外用：捣敷。

验方 ①**流行性腮腺炎**：新鲜万年青根20～30克，切碎捣烂，敷患处，早、晚各换药1次。②**痔疮肿痛难行**：猪腿骨去两头，同万年青入砂锅内，水煮，趁热熏，温洗，每日3次。③**老幼脱肛**：万年青连根，煎汤洗，以五倍子末敷上。④**白火丹**：万年青捣汁服。⑤**跌打损伤**：万年青根6克，水煎，酒兑服。

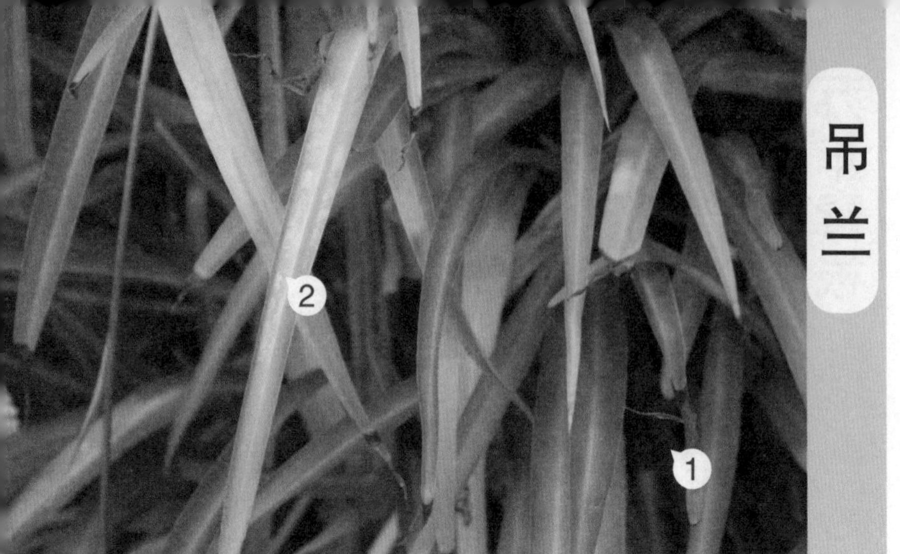

吊兰

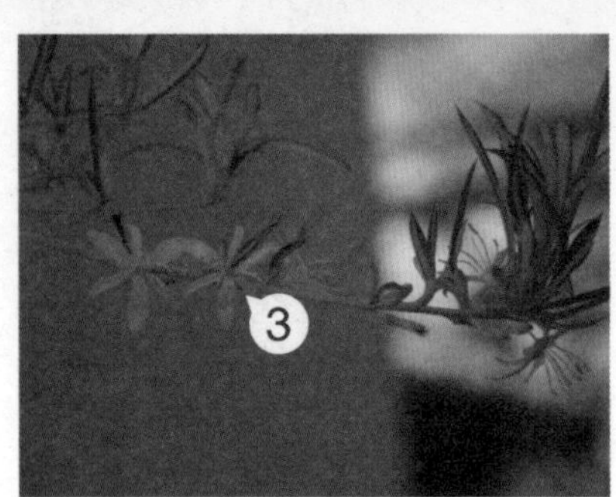

快速识别

①宿根草本，具簇生的圆柱形肥大须根和根状茎。②叶自根际丛生，多数；叶细长而尖，绿色或有黄色条纹，条形至条状披针形，向两端稍变狭。③总状花序单一或分枝，花白色，数朵一簇，疏离地散生在花序轴。

别名 桂兰、葡萄兰、钓兰、树蕉瓜、浙鹤兰、兰草、倒吊兰、土洋参、八叶兰、丛毛吊兰。

来源 为百合科植物吊兰*Chlorophytum comosum* (Thunb.) Baker的全草。

生境 生长于温暖、湿润、半阴的环境。全国各地广泛栽培。

采收 全年均可采收，洗净，多鲜用。

功用 辛、甘、酸，凉。归肺、心、肝经。清热宣肺，凉血止血，消肿止痛。主治痰热咳嗽，跌打损伤，骨折，痈肿，痔疮，烧伤。内服：煎汤，9～15克，鲜品30～45克；或研末。外用：捣敷或捣汁滴耳。

验方 ①**蚊子叮咬**：吊兰的叶片放在手中轻微揉搓，使其汁液外渗，敷在蚊子叮咬处，可消除肿包且能止痒护肤。②**吐血**：吊兰、野马蹄草各15克，水煎服。③**跌打损伤**：吊兰全草研末，每次9克，泡酒温服。④**跌打肿痛**：吊兰叶捣烂，用酒炒后热敷患处。⑤**肺热咳嗽**：吊兰根15克，冰糖30克，水煎服。

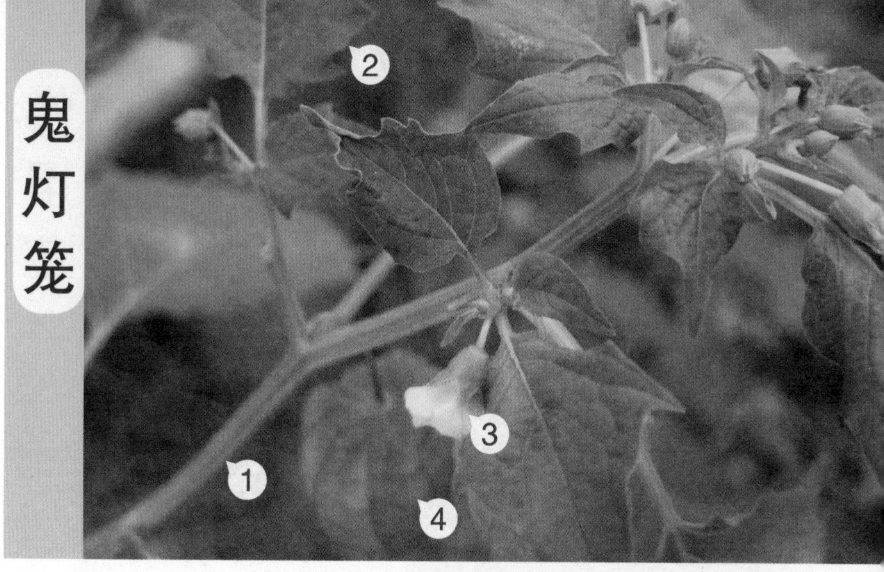

鬼灯笼

快速识别

①幼枝被黄褐色小柔毛。②叶对生，纸质，矩圆形至狭矩圆状披针形，边全缘或略作波浪形，近秃净，背脉明显。③聚伞花序腋生，密被黑褐色小毛；萼蓝紫色，有白色腺点，裂片阔卵形而尖，花冠近白色。④核果球形，包藏于萼内。

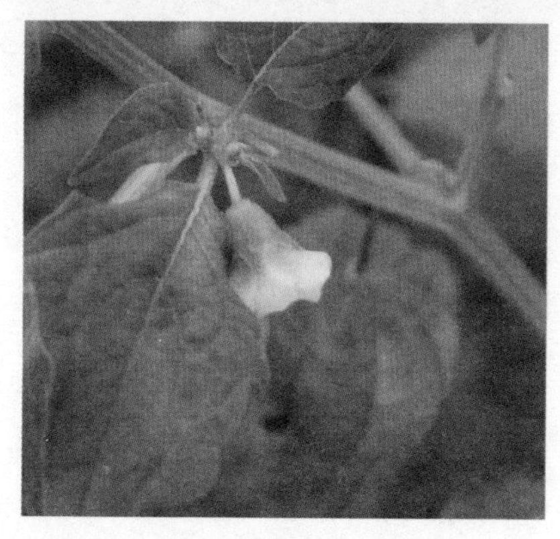

别名 虎灯笼、白灯笼、苦灯笼、红灯笼、红羊精、苦丁茶、鬼点火。

来源 为马鞭草科植物灯笼草*Clerodendrum fortunatum* L.的全株。

生境 生长于海拔1000米以下的山坡、丘陵、村旁、路边及旷野。主产于江西南部和福建、广东、广西等地。

采收 夏、秋季采收茎、叶，洗净，切段，晒干或鲜用；秋季采根。

功用 苦，寒。归心、肺经。清热，解毒，凉血，消肿。主治感冒发热，咳嗽，咽痛，衄血，赤痢，疮疥，淋巴结炎，疝气，跌打肿痛。内服：煎汤，10～15克。外用：煎水洗或捣敷。

验方 ①**跌打红肿：**鬼灯笼根皮适量，浸酒外搽。②**疝气：**鬼灯笼根皮15克，猪肉皮120克，水煎服。③**崩漏、赤白带下、子宫炎：**鬼灯笼子、软枝杜笔各15克，水煎服。④**腹中结块（按之坚痛）：**鬼灯笼根皮适量，捣敷。

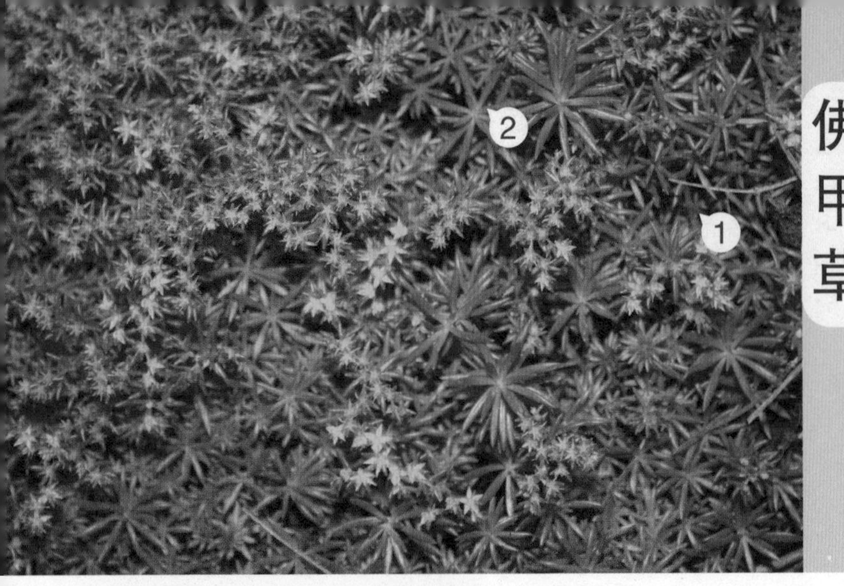

佛甲草

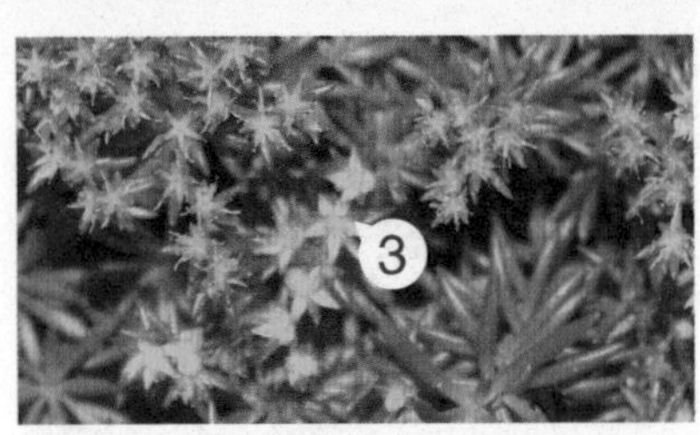

快速识别

①茎纤细倾卧，着地部分节节生根。②叶3～4片轮生，线形至倒披针形，先端钝尖。③聚伞花序顶生，花黄色，细小；萼片5，线状披针形；花瓣矩圆形，先端短尖，基部渐狭。

别名 火烧草、半枝连、火焰草、铁指甲、佛指甲、狗牙半支。

来源 为景天科植物佛甲草*Sedum lineare* Thunb.的全草。

生境 生长于低山阴湿处或山坡、山谷岩石缝中。主产于中南及陕西、甘肃、江苏、安徽、浙江、江西、福建、台湾、四川、重庆、贵州、云南等地。

采收 夏、秋季拔出全株，洗净，放开水中烫一下，捞起，晒干或炕干。

功用 甘、淡，寒。归心、肺、肝、脾经。清热解毒，利湿，止血。主治咽喉肿痛，目赤肿毒，热毒痈肿，疔疮，丹毒，缠腰火丹，烫火伤，毒蛇咬伤，黄疸，湿热泻痢，便血，崩漏，外伤出血，扁平疣。内服：煎汤，9～15克；或捣汁。外用：鲜品捣敷；或捣汁含漱、点眼。

验方 ①**喉火：**佛甲草15克，捣烂，加蛋清冲开水服。②**咽喉肿痛：**鲜佛甲草30克，捣绞汁，加米醋少许，开水一大杯冲漱喉，每日数次。③**牙疼：**佛甲草煅末，擦之。④**乳腺炎红肿：**佛甲草、蒲公英、金银花各适量，加甜酒捣烂外敷。⑤**无名肿毒：**佛甲草加盐捣烂，敷患处。⑥**目赤肿痛：**鲜佛甲草捣汁，加人乳点眼。⑦**汤烫火烧：**佛甲草晒干，研细末，每用少许，冷水调敷患处。

蟛蜞菊

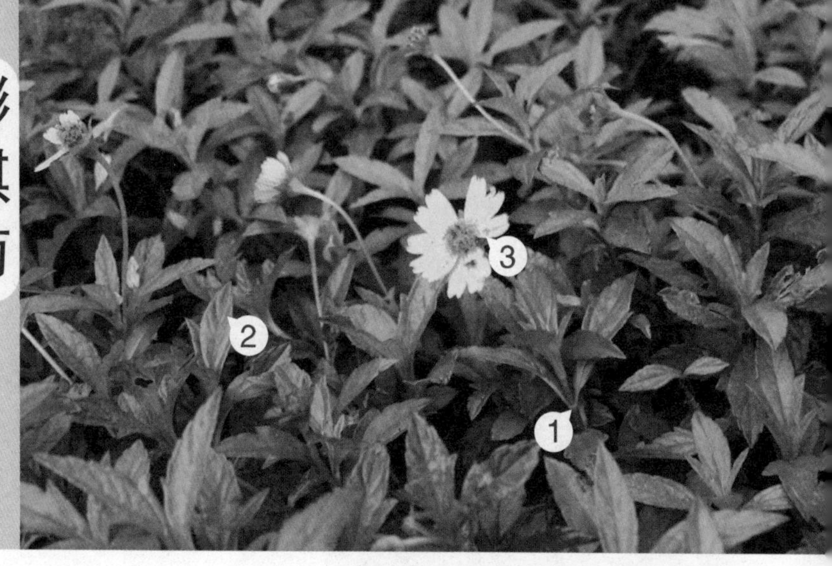

快速识别

①茎匍匐，上部近直立，基部各节生不定根，分枝。②叶对生，矩圆状披针形，边缘近全缘或有锯齿。③头状花序，腋生或顶生，总苞片2层，披针形或矩圆形，内层较小；花托扁平；边缘舌状花1层，黄色，中央管状花，先端5裂齿。

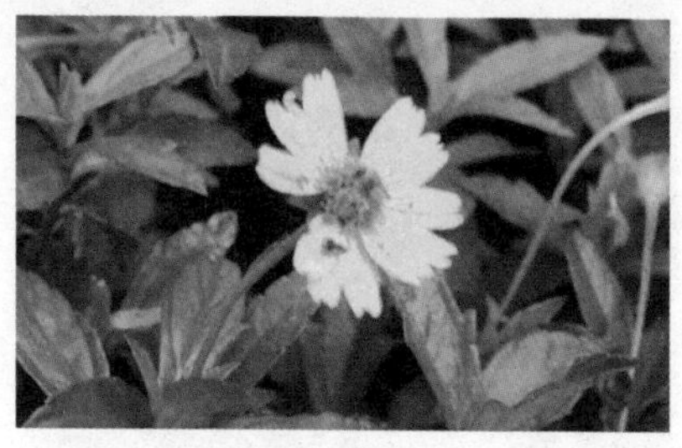

别名 路边菊、马兰草、黄花龙舌草、黄花曲草、龙舌草。

来源 为菊科植物蟛蜞菊*Wedelia chinensis* (Osb.) Merr.的全草。

生境 多生长于沿海地区的水沟边或湿地上。主产于广东、广西、福建等地。

采收 夏、秋季采收，洗净，鲜用或晒干。

功用 甘、微酸，凉。清热解毒，化痰止咳，凉血平肝。主治麻疹，感冒发热，白喉，咽喉炎，扁桃体炎，支气管炎，肺炎，百日咳，咯血，高血压；外用治疗疮疖肿。内服：煎汤，15～30克。外用：捣敷；或捣汁含漱。

验方 ①**痢疾：**蟛蜞菊30克，鹅掌金星、金锦香各15克，水煎服。②**肺炎：**蟛蜞菊、爵床各30克，败酱草、火炭母草各60克，水煎服。③**牙龈红肿疼痛，发热，口渴：**蟛蜞菊30克，栀子根6克，水煎服。④**咳嗽：**蟛蜞菊30克，半边莲、匍伏蔓各15克，水煎，冲白糖服。⑤**咯血：**鲜蟛蜞菊60克，鲜积雪草、鲜一点红各30克，捣烂绞汁，冲蜜服。⑥**风湿性关节炎：**蟛蜞菊、海金沙、薏苡仁根各30克，炖豆腐服。⑦**疖疮、腮腺炎：**鲜蟛蜞菊捣烂外敷。⑧**小儿感冒发热：**蟛蜞菊鲜草加菁芳草捣汁，调蜜服。

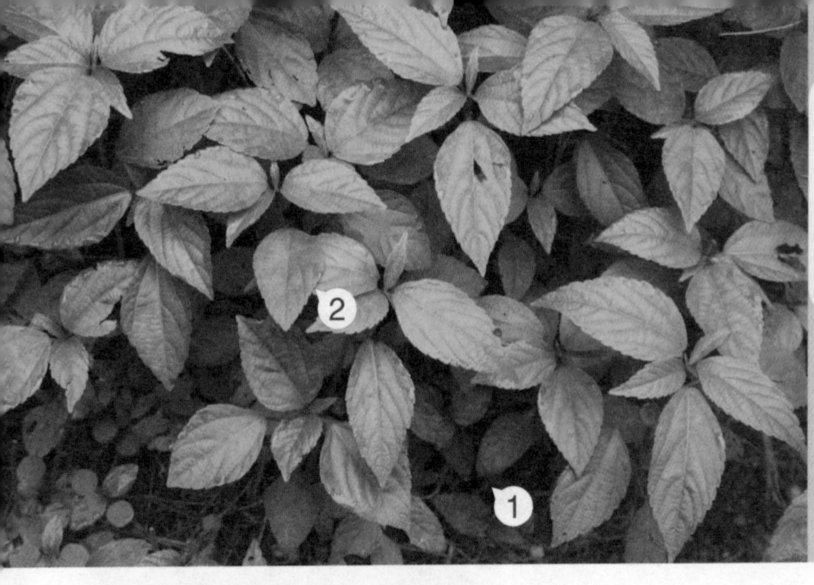

铁苋菜

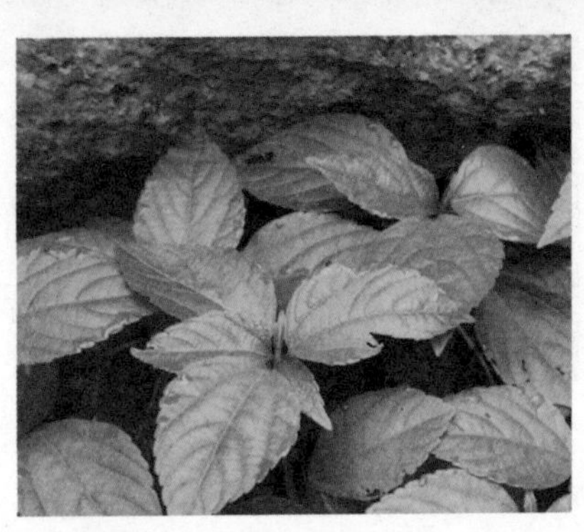

快速识别

①茎直立，多分枝。②叶互生，椭圆状披针形，顶端渐尖，基部楔形，两面有疏毛或无毛。

别名 血见愁、海蚌念珠、叶里藏珠。

来源 为大戟科植物铁苋菜*Acalypha australis* L.的地上部分。

生境 生长于山坡、沟边、路旁、田野。全国广泛分布，长江流域尤多。

采收 夏、秋季采割，除去杂质，晒干。

功用 苦、涩，凉。清热解毒，利湿，收敛止血。主治肠炎，痢疾，吐血，衄血，便血，尿血，崩漏，痈疖疮疡，皮肤湿疹。内服：煎汤，25～50克。外用：鲜品捣烂敷患处。

验方 ①**肠炎腹泻**：铁苋菜10～15克，水100～150毫升，煎服，每日3～5次。②**月经不调**：鲜铁苋菜60克，水煎服。③**崩漏**：铁苋菜、蒲黄炭各9克，藕节炭15克，水煎服。④**吐血、衄血**：铁苋菜、白茅根各30克，水煎服。⑤**尿血**：鲜铁苋菜30克，蒲黄炭、小蓟、木通各9克，水煎服。⑥**疮痈肿毒、蛇虫咬伤**：鲜铁苋菜适量，捣烂外敷。

凤尾草

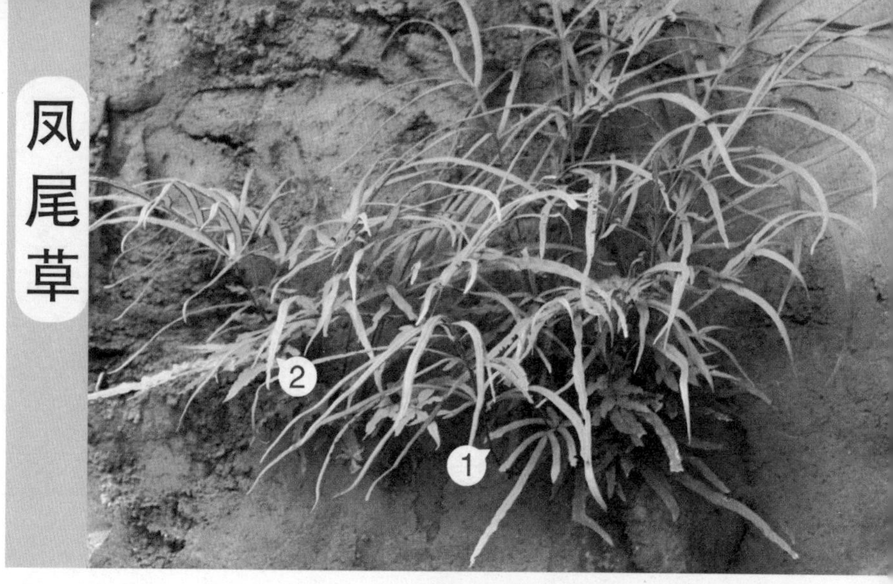

快速识别

①地下茎粗壮，密被线状披针形的黑褐色鳞片。②叶丛生，灰棕色或禾秆色，无毛；生孢子囊的孢子叶2回羽状分裂，中轴具宽翅，羽片3～7对，对生或近对生；不生孢子囊的营养叶叶片较小，2回小羽片较宽，线形或卵圆形，边缘均有锯齿。

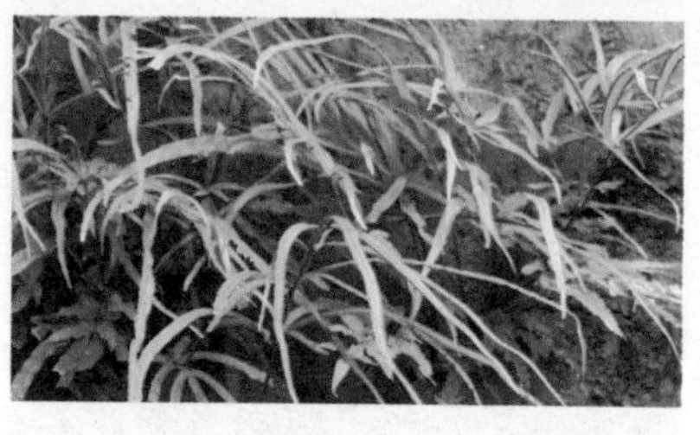

别名 凤凰草、凤尾蕨、石长生、井边茜、旋鸡头、百脚草、龙须草、金鸡尾。

来源 为凤尾蕨科植物井栏边草*Pteris multifida* Poir的全草或根。

生境 生长于半阴湿的岩石及墙角石隙中。主产于云南、四川、重庆、广东、广西、湖南、江西、浙江、安徽、江苏、福建、台湾等地。

采收 全年可采，拣去杂质，切段，晒干。

功用 淡、微苦，寒。归大肠、心、肝经。清热利湿，凉血止血，消肿解毒。主治黄疸型肝炎，肠炎，菌痢，带下，吐血，衄血，便血，尿血，扁桃体炎，腮腺炎，痈肿疮毒，湿疹。内服：煎汤，9～15克，鲜品30～60克；或捣汁。外用：捣敷。

验方 ①**急性胃肠炎：**凤尾草15克，龙牙草12克，水煎服，每日1剂。②**急慢性肝炎：**凤尾草、滑石、土茯苓、茵陈各12克，柴胡、竹叶、黄芩各10克，草河车、寒水石、生石膏、双花各6克，水煎取药汁，每日1剂，分2次服用。③**秃发：**凤尾草根，浸油涂头。④**烫火伤：**凤尾草焙干研末，麻油调敷。⑤**荨麻疹：**凤尾草适量，盐少许，水煎洗。⑥**面神经麻痹：**凤尾草9克，水煎服。

野牡丹

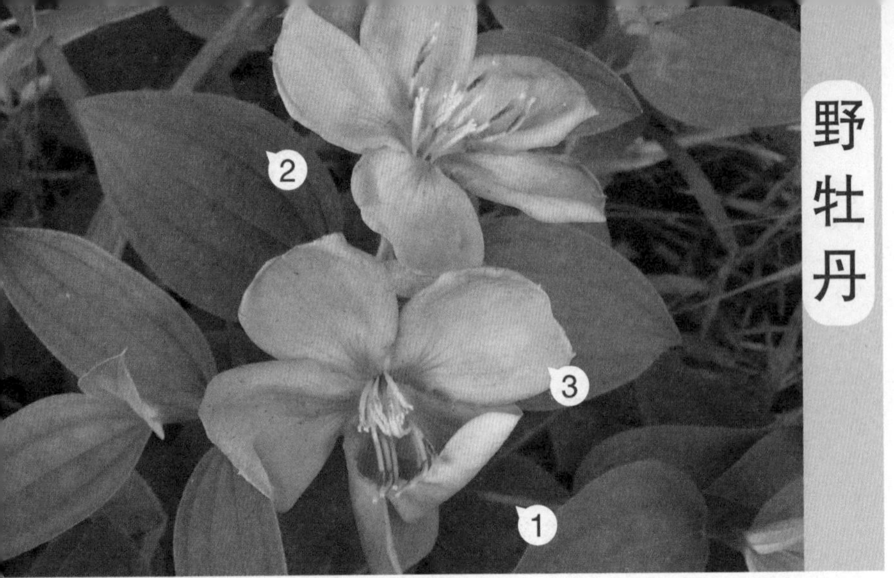

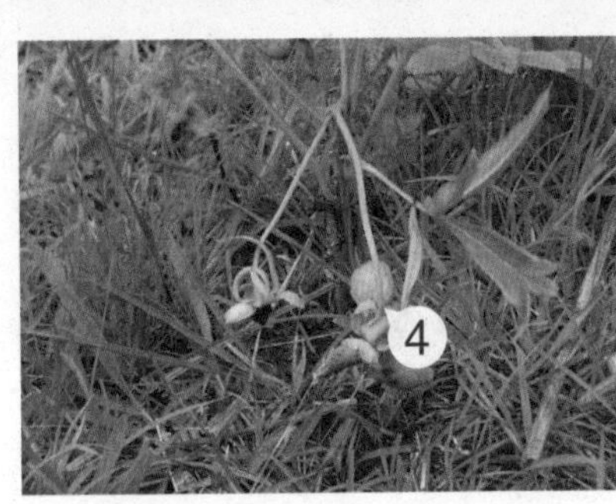

快速识别

①茎密被紧贴鳞片状粗毛。②叶对生，阔卵形，先端短尖，基部狭心形；叶柄紫色，被粗毛。③花大而美丽，紫红色。④蒴果多少肉质，长圆形，壶状，外被贴伏的鳞片状糙伏毛，不规则开裂。

别名 罐罐草、毛足杆、倒罐草、炸腰果、红暴牙狼。

来源 为野牡丹科植物野牡丹*Melastoma candidum* D. Don的根、叶。

生境 生长于山坡、旷野。主产于浙江、广东、广西、福建、四川、重庆、贵州等地。

采收 秋季挖根，洗净切片晒干；夏、秋季采叶，鲜用或晒干研粉。

功用 酸、涩，凉。归脾、胃、肺、肝经。活血消肿，清热解毒。主治跌打损伤，痈肿疔毒，乳汁不足。内服：煎汤，9～15克，鲜品20～60克；或研末，或泡酒，或绞汁。外用：适量，捣敷；研末调敷、煎水洗或口嚼。

验方 ①**跌打损伤**：鲜野牡丹30克，金樱子根15克，和猪瘦肉酌加红酒炖服。②**膝盖肿痛**：鲜野牡丹24克，忍冬藤9克，水煎服，每日2次。③**痈肿**：鲜野牡丹叶30～60克，水煎服，渣捣烂外敷。④**耳痛**：鲜野牡丹30克，猪耳1只，水煎服。⑤**乳汁不通**：鲜野牡丹30克，猪瘦肉120克，酌加酒水炖服。

水杨梅

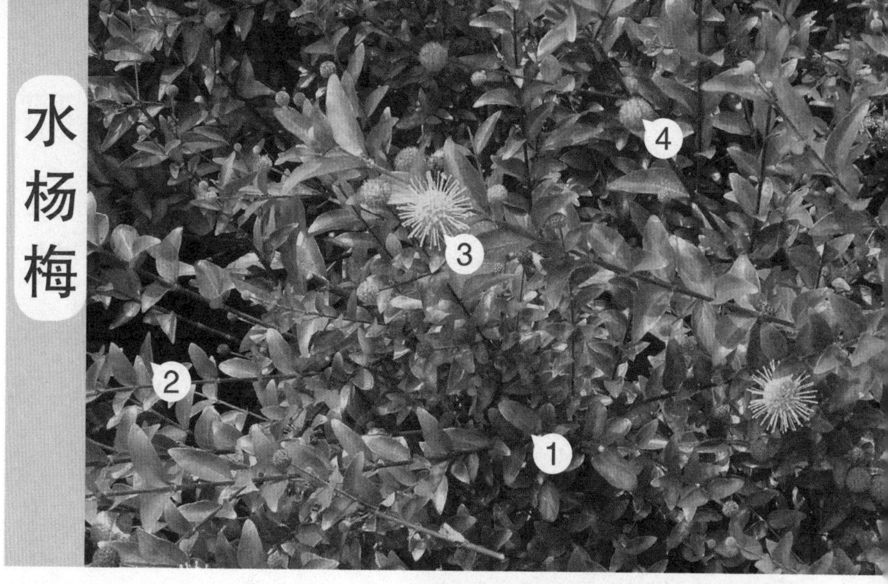

快速识别

①枝细长，具赤褐色微毛，老枝无毛。②叶对生，纸质，卵状披针形或卵状椭圆形，先端渐尖，基部阔楔形，全缘，上面无毛，下面侧脉稍有白色柔毛。③头状花序单一，腋生或顶生；花冠管状，紫红色。④蒴果长卵状楔形，室间开裂。

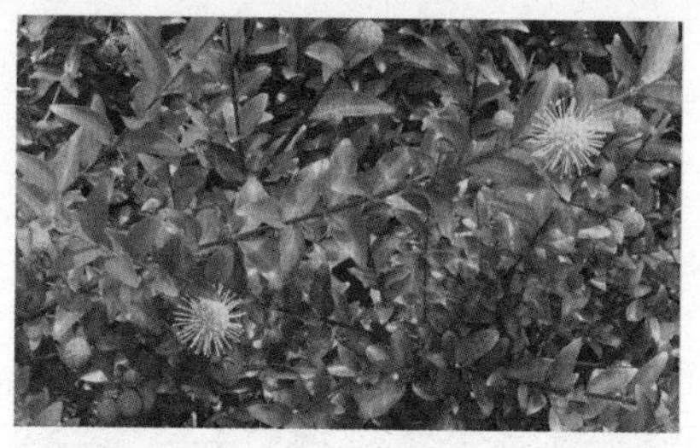

别名 水石榴、小叶团花、白消木、鱼串鳃。

来源 为茜草科植物细叶水团花*Adina rubella* Hance的根、茎皮、叶、花及果实。

生境 生长于溪边、河边、沙滩等湿润的地方。主产于江苏、浙江、江西、湖南、四川、重庆、福建、广东、广西等地。

采收 6～8月采花；9～11月采果实；根、茎皮全年可采；夏、秋季采叶，晒干或鲜用。

功用 苦、涩，凉。清热解毒，散瘀止痛。根主治感冒发热，腮腺炎，咽喉肿痛，风湿疼痛。花、果主治细菌性痢疾，急性胃肠炎，滴虫阴道炎。叶、茎皮：主治跌打损伤，骨折，疖肿，创伤出血，皮肤湿疹。内服：煎汤，15～30克。外用：捣敷或煎水洗。

验方 ①**菌痢、肠炎：**水杨梅全草30克，水煎，当茶饮。②**风火牙痛：**水杨梅叶适量，盐少许，共捣烂，塞虫牙孔内。③**皮肤湿疹：**水杨梅全草、三角泡、蚂蚱勒、苦地胆各适量，水煎洗患处。④**外伤出血：**鲜水杨梅叶或花，捣烂外敷。⑤**小儿惊风：**水杨梅根，水煎服。

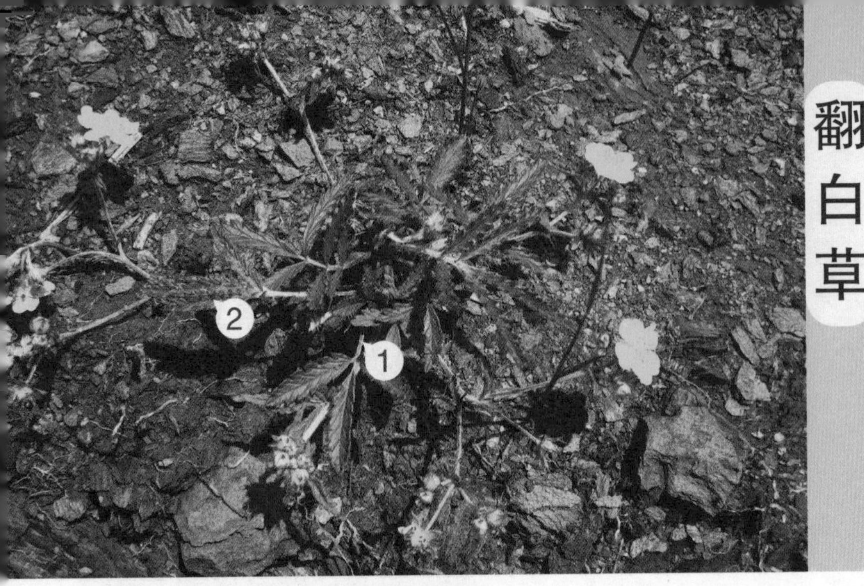

翻白草

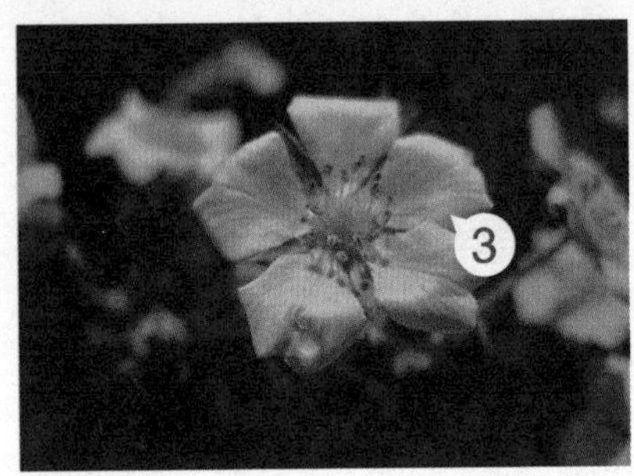

快速识别

①茎上升向外倾斜，多分枝，表面具白色卷绒毛。②基生叶丛生，奇数羽状复叶，小叶5~9；茎生叶小，为3出复叶，小叶长椭圆形或狭长椭圆形，边缘具锯齿。③花黄色，聚伞状排列；萼绿色，宿存，5裂，裂片卵状三角形，副萼线形，内面光滑，外面均被白色绵毛；花瓣5，倒心形。

别名 鸡腿儿、山萝卜、天藕儿、鸡脚草、白头翁、老鸦爪、茯苓草、黄花地丁。

来源 为蔷薇科植物翻白草*Potentilla discolor* Bunge的全草或根。

生境 生长于山坡、路旁、草地。主产于河北、安徽等地。

采收 夏、秋季未开花前连根挖取，除净泥土，晒干。

功用 苦、甘，平。归肝、大肠经。清热解毒，消肿止血。主治痢疾，疟疾，肺脓肿，咯血，吐血，便血，崩漏，痈肿，疔疮，瘰疬。内服：煎汤，根9~15克，全草15~30克。外用：捣敷；或水煎洗。

验方 ①**皮肤或下肢溃疡：**翻白草60克，苦参30克，煎汤熏洗患处，每日1次。②**吐血、咯血、衄血、便血等血热出血者：**翻白草15克，阿胶9克，水煎服。③**热毒疖肿、淋巴结炎、疥疮、湿疹：**翻白草捣敷患处。④**慢性鼻炎、咽炎、口疮：**翻白草15克，紫花地丁12克，水煎服。

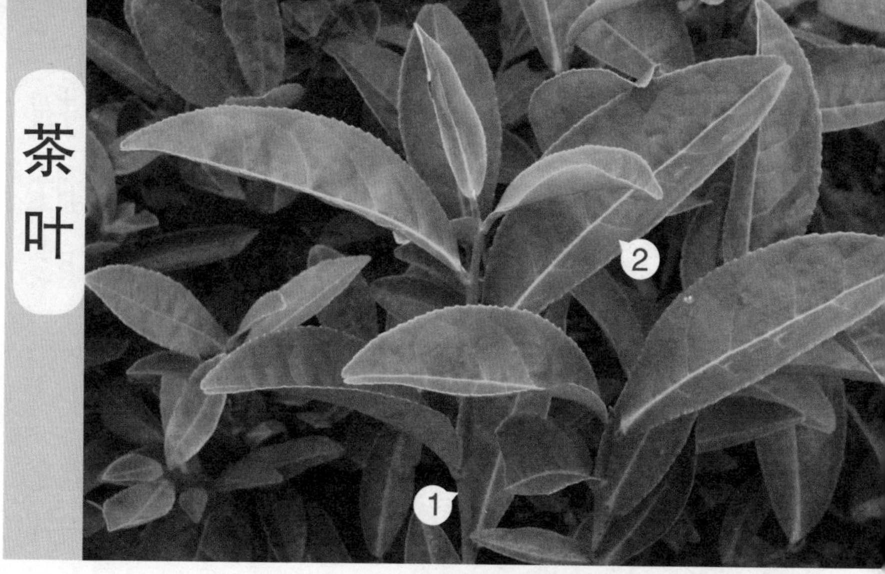

茶叶

快速识别

①多分枝，嫩枝有细毛，老则脱落。②单叶互生，长椭圆形或椭圆状披针形，或倒卵状披针形，先端渐尖，有时稍钝，基部楔形，边缘有锯齿，上面深绿色，有光泽，下面淡绿色。

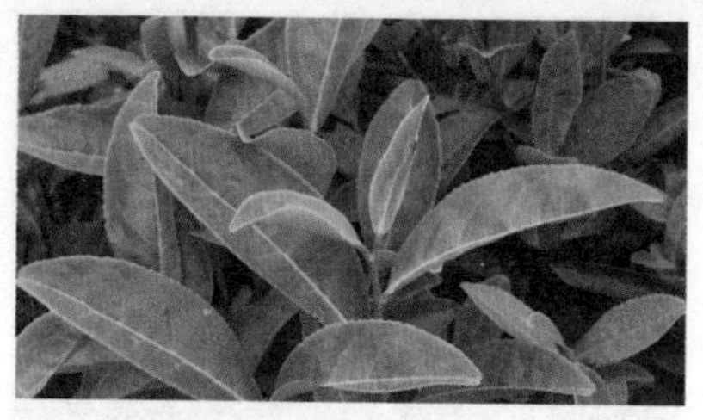

别名 槚、茶、苦荼、苦搽、腊茶、茶芽、芽茶、酪奴。

来源 为山茶科植物茶*Camellia sinensis* (L.) O. Ktze.的嫩叶或叶芽。

生境 原产于我国南部山地。现福建、江苏、安徽、浙江、江西、湖北、四川、重庆、贵州、云南、陕西等地均有栽培。

采收 4～5月于种植3年以上的茶树上采摘新芽上的嫩叶，炒焙，搓揉至干。

功用 苦、甘，凉。归心、肺、胃、肝、脾、肾经。清头目，除烦渴，消食，化痰，利尿，解毒。主治头痛，目昏，目赤，多睡善寐，感冒，心烦口渴，食积，口臭，痰喘，癫痫，小便不利，泻痢，喉肿，疮疡疖痈，水火烫伤。内服：煎汤，3～10克；或入丸、散，或沸水冲泡。外用：研末调敷，或鲜品捣敷。

验方 ①**风热头痛：**茶叶10克，川芎5克，水一盅，煎五分，食前热服。②**皮肤溃疡：**茶叶、艾叶、女贞子叶、皂角各15克，水煎外洗或湿敷患部，每日3次。③**疟疾：**茶叶3克，鲜地骨皮30克，水煎后于发作前2～3小时顿服。④**食积、消化不良：**茶叶、大黄各2克，莱菔子、山楂各15克，麦芽10克，全置杯中，开水冲泡，每日1剂，随时饮用。

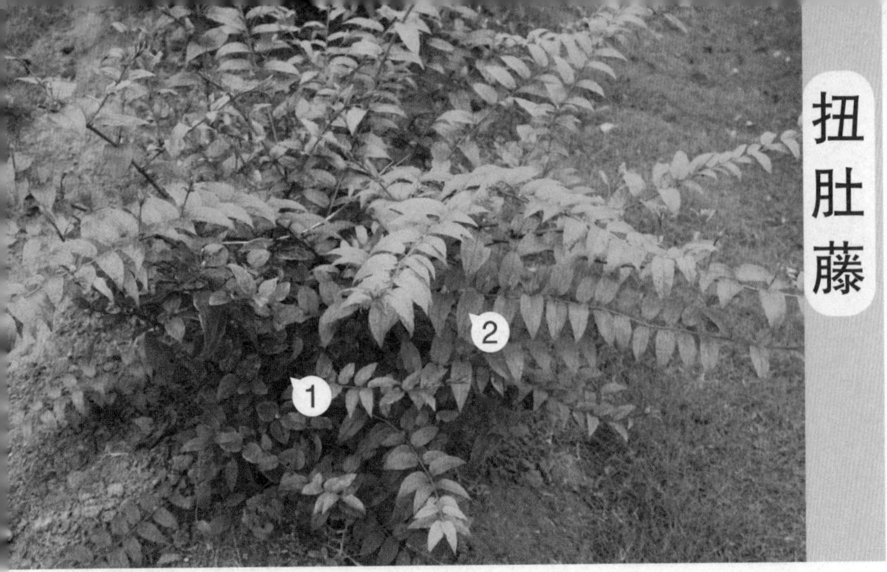

扭肚藤

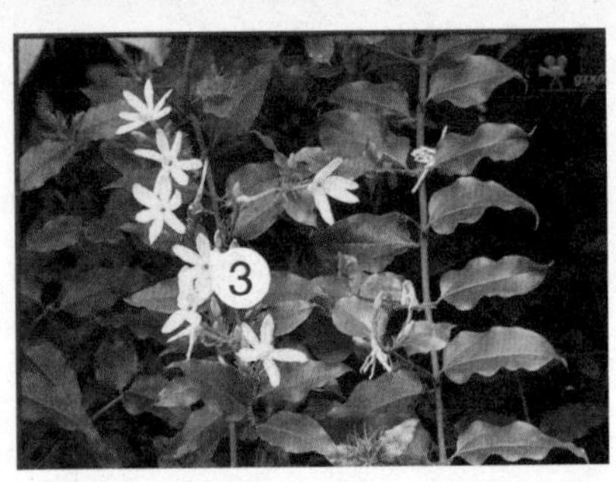

快速识别

①小枝微有毛。②单叶对生，卵状披针形，先端短尖或钝尖，基部浑圆、截头状或稍心形，被微毛或近秃净或沿背脉上有柔毛，具短柄。③聚伞花序稠密，常生长于侧枝之顶；花冠白色，芳香，高脚碟状。

别名 白花茶、假素馨、猪肚勒、青藤子花。

来源 为木犀科植物扭肚藤*Jasminum elongatum* (Bergius) Willd.的茎和叶。

生境 生长于灌木丛、混交林及沙地。主产于广东、海南、广西、云南等地。

采收 全年可采，洗净切段，晒干。

功用 微苦，凉。清热，利湿，解毒。主治湿热泻痢，腹痛，里急后重，风湿热痹，四肢肿痛，疮疥。内服：煎汤，15～30克。外用：煎水洗、研末撒或捣敷。

验方 ①**四肢麻痹肿痛：**扭肚藤适量，与猪蹄煎汤服。②**鼠疬：**扭肚藤叶、老鼠柏，二味共炖酒内服，其渣外敷。③**乳疮：**扭肚藤30克，赶狗章6克，水煎服。④**流血不止：**扭肚藤晒干研末密封，适量内服或外用。⑤**胃肠炎、消化不良：**扭肚藤、火炭母、石榴皮各15克，水煎服。

木棉花

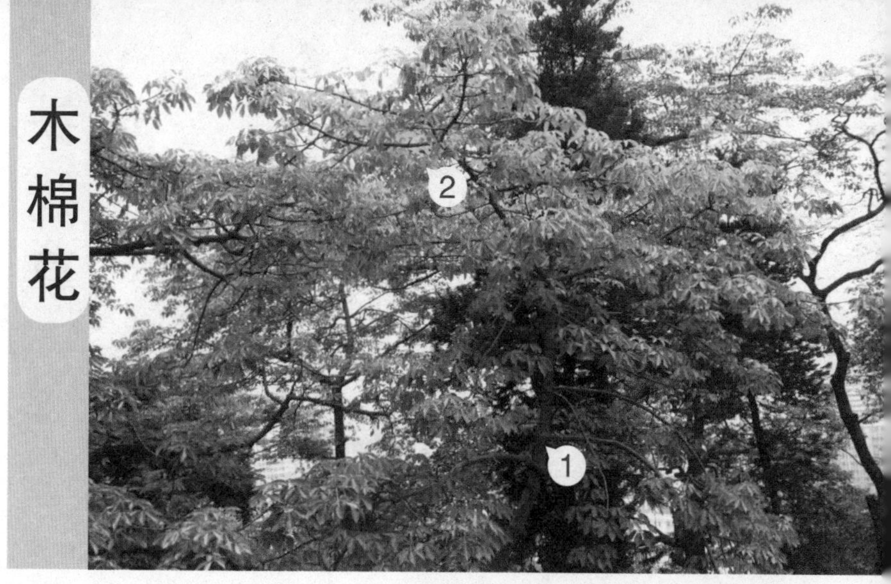

快速识别

①树皮深灰色，树干常有圆锥状的粗刺。②掌状复叶，小叶5～7枚，长圆形至长圆状披针形。③花生长于近枝顶叶腋，先叶开放，红色或橙红色，萼杯状，厚，3～5浅裂；花瓣肉质，倒卵状长圆形，两面被星状柔毛。

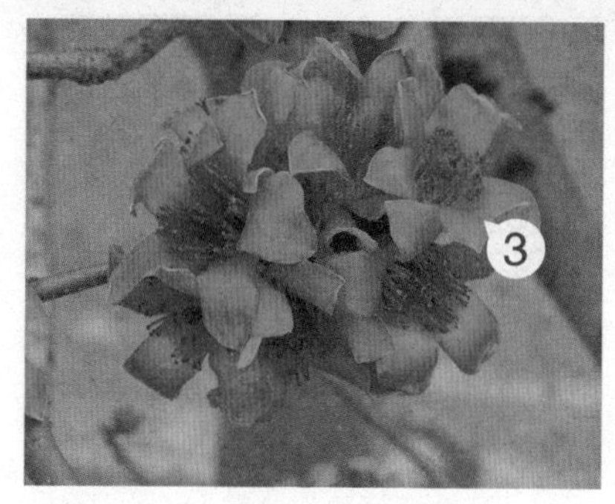

别名 木棉、琼枝、斑枝花。

来源 为木棉科植物木棉*Bombax malabaricum* DC. [*Gossampinus malabarica* (DC) Merr.]的花。

生境 生长于海拔1400～1700米以下的干热河谷、稀树草原、雨林沟谷、低山、次生林中及村边、路旁。主产于广东、广西、福建、台湾、云南等地。

采收 春季采收盛开的花朵，晒干或烘干。

功用 甘、淡，凉。归脾、肝、大肠经。清热，利湿，解毒，止血。主治泄泻，痢疾，血崩，疮毒，金创出血。内服：煎汤，9～15克，或研末服。

验方 ①**痢疾**：木棉花、金银花、凤尾草各15克，水煎服。②**风湿性关节炎**：木棉根15～30克，水煎或浸酒服。③**咯血、呕血**：木棉花14朵，呕血加猪瘦肉，咯血加适量冰糖，同炖服。④**阴囊奇痒**：木棉茎皮煎汤洗患处。⑤**跌打损伤**：鲜木棉根皮浸酒外搽或捣烂外敷。

铁线草

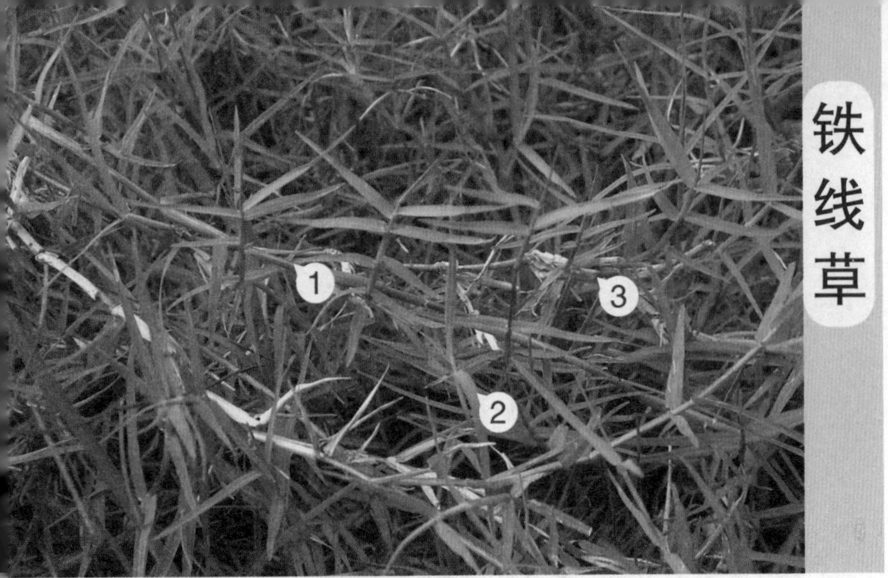

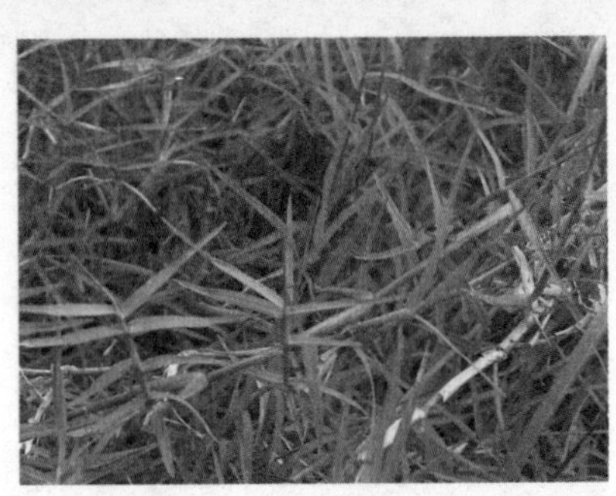

快速识别

①秆匍匐地面，长达1米。②叶鞘具膏，鞘口通常具柔毛；叶片线形，下部者因节间缩短似为对生。③穗状花序，3～6枚呈指状簇生于茎顶，小穗灰绿色或带紫色，花药黄色或紫色。

别名 绊根草、蟋蟀草、动地虎、巴根草、草皮子。

来源 为禾本科植物狗牙根*Cynodon dactylon* (L.) Pers.的全草及根状茎。

生境 生长于旷地、溪边和田野间，常用以铺建草坪和球场。主产于我国黄河以南各地。

采收 夏、秋季采集，分别晒干。

功用 苦、微甘，平。归肝经。祛风，活络，解热，止血，生肌。主治风湿痹痛拘挛，半身不遂，劳伤吐血，跌打，刀伤，臁疮。内服：煎汤，全草25～50克，根状茎50～100克；或泡酒服。外用：适量，鲜嫩叶捣烂敷患处。

验方 ①**牙痛**：铁线草、南竹根、沙参各90克，煮猪精肉吃。②**吐泻**：铁线草18克，水煎服。③**水肿**：铁线草、桐树白皮各12克，水煎服。④**驱除蛔虫**：鲜铁线草30～60克，水煎服。⑤**臁疮长期不愈**：铁线草、茅草嫩尖各15克，捣绒敷。

番木瓜

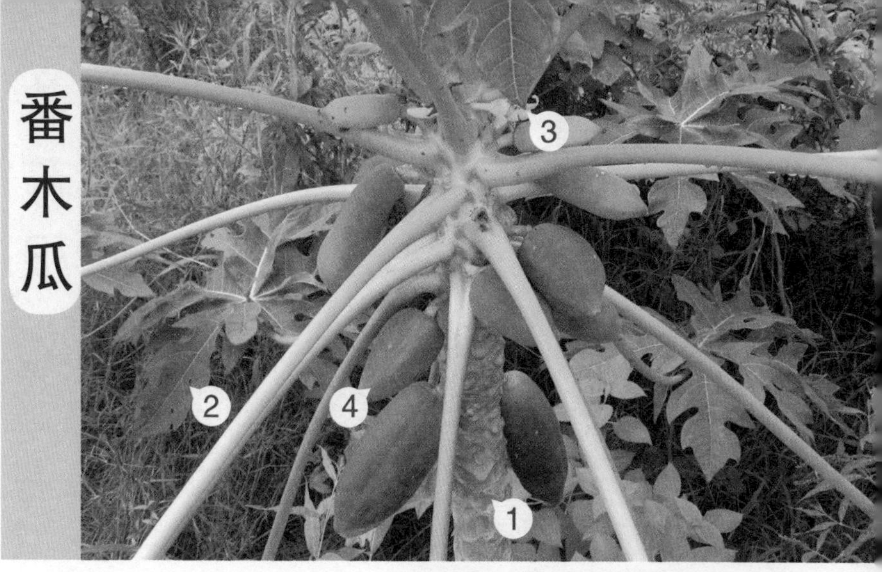

快速识别

①茎一般不分枝，具粗大的叶痕。②叶大，近圆形，掌状5～9深裂，裂片再为羽状分裂。③雄花排列于一长而重的圆锥花序上，聚生，莗黄色；雌花单生或数朵排成伞房花序，花瓣黄白色。④浆果长圆形，成熟时橙黄色，果肉厚，味香甜。

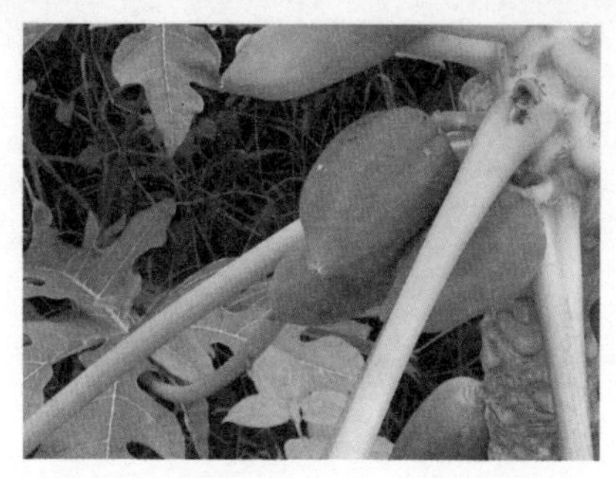

别名 番瓜、石瓜、乳瓜、奶匏、蓬生果、万寿果。

来源 为番木瓜科植物番木瓜*Carica papaya* L.的果实。

生境 生长于村边、宅旁。福建、台湾、广东、海南、广西、云南等地有栽培。

采收 全年可采，生食或熟食，或切片晒干。

功用 甘，平。消食下乳，除湿通络，解毒驱虫。主治消化不良，胃十二指肠溃疡疼痛，乳汁稀少，风湿痹痛，肢体麻木，湿疹，烂疮，肠道寄生虫病。内服：煎汤，9～15克；或鲜品适量生食。外用：取汁涂或研末撒。

验方 ①**烂脚**：番木瓜60克，土薏30克，猪脚1只，共煲服。②**湿痹引起的肢体拘挛疼痛**：番木瓜、牛膝、威灵仙各适量，水煎服。③**驱除绦虫、蛔虫、鞭虫**：干番木瓜（未成熟果实），研为细末，每次9克，早晨空腹时1次服用，温开水送下。④**产后体虚、乳汁不足**：猪蹄500克，加水适量，炖熟，再用鲜番木瓜250克，切块，放入汤中，共炖至猪蹄烂熟，一起服用。

蔷薇根

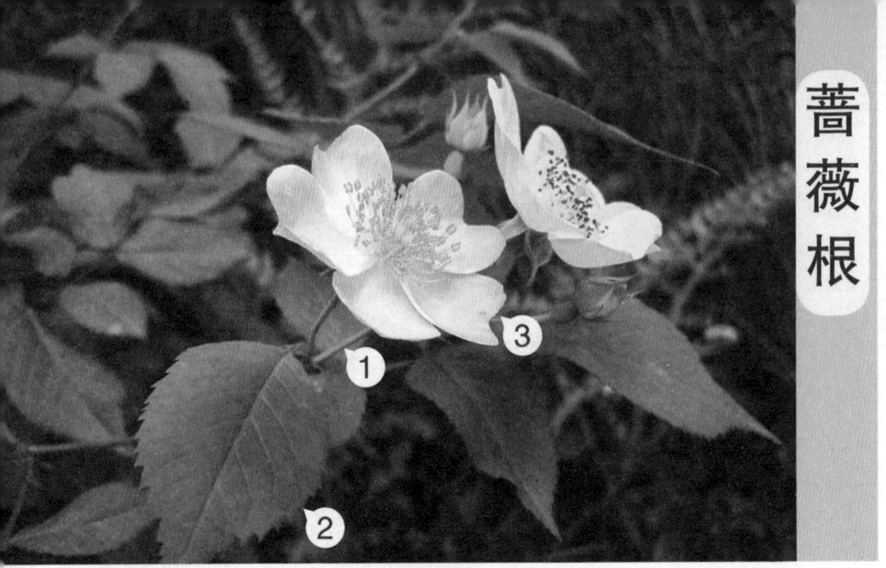

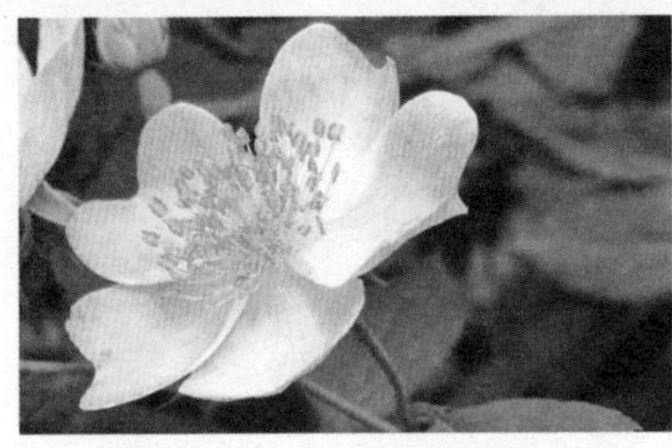

快速识别

①小枝有短、粗稍弯曲皮刺。②小叶5～9，近花序的小叶有时3，托叶篦齿状；小叶片倒卵形、长圆形或卵形，边缘有锯齿，上面无毛，下面有柔毛。③花多朵，排成圆锥状花序；萼片披针形，有时中部具2个线形裂片；花瓣白色，宽倒卵形，先端微凹，基部楔形。

别名 倒钩刺根、野蔷薇根。

来源 为蔷薇科植物野蔷薇*Rosa multiflora* Thunb.的根。

生境 生长于路旁、田边或丘陵地的灌木丛中。主产于山东、江苏、河南等地。

采收 秋季挖根，洗净，切片晒干备用。

功用 苦、涩，凉。归脾、胃、肾经。清热解毒，祛风除湿，活血调经，固精缩尿，消骨鲠。主治疮痈肿痛，烫伤，口疮，痔血，鼻衄，关节疼痛，月经不调，痛经，久痢不愈，遗尿，尿频，白带过多，子宫脱垂，骨鲠。内服：煎汤，10～15克；研末，1.5～3克；或鲜品捣，绞汁。外用：适量，研粉敷；或煎水含漱。

验方 ①**关节炎、半身瘫痪、月经不调、小便失禁、带下病、口腔糜烂：**野蔷薇根15～30克，水煎服。②**小儿遗尿、老人尿频、妇女月经过多：**鲜蔷薇根30克，炖瘦猪肉吃。③**习惯性鼻出血：**蔷薇根皮60克，炖母鸡服，每周1次，连服3周。④**夏天热疖：**鲜蔷薇根90克，煎水代茶饮。⑤**烫伤（未破者）：**野蔷薇根、斑鸠毛各等量，煨水洗伤处。⑥**跌打劳伤：**野蔷薇根30克，煨水成浓汁，兑酒服。⑦**吐血或痔疮出血：**野蔷薇根30克，煨水服。

蜈蚣草

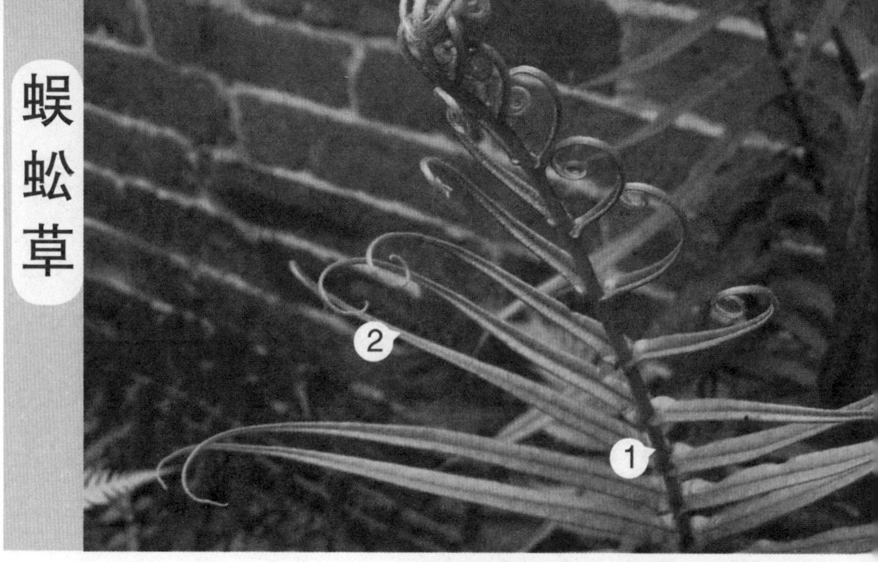

快速识别

①根状茎短，被线状披针形、黄棕色鳞片，具网状中柱。②叶丛生，矩圆形至披针形，1回羽状复叶，羽片线形。③孢子囊群线形，囊群盖狭线形，膜质，黄褐色。

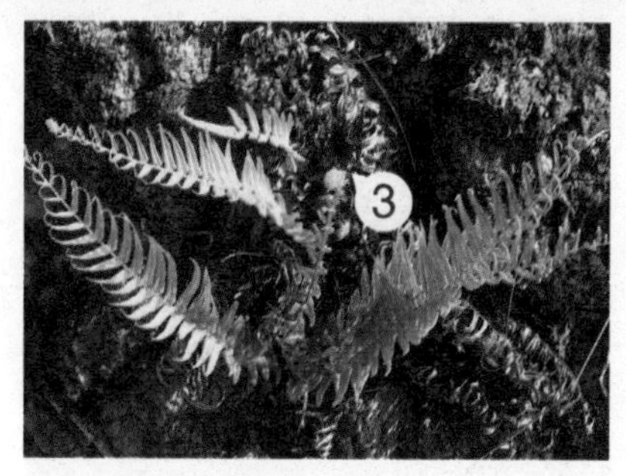

别名 蜈蚣蕨、舒筋草、牛肋巴、长叶甘草蕨。

来源 为凤尾蕨科植物蜈蚣草*Pteris vittata* L.的全草或根状茎。

生境 生长于海拔2000～3100米的空旷钙质土或石灰岩石上。主产于陕西、甘肃、河南、湖北、湖南、江西、浙江、福建、台湾、广东、广西、云南、贵州、四川、重庆等地。

采收 全年可采，洗净，晒干。

功用 淡、苦，凉。归肝、大肠、膀胱经。祛风活血，解毒杀虫。主治流行性感冒，痢疾，风湿疼痛，跌打损伤；外用治蜈蚣咬伤，疥疮。内服：煎汤，6～12克。外用：捣敷；或煎水熏洗。注意：蜈蚣草含砷量较高，不可过量。

验方 ①**感冒发热：**蜈蚣草块茎8枚，水煎服。②**驱除蛔虫：**蜈蚣草根6～12克，水煎服。

丽春花

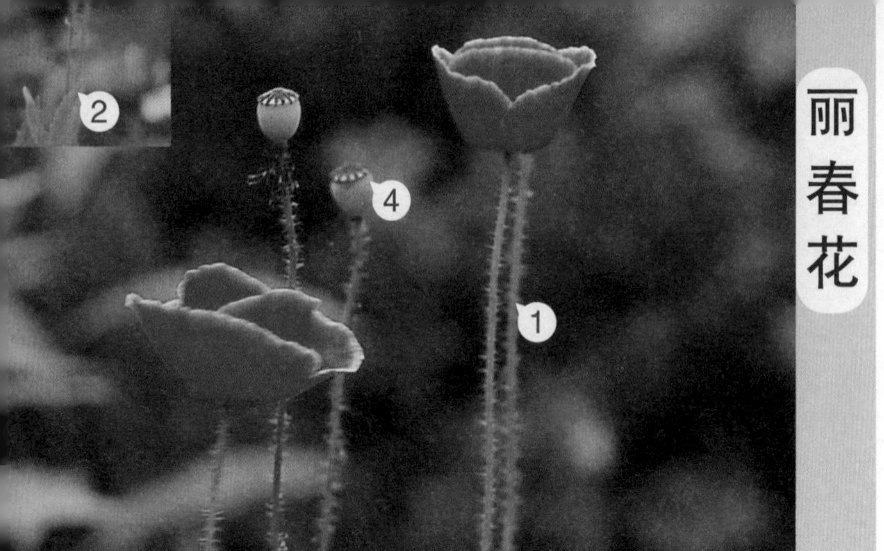

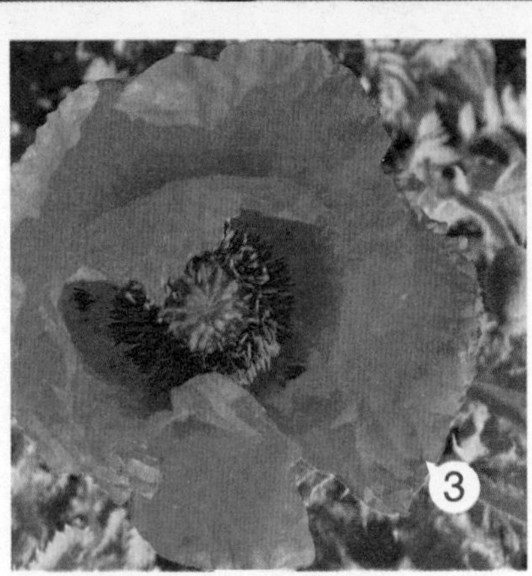

快速识别

①茎直立，疏分枝。②叶互生，羽状中裂或全裂，少有全缘，裂片线状披针形，锐尖头，边缘有齿牙。③花生长于枝的顶端，花瓣4，略成圆形或广圆形，有光泽，花色有赭红、深紫、猩红等色，少有白色或淡红色。④蒴果长约1厘米以上。

别名 赛牡丹、锦被花、百般娇、蝴蝶满园春。

来源 为罂粟科植物虞美人*Papaver rhoeas* L.的花或全草。

生境 原产于欧洲，我国有栽培。

采收 4～6月，花开时采收，晒干。

功用 苦，凉。归大肠经。清热，燥湿，止痢。主治感冒咳嗽，腹泻，痢疾。内服：煎汤，花1.5～3克，鲜草15～50克，或干草9～18克。

验方 **①赤白痢疾：**丽春花3克，红、白鸡冠花各15克，石榴皮12克，水煎服。**②感冒咳嗽：**丽春花果6克，岗梅根15克，天冬、淡竹叶各10克，水煎服。**③腹泻：**丽春花全草10克，岗稔叶15克，算盘子叶30克，水煎服。**④咳嗽：**丽春花的花或果、陈皮各3克，榕树叶30克，水煎，冲糖服。

吊竹梅

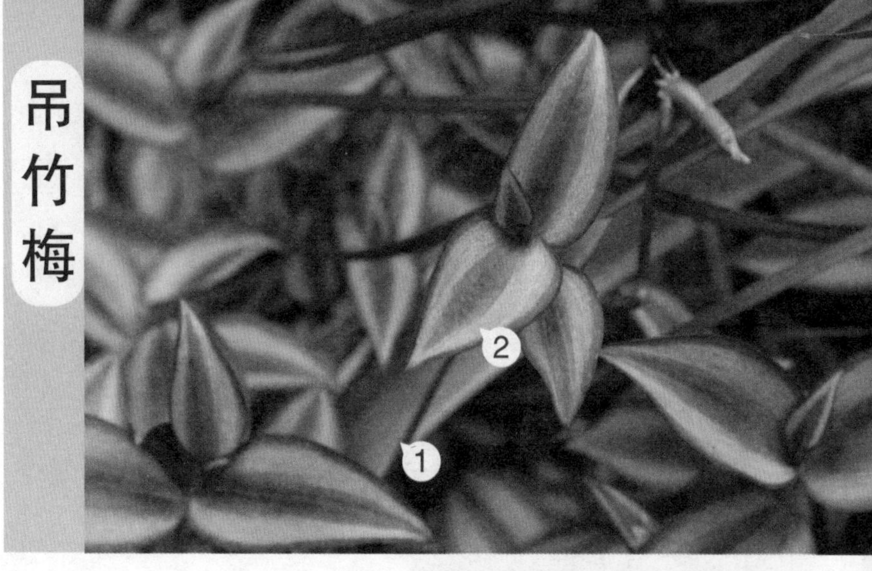

快速识别

①茎稍柔弱，半肉质，分枝，披散或悬垂，秃净或被疏毛。②叶椭圆状卵形至矩圆形，先端短尖，上面紫绿色而杂以银白色，中部边缘有紫色条纹，下面紫红色。

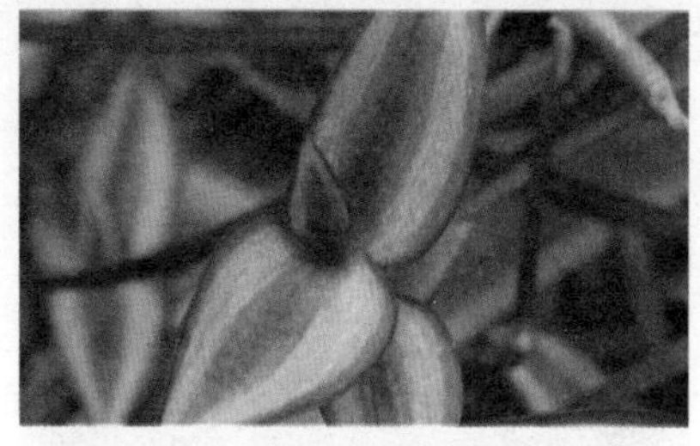

别名 水竹草、金瓢羹、白带草、吊竹菜、紫背金牛、血见愁、花蝴蝶。

来源 为鸭跖草科植物吊竹梅*Zebrina pendula* Schnizl.的全草。

生境 生长于山边、村边和沟旁以及路边较阴湿的草地上。主产于福建、浙江、广东、海南、广西等地。

采收 全年均可采收，洗净，晒干或鲜用。

功用 甘、寒，淡。归膀胱、肺、大肠经。清热利湿，凉血解毒。主治水肿，小便不利，尿路感染，痢疾，带下，咯血，目赤肿痛，咽喉肿痛，疮痈肿毒，烧烫伤，毒蛇咬伤。内服：煎汤，15～30克，鲜品60～90克；或捣汁。外用：捣敷。

验方 ①**咯血**：鲜吊竹梅60～90克，猪肺120克，酌加水煎成1碗，饭后服，每日2次。②**尿路感染**：鲜吊竹梅60～120克，酌加水煎成1碗，饭前服，每日2次。③**带下病**：鲜吊竹梅60～120克，冰糖、淡菜各30克，酌加水煎成半碗，饭前服，每日2次。④**慢性痢疾**：吊竹梅150克，白米30克，同炒至半成炭为度，水煎，分3次服。

万寿菊

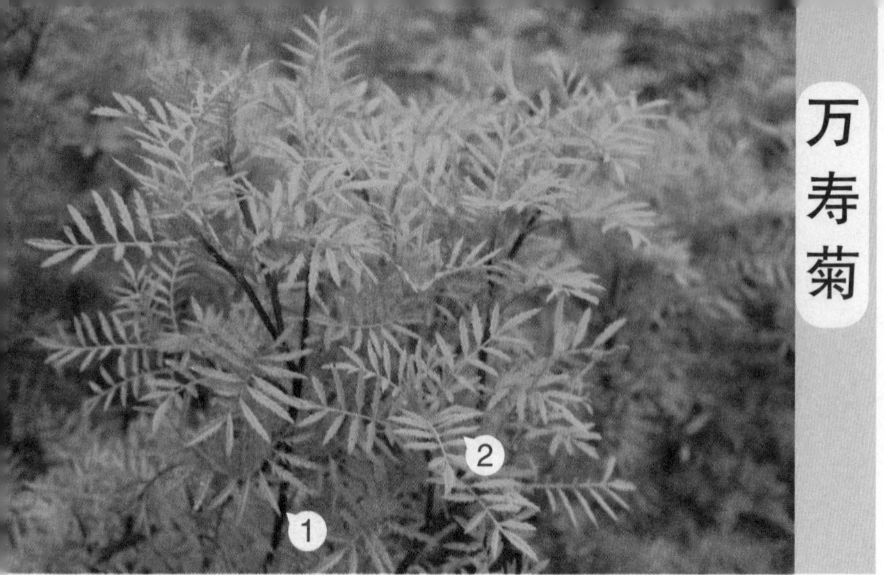

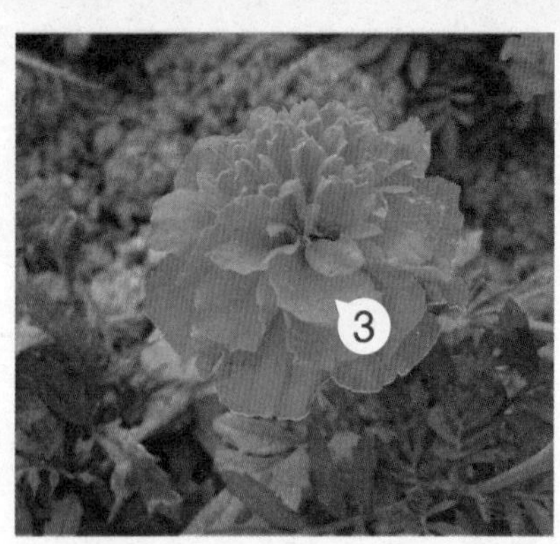

快速识别

①粗壮直立，全体揉之有腐败气味。②叶对生，羽状深裂，裂片矩圆形或披针形，边缘有锯齿，有些裂片的先端或齿端有一长芒。③头状花序单生，黄色至橙色；总苞钟状，齿延长；舌状花多数，有长柄，外列舌片向外反卷。

别名 蜂窝菊、金盏菊、臭菊花、臭芙蓉、芙蓉花。

来源 为菊科植物万寿菊*Tagetes erecta* L.的花和根。

生境 生长于向阳温暖湿润环境。主产于全国各地（栽培）。

采收 秋、冬季采花，鲜用或晒干用。

功用 苦，凉。花清热解毒，化痰止咳；根解毒消肿。主治上呼吸道感染，百日咳，支气管炎，角膜炎，咽炎，口腔炎，牙痛；外用治腮腺炎，乳腺炎，痈疮肿毒。内服：煎汤，9～15克；或研末。外用：研末醋调敷，或鲜品捣敷。

验方 ①**百日咳**：万寿菊15朵，煎水兑红糖服。②**支气管炎**：鲜万寿菊30克，水朝阳9克，紫菀6克，水煎服。③**腮腺炎、乳腺炎**：万寿菊、重楼、银花共研末，酸醋调匀外敷患部。④**牙痛、目痛**：万寿菊15克，水煎服。

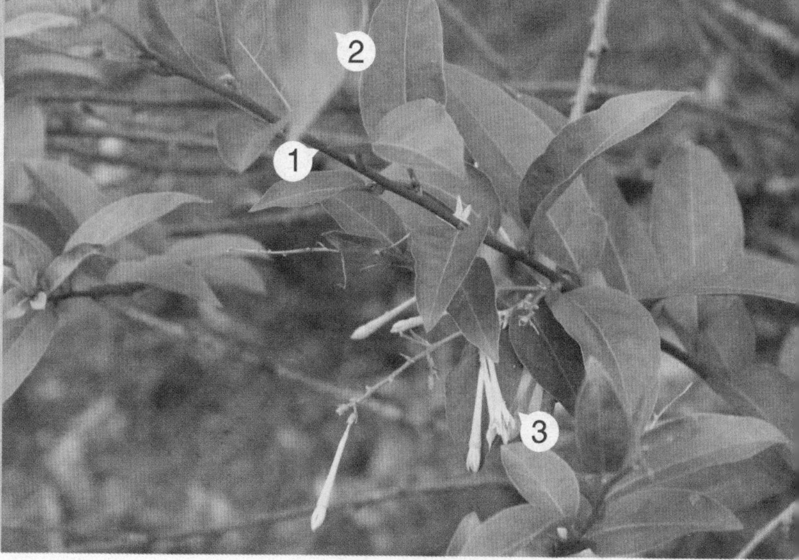

快速识别

①小枝柔弱，有毛，具乳汁。②叶对生，宽卵形、心形至矩圆状卵形，全缘。③伞形状聚伞花序腋生，有花多至30朵；花冠裂片5，矩圆形，黄绿色，有清香气；副花冠5裂，肉质。

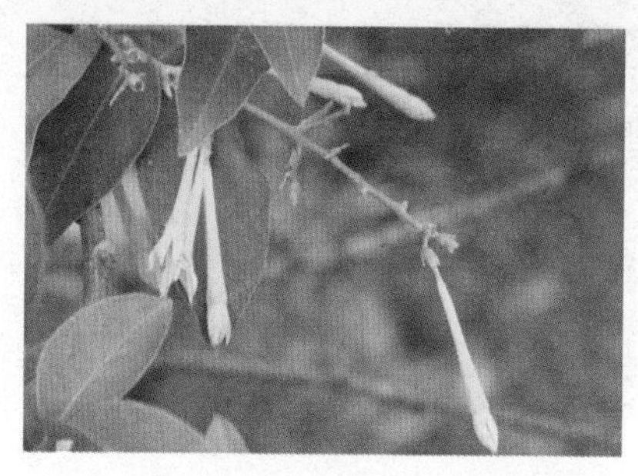

别名 夜香花、夜兰香、夜兰花。

来源 为萝藦科植物夜来香*Telosma cordata* (Brum.f.) Merr.的叶、花和果。

生境 生长在林地或灌木丛中。主产于我国南方各地。

采收 叶随时可采；花、果分别于花期、果期采集，晒干。

功用 甘、淡，平。清肝，明目，去翳，拔毒生肌。花、叶、果主治急慢性结膜炎，角膜炎，角膜翳。鲜叶外用治已溃疮疖脓肿，脚臁外伤糜烂。内服：煎汤，花、叶3～6克，或果1个（剖开）。外用：鲜叶适量，用开水烫后贴。

验方 **①麻疹引起的结膜炎：**夜来香6克，甘菊花、枸杞子各10克，水煎服。**②夜盲：**夜来香、夜明砂各6克，鸡肝1具，水煎，去渣，食汤及鸡肝。**③眼生翳膜：**夜来香6克，木贼10克，蝉蜕5克，水煎服。**④小儿疳积入眼、视物模糊：**夜来香、槟榔、芜荑各6克，榧子5克，水煎服。

腊梅花

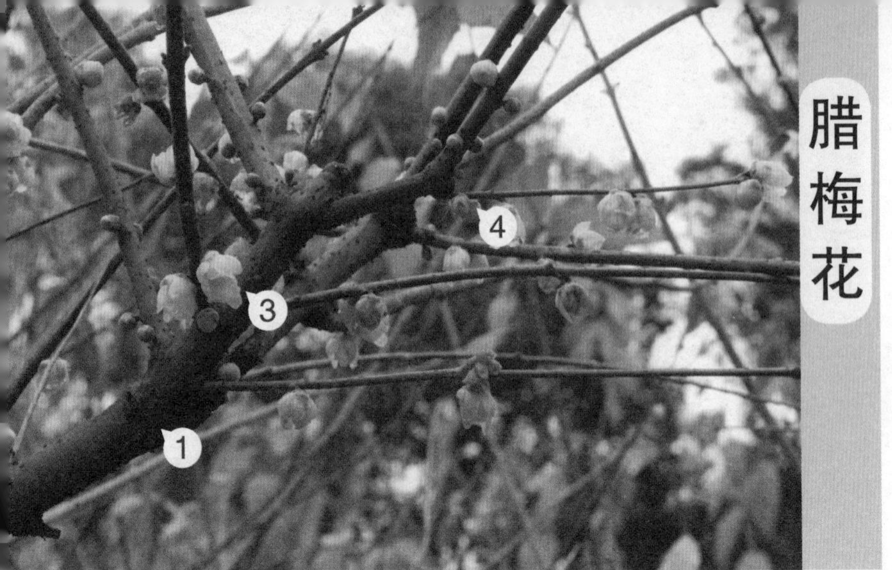

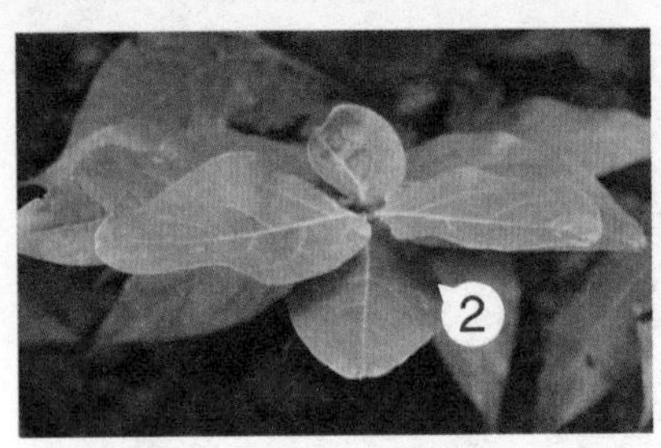

快速识别

①茎丛出，多分枝，皮灰白色。②叶对生，卵形或矩圆状披针形，全缘。③花先叶开放，黄色，富有香气；花被多数，呈花瓣状，成多层的覆瓦状排列。④瘦果，椭圆形，深紫褐色，疏生细白毛，内有种子1粒。

别名 蜡梅花、黄梅花。

来源 为蜡梅科植物蜡梅*Chimonathus praecox* (L.) Link.的花蕾。

生境 我国各地均有栽植。主产于江苏、浙江、四川、重庆、贵州、河南等地。

采收 1～2月间采摘，晒干或烘干。

功用 辛、甘、微苦，凉；有小毒。归肺、胃经。解毒清热，理气开郁。主治暑热烦渴，头晕，胸闷脘痞，梅核气，咽喉肿痛，百日咳，小儿麻疹，烫火伤。内服：煎汤，3～10克。外用：浸油涂或滴耳。

验方 ①**冻伤**：腊梅花、蟾酥各10克，细辛35克，川乌50克，乌梢蛇80克，当归、肉桂各150克，樟脑40克，全蝎6克，干姜、红花各75克，蜈蚣3条，加95%乙醇2500毫升浸泡1周，外涂或揉擦患处数分钟，每日2～3次。②**久咳**：腊梅花9克，泡开水服。③**烫火伤**：腊梅花适量，以茶油浸，涂于伤处。④**胃气痛**：腊梅花或根9～15克，泡茶或水煎服。⑤**中耳炎**：腊梅花蕾浸麻油或菜籽油内，3～5日后，用油滴耳，每次2～3滴。

绿豆

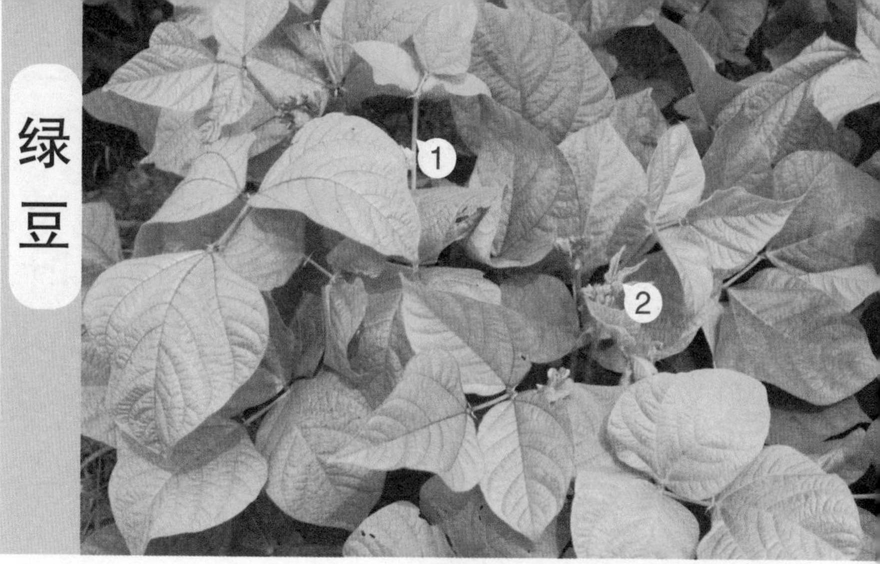

快速识别

①3出复叶，互生；小叶叶片阔卵形至菱状卵形，侧生小叶偏斜。②总状花序腋生，苞片卵形或卵状长椭圆形，有长硬毛；花绿黄色。③荚果圆柱形，成熟时黑色，被疏褐色长硬毛。

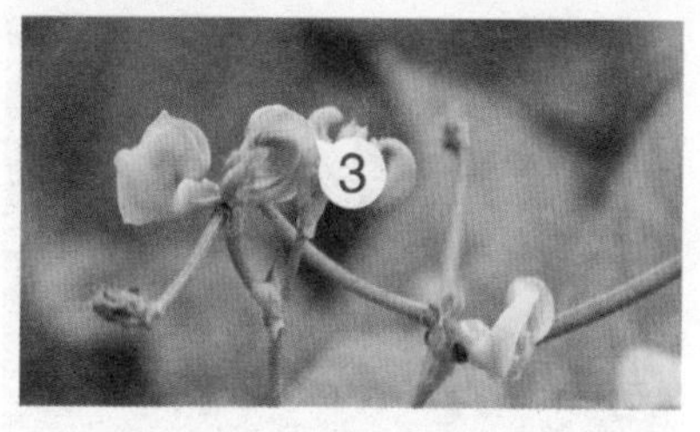

别名 青小豆。

来源 为豆科植物绿豆*Vigna radiatus* L.的种子。

生境 全国大部分地区均有栽培。

采收 秋后种子成熟时采收，洗净晒干。打碎入药或研粉用。

功用 甘，寒。归心、胃经。清热解毒，消暑利尿。主治暑热烦渴，疮毒痈肿，可解附子、巴豆毒。内服：煎汤，15～30克。外用：捣敷或研末调敷。

验方 ①**中暑头晕，烦闷不安**：绿豆50克，水煎服。②**贫血**：绿豆、大枣各50克，同煮，加红糖适量服用，每日1次。③**一切痈肿疮疡，砒石、巴豆、附子等中毒**：绿豆15～30克，研末，冷开水浸泡绞汁服或煮汤频饮。④**腮腺炎**：绿豆60克，煮至将熟，加白菜心2～3个，再煮20分钟，取汁顿服，每日1～2次。⑤**疖疮**：绿豆100克，鲤鱼1条（重60～90克），煮熟喝汤吃肉、豆，连服3～5日。⑥**复发性口疮**：绿豆适量，鸡蛋1个，将鸡蛋打入碗中调成糊状，绿豆放入砂锅内，冷水浸泡10～20分钟再煮沸，取煮沸绿豆冲入鸡蛋糊内饮用，每日早晚各1次。⑦**中暑**：绿豆500克，甘草30克，加水5000毫升，煮至绿豆开花，冷后代茶饮。

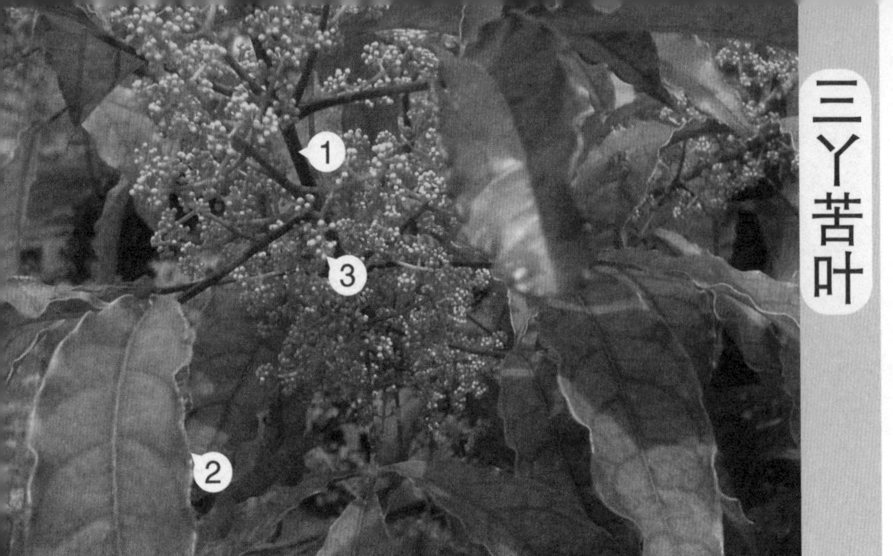

三丫苦叶

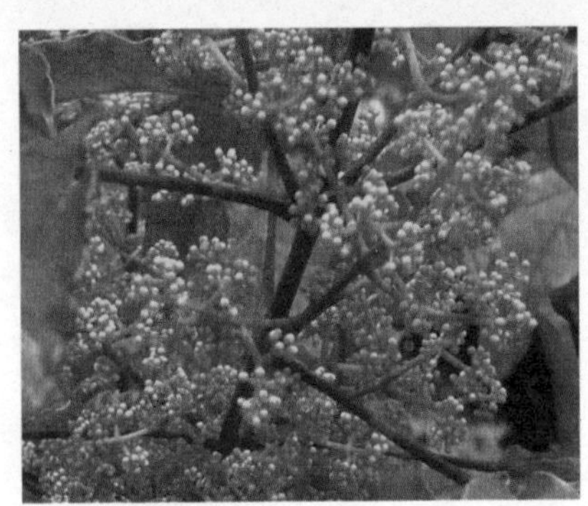

快速识别

①树皮灰白色，不剥落；嫩芽具短毛，余秃净。②叶对生；指状复叶，小叶3片，矩圆形或长椭圆形，纸质，先端长尖，基部渐狭而成一短柄，全缘。③花单性，圆锥花序，腋生，小苞片三角形；花萼4，矩圆形；花瓣4，黄色，卵圆形。

别名 三丫苦、三叉苦、三椏苦。

来源 为芸香科植物三丫苦*Evodia Lepta* (Spr.) Merr.的干燥枝叶。

生境 生长于山谷、溪边、林下。分布于我国南部各地。

采收 夏、秋季采收枝叶，晒干。

功用 苦，寒。清热解毒，祛风除湿。主治咽喉肿痛，疟疾，黄疸型肝炎，风湿骨痛，湿疹，皮炎，疮疡。内服：煎汤，15 ~ 30克。外用：捣敷或煎水洗。

验方 ①**脑炎初期：**三丫苦叶60克，水煎服。②**蛇虫咬伤、疖肿、跌打扭伤：**三丫苦鲜叶捣烂外敷。③**慢性支气管炎急性发作：**鲜三丫苦叶30克，水煎服。④**湿疹、皮炎、痔疮：**三丫苦叶煎水外洗。⑤**耳内生疖：**三丫苦鲜叶捣烂取汁，滴耳。⑥**创伤、止血埋口：**三丫苦叶适量，捣烂外敷。

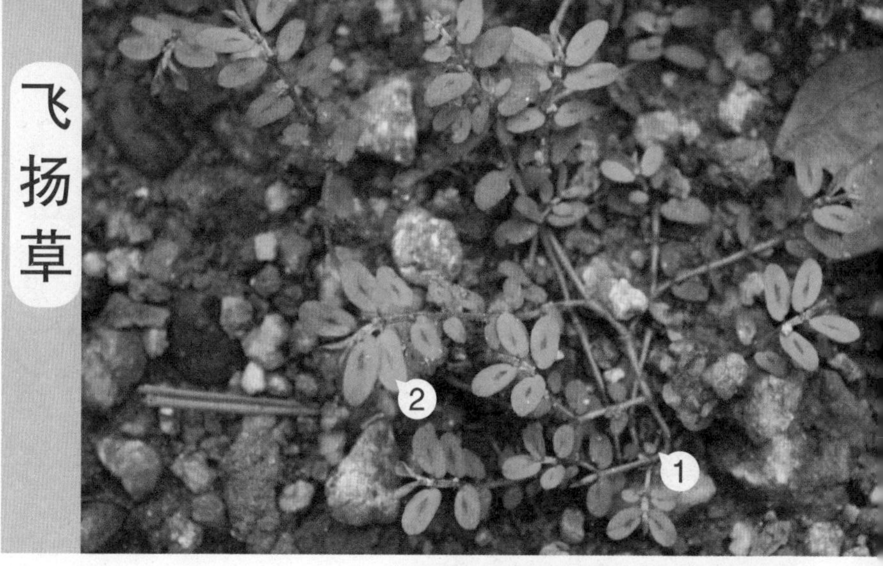

快速识别

①全体有乳汁。茎基部膝曲状向上斜升，被粗毛，不分枝或下部稍有分枝。②单叶对生，具短柄。③花淡绿色或紫色，杯状聚伞花序再排成紧密的腋生头状花序。

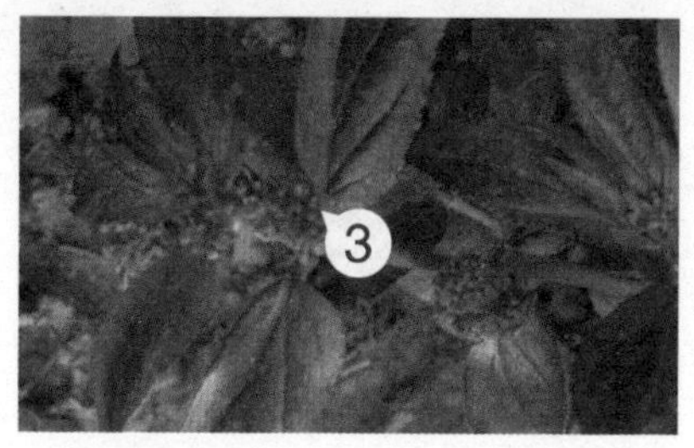

别名 大飞扬、节节花、大乳汁草。

来源 为大戟科植物飞扬草*Euphorbia hirta* L.的全草。

生境 生长于旷地、路旁、园边。分布于广东、广西、福建、台湾等地。主产于广东、福建等地。

采收 夏、秋季采集，洗净，晒干。

功用 辛、酸，凉。归肺、肝经。清热解毒，利湿止痒，通乳。主治肺脓肿，乳腺炎，痢疾，泄泻，尿热，尿血，湿疹，脚癣，皮肤瘙痒，疔疮肿毒，牙疳，产后少乳。内服：煎汤，6～9克；鲜品30～60克。外用：捣敷或煎水洗。

验方 ①**疔疮：**飞扬草鲜叶一握，加盐、红糖各少许，捣烂外敷。②**肺脓肿：**鲜飞扬草一握，捣烂，绞汁半盏，开水冲服。③**带状疱疹：**鲜飞扬草捣烂取汁，加雄黄末1.5克调匀，涂抹患处。④**小儿疳积：**鲜飞扬草30克，猪肝120克，炖服。⑤**乳腺炎：**鲜飞扬草60克，豆腐120克，炖服；另取鲜草一握，加盐少许，捣烂加热外敷。⑥**痢疾：**飞扬草、铁苋菜各30克，水煎，冲白糖服。

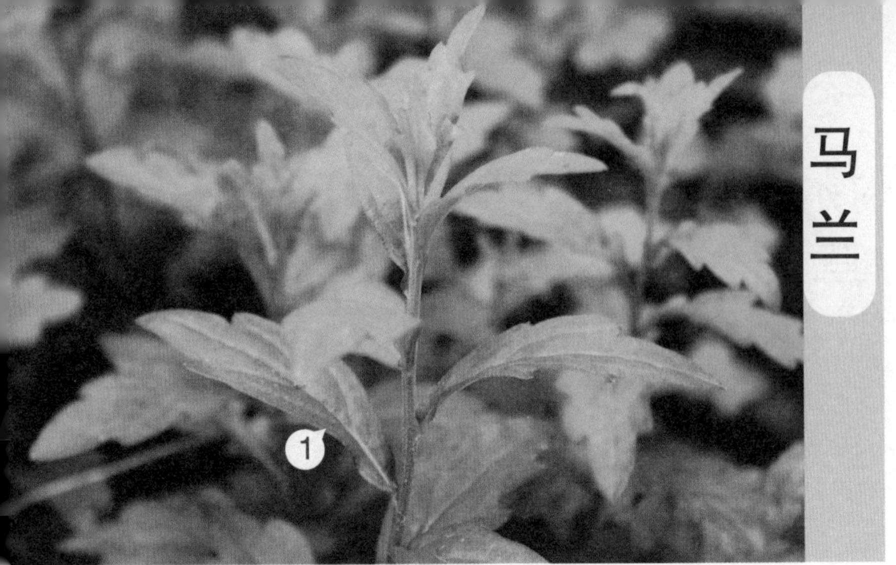

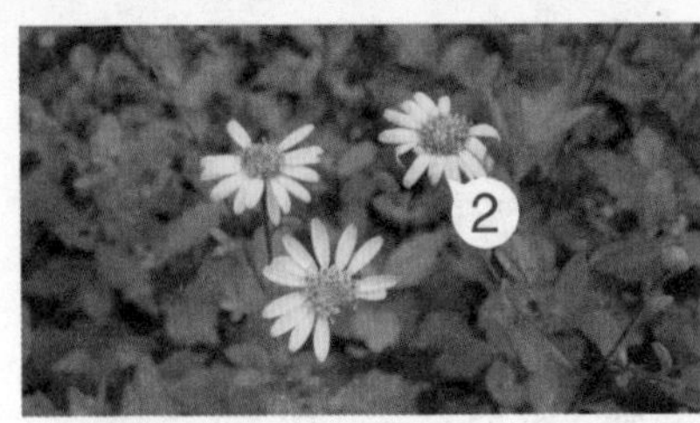

快速识别

①初春仅有基生叶，茎不明显，初夏地上茎增高，基部绿带紫红色，光滑无毛。单叶互生近无柄，叶片倒卵形、椭圆形至披针形。②秋末开花，头状花序。

别名 紫菊、阶前菊、鸡儿肠、马兰菊、鱼鳅串、红梗菜、毛蜞菜。

来源 为菊科植物马兰*Kalimeris indica* (L.) Sch.-Bip.的全草或根。

生境 生长于路边、田野、山坡上。分布于全国各地。

采收 夏、秋季采收，洗净，鲜用或晒干。

功用 辛、苦，寒。归肝、肾、胃、大肠经。清热解毒，散瘀止血，消积。主治感冒发热，咳嗽，急性咽炎，扁桃体炎，流行性腮腺炎，传染性肝炎，胃及十二指肠溃疡，小儿疳积，肠炎，痢疾，吐血，崩漏，月经不调；外用治疮疖肿痛，乳腺炎，外伤出血。内服：煎汤，9～18克，鲜品30～60克。外用：捣敷、研末或煎水洗。

验方 ①**打伤出血**：马兰、旱莲草、松香、皂树叶（冬日无叶，可用树皮）共研细，搽入伤口。②**衄血不止**：马兰鲜叶一握，用第二次淘米水洗净，捣烂取自然汁，调等量冬蜜加温内服。③**绞肠痧痛**：马兰根、叶细嚼，咽汁。④**喉痹口紧**：马兰根或叶捣汁，入米醋少许，滴鼻孔中，或灌喉中，取痰自开。⑤**外耳道炎**：马兰鲜叶捣汁滴耳。⑥**丹毒**：马兰、甘草各适量，磨醋搽患处。

马蔺

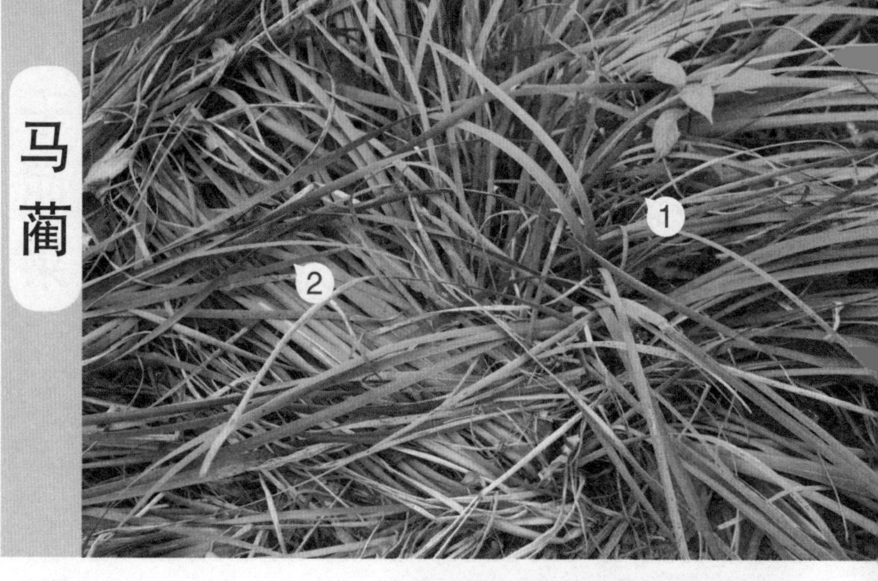

快速识别

①多年生草本，根状茎短而粗壮，有多数坚韧而垂直入地的细根。②叶基生，成丛，有残存纤维状叶鞘，叶片条形，革质，坚韧。③花蓝色。

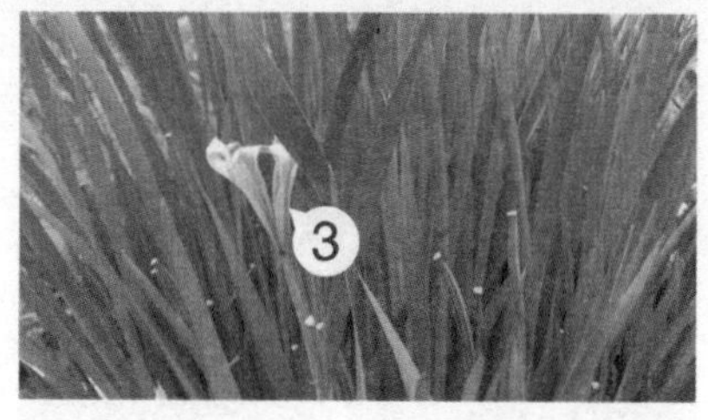

别名 马莲、蠡实、马蔺花。

来源 为鸢尾科植物马蔺*Iris lactea* Pall. var. *chinensis* (Fisch.) Koidz.的花、种子及根。

生境 生长于荒地、山坡草地或灌丛中。分布于全国大部分地区。

采收 夏季花盛开时采花，阴干备用；秋季摘取成熟果实，晒干，搓下种子，除去杂质即得；在同一季节可挖根，洗净，切段，晒干备用。

功用 花咸、酸、苦，微凉；清热凉血，利尿消肿；主治吐血，咯血，鼻出血，咽喉肿痛，小便不利，泌尿系统感染，外用治痈疖疮疡，外伤出血。种子甘，平；凉血止血，清热利湿；主治吐血，鼻出血，功能失调性子宫出血，急性黄疸型传染性肝炎，骨结核，小便不利，疝痛，外用治痈肿，外伤出血。根甘，平；清热解毒；主治急性咽炎，传染性肝炎，痔疮，牙痛。内服：煎汤，3～6克；或入丸、散剂；或绞汁。外用：捣敷。

验方 ①**小便不通**：马蔺花、葶苈子、小茴香各等份（俱炒），共研为细末，每次服6克，黄酒送服，每日3次。②**骨结核**：马蔺子放在铁锅内炒干，研粉内服，每日3次，每次5～7克，小儿酌减。另用其粉2份，凡士林5份，调成药膏外敷。

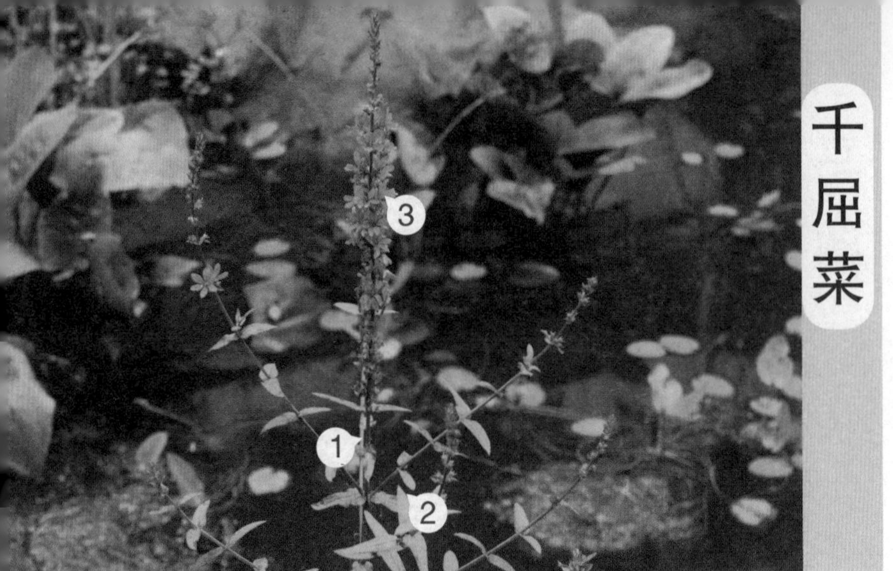

千屈菜

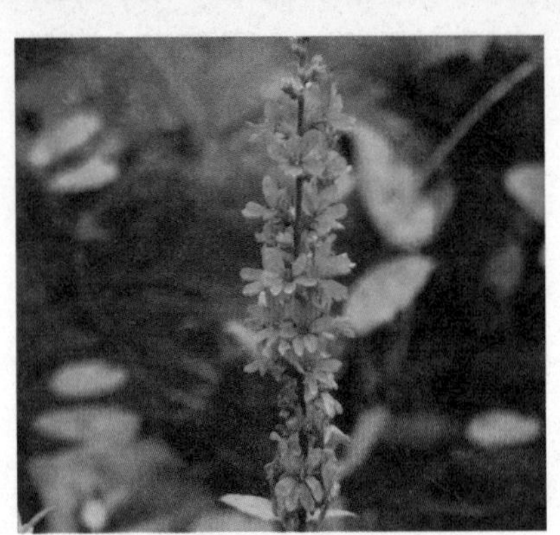

快速识别

①茎直立，多分枝，具4棱。②叶对生或三叶轮生；叶片披针形或阔披针形，先端钝形或短尖，基部圆形或心形，有时略抱茎，全缘，无柄。③花生叶腋组成小聚伞花序，花枝呈大型穗状花序；苞片阔披针形至三角状卵形，花瓣6，红紫色或淡紫色，倒披针状长椭圆形，基部楔形。

别名 水柳、对叶莲、蜈蚣草、鸡骨草、马鞭草、败毒草、水槟榔。

来源 为千屈菜科植物千屈菜*Lythrum salicaria* L.的全草。

生境 生长于河岸、湖畔、溪沟边和潮湿地。主产于全国各地。

采收 秋季采收全草，洗净，切碎，鲜用或晒干。

功用 苦，寒。归大肠、肝经。清热解毒，收敛止血。主治痢疾，泄泻，便血，血崩，疮疡溃烂，吐血，衄血，外伤出血。内服：煎汤，10～30克。外用：适量，研末敷；或捣敷；或煎水洗。

验方 ①**痢疾：**千屈菜9～15克，水煎服。②**皮肤溃疡：**千屈菜叶、向日葵盘，晒干，研末，先用蜂蜜搽患处，再用药末敷患处。③**肠炎、痢疾、便血：**千屈菜30克，马齿苋20克（鲜品加倍），粳米150克，加水煮成粥，加蜂蜜或红糖调味，早晚各食1次。

无患子

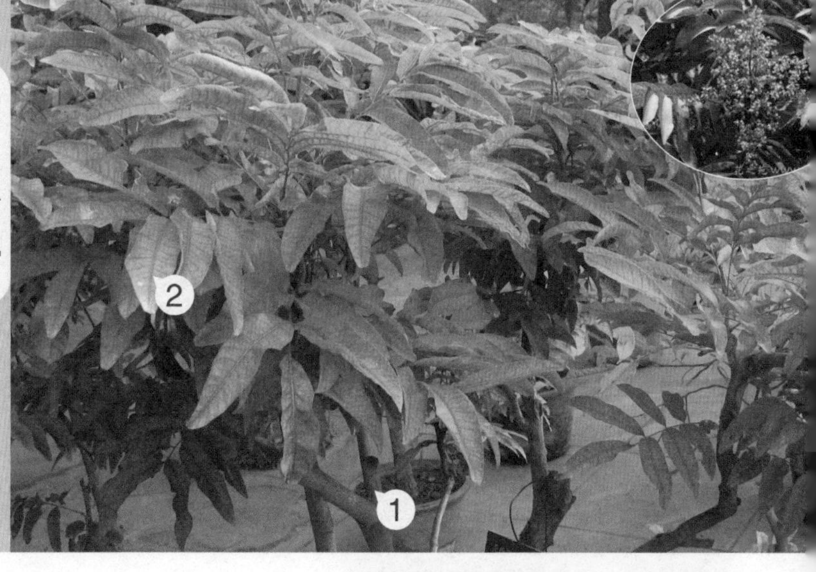

快速识别

①小枝密生皮孔。②偶数羽状复叶；小叶卵状披针形至长椭圆形，基部宽楔形，两侧不等齐，全缘。③核果球形，熟时淡黄色。

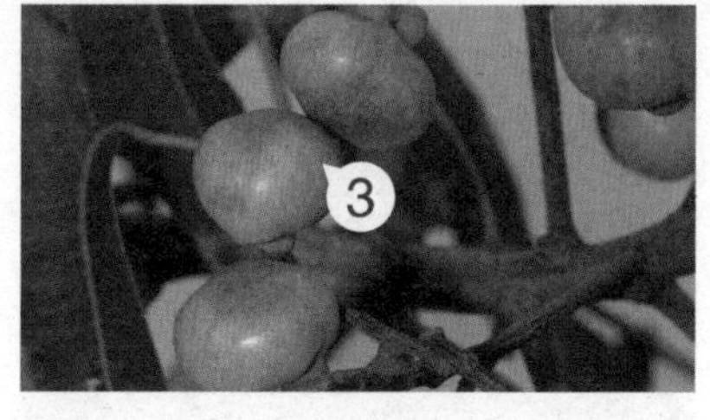

别名 木患子、肥珠子、油珠子、菩提子、圆肥皂、洗手果、油患子、油皂果、桂圆肥皂。

来源 为无患子科植物无患子*Sapindus mukorossi* Gaerth.的种子。

生境 喜生长于温暖、土壤疏松而稍湿润的山坡疏林或树旁较肥沃的向阳地区。主产于安徽、江苏、浙江、江西、湖北、湖南、福建、台湾、广东、广西、四川、重庆、贵州、陕西等地。

采收 秋季采摘成熟果实，除去果肉和果皮，取种子晒干。

功用 苦、辛，寒；小毒。归心、肺经。清热，祛痰，消积，杀虫。主治喉痹肿痛，肺热咳喘，音哑，食滞，疳积，蛔虫腹痛，滴虫阴道炎，癣，肿毒。内服：煎汤，3～6克；或研末。外用：适量，烧灰或研末吹喉、擦牙；或煎水洗；或熬膏涂。

验方 ①**虫积食滞：**无患子5～7粒，煨熟吃，每日1次，可连服数日。②**厚皮癣：**无患子酌量，用好醋煎沸，趁热搽洗患处。③**祛风明目：**无患子皮、皂角、胡饼、草菖蒲，同捶碎，加浆水调作弹子大，泡汤洗头。④**牙齿肿痛：**无患子、大黄、香附各30克，青盐15克，泥固煅研，每日取适量擦牙。

天胡荽

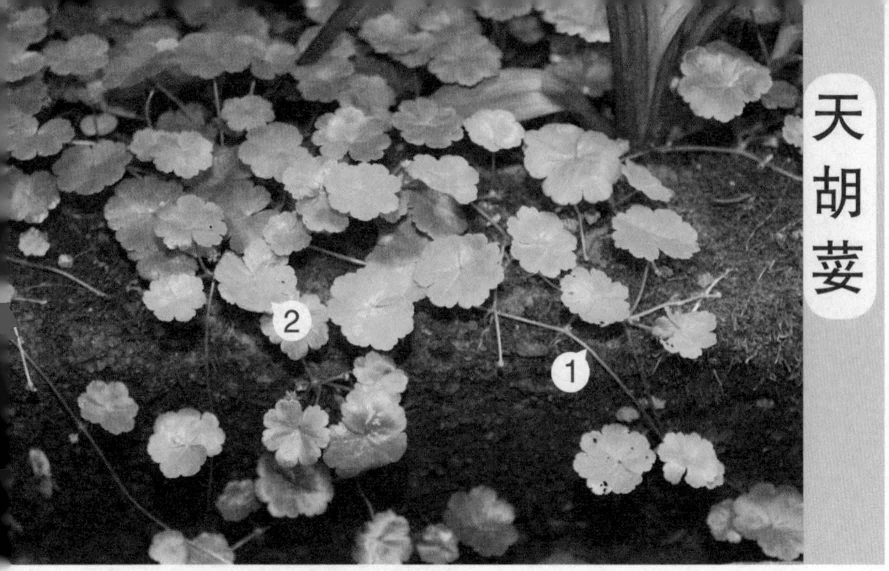

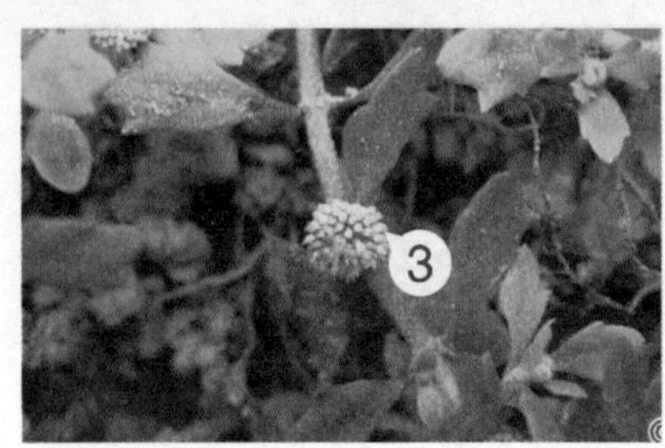

快速识别

①茎细长而匍匐，平铺地上成片。②叶互生，圆形或肾形，边缘有钝锯齿，上面绿色，光滑或有疏毛，下面通常有柔毛。③单伞形花序与叶对生，生长于节上，总苞片4～10，倒披针形；每个伞形花序有花10～15朵，无萼齿，花瓣卵形，绿白色。

别名 满天星、破铜钱、落得打。

来源 为伞形科植物天胡荽*Hydrocotyle sibthorpioides* Lam.的全草。

生境 生长于潮湿路旁、草地、山坡、墙脚、河畔、溪边。主产于江苏、安徽、浙江、江西、湖北、陕西、广东、广西、贵州、四川、重庆、云南等地。

采收 夏、秋季花叶茂盛时采收，洗净，阴干或鲜用。

功用 苦、辛，寒。清热，利尿，消肿，解毒。主治急性黄疸型肝炎，赤白痢疾，急性肾炎，小便不利，尿路结石，喉肿，痈疽疔疮，跌打瘀肿，百日咳，脚癣，带状疱疹，结膜炎，丹毒。内服：煎汤，9～15克；或捣汁。外用：捣敷、塞鼻或捣汁滴耳。

验方 ①**风火眼痛：**天胡荽、旱莲草各等份，捣烂敷。②**跌打瘀肿：**天胡荽捣烂，酒炒热，敷擦患处。③**阳黄黄疸及小儿风热：**天胡荽捣烂，加盐少许，开水冲服。④**小儿夏季热：**鲜天胡荽适量，捣汁半小碗，每服3～5匙，每日5～6次。⑤**痢疾：**天胡荽、蛇疙瘩、刺梨根、石榴皮各适量，水煎服。

木芙蓉

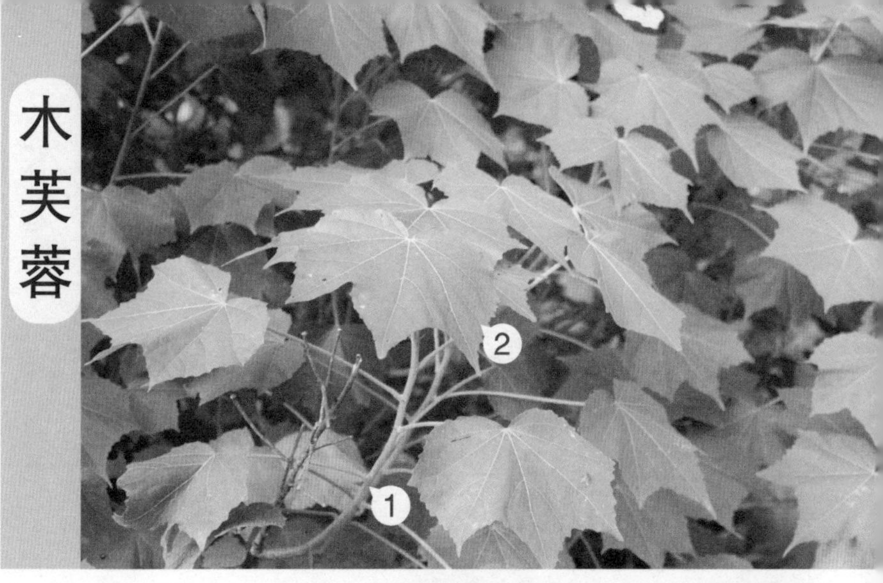

快速识别

①枝被星状短柔毛。②叶大，互生，阔卵形至圆卵形，边缘有波状钝齿，上面稍有毛，下面密被星状茸毛。③花腋生或簇生于枝端，早晨开花时白色或粉红色，至下午变深红色；花冠大而美丽，花瓣5，单瓣或重瓣。

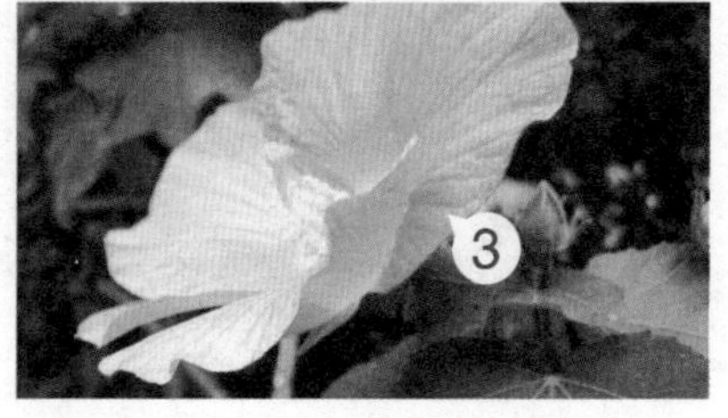

别名 三变花、拒霜花、九头花、转观花、清凉膏。

来源 为锦葵科植物木芙蓉*Hibiscus mutabilis* L.的花（芙蓉花）、叶（芙蓉叶）和根。

生境 多栽培于庭园。分布于全国大部分地区。

采收 夏、秋季摘花蕾，晒干，同时采叶阴干研粉贮存；秋、冬季挖根，晒干。

功用 微辛，凉。清热解毒，消肿排脓，凉血止血。主治肺热咳嗽，月经过多，带下病；外用治痈肿疮疖，乳腺炎，淋巴结炎，腮腺炎，烧烫伤，毒蛇咬伤，跌打损伤。内服：煎汤，15～50克。外用：捣烂敷患处或研末用油、酒、醋等调敷。

验方 ①**赤眼肿痛：**木芙蓉叶研为末，水调匀贴太阳穴。②**月经过多：**木芙蓉花、莲蓬壳各等份，为末，每服6克，每日3次，米汤送下。③**妇女带下病：**木芙蓉花50克，鸡冠花30克，水煎服，每日1剂。④**咳嗽：**木芙蓉花60克，猪心肺适量，共炖熟后，加红糖60克，食肉饮汤。⑤**腮腺炎：**木芙蓉叶研末，用鸡蛋清调匀，敷患处，每日2次。⑥**乳腺炎：**木芙蓉鲜根、鲜叶各等份，共捣烂，用白酒敷患处。

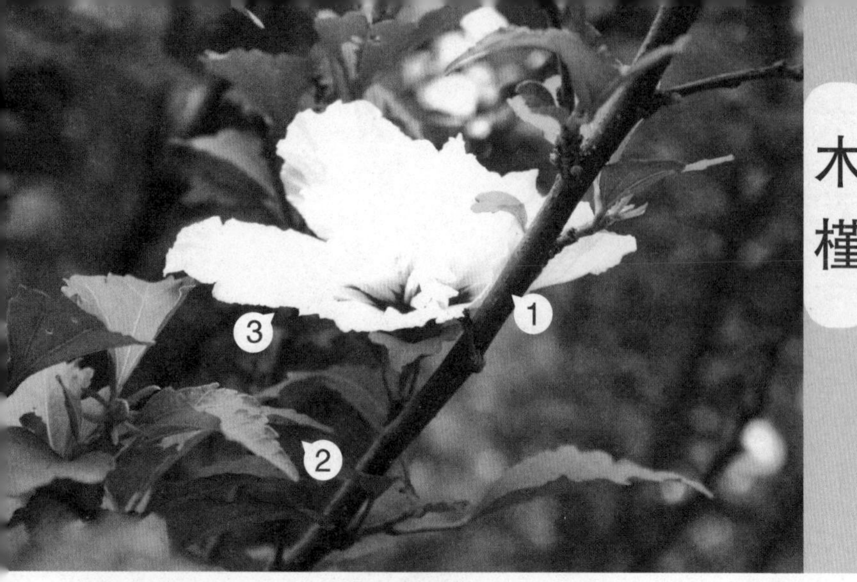

木槿

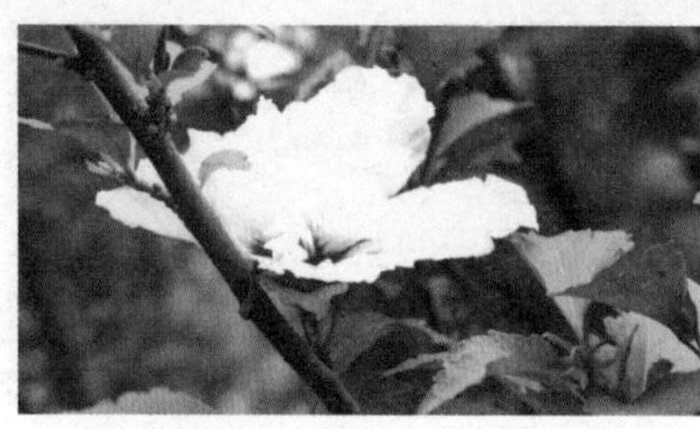

快速识别

①小枝密被黄色星状绒毛。②叶互生，菱形至三角状卵形，具深浅不同的3裂或不裂，边缘具不整齐齿缺，下面沿叶脉微被毛或近无毛。③花单生于枝端叶腋间，花钟形，淡紫色，花瓣倒卵形。

别名 椴、日及、藩篱草、花奴玉蒸、朝开暮落花。

来源 为锦葵科植物木槿*Hibiscus syriacus* L.的花、茎、叶、根、果实及皮。

生境 原产于我国中部各地。全国大部分地区均有栽培。

采收 夏、秋季选晴天早晨，花半开时采摘，晒干；叶全年均可采，鲜用或晒干；9～10月果实现黄绿色时采收，晒干；茎皮4～5月剥取，晒干；秋末挖取根，剥取根皮，晒干。

功用 花、皮甘、苦，凉；清热利湿，凉血；主治肠风泻血，痢疾，带下病，疥癣。叶苦，寒；主治肠风，痢后热渴，疔疮疖肿。根甘，平；清热解毒，利湿，消肿；主治咳嗽，痔疮，带下病，疥癣。子甘，寒；清肺化痰，止头痛，解毒；主治痰喘咳嗽，支气管炎，偏正头痛，黄水疮，湿疹。内服：煎汤，花、皮3～9克，叶、根鲜品30～60克，子9～15克；或研末，1.5～3克。外用：捣敷，或酒浸搽擦，或煎水熏洗。

验方 ①**脚癣、湿疹、疥癣**：鲜木槿皮150克，白鲜皮50克，加95%乙醇1000毫升浸泡数日即得，每日外涂患处数次。②**痔疮肿痛**：木槿皮或叶煎汤先熏后洗。

兴安升麻

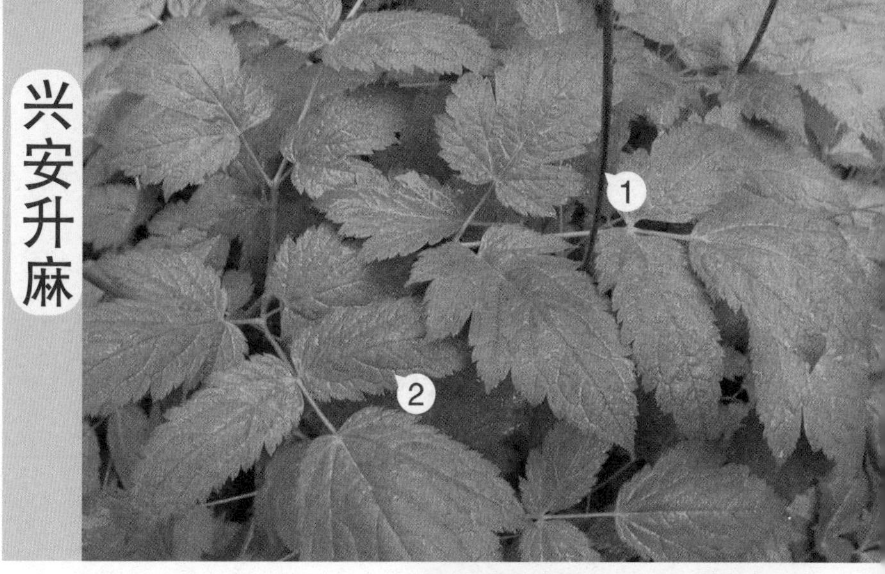

快速识别

①茎直立。②下部茎生叶为2~3回3出复叶。③复总状花序；花单性，雌雄异株；萼片花瓣状，白色，宽椭圆形或宽倒卵形，无花瓣。

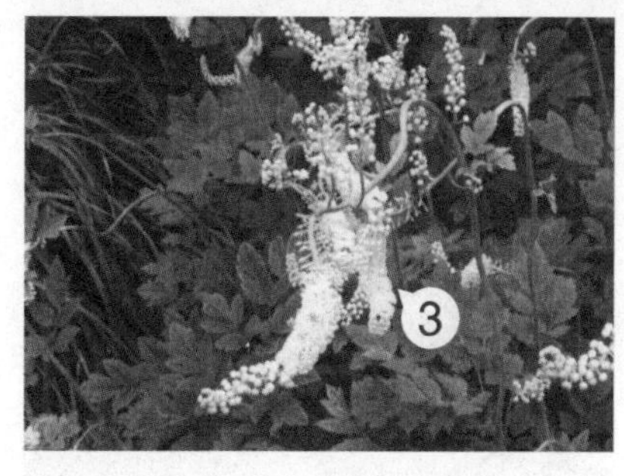

别名 北升麻、蚼牛卡根。

来源 为毛茛科植物兴安升麻*Cimicifuga dahurica* (Turcz.) Maxim.的根茎。

生境 生长于林缘灌丛、山坡疏林或草地中。主产于黑龙江、河北、山西、内蒙古等地。

采收 秋季采挖，除去泥沙，晒至须根干时，燎去或除去须根，晒干。

功用 辛、甘，微寒。归肺、脾、大肠、胃经。发表透疹，清热解毒，升举阳气。主治风热头痛，麻疹不畅，齿痛口疮，咽喉肿痛，脏器下垂。内服：煎汤，3~6克，蜜炙用6~12克。

验方 ①**子宫脱垂：**兴安升麻、柴胡各10克，黄芪60克，党参12克，山药30克，水煎服，连服1~3个月。②**牙周炎：**兴安升麻10克，黄连、知母各6克，水煎服。③**风热头痛、眩晕：**兴安升麻、薄荷各6克，白术10克，水煎服。④**口疮：**兴安升麻6克，黄柏、大青叶各10克，水煎服。

半枝莲

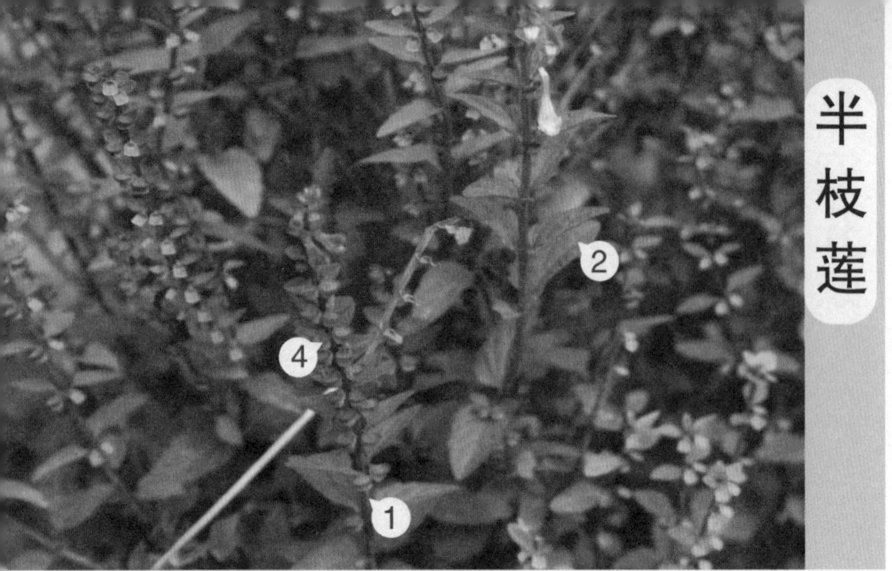

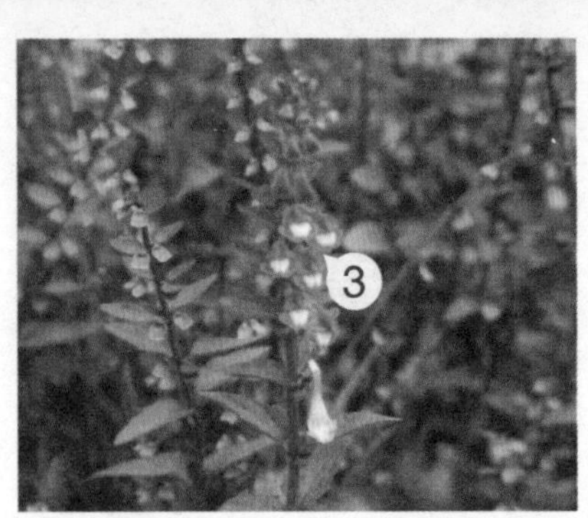

快速识别

①茎方形，无毛。②叶对生，三角状卵形或卵状披针形，基部截形或圆形，边缘具波状疏钝齿，下面有腺点。③花单生于茎或分枝上部叶腋，成偏侧总状花序；花萼紫色；花冠蓝紫色。④小坚果扁球形，具瘤。

别名　并头草、牙刷草、狭叶韩信草。

来源　为唇形科植物半枝莲*Scutellaria barbata* D. Don的全草。

生境　生长于池沼边、田边或路旁潮湿处。主产于江苏、广西、广东、四川、重庆、河北、山西、陕西、湖北、安徽、江西、浙江、福建、台湾、贵州、云南、河南等地。

采收　夏、秋季茎叶茂盛时采收，洗净，晒干。

功用　辛、微苦，寒。归肺、肝、肾经。清热解毒，活血化瘀，利尿。主治疔疮肿毒，咽喉肿痛，毒蛇咬伤，跌扑伤痛，水肿，黄疸。内服：煎汤，15～30克。外用：鲜品捣烂敷患处。

验方　①**肾炎水肿：**半枝莲15克，芦壳24克，冬瓜皮50克，水煎服。②**跌打损伤：**半枝莲捣烂，同酒糟煮热敷。③**毒蛇咬伤：**鲜半枝莲洗净捣烂，绞汁，调黄酒少许温服，渣敷患处。

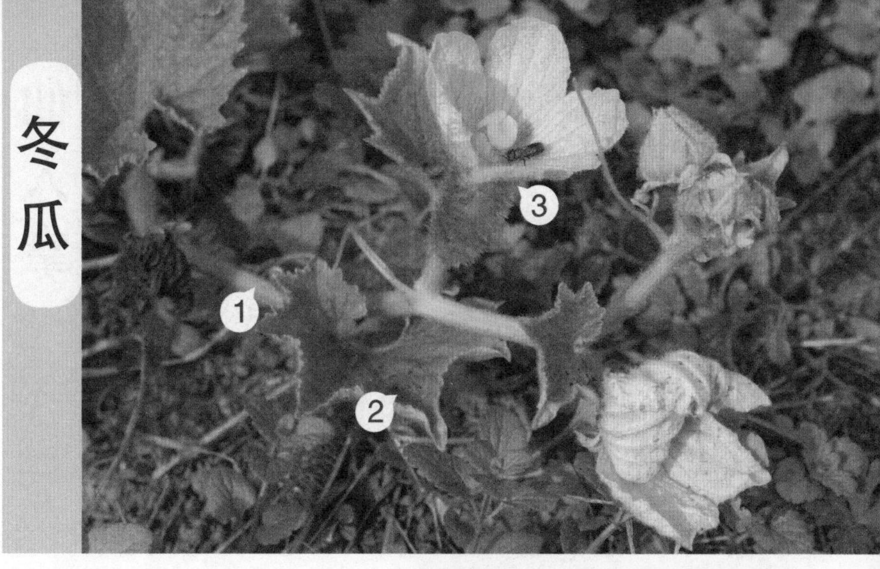

快速识别

①茎被黄褐色硬毛及长柔毛，有棱沟。②单叶互生，肾状近圆形，5~7浅裂或有时中裂，裂片宽卵形，两面均被粗毛。③花单性，雌雄同株；花单生于叶腋；花冠黄色。④瓠果大型，肉质，长圆柱状或近球形，表面有硬毛和蜡质白粉。

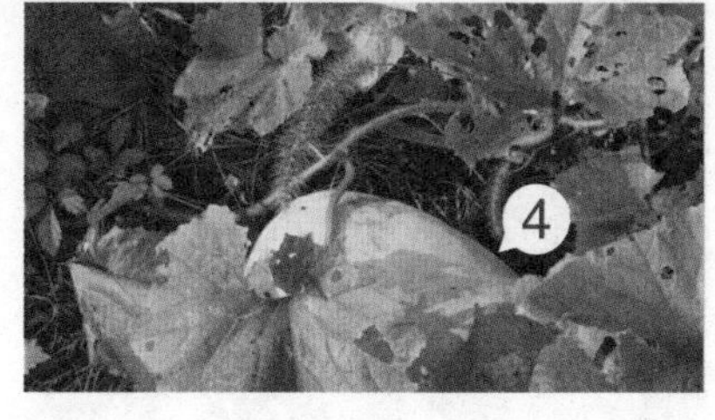

别名 白瓜、水芝、地芝、濮瓜、东瓜、枕瓜、白冬瓜。

来源 为葫芦科植物冬瓜*Benincasa hispida* (Thunb.) Cogn.的果实。

生境 生长于土层深厚、肥沃的沙壤土或黏壤土中。全国各地均有栽培。

采收 夏末秋初，果实成熟时采摘。

功用 甘、淡，微寒。归肺、大肠、小肠、膀胱经。利尿，清热，化痰，生津，解毒。主治水肿胀满，尿路感染，脚气，痰喘，暑热烦闷，消渴，痈肿，痔漏，并解丹石毒、鱼毒、酒毒。内服：煎汤，60~120克；或煨，或捣汁。外用：捣敷，或煎水洗。

验方 ①**慢性肾炎：**冬瓜1000克，鲤鱼1条（约重300克），不加盐，煮汤食。②**肺脓肿：**打碎冬瓜籽50克，鲜芦根50克，水煎，早晚各服1次，连续服用。③**肝硬化腹水：**冬瓜1000克，打碎煮烂，纱布过滤去渣取汁，每次60毫升，每日3次。④**夏月生痱子：**冬瓜切片，捣烂涂。⑤**水肿：**冬瓜皮100克，玉米须、白茅根各30克，水煎服，每日3次；或冬瓜1000克，赤小豆100克，水炖烂饮服，每日2次。⑥**肺热咳嗽、痰黄稠：**鲜冬瓜500克，鲜荷叶1张，加适量水炖汤，加少量盐调味后饮汤吃冬瓜，每日2次。

仙人掌

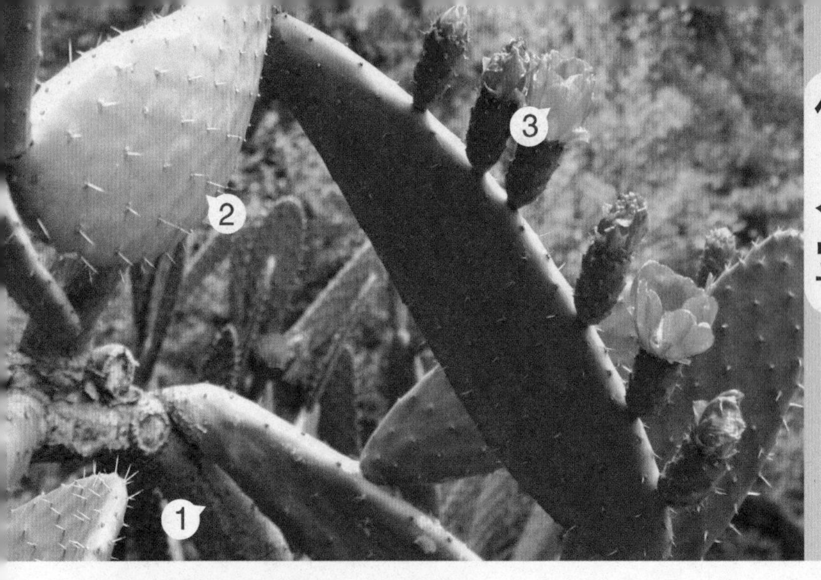

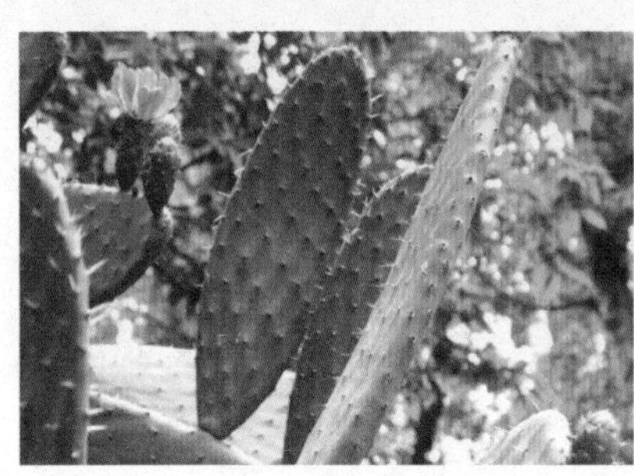

快速识别

①茎下部稍木质，近圆柱形，上部肉质，扁平，绿色，具节；每节卵形至矩圆形，光亮，散生多数瘤体。②叶肉质细小，披针形，先端尖细，紫红色，基部绿色，生长于每个小瘤体的刺束之下，早落。③花黄色，单生或数朵丛生于扁化茎顶部边缘。

别名 火焰、火掌、仙巴掌、霸王树、玉芙蓉。

来源 为仙人掌科植物仙人掌*Opuntia dillenii* (Ker-Gawl.) Haw.的全株。

生境 野生或栽培。分布于云南、四川、贵州、广东、广西、福建等地。

采收 四季均可采收，鲜用或切片晒干。

功用 苦，寒。归心、肺、胃经。行气活血，清热解毒。主治心胃气痛，痞块，痢疾，痔血，咳嗽，喉痛，肺脓肿，乳腺炎，疔疮，烫火伤，蛇虫咬伤。内服：煎汤，鲜品50～100克。外用：鲜品去刺捣烂敷患处。

验方 ①**湿疹、黄水疮**：仙人掌茎适量，烘干研粉，外敷患处。②**猩红热**：仙人掌10克，板蓝根15克，水煎取药汁，每日1剂，分2次服用。③**脚掌心生疔**：仙人掌鲜全草适量，麦粉适量，共捣敷患处。④**烫火伤**：仙人掌适量，用刀刮去外皮，捣烂后贴伤处，并用消毒过的布包好。⑤**蛇虫咬伤**：仙人掌全草，捣汁搽患处。⑥**腮腺炎、乳腺炎、疮疖痈肿**：鲜仙人掌去刺，捣烂外敷。

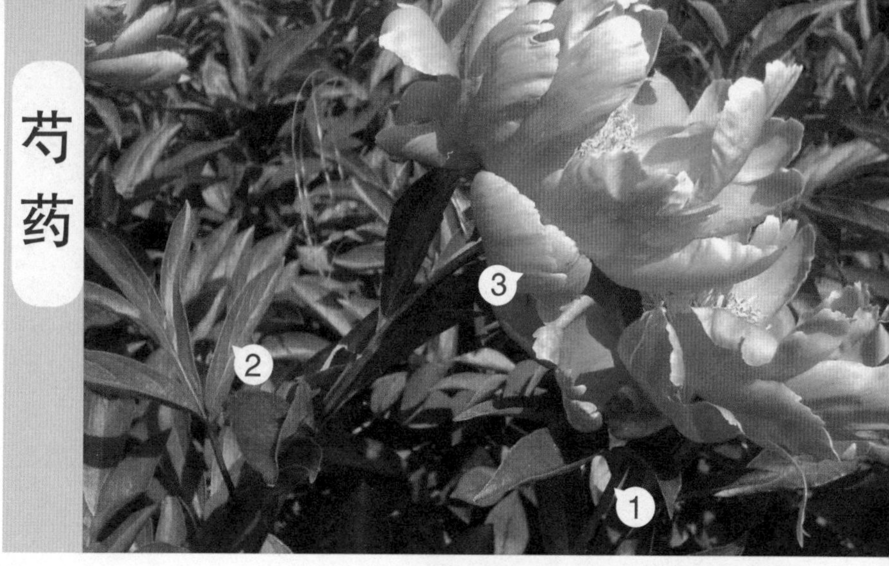

快速识别

①茎直立。②叶互生，2回3出复叶，小叶片长卵形至椭圆形，有时纵裂为2，先端渐尖，全缘。③花单生茎顶，大而美丽，白色或粉红色；心皮分离。

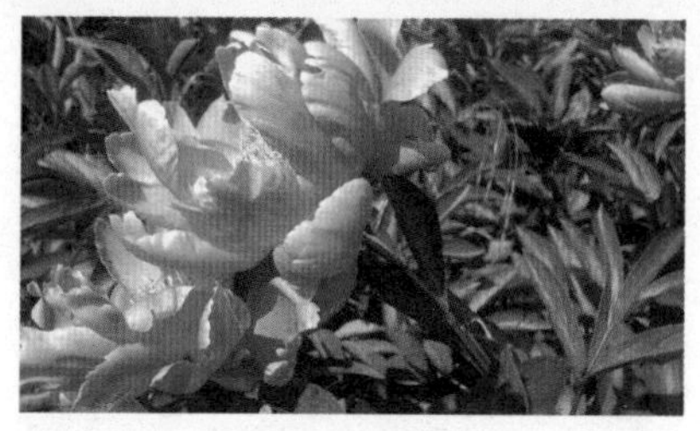

别名 艳友、将离、冠芳、金芍药、殿春客。

来源 为毛茛科植物芍药*Paeonia lactiflora* Pall.的干燥根。

生境 生长于山坡、山谷的灌木丛或草丛中。全国各地均有栽培。

采收 夏、秋季采挖，洗净，除去头尾及细根，置沸水中煮后除去外皮或去皮后再煮，晒干。

功用 苦、酸，微寒。归肝、脾经。平肝止痛，养血调经，敛阴止汗。主治头痛眩晕，胁痛，腹痛，四肢挛痛，血虚萎黄，月经不调，自汗，盗汗。内服：煎汤，6～15克。

验方 ①**便秘**：白芍20～40克，甘草10～15克，水煎服。②**老年人体虚多汗**：白芍12克，桂枝10克，甘草6克，加入切成厚片的生姜3片，大枣5个，水煎服。③**面肌抽搐**：白芍45克，炙甘草10克，水煎服，每日1剂，分2次服，连续服用2个月。④**血虚型妊娠下肢抽筋疼痛**：白芍30克，炙甘草10克，水煎服，每日1剂，连服2～3剂。⑤**骨质增生**：白芍30～60克，木瓜12克，鸡血藤15克，每日1剂，水煎分服。

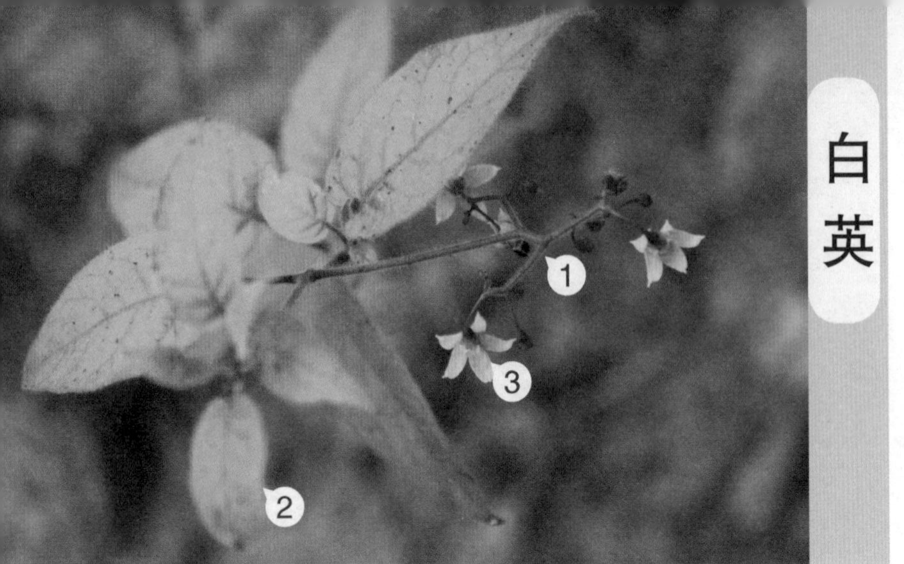

白英

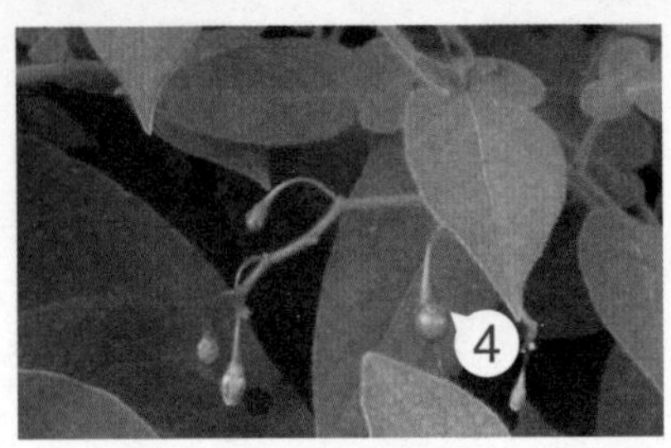

快速识别

①茎及小枝均密生有节长柔毛。②叶互生，多为琴形，基部一般3~5深裂，中裂片卵形，较大，两面均被长柔毛。③聚伞花序顶生或腋外生；花蓝色或白色，花萼5浅裂；花冠5深裂，自基部向外反折。④浆果圆球形，成熟后红色。

别名 白毛藤、毛风藤、毛葫芦、毛秀才。

来源 为茄科植物白英*Solanum Lyratum* Thunb.的全草。

生境 生长于山坡或路旁。主产于江苏、山东、福建、江西、广东、四川等地。

采收 5~6月或9~11月间割取全草，洗净晒干。

功用 甘、苦，寒。归肝、胆经。清热，利湿，祛风，解毒。全草主治感冒发热，黄疸性肝炎，胆囊炎，胆石病，癌症，宫颈糜烂，带下病，肾炎水肿；外用治痈疖肿毒。根主治风湿性关节炎。内服：煎汤，15~24克，鲜品30~60克；或浸酒。外用：煎水洗、捣敷，或捣汁涂。

验方 ①黄疸性肝炎：白英、天胡荽各30克，虎刺根15克，水煎服，每日1剂。②声带癌：白英、龙葵各30克，蛇莓、石见穿、野荞麦根各15克，麦冬、石韦各12克，水煎2次分服。③肺癌：白英、狗牙半支（垂盆草）各30克，水煎服，每日1剂。

丝瓜

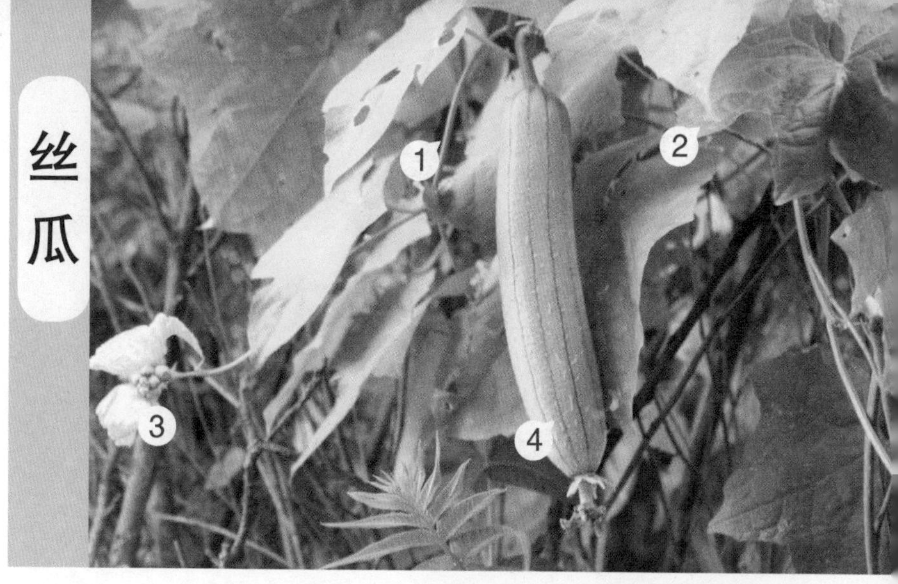

快速识别

①茎枝粗糙，有棱沟，有微柔毛。②叶互生，三角形或近圆形，边缘有锯齿。③花单性，雌雄同株；花冠黄色。④果实圆柱状，直或稍弯，表面平滑，通常有深色纵条纹，未成熟时肉质，成熟后干燥。

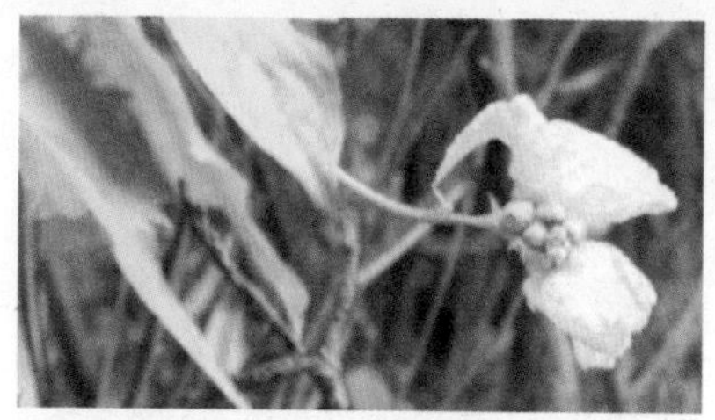

别名 天罗、绵瓜、菜瓜、水瓜、蛮瓜、布瓜、纺线、天吊瓜、天络丝、天丝瓜、天骷髅。

来源 为葫芦科植物丝瓜*Luffa cylindrica* (Linn.) Roem.的鲜嫩果实或霜后干枯的老熟果实（天骷髅）。

生境 全国各地均有栽培。

采收 嫩丝瓜于夏、秋间采摘；老丝瓜（天骷髅）须于秋后采收。

功用 甘，凉。归肺、肝、胃、大肠经。清热化痰，凉血解毒。主治热病身热烦渴，痰喘咳嗽，肠风下血，痔疮出血，尿血，崩漏，痈疽疮疡，乳汁不通，无名肿毒，水肿。内服：煎汤，9～15克，鲜品60～120克；或烧存性为散，每次3～9克。外用：捣汁涂，或捣敷，或研末调敷。

验方 ①腰痛：丝瓜子炒焦，捣烂，酒送服，以渣敷痛处。②百日咳：鲜丝瓜液汁60毫升（3～6周岁量），加适量蜂蜜口服，每日2次。③预防麻疹：生丝瓜100克，煎汤服食，每日2次，连服3日。④腮腺炎：老丝瓜1条，切碎炒至微黄，研为细末，每次10克，开水送服，每日3次，连服5日。⑤咽喉炎：经霜丝瓜1条切碎，水煎服；或嫩丝瓜捣汁，每次服1汤匙，每日3次。

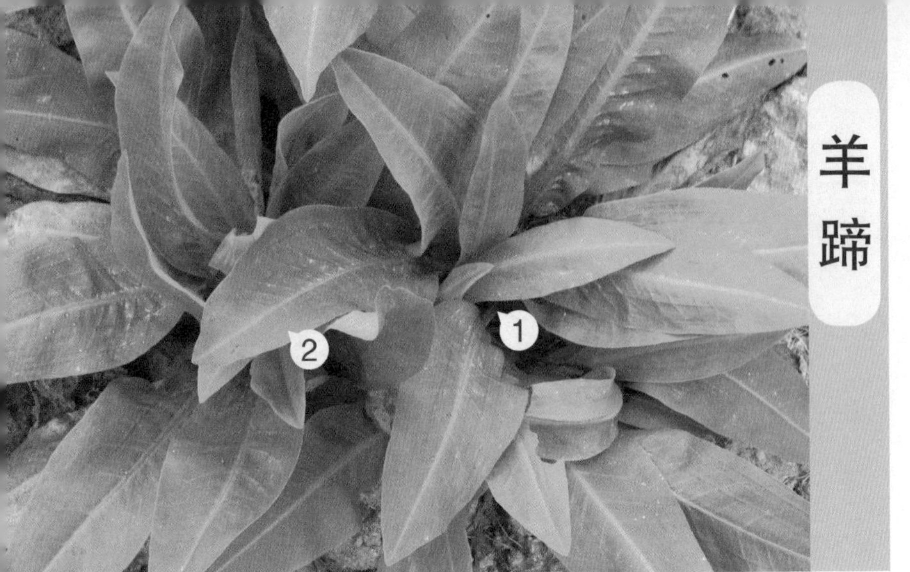

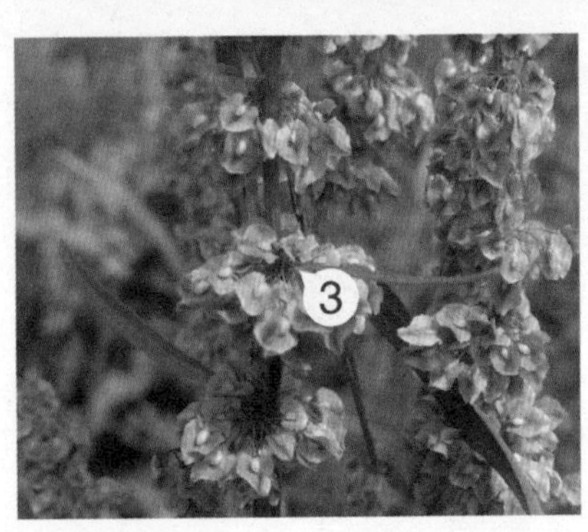

快速识别

①茎直立。②基生叶长椭圆形，基部心形，边缘具波状皱折；茎生叶较小，基部楔形，托叶鞘筒状，膜质。③花序圆锥状，多花轮生，花梗细长，花被淡绿色。

别名 牛舌头、土大黄、野大黄。

来源 为蓼科植物羊蹄*Rumex japonicus* Houtt.的根。

生境 生长于山野、路旁或湿地。主产于华东、中南及四川等地。

采收 夏、秋季采收，洗净，晒干或鲜用。

功用 苦，寒。归心、肝、大肠经。清热通便，凉血止血，杀虫止痒。主治大便秘结，吐血衄血，肠风便血，痔血，崩漏，疥癣，白秃，痈疮肿毒，跌打损伤。内服：煎汤，9~15克；或捣汁；或熬膏。外用：适量，捣敷、磨汁涂或煎水洗。

验方 **①跌打损伤：**鲜羊蹄根适量，捣烂，用酒炒热，敷患处。**②肠风下血：**羊蹄根洗净，切细，加连皮老姜各半碗，炒赤，以酒淬过，去渣，适量饮服。**③喉痹：**羊蹄根，在陈醋中研成泥，先以布把喉外擦红，再把药涂上。**④顽癣：**羊蹄根绞出汁，加轻粉少许，调成膏涂癣上，3~5次即愈。

地菍

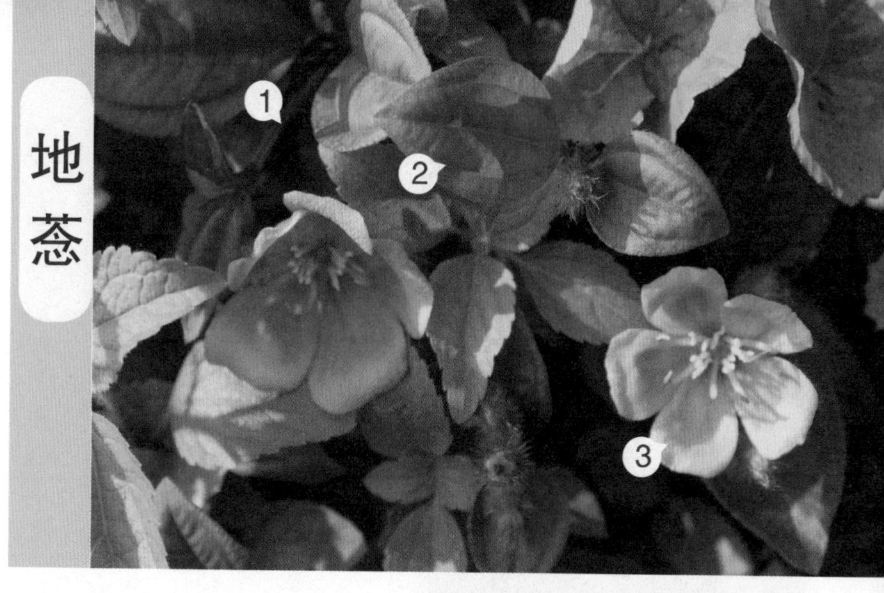

快速识别

①茎匍匐上升，逐节生根，分枝多，披散，地上各部被糙伏毛。②叶对生，坚纸质，卵形或椭圆形，全缘或具密浅细锯齿。③聚伞花序顶生，有花1～3朵，花瓣淡紫色至紫红色，倒卵形，上部略偏斜。

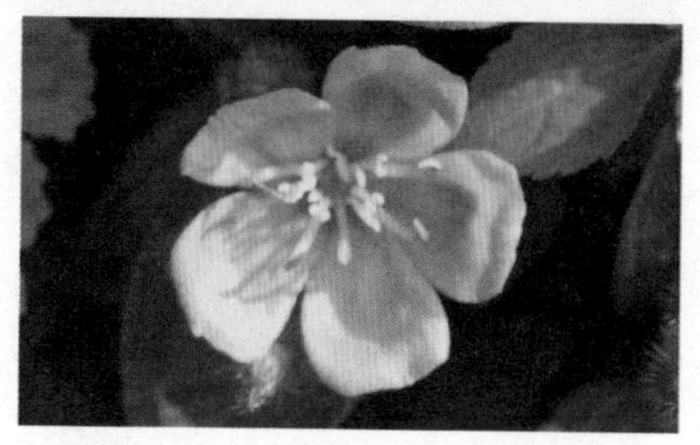

别名 山地菍、地茄、铺地锦、地吉桃、地葡萄、地红花、铺地黏。

来源 为野牡丹科植物地菍*Melastoma dodecandrum* Lour.的全草。

生境 生长于海拔1250米以下的山坡矮草丛中，为酸性土壤常见的植物。主产于浙江、江西、福建、湖南、广东、广西、贵州等地。

采收 5～6月采收，洗净，除去杂质，晒干或烘干。

功用 甘、涩，凉。归心、肝、脾、肺经。清热解毒，活血止血。主治高热，肺脓肿，咽肿，牙痛，赤白痢疾，黄疸，水肿，痛经，崩漏，带下，产后腹痛，淋巴结炎，痈肿，疔疮，痔疮，蛇虫咬伤。内服：煎汤，15～30克；或鲜品捣汁。外用：捣敷或煎水洗。

验方 ①**外伤出血：**地菍叶适量，捣烂外敷。②**胃出血、便血：**地菍50克，煎汤分4次服，隔4小时服1次。便血加雉鸡尾、粗糠材各等份，炖白酒服。③**红肿痈毒：**地菍鲜叶切碎，同酒酿糟杵烂敷患处，每日1换。④**咽喉肿痛：**鲜地菍18克，洗净，水一碗半，水煎服。⑤**痢疾：**鲜地菍60克，水煎服。

沙枣

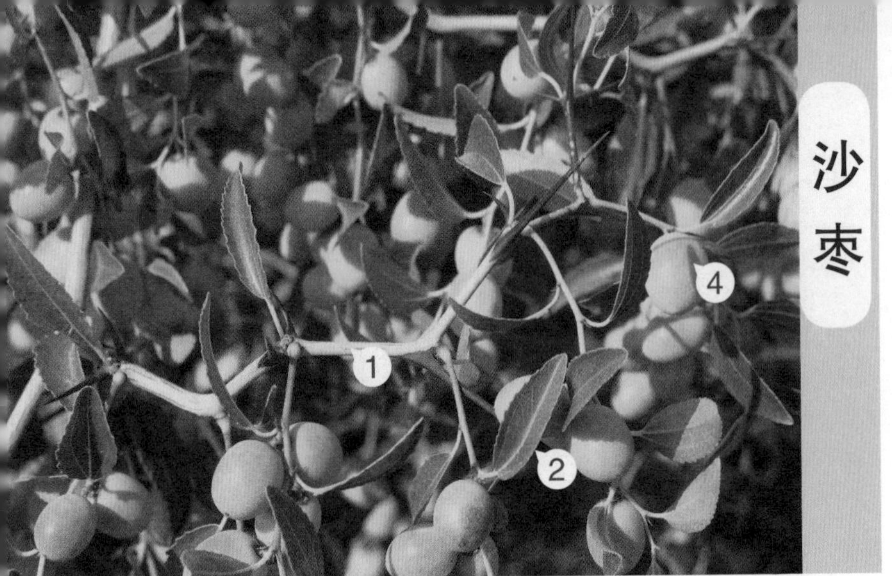

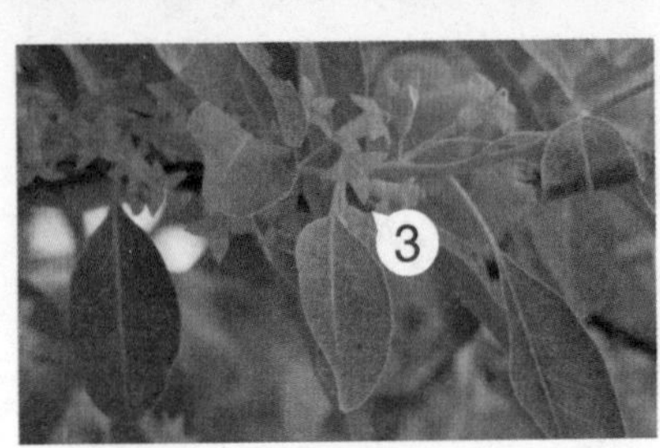

快速识别

①幼枝银白色，老枝栗褐色。②叶矩圆状披针形至狭披针形，两面均有白色鳞片，下面较密，呈银白色。③花银白色，芳香，外侧被鳞片，1～3朵生小枝下部叶腋；花被筒钟形。④果实矩圆状椭圆形或近圆形，密被银白色鳞片。

别名 银柳、红豆、牙格达、桂香柳。

来源 为胡颓子科植物沙枣*Elaeagnus angustifolia* L.的果实和树皮。

生境 生长于沙漠地区。分布于我国东北、华北及西北等地。

采收 树皮四季可采剥，刮去外层老皮，剥取内皮，晒干备用。果实在秋末冬初成熟时采摘晒干。

功用 树皮酸、微苦，凉。果实酸、微甘，凉。归心、肝、脾经。清热凉血，收敛止痛。树皮主治慢性支气管炎，胃痛，肠炎，带下病；外用治烧烫伤，止血，健脾止泻。果实主治消化不良。内服：煎汤，9～15克。外用：煎汁涂或研末敷。

验方 ①**胃痛**：沙枣10枚，洗净放锅里炒至皮微黑，将枣一分为二，用开水冲泡3～4枚，当茶饮，可加入适量糖。②**带下病**：沙枣树皮15克，水煎服。③**烧伤**：沙枣树皮研粉，以80%乙醇浸泡48小时，过滤，用时喷涂创面，能止渗出液，促进创面愈合。④**止血**：沙枣树皮研末，敷患处。

杏

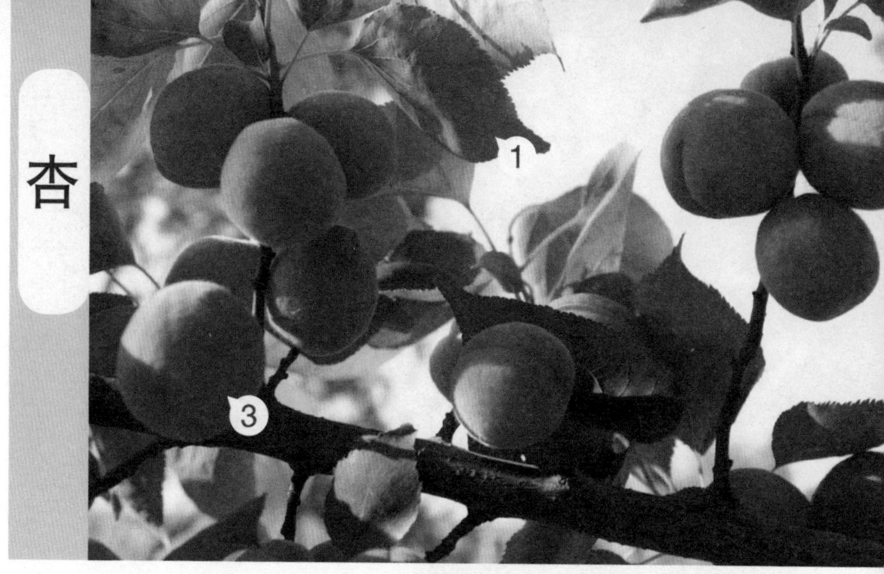

快速识别

①单叶互生；叶片圆卵形或宽卵形。②春季先叶开花，花单生枝端，着生较密，稍似总状；花瓣5，白色或浅粉红色，圆形至宽倒卵形。③核果圆形，稀倒卵形。

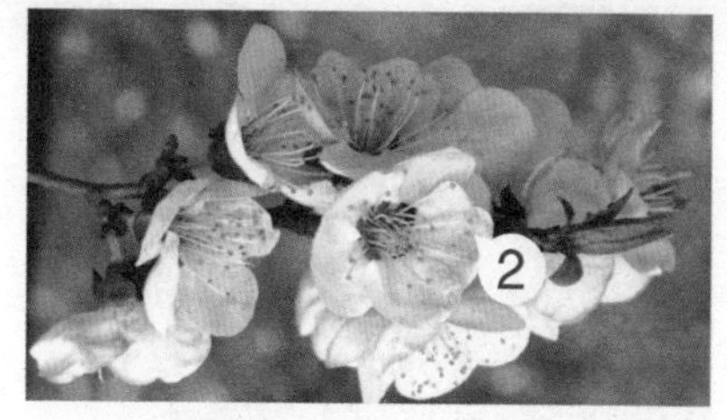

别名 杏子、杏仁、杏核仁、杏梅仁、木落子、山杏仁。

来源 为蔷薇科植物杏*Prunus armeniaca* L.的干燥成熟种子。

生境 生长于海拔700～2000米的干燥向阳的平原和丘陵地区。主产于东北、华北及西北等地，系栽培果树。

采收 夏季采收成熟果实，除去果肉及核壳，取出种子，晒干。生用或炒用，用时捣碎。

功用 酸、甘，温；有毒。归肺、心经。润肺定喘，生津止渴。主治肺燥咳嗽，津伤口渴。内服：煎汤，6～12克；或生食，或晒干为脯，适量。

验方 ①**慢性支气管炎：**带皮杏仁与等量冰糖研碎混合，制成杏仁糖，早、晚各服9克，每10日为1个疗程。②**急慢性呼吸道感染：**杏仁、生半夏各等份，为末，制成糊状药，外敷两足涌泉穴，用胶布固定，早晚各更换1次。③**外阴瘙痒：**杏仁研成细粉，加麻油调成糊状涂擦，每日1次。④**鼻中生疮：**捣杏仁乳敷，也可烧核，压取油敷之。⑤**咳嗽气喘：**杏仁12克，水煎服。⑥**黄水疮：**杏仁放瓦上焙焦研末，香油调搽患处。

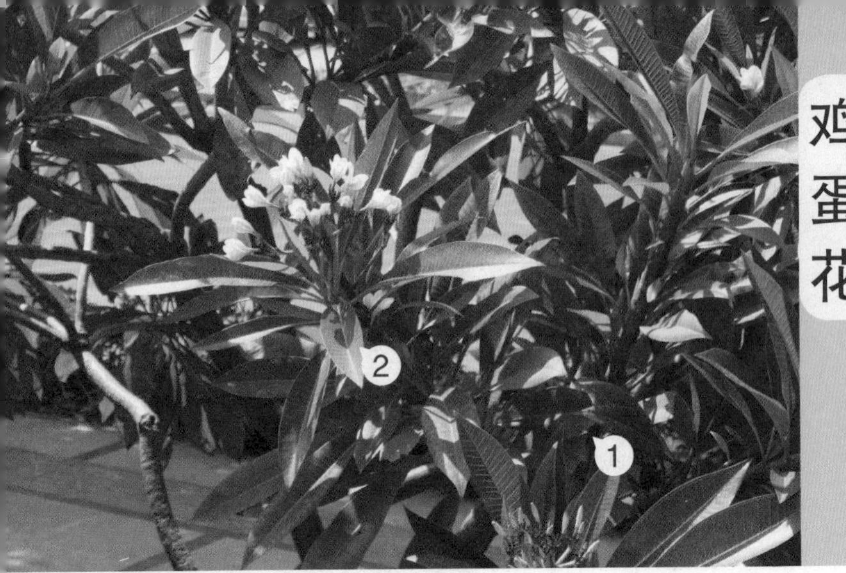

鸡蛋花

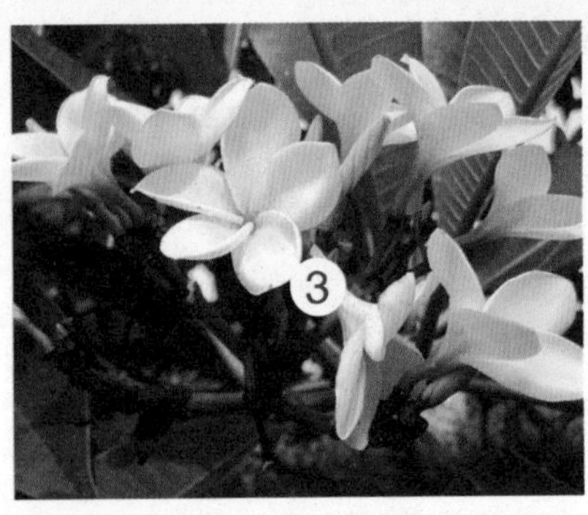

快速识别

①小枝肥厚而多肉。②叶散生，具柄，矩圆形，两端渐狭，秃净，羽状脉，侧脉近边处联结成一边脉。③聚伞花序顶生，花大，多数，极香；萼小，5裂；花冠外面白色而略带淡红色，内面基部黄色，裂片倒卵形，彼此覆盖。

别名 缅栀子、蛋黄花、擂捶花、鸭脚木、大季花、番缅花、蕃花、善花仔。

来源 为夹竹桃科植物鸡蛋花*Plumeria rubra* L. cv. Acutifolia的花。

生境 原产于美洲。福建、台湾、广东、海南、广西、云南等地有栽培。

采收 夏、秋季采摘盛开的花朵，晒干。

功用 甘、微苦，凉。归肺、大肠经。清热，利湿，解暑。主治感冒发热，肺热咳嗽，湿热黄疸，泄泻痢疾，尿路结石，预防中暑。内服：煎汤，5～10克。

验方 ①**痢疾、夏季腹泻：**鸡蛋花10克，水煎服。②**细菌性痢疾：**鸡蛋花、木棉花、金银花各9克，水煎服。③**肺热咳嗽：**鸡蛋花、竹茹各12克，水煎服。

芦竹

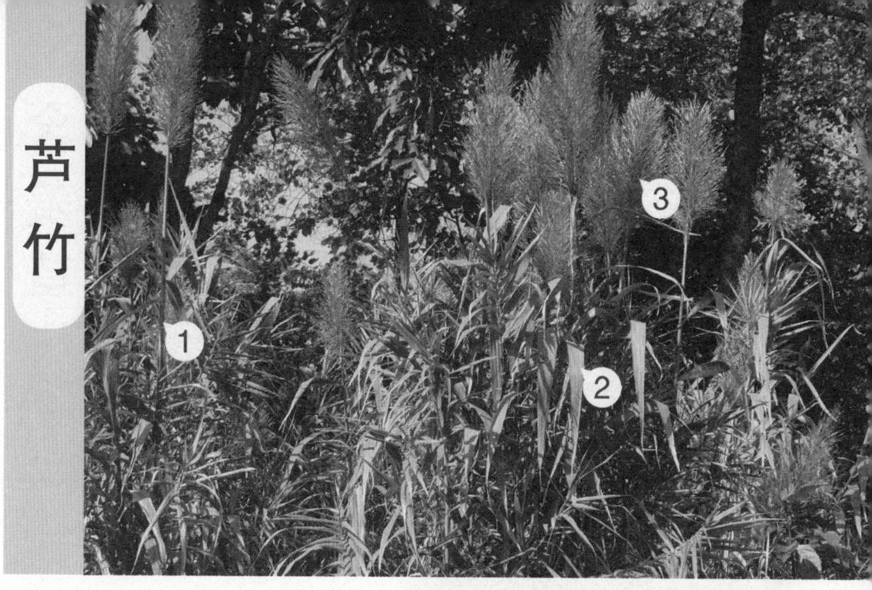

快速识别

①秆直立，常具分枝。②叶鞘较节间为长，无毛或其颈部具长柔毛，叶舌膜质，截平，先端具短细毛；叶片扁平，嫩时表面及边缘微粗糙。③圆锥花序较紧密，小穗含2～4花；颖披针形，具3～5脉；外稃亦具3～5脉。

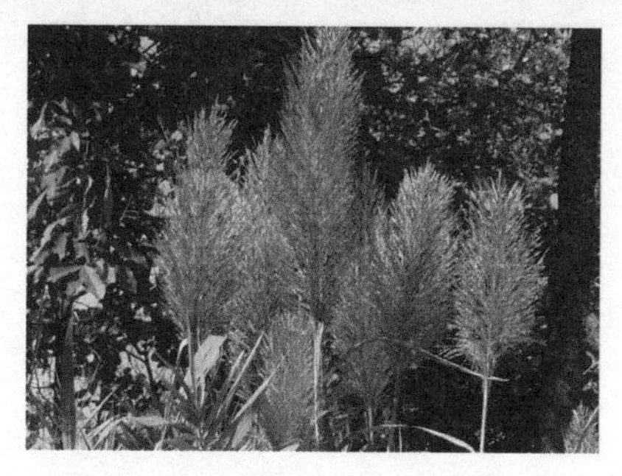

别名 芦荻竹、芦竹根、芦竹笋、楼梯杆。

来源 为禾本科植物芦竹*Arundo donax* L.的根茎及嫩苗。

生境 生长于溪旁及屋边较潮湿的深厚土壤处。主产于西南、华南及江苏、浙江、湖南等地。

采收 根茎于夏季拔起全株，砍取根茎洗净，剔除须根，切片或整条晒干。嫩苗于春季采收，洗净，鲜用。

功用 根茎苦，寒，甘；清热泻火，生津除烦，利尿；主治热病烦渴，虚劳骨蒸，吐血，尿热，小便不利，风火牙痛。嫩苗苦，寒；清热泻火；主治肺热吐血，骨蒸潮热，头晕，尿热，聍耳，牙痛。内服：煎汤，根茎15～30克，嫩苗15～60克；或熬膏。外用：捣敷，或熬膏，或捣汁滴耳。

验方 ①**肺热吐血：**芦竹笋500克，捣取汁加白糖服。②**中耳炎：**芦竹笋捣汁加冰片，滴耳心。③**用脑过度、精神失常：**芦竹笋熬膏加白糖服，每次1茶匙。④**尿路感染：**芦竹鲜根状茎60克，灯心草、车前草各12克，水煎服。

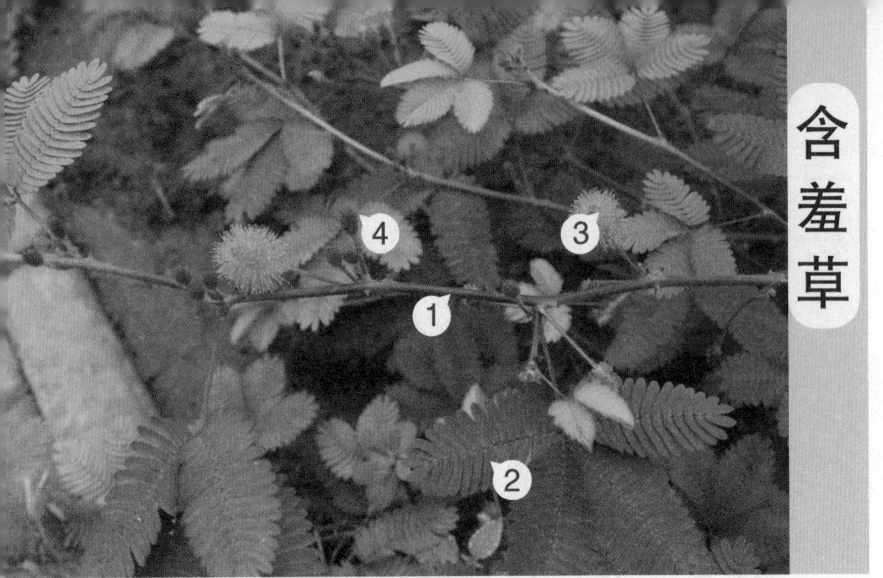

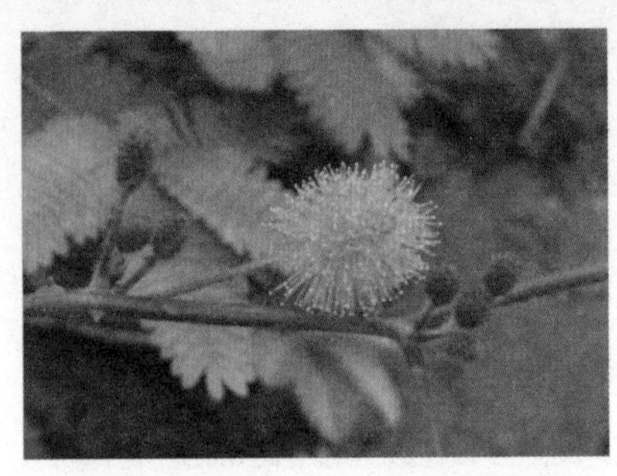

快速识别

①茎多分枝，遍体散生倒刺毛或锐刺。②2回羽状复叶，羽片2～4，掌状排列，小叶14～48，长圆形，边缘及叶脉有刺毛。③头状花序长圆形，2～3个腋生；花小，淡红色；花萼钟状，有8个微小萼齿；花瓣4，基部合生。④荚果扁，边缘有刺毛。

别名 知羞草、喝呼草、怕羞草、怕丑草、惧内草、望江南、感应草。

来源 为豆科植物含羞草*Mimosa pudica* L.的全草。

生境 生长于旷野、山溪边、草丛或灌木丛中。主产于西南及福建、台湾、广东、海南、广西等地。

采收 夏、秋季采收，洗净，晒干或鲜用。

功用 苦、涩，微寒；有小毒。归心、肝、胃、大肠经。凉血解毒，清热利湿，镇静安神。主治感冒，小儿高热，支气管炎，肝炎，肠炎，结膜炎，尿路结石，水肿，劳伤咯血，鼻衄，尿血，神经衰弱，失眠，疮疡肿毒，带状疱疹，跌打损伤。内服：煎汤，15～30克；或炖肉。外用：捣敷。

验方 ①**神经衰弱、失眠**：鲜含羞草30～60克，水煎服。②**带状疱疹**：含羞草鲜叶，捣烂外敷。③**感冒**：含羞草、爵床各15克，野甘草10克，鱼腥草20克，水煎服。④**支气管炎**：含羞草15克，金不换、小茴香、小号七星剑各10克，水煎服。

虎耳草

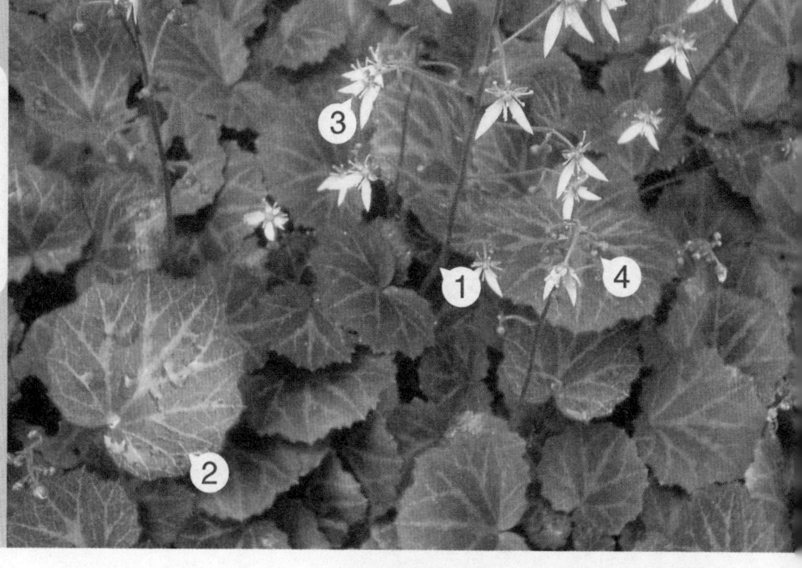

快速识别

①匍匐茎细长，赤紫色，先端着地长出新株。②叶数片基生，肉质，密生长柔毛，叶柄长，紫红色；叶片广卵形或肾形，基部心形或截形，边缘有不规则钝锯齿，两面有长伏毛，上面有白色斑纹，下面紫红色或有斑点。③圆锥花序，稀疏；花小，两侧对称，卵形；花瓣白色，披针形。④蒴果卵圆形。

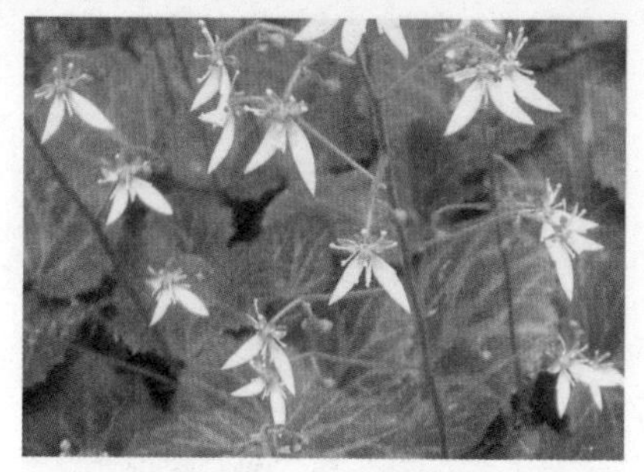

别名 老虎草、耳朵红、金丝荷叶。

来源 为虎耳草科植物虎耳草*Saxifraga stolonifera* Curt.的全草。

生境 生长于阴湿处、溪旁树阴下、岩石缝内。主产于我国华东、中南、西南地区。

采收 四季均可采，或于夏、秋季开花期采收，洗净晒干或鲜用。

功用 苦、辛，寒；有小毒。归肺、脾、大肠经。疏风，清热，凉血解毒。主治风热咳嗽，肺痈，吐血，风火牙痛，风疹瘙痒，痈肿丹毒，痔疮肿痛，毒虫咬伤，外伤出血。内服：煎汤，10～15克。外用：捣汁滴，或煎水熏洗。

验方 ①**中耳炎：**鲜虎耳草叶捣汁，滴入耳内。②**荨麻疹：**虎耳草、青黛各适量，水煎服。③**冻疮溃烂：**鲜虎耳草叶捣烂敷患处。④**湿疹、皮肤瘙痒：**鲜虎耳草500克，切碎，加95%乙醇拌湿，再加30%乙醇1000毫升浸泡一周，去渣，外敷患处。

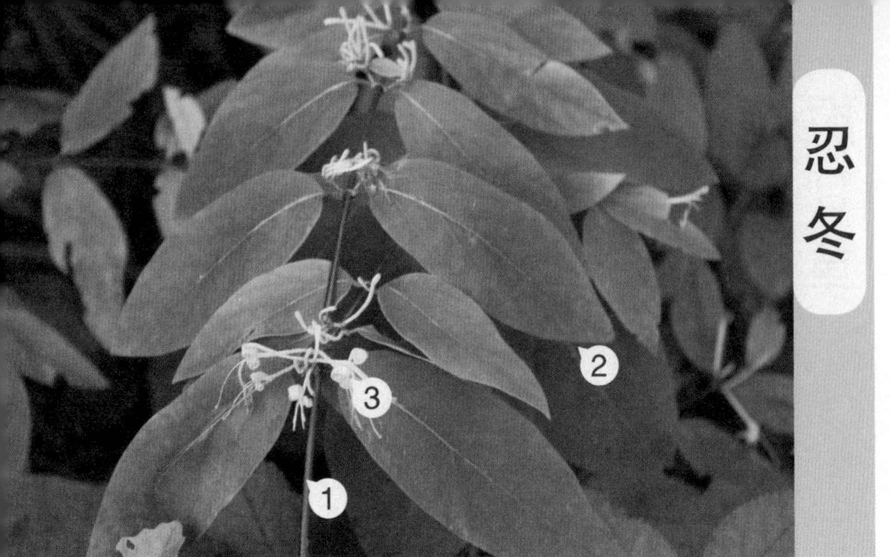

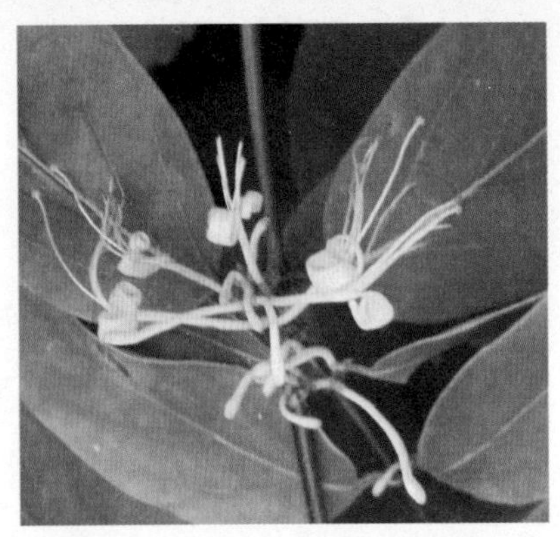

快速识别

①茎中空，幼枝密生短柔毛。②叶对生；叶片卵圆形或长卵形，两面和边缘均被短柔毛。③花成对腋生；苞片叶状，广卵形；合瓣花冠左右对称；花初开时为白色。

别名 老翁须、金钗股、大薜荔、水杨藤、千金藤、鸳鸯草。

来源 为忍冬科植物忍冬*Lonicera japonica* Thunb.的茎和叶。

生境 生长于山坡灌丛或疏林中、乱石堆、村旁。常有栽培。分布于全国大部分地区。主产于河南。

采收 秋、冬季割取带叶的茎藤，扎成小捆，晒干。

功用 甘，寒。归肺、胃经。清热解毒，疏风通络。主治温病发热，热毒血痢，痈肿疮疡，风湿热痹，关节红肿热痛。内服：煎汤，9～30克。

验方 ①**风湿性关节炎**：忍冬藤30克，白薇、豨莶草各12克，鸡血藤、老鹳草各15克，水煎服。②**传染性肝炎**：忍冬藤60克，加水1000毫升，煎至400毫升，早晚分服，15日为1个疗程，疗程间隔1～3日。③**毒草中毒**：鲜忍冬嫩茎叶适量，用冷开水洗净，嚼细服下。④**疮久成漏**：忍冬浸酒，常服。

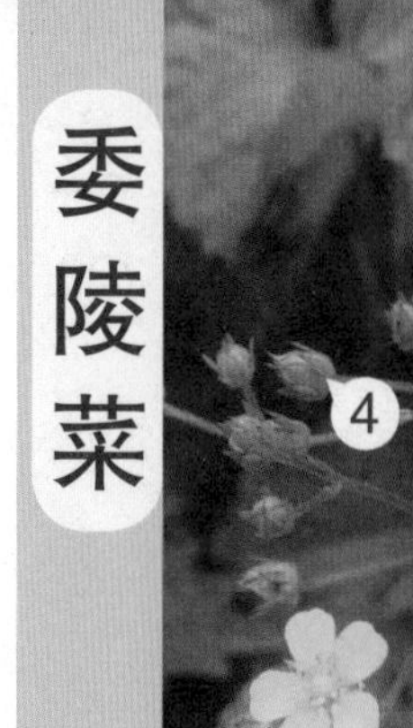

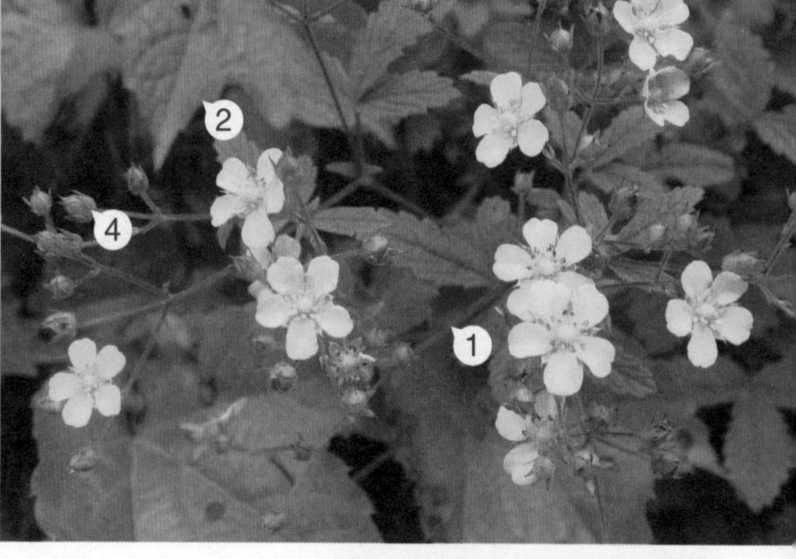

快速识别

①茎直立或斜生，密生白色柔毛。②羽状复叶互生，小叶片长圆形至长圆状倒披针形，边缘羽状深裂，裂片三角形，常反卷，上面被短柔毛，下面密生白色绒毛。③聚伞花序顶生，花瓣黄色，倒卵状圆形。④瘦果有毛，多数，寄生于花托上。

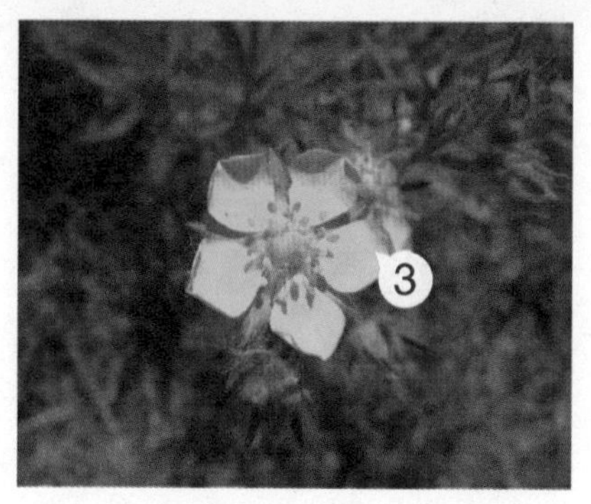

别名 翻白菜、根头菜、白头翁、龙牙草、痢疾草、天青地白。

来源 为蔷薇科植物委陵菜*Potentilla chinensis* Ser.的干燥全草。

生境 生长于海拔400～3200米的山坡、草地、沟谷、林缘、灌丛及疏林下。分布于全国大部分地区。

采收 4～10月间采挖带根全草，除去花枝与果枝，洗净，晒干。

功用 苦，平。归肝、脾、胃、大肠经。凉血止痢，清热解毒。主治久痢不止，赤痢腹痛，痔疮出血，疮痈肿毒。内服：煎汤，15～30克；或研末；或浸酒。外用：煎水洗，或捣敷，或研末撒。

验方 ①**痢疾：**委陵菜根15克，水煎服，每日3～4次，连服2～3日。②**久痢不止：**委陵菜、白木槿花各15克，水煎服。③**赤痢腹痛：**委陵菜细末1.5克，开水吞服，饭前服用。④**疔疮初起：**委陵菜根30克，水煎服。⑤**刀伤止血生肌：**委陵菜鲜根捣烂外敷。

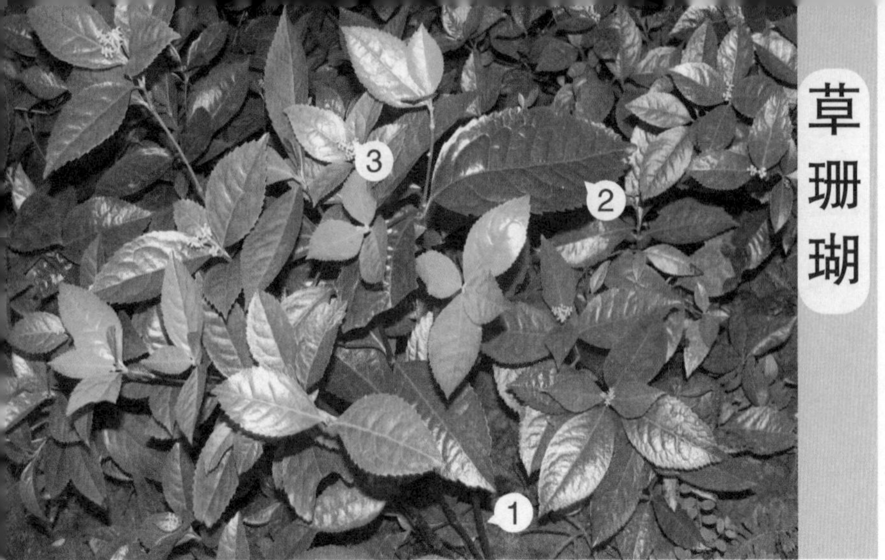

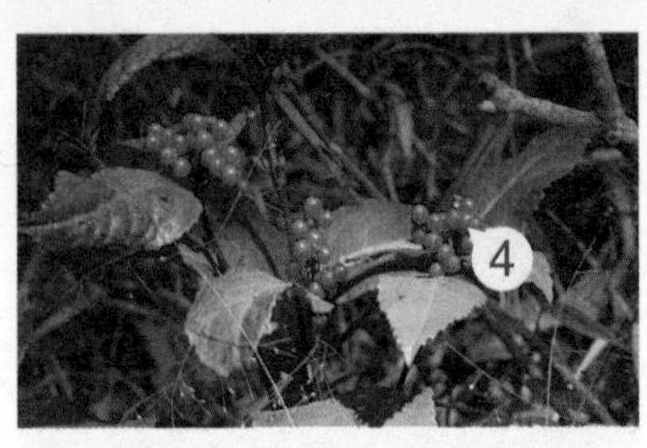

草珊瑚

快速识别

①茎直立，绿色，无毛，节膨大，节间有纵行较明显的脊和沟。②单叶对生，革质，卵状披针形或卵状椭圆形，③穗状花序顶生，花小，花两性，无花被，黄绿色。④浆果核果状，球形，熟时鲜红色。

别名 观音茶、接骨木、九节风、草珠兰、山石兰、接骨兰、山鸡茶。

来源 为金粟兰科植物草珊瑚*Sarcandra glabra* (Thunb.) Nakai的全草。

生境 生长于山谷林下阴湿处。主产于安徽、浙江、江西、福建、台湾、广东、广西、湖南、四川、贵州、云南等地。

采收 全年均可采收，鲜用或晒干。

功用 辛、苦，平。归心、肝经。抗菌消炎，清热解毒，祛风除湿，活血止痛，通经接骨。主治各种炎症性疾病，风湿关节痛，腰腿痛，疮疡肿毒，肺炎，阑尾炎，急性蜂窝织炎，肿瘤，跌打损伤，骨折等。内服：煎汤，9～30克。外用：鲜品捣敷；或干品研粉，以酒调敷患处。

验方 ①**劳伤腰痛：**草珊瑚、四块瓦、退血草各15克，煨酒服。②**胃痛：**草珊瑚15克，煨水服。③**外伤出血：**鲜草珊瑚叶捣烂敷患处。④**伤口溃烂：**草珊瑚茎、叶适量，煎水外洗。⑤**烫火伤：**草珊瑚干叶一份，研末，茶油二份调匀，涂抹患处。

金挖耳

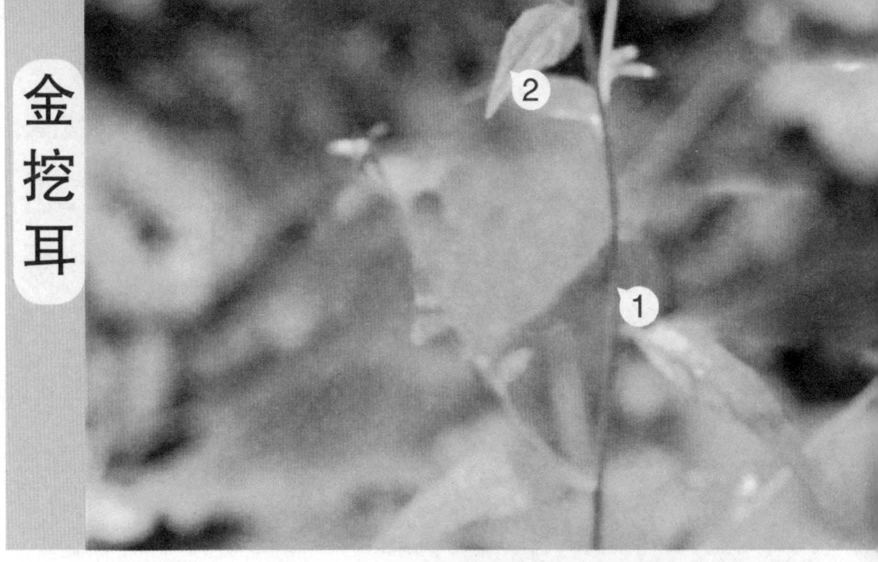

快速识别

①茎直立，质略硬，有槽。②叶互生，茎下部叶大，卵状长圆形，边缘有不整齐锯齿；茎上部叶小，愈上则愈小，披针形，几乎全缘。③头状花序，单生于茎端或分枝的顶端，下垂；全部管状花，黄色，外围数层为雌性花，中央为两性花。

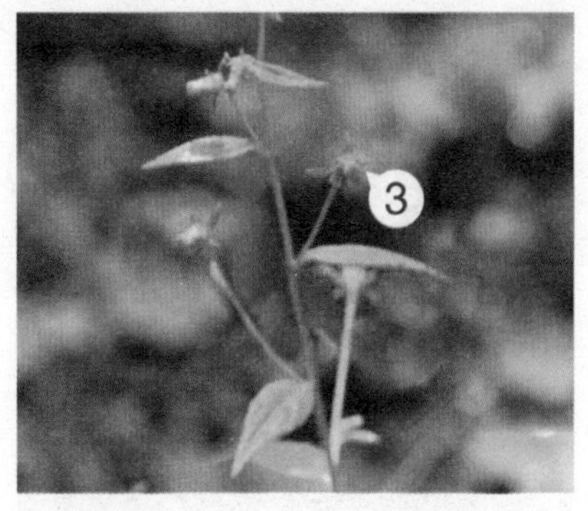

别名 挖耳草、劳伤草、朴地菊、倒盖菊、耳瓢草、山烟筒头。

来源 为菊科植物金挖耳*Carpesium divarcatum* Sieb. et Zucc.的全草及根。

生境 生长于山坡路旁和草丛中。主产于东北、华北及福建、台湾、湖南、广东、四川、重庆、贵州等地。

采收 8~9月花期时采收，鲜用或切段晒干。

功用 苦、辛，寒。清热解毒，消肿止痛。主治感冒发热，头风，风炎赤眼，咽喉肿痛，腮腺炎，牙痛，乳腺炎，疮疖肿毒，痔疮出血，腹痛泄泻，急惊风。内服：煎汤，6~15克；或捣汁。外用：适量，鲜品捣敷或煎水洗。

验方 ①**咽喉肿痛：**金挖耳鲜全草捣绞汁，调蜜服。②**疮疖肿毒、带状疱疹：**鲜金挖耳捣烂敷患处。③**痔核破溃出血：**金挖耳草煎水洗。④**腮腺炎：**金挖耳叶250克，大葱头4个，合酒糟子捣合，炒熟外敷，并用金挖耳根头7个，捣烂泡开水饮汁。

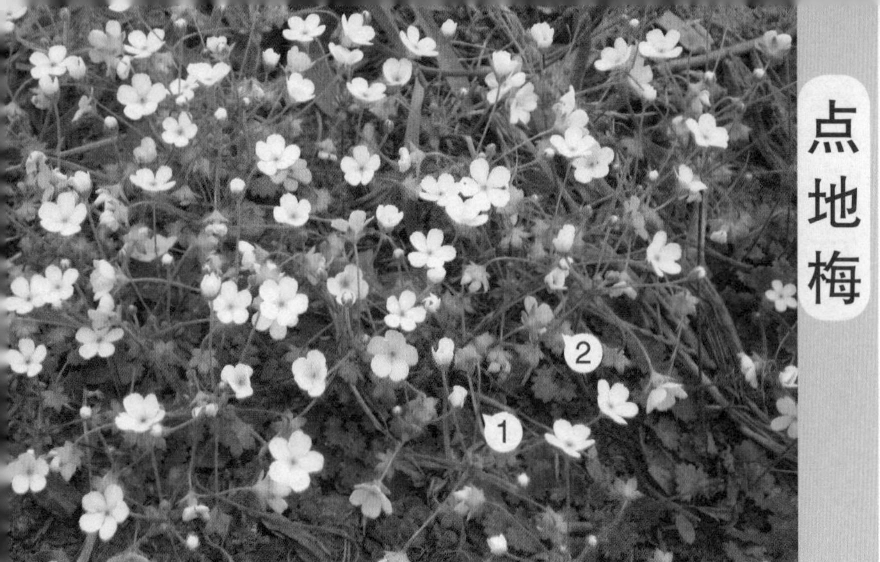

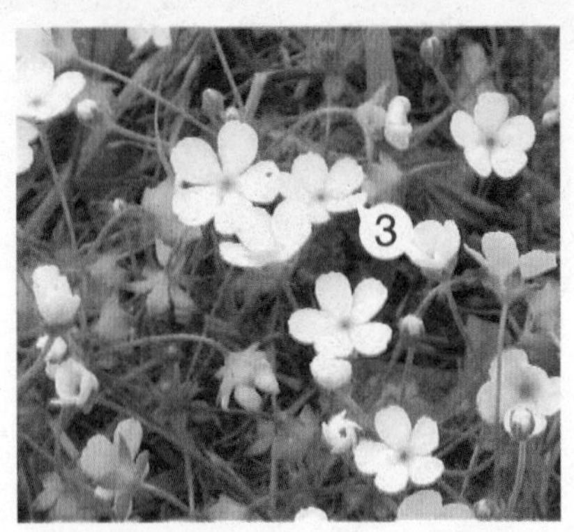

快速识别

①根出叶丛生，呈莲座状平铺于地上，有细柄。②叶片近圆形，基部略呈心形，边缘呈圆齿状，上面绿色，有时局部带紫红色。③花茎自叶丛抽出，3~7枝。

别名 喉咙草、天星草、白花珍珠草。

来源 为报春花科植物点地梅*Androsace umbellata* (Lour.) Merr.的全草。

生境 生长于山坡草地中。分布极广，我国各地均有分布。

采收 春季开花时采集，除去泥土晒干。

功用 苦，寒。归肾经。清热解毒，消肿止痛。主治扁桃体炎，咽喉炎，风火赤眼，跌扑损伤，咽喉肿痛等。内服：煎汤，3~9克；或研末、浸酒。外用：捣敷或研末掺。

验方 **①风火赤眼：**点地梅、菊花、桑叶各适量，水煎服。**②跌扑损伤：**点地梅、当归、川芎、落得打各适量，水煎服。**③咽喉肿痛：**点地梅、筋骨草、板蓝根、胖大海各适量，水煎服。

海金沙

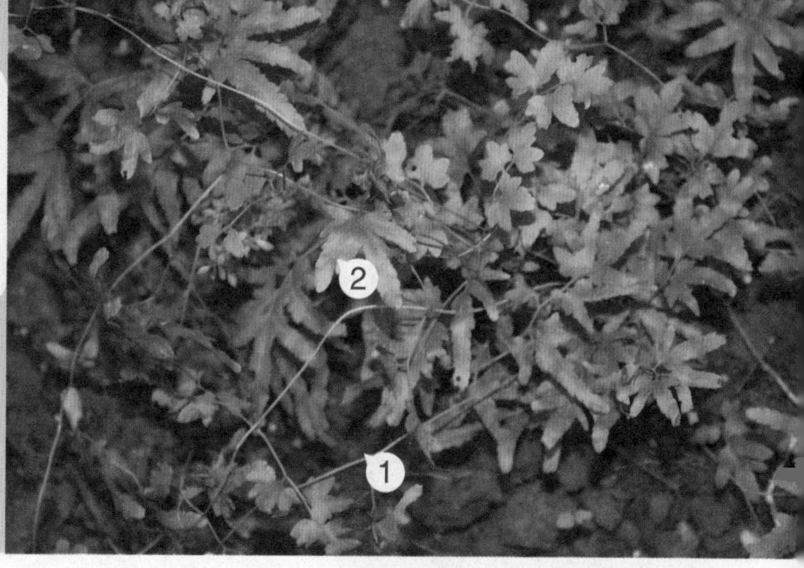

快速识别

①茎细长，横走，黑褐色或栗褐色，密生有节的毛。②叶为1～2回羽状复叶，纸质，两面均被细柔毛；能育羽片卵状三角形，小叶卵状披针形，边缘有锯齿或不规则分裂；不育羽片尖三角形，通常与能育羽片相似，但有时为1回羽状复叶，小叶阔线形，或基部分裂成不规则的小片。

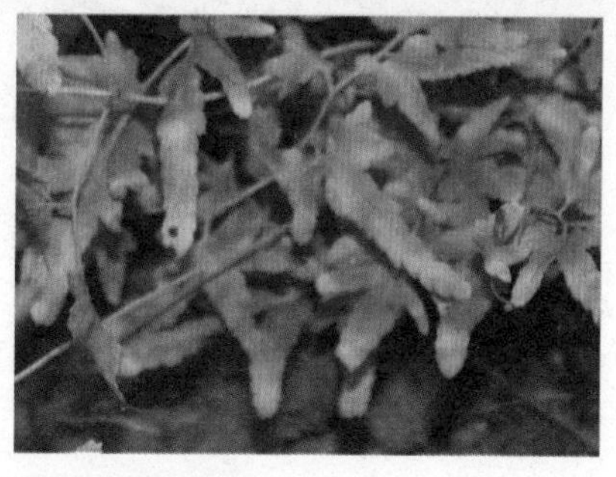

别名 金沙藤、蛤蟆藤、左转藤、铁线藤、猛古藤。

来源 为海金沙科植物海金沙*Lygodium japonicum* (Thunb.) Sw.的干燥成熟的孢子。

生境 生长于阴湿山坡灌丛中或路边林缘。主产于华东、中南、西南及陕西、甘肃等地。

采收 立秋前后孢子成熟时采收。选晴天清晨露水未干时，割下茎叶，放在衬有纸或布的筐内，于避风处晒干，然后用手搓揉、抖动，使叶背之孢子脱落，再用细筛筛去茎叶即可。

功用 甘，寒。归膀胱、小肠经。利水通淋。主治小便不利，尿血尿石，尿路感染，痢疾等。内服：煎汤，6～15克，宜布包。

验方 ①**上呼吸道感染、扁桃体炎、肺炎、支气管炎：**鲜海金沙藤30克，大青叶15克，水煎服。②**乳腺炎：**鲜海金沙根20～30克，黄酒、水各半煎服，暖睡取汗；另用鲜海金沙茎叶、鲜犁头草各等份，捣烂外敷。③**流行性腮腺炎：**鲜海金沙藤根30克，水煎服。

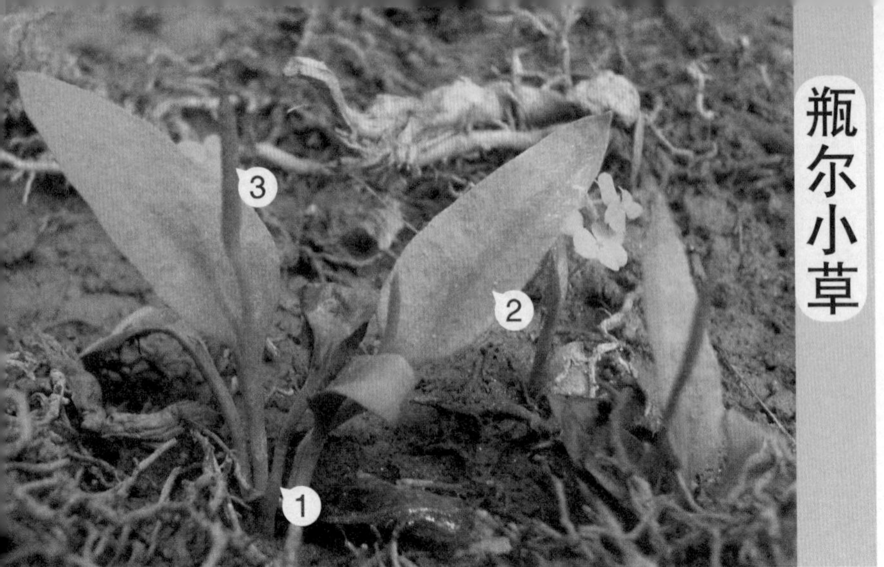

瓶尔小草

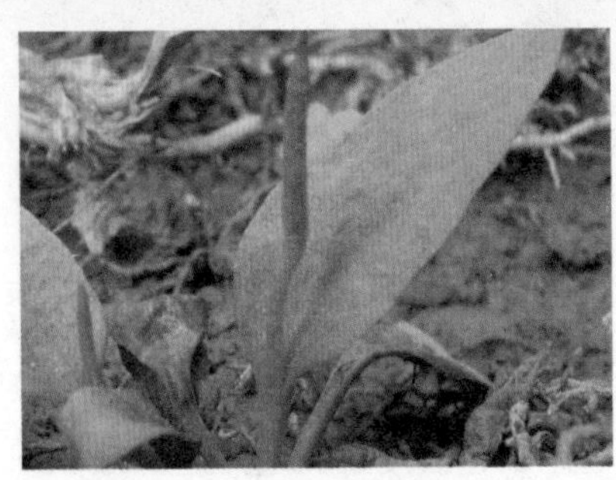

快速识别

①根茎短，直立；根多数，黄色细长。②营养叶1片，狭卵形或狭披针形，少有为矩圆形，先端钝或稍急尖，基部短楔形，全缘，稍肉质；孢子叶初夏从营养叶腋间抽出，具柄。③孢子囊10～50对，排列为2行，形成穗状，淡黄色。

别名 一枝箭、蛇舌草、蛇须草、蛇吐须、独叶一支箭、独叶一枝蒿、独叶一枝枪。

来源 为瓶尔小草科植物瓶尔小草*Ophioglossum vulgatum* L.的全草。

生境 生长于阴湿的山地、河岸及沟边。主产于东北、陕西、湖北、云南、贵州、广西、台湾及长江下游等地。

采收 夏、秋季采收，洗净晒干，或鲜用。

功用 甘、平，微寒。归肺、胃经。清热凉血，镇痛，解毒。主治肺热咳嗽，劳伤吐血，肺痈，胃痛，尿路感染，痈肿疮毒，虫蛇咬伤，跌打损伤，小儿高热惊风，目赤肿痛。内服：煎汤，9～15克；或研末，每次3克。外用：鲜品捣敷。

验方 ①**蛇咬伤**：瓶尔小草9～15克，水煎服；另捣绒敷患处。②**痧症腹痛**：瓶尔小草9～15克，水煎兑酒服。③**痔疮、疔疮**：瓶尔小草15克，水煎服。④**疮毒不清，愈而又发**：鲜瓶尔小草一大把，洗净，和猪肉炖服。⑤**毒虫咬伤**：瓶尔小草生擦伤处。

蛇莓

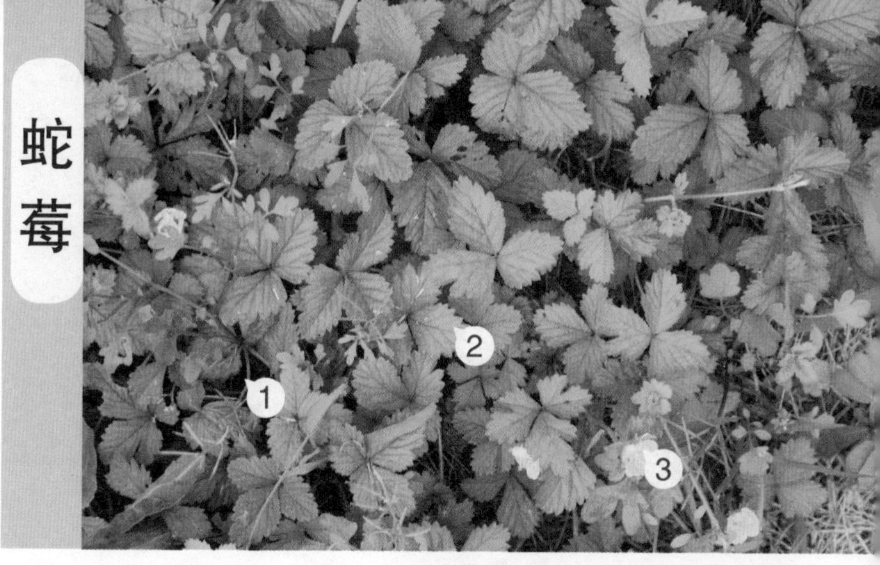

快速识别

①匍匐茎多数，有柔毛，在节处生不定根。②基生叶数个，茎生叶互生，均为3出复叶；小叶片倒卵形至棱状长圆形，边缘有钝锯齿，两面均有柔毛或上面无毛。③花单生于叶腋；花瓣5，倒卵形，黄色。④瘦果卵形，光滑或具不明显突起，鲜时有光泽。

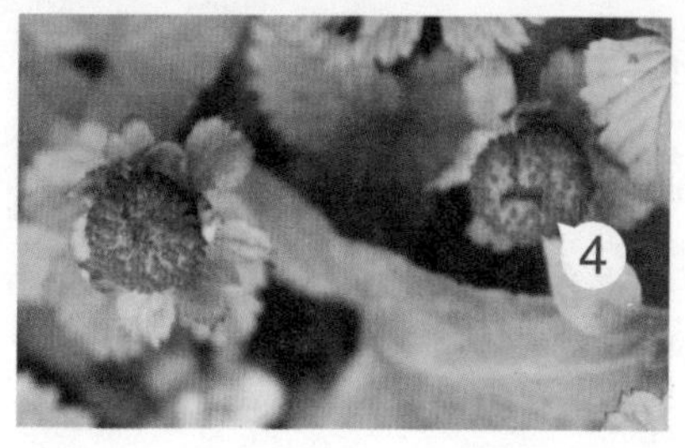

别名 蛇泡草、三匹风、龙吐珠、三爪龙。

来源 为蔷薇科植物蛇莓*Duchesnea indica* (Andr.) Focke的全草。

生境 生长于山坡、路旁、草丛、阴湿处。主产于辽宁、河北、河南、江苏、安徽等地。

采收 夏、秋季采收，洗净，晒干，切段。

功用 甘、苦，寒。归肺、肝、大肠经。清热解毒，散瘀消肿，凉血止血。主治热病，惊痫，咳嗽，吐血，咽喉肿痛，痢疾，痈肿，疔疮，虫蛇咬伤，火烫伤，感冒，黄疸，目赤，口疮，腮腺炎，疖肿，崩漏，月经不调，跌打肿痛。内服：煎汤，9~15克，鲜品30~60克；或捣汁。外用：捣敷或研末撒。

验方 ①**咽喉肿痛**：鲜蛇莓草炖汤内服及漱口。②**脓疱疮**：蛇莓草炖肉吃，并捣烂外敷。③**跌打损伤**：鲜蛇莓捣烂，甜酒少许，共炒热外敷。④**小儿口疮**：蛇莓草研末，与枯矾末适量，混合，先用盐水加枯矾洗患处，再撒上药粉。⑤**疟疾、黄疸**：鲜蛇莓叶捣烂，用蚕豆大一团敷桡骨动脉处，布条包扎。⑥**蛇咬伤**：鲜蛇莓草适量，捣烂敷患处。

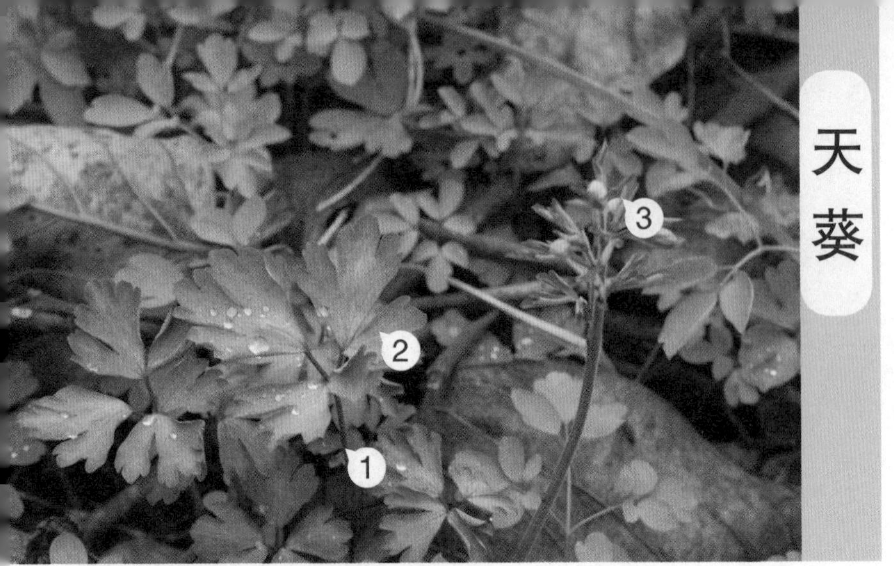

天葵

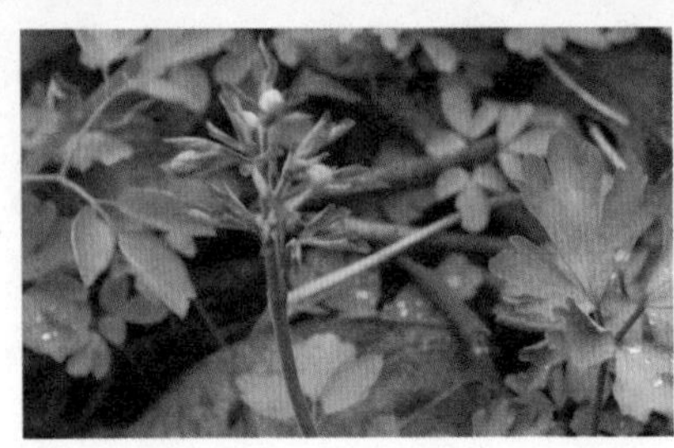

快速识别

①茎丛生，纤细，直立，有分枝，表面有白色细柔毛。②根生叶丛生；小叶阔楔形，再3裂，裂片先端圆，或有2～3小缺刻，上面绿色，下面紫色，光滑无毛；茎生叶与根生叶相似。③花单生叶腋，中部有细苞片2枚；花小，白色；萼片花瓣状，卵形；花瓣楔形。

别名 雷丸草、夏无踪、小乌头、紫背天葵、老鼠屎草、旱铜钱草。

来源 为毛茛科植物天葵*Semiaquilegia adoxoides* (DC.) Makino的根、全草或果实。

生境 生长于林下、石隙、草丛等阴湿处。主产于我国西南、华东、东北等地。

采收 移栽后的第3年5月植株未完全枯萎前采挖，去尽残叶，晒干，加以揉搓，去掉须根，抖净泥土。

功用 甘、微苦、微辛，寒；有小毒。归肝、脾、膀胱经。消肿止痛，清热解毒，利水。主治淋巴结炎，疝气，小便不利，乳腺炎，扁桃体炎。内服：煎汤，9～15克。外用：捣敷。

验方 ①**小儿惊风**：天葵子5克，研末，开水吞服。②**胃热气痛**：天葵子6克，捣烂，开水吞服。③**缩阴症**：天葵子15克，煮鸡蛋食。④**痈疽肿毒**：鲜天葵根适量，捣烂外敷。⑤**骨折**：天葵子、桑白皮、水冬瓜皮、玉枇杷各50克，捣绒，正骨后包患处；另取天葵子50克，泡酒500毫升，每次服药酒15毫升。

祁州漏芦

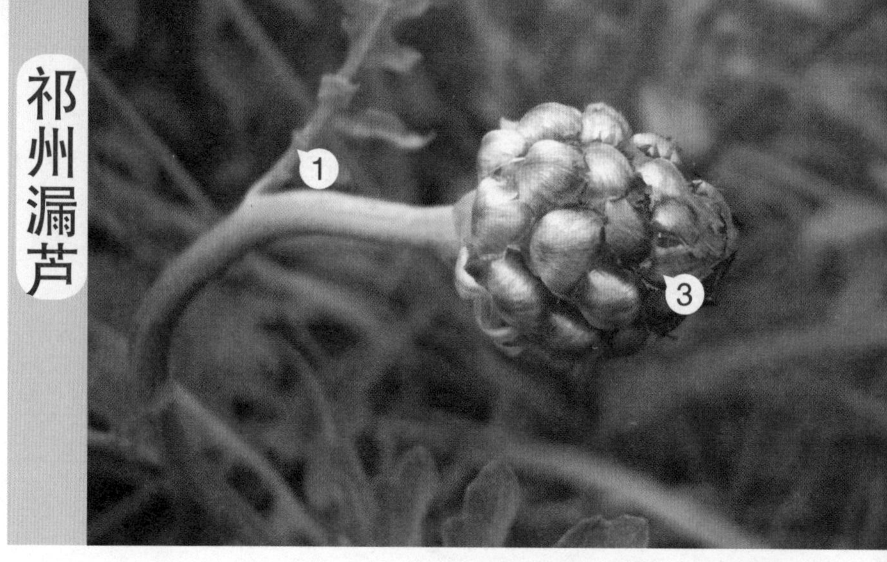

快速识别

①茎生叶互生。叶长椭圆形，羽状全裂至深裂，边缘具不规则浅裂，两面密被白色茸毛。②头状花序，花全为管状花，淡紫色。③瘦果卵形，有4棱，棕褐色，冠毛刚毛状。

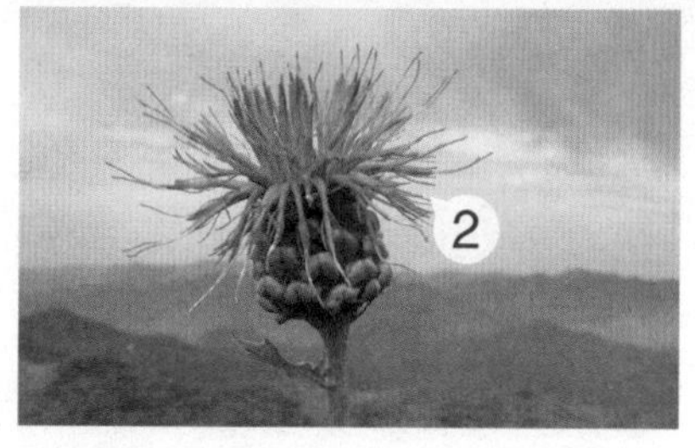

别名 毛头、野兰、大头翁、大花蓟、鬼油麻、龙葱根。

来源 为菊科植物祁州漏芦*Rhaponticum uniflorum* (L.) DC.的干燥根。

生境 生长于向阳的草地、路边、山坡。主产于河北、辽宁、山西等地。

采收 春、秋二季采挖，除去须根及泥沙，晒干。

功用 苦，寒。归胃经。清热解毒，消痈，下乳，舒筋通脉。主治乳痈肿痛，痈疽发背，淋巴结炎，乳汁不通，湿痹拘挛。内服：煎汤，5～9克。

验方 ①**肥胖：**祁州漏芦、决明子、泽泻、荷叶、汉防己各15克，生地黄、黑豆、水牛角、黄芪各30克，红参6克，蜈蚣2条，水煎浓缩至100毫升，每次50毫升，每日2次口服。②**产后乳汁不下：**祁州漏芦9克，鸡蛋2个，水煎冲蛋服。③**乳腺炎：**祁州漏芦、白芷、当归、青皮、柴胡各9克，金银花、蒲公英各30克，全瓜蒌15克，橘核12克，甘草6克，水煎服。④**痈肿疮疡：**祁州漏芦、金银花、蒲公英各15克，连翘9克，黄柏12克，甘草6克，水煎服。⑤**产后乳汁不下：**祁州漏芦15克，王不留行、炮甲珠各9克，路路通12克，通草6克，水煎服。

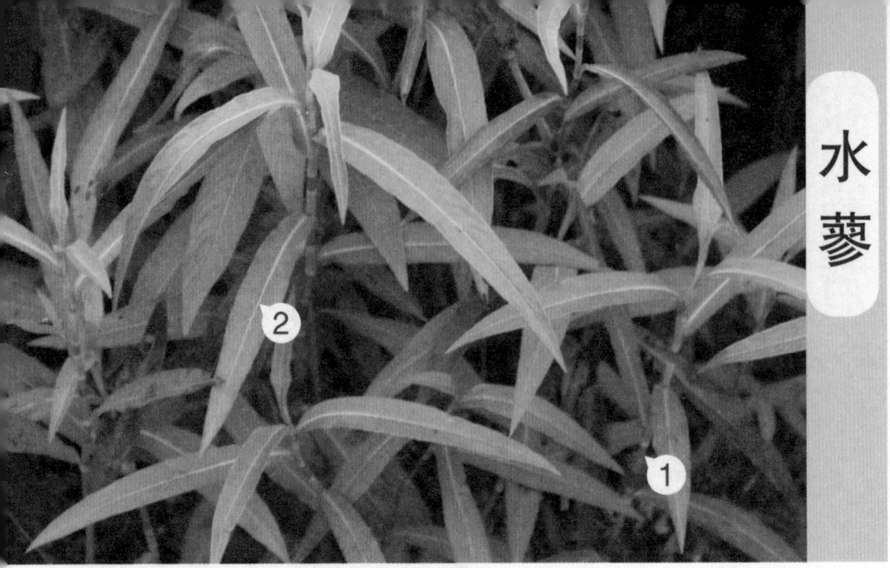

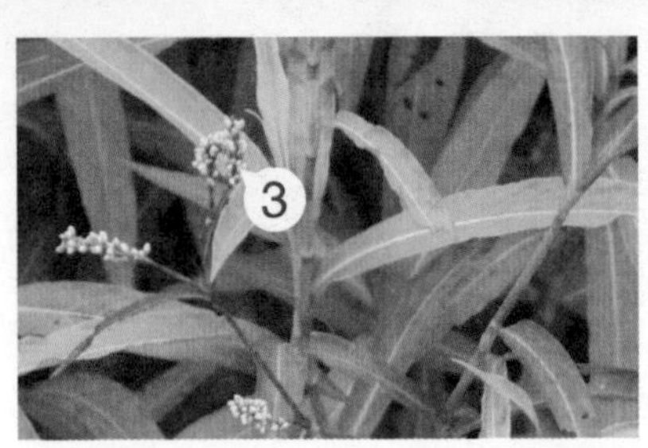

快速识别

①茎红紫色，无毛，节常膨大，且具须根。②叶互生，披针形或椭圆状披针形，两端渐尖，均有腺状小点。③穗状花序腋生或顶生；苞漏斗状，有疏生小腺点和缘毛；花被卵形或长圆形，淡绿色或淡红色，有腺状小点。

别名 蔷、虞蓼、泽蓼、柳蓼、川蓼、辣蓼草、水辣蓼、水红花、胡辣蓼、小叶辣蓼。

来源 为蓼科植物水蓼*Polygonum hydropiper* L.的全草。

生境 生长于湿地、水边或水中。分布于全国大部分地区。主产于广东、广西、四川等地。

采收 秋季开花时采收，晒干。

功用 辛，平。化湿，行滞，祛风，消肿。主治痧秽腹痛，吐泻转筋，泄泻，痢疾，风湿，脚气，痈肿，疥癣，跌打损伤。内服：煎汤，15～30克；或捣汁。外用：煎水浸洗或捣敷。

验方 ①**蛇咬伤**：水蓼茎、叶捣敷。②**风寒大热**：水蓼、淡竹叶、姜茅草，水煎服。③**水泻**：红辣蓼50克，水煎服，每日3次。④**痢疾、肠炎**：水蓼60克，水煎服，连服3日。⑤**小儿疳积**：水蓼15～18克，麦芽12克，水煎，早晚饭前2次分服，连服数日。⑥**脚痛成疮**：水蓼（锉）煮汤，候温，频频淋洗。⑦**脚气肿痛成疮**：水蓼汁捺洗。

算盘子

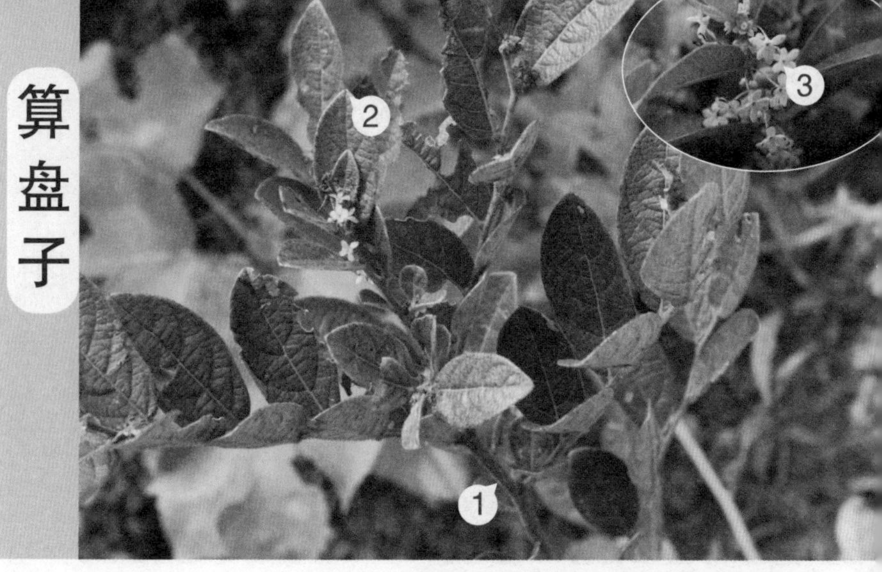

快速识别

①小枝有灰色或棕色短柔毛。②叶互生，长椭圆形或椭圆形，尖头或钝头，基部宽楔形，上面橄榄绿色或粉绿色，下面稍带灰白色。③花小，单性，雌雄同株或异株，无花瓣，1至数朵簇生叶腋，常下垂。④蒴果扁球形，顶上凹陷，外有纵沟。

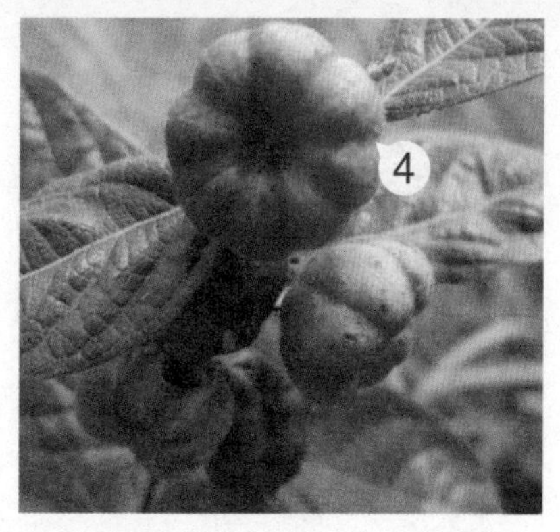

别名 黎击子、野南瓜、柿子椒、算盘珠、山橘子、山馒头。

来源 为大戟科植物算盘子*Glochidion puberum* (L.) Hutch.的果实。

生境 生长于山坡灌丛中。主产于福建、广东、广西、贵州、四川、重庆、湖北、江西、浙江、江苏、安徽、陕西等地。

采收 秋季采摘，拣净杂质，晒干。

功用 苦，凉；有小毒。归肾经。清热除湿，解毒利咽，行气活血。主治痢疾，泄泻，黄疸，疟疾，尿路感染，带下，咽喉肿痛，牙痛，疝痛，产后腹痛。内服：煎汤，9～15克。

验方 ①**疟疾**：算盘子30克，酒水各半煎，于疟发前2～3小时服。②**疝气初起**：算盘子15克，水煎服。③**睾丸炎**：鲜算盘子90克，鸡蛋2个，先将药煮成汁，再以药汁煮鸡蛋，每日2次，连服2日。

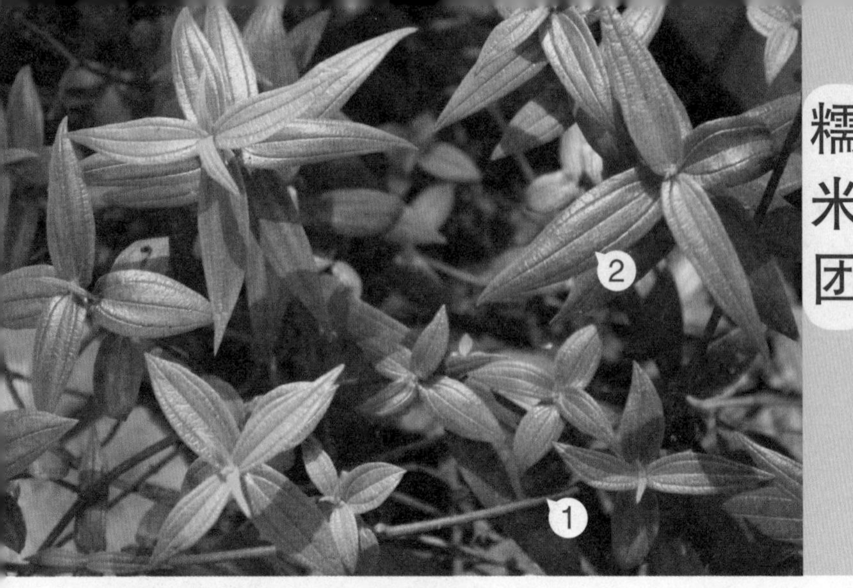

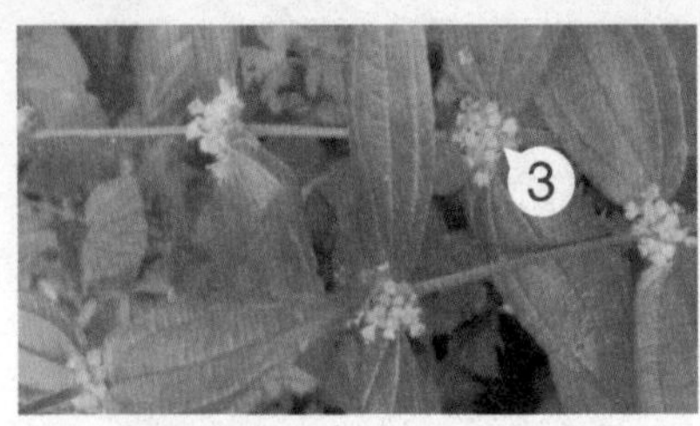

快速识别

①多年生草本，茎匍匐或倾斜，有柔毛。②叶对生，长卵形或卵状披针形，全缘，表面密生点状钟乳体和散生柔毛，背面叶脉上有柔毛，基脉3出，直达叶尖汇合。③花雌雄同株，形小，淡绿色，簇生于叶腋。

别名 糯米草、糯米藤、糯米条、红石藤、生扯拢、蔓苧麻、乌蛇草、小粘药。

来源 为荨麻科植物糯米团*Gonostegin hirta* (Bl.) Miq.的根或茎、叶。

生境 生于山坡、林下及沟边潮湿处。主产于长江以南等地。

采收 秋季采根，洗净晒干或碾粉；茎叶随时可采。

功用 淡，平。健脾消食，清热利湿，解毒消肿。主治消化不良，食积胃痛，带下病；外用治血管神经性水肿，疔疮疖肿，乳腺炎，跌打肿痛，外伤出血。内服：煎汤，30～60克。外用：适量，捣烂敷患处。

验方 ①**湿热带下**：鲜糯米团全草50～100克，水煎服。②**小儿积食胀满**：糯米团根50克，煨水服。③**血管神经性水肿**：糯米团鲜根，加食盐捣烂外敷局部，每4～6小时换药1次。④**痈疮脓肿**：糯米团适量捣烂，初起者加食盐少许调敷；已成脓者加红糖调敷。⑤**下肢慢性溃疡**：糯米团、三角泡、桉叶各适量，捣烂敷患处。⑥**对口疮**：鲜糯米团叶捣烂敷患处。⑦**痢疾、痛经**：糯米团6～9克，水煎服。

广东万年青

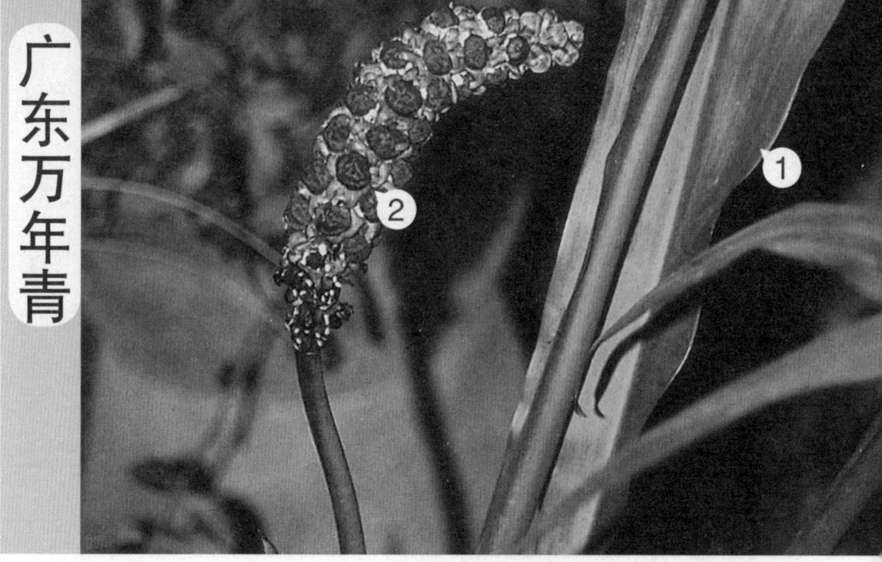

快速识别

①单叶互生，深绿色，卵形或卵状披针宽楔形。②浆果绿色至黄红色，长圆形，冠有宿存柱头。

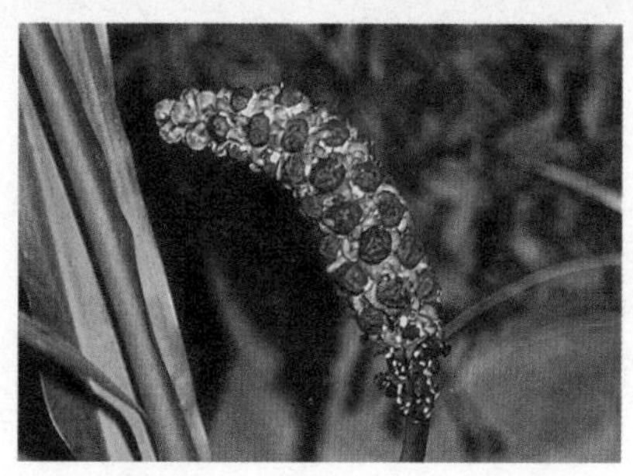

别名 万年青、井干草、粤万年青、土千年健。

来源 为天南星科植物广东万年青*Aglaonema modestum* Schott Yex Engl.的根茎及叶。

生境 生长于海拔500～1700米的密林中。主产于华南及云南东南部。

采收 根茎秋后采收，鲜用或切片晒干；茎叶夏末采收，鲜用或切段，晒干。

功用 辛、微苦，寒；有毒。清热凉血，消肿拔毒，止痛。主治咽喉肿痛，白喉，肺热咳嗽，吐血，热毒便血，疮疡肿毒，蛇、犬咬伤。内服：煎汤，6～15克。外用：捣汁含漱，或捣敷，或煎水洗。

验方 ①**咽喉肿痛：**广东万年青鲜根茎捣烂绞汁9～15克，加冷开水少许含漱。②**白喉：**广东万年青鲜叶6～15克，捣烂，水煎服。③**痈肿：**广东万年青鲜根茎适量，红糖少许，捣烂，敷患处。④**狗咬伤：**鲜广东万年青、白糖各120克，捣碎绞汁冲白糖、开水服。⑤**吐血：**广东万年青50克，红枣7枚，水煎服。

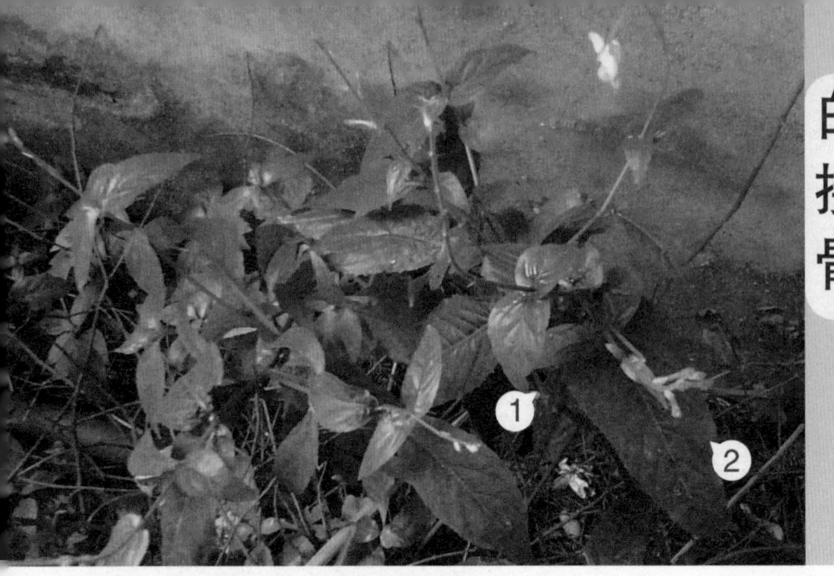

白接骨

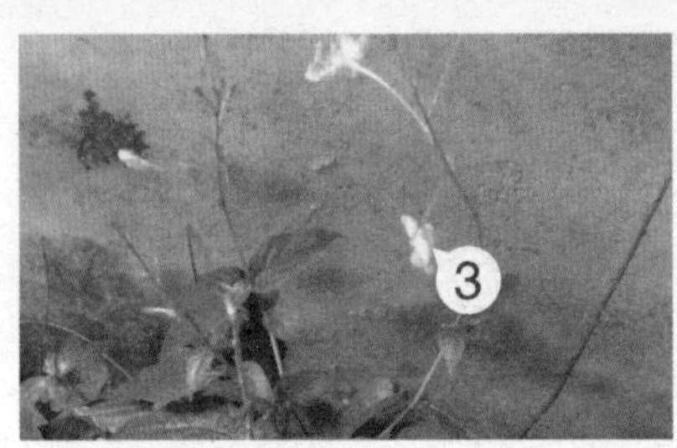

快速识别

①茎方形，具分枝，全体光滑无毛。②叶对生，卵形、披针形至椭圆形，边缘具极不明显的锯齿。③总状花序顶生，苞片披针形；花淡紫红色。

别名 玉龙盘、玉按骨、血见愁、接骨草、金不换、猢狲节根、无骨苎麻。

来源 为爵床科植物白接骨*Asystasiella neesiana* (Wall.) Lindau的根茎或全草。

生境 生长于山区阴地。主产于我国东南至西南部。

采收 夏、秋季采全草、根茎。

功用 甘、淡，平。归肺经。止血，祛瘀，清热解毒。主治吐血，便血，外伤出血，扭伤，疖肿，咽喉肿痛。内服：煎汤，3～9克，鲜根30～60克；或研末。外用：捣敷或研末撒。

验方 ①**外伤出血**：白接骨捣烂外敷。②**创伤出血**：白接骨晒干，研末，加少许冰片，撒敷伤口。③**断指再植**：鲜白接骨全草加盐捣烂外敷，再包扎固定，每日换药1次。④**扭伤**：白接骨根茎、黄栀子、麦粉各等量，加盐捣烂，包敷伤处。⑤**上消化道出血**：白接骨研末冲服。⑥**疖肿、下肢溃疡**：白接骨全草加适量白糖，捣烂外敷。

过江藤

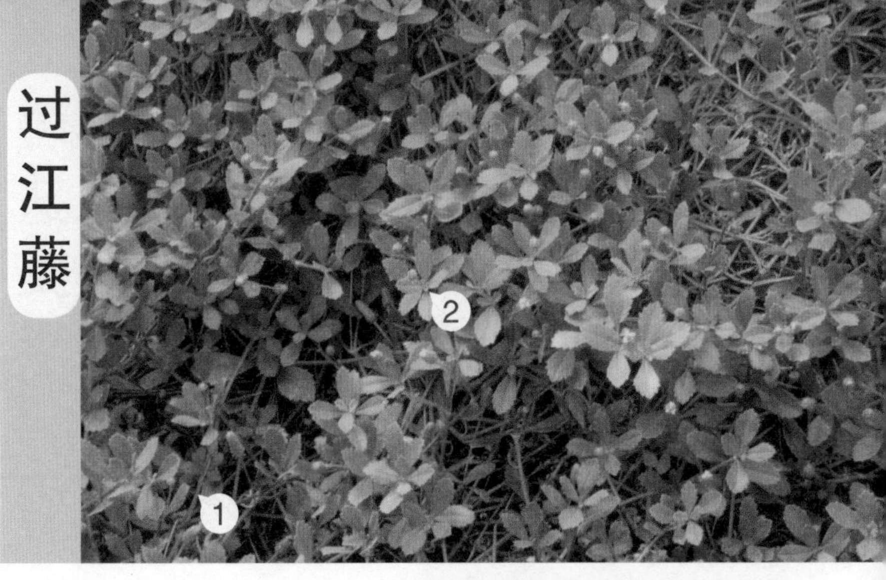

快速识别

①匍匐草本，多分枝，节上易生根。②叶对生，倒披针形至倒卵状披针形，上部边缘疏生锯齿，两面有毛。③穗状花序腋生，花冠紫红色或白色。

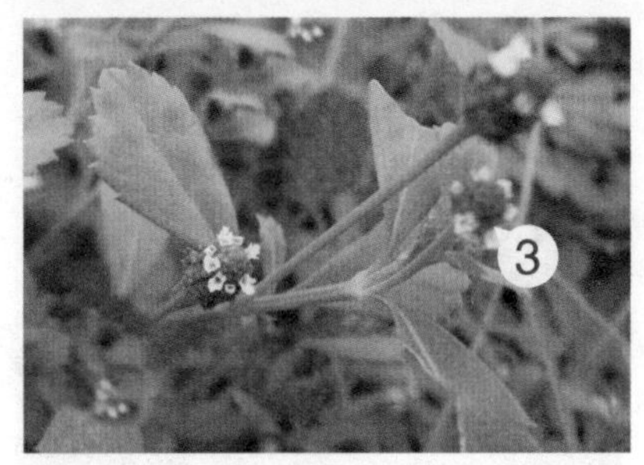

别名 苦舌草、水黄芹、蓬莱草、番梨仔草、大二朗箭。

来源 为马鞭草科植物过江藤*Phyla nodiflora* (L.) Greene [*Lippia nodiflora* (L.) Rich.]的全草。

生境 生长于山坡、草地、河滩、沟边潮湿地。主产于台湾、福建、江西、湖北、湖南、四川、重庆、广东、贵州、云南等地。

采收 夏、秋季采收，鲜用或晒干。

功用 微苦、辛，平。清热解毒，散瘀消肿。主治痢疾，急性扁桃体炎，咳嗽咯血，跌打损伤；外用治痈疽疔毒，带状疱疹，慢性湿疹。内服：煎汤，15～30克。外用：鲜品捣烂敷患处。

验方 ①**疔毒**：过江藤捣烂外敷。②**黄肿病**：过江藤全草和肉炖食。③**急性扁桃体炎**：过江藤、射干各10克，冰糖炖服。④**跌打损伤**：过江藤、韩信草各15克，黄疸草、金不换各10克，加酒炖服。⑤**咳嗽咯血**：过江藤15克，土冬虫、仙鹤草、石蚕草各10克，水煎服。

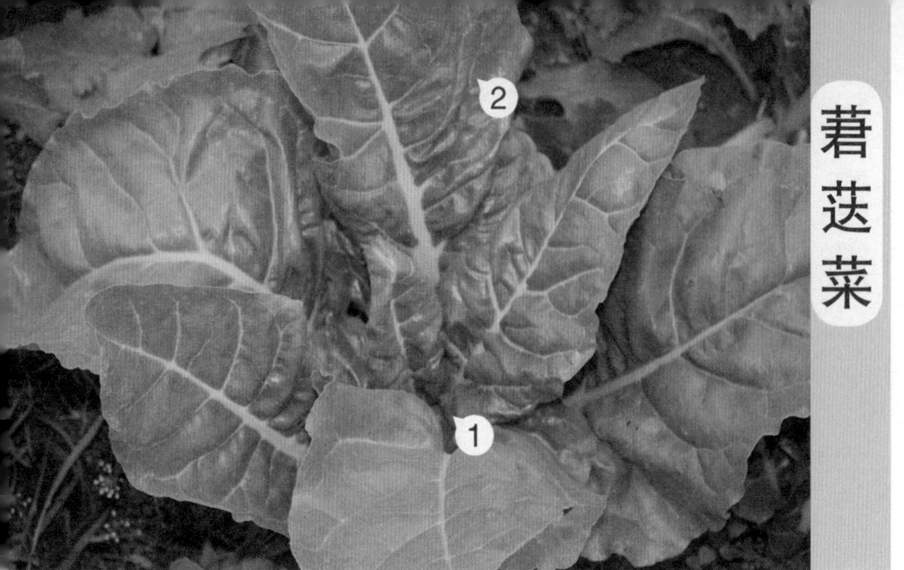

莙荙菜

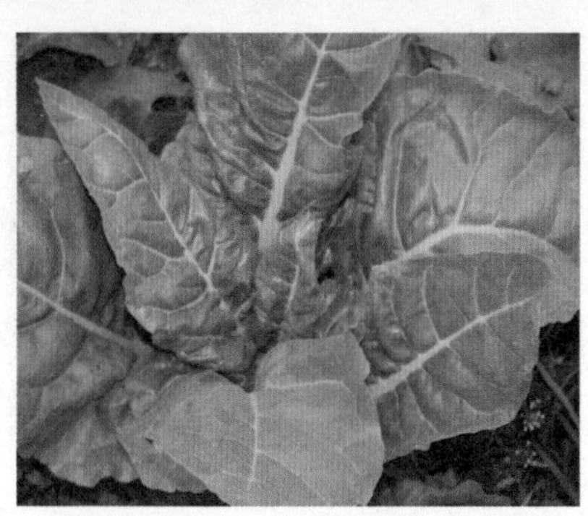

快速识别

①茎至开花时始抽出。②叶互生，根生叶卵形或矩圆状卵形，边缘波浪形；茎生叶菱形、卵形、倒卵形或矩圆形，较小，最顶端的变为线形的苞片；叶片肉质光滑，淡绿色或浓绿色，亦有紫红色者。

别名 莙菜、光菜、甜菜、石菜、杓菜、猪㹊菜、牛皮菜。

来源 为藜科植物厚皮菜*Beta vulgaris* L. var. *cicla* L.的茎和叶。

生境 我国南方、西南地区常见栽培。四川以茎叶红色的莙菜入药，名红牛皮菜。

采收 大株剥叶，约在定植后40日采收，长有6～7片大叶时，采收外层2～3片大叶，则内叶继续生长，一般每10日左右采收一次。采收宜在露水干后进行，要轻摘勤收，避免雨天采收。

功用 甘，凉。清热解毒，行瘀止血。主治麻疹透发不快，热毒下痢，闭经，尿路感染，痈肿伤折。内服：煎汤，15～30克，鲜品60～120克；或捣汁。外用：捣敷。

验方 ①**成人及小孩出麻疹应期不透：**莙荙菜、芫荽子、樱桃核各9克，水煎服。②**吐血：**莙荙菜、白及各适量，炖猪条口肉服。

苋

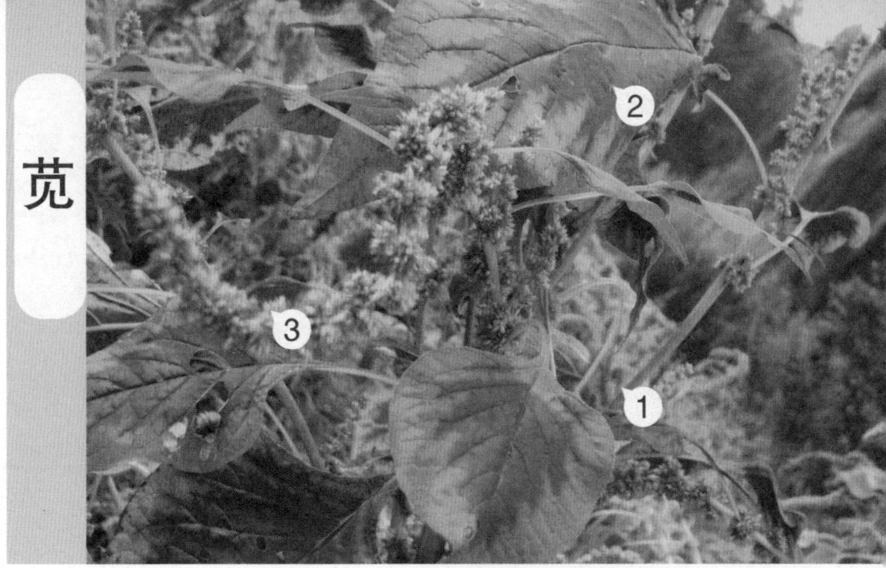

快速识别

①茎直立，粗壮，绿色或红色，分枝较少。②叶互生，卵形、菱状卵形或披针形，绿色或常成红色、紫色或黄色，或部分绿色加杂其他颜色。③花簇腋生，球形，花序在下部者呈球形，上部呈稍断续的穗状花序，花黄绿色，单性，雌雄同株。

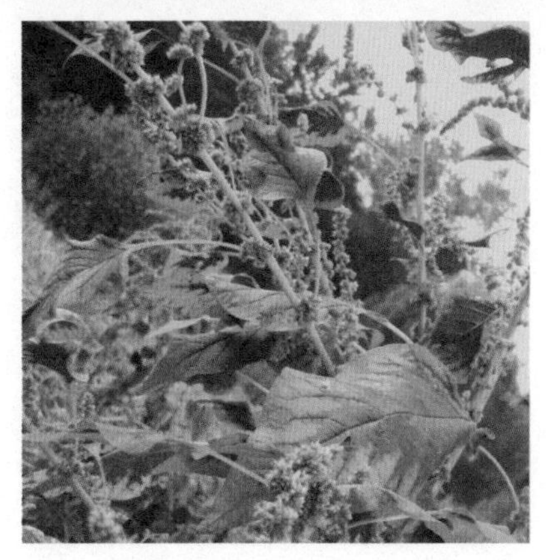

别名 苋菜、人苋、秋红、老来少、青香苋、三色苋、老来变。

来源 为苋科植物苋*Amaranthus tricolor* L.的茎叶。

生境 生长于排水良好的壤土和沙壤土上。全国各地均有栽培。

采收 春、夏季采收，洗净，鲜用或晒干。

功用 甘，微寒。归大肠、小肠经。清热解毒，通利二便。主治痢疾，二便不通，虫蛇咬伤，疮毒。内服：煎汤，30～60克；或煮粥。外用：捣敷或煎汤熏洗。

验方 ①**产前后赤白痢：**苋叶（细锉）一握，粳米50克，上先以水煎苋叶，取汁去滓，下米煮粥，空心食之。②**小儿紧唇：**苋捣汁洗之。③**漆疮瘙痒：**苋菜煎汤洗患处。

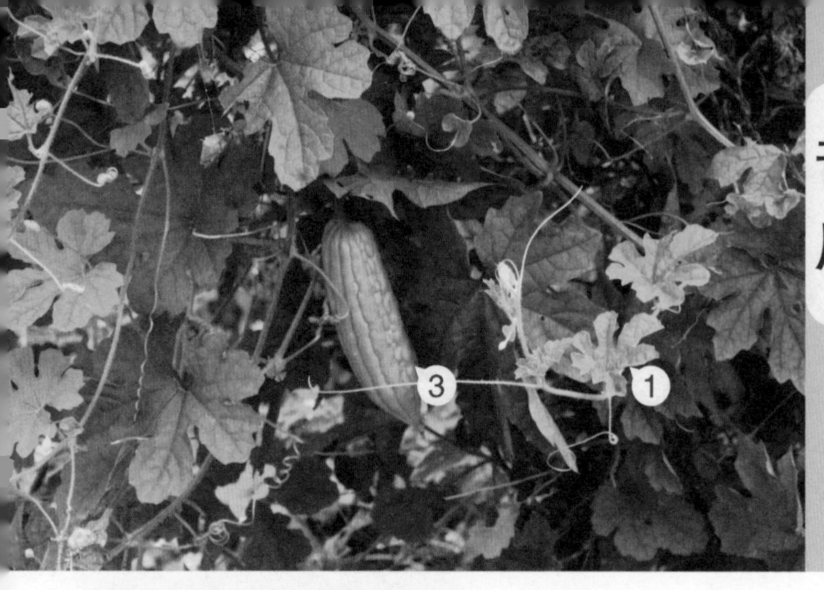

苦瓜

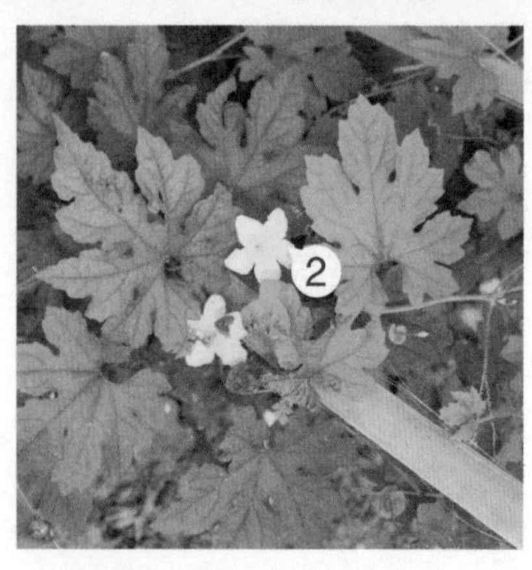

快速识别

①叶大，肾状圆形，通常5～7深裂，裂片卵状椭圆形，基部收缩，边缘具波状齿。②花雌雄同株。雄花单生，全缘；萼钟形，裂片卵状披针形；花冠黄色，裂片卵状椭圆形。雌花单生，基部有苞片。③果实长椭圆形，全体具钝圆不整齐的瘤状突起，成熟时橘黄色，自顶端3瓣开裂。

别名 癞瓜、红羊、癞葡萄、锦荔枝、红姑娘。

来源 为葫芦科植物苦*Momordica charantia* L.的果实。

生境 全国各地均有栽培。主产于广东、广西、福建等地。

采收 秋季采收果实，切片晒干或鲜用。

功用 苦，寒。归心、脾、肺经。清暑涤热，明目，解毒。主治暑热烦渴，糖尿病，赤眼疼痛，痢疾，疮痈肿毒。内服：煎汤，6～15克，鲜品30～60克；或煅存性研末。外用：鲜品捣敷；或取汁涂。

验方 ①糖尿病烦热口渴：鲜苦瓜1个，剖开去瓤，切碎，水煎服。②痢疾：鲜苦瓜捣烂绞汁1杯，开水冲服。③眼疼：苦瓜煅为末，灯心草汤送下。④痈肿：鲜苦瓜捣烂敷患处。⑤胃气疼：苦瓜煅为末，开水送下。

香蕉

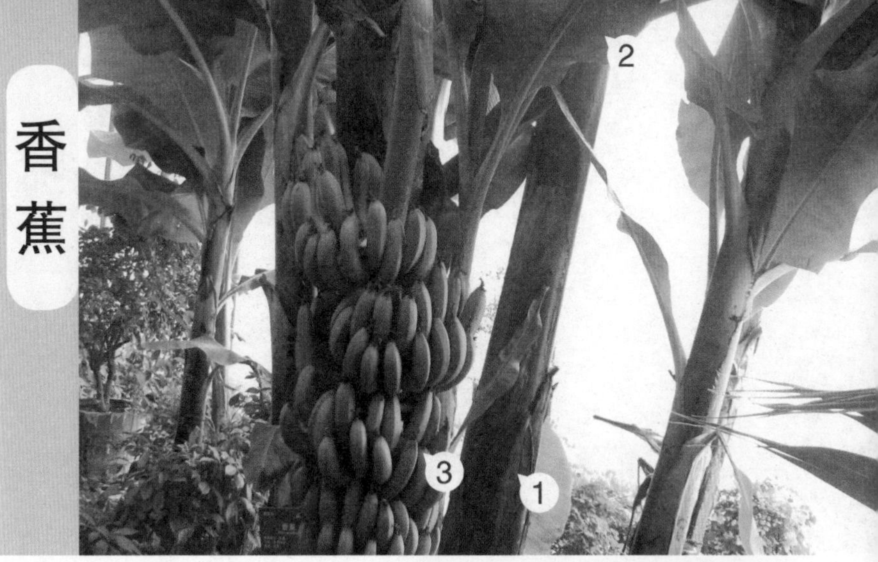

快速识别

①匍匐茎。②叶片长圆形，先端钝圆，基部近圆形，两侧对称，叶面深绿色，无白粉，叶背浅绿色，被白粉。③一般的果丛有果8～10段，有果150～200个；果长圆形，果棱明显，皮青绿色，无种子。

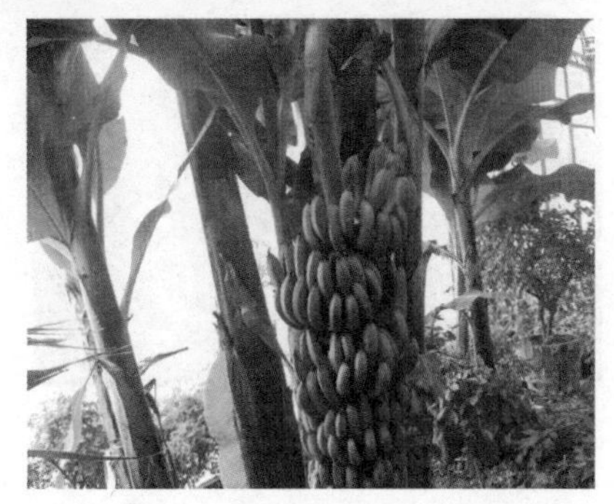

别名 蕉子、蕉果、甘蕉、芎蕉、香牙蕉。

来源 为芭蕉科植物香蕉*Musa nana* Lour.的果实。

生境 生长于土层深、土质疏松、排水良好的地里，多为栽培。主产于广西、广东、海南、云南、福建、台湾等地。

采收 果实将成熟时采收，鲜用或晒干。

功用 甘，寒。归肺、脾经。清热，润肺，滑肠，解毒。主治热病烦渴，肺燥咳嗽，便秘，痔疮。内服：生食或炖熟，1～4枚。

验方 ①**原发性高血压**：香蕉、玉米须、西瓜皮各适量，水煎服。②**扁平疣**：香蕉内皮适量，贴在患处，每日2次。③**痔及便后血**：香蕉2个，不去皮，炖熟，连皮食之。④**手足皲裂**：香蕉皮擦患处数日。⑤**中耳炎**：香蕉茎汁适量，滴耳。

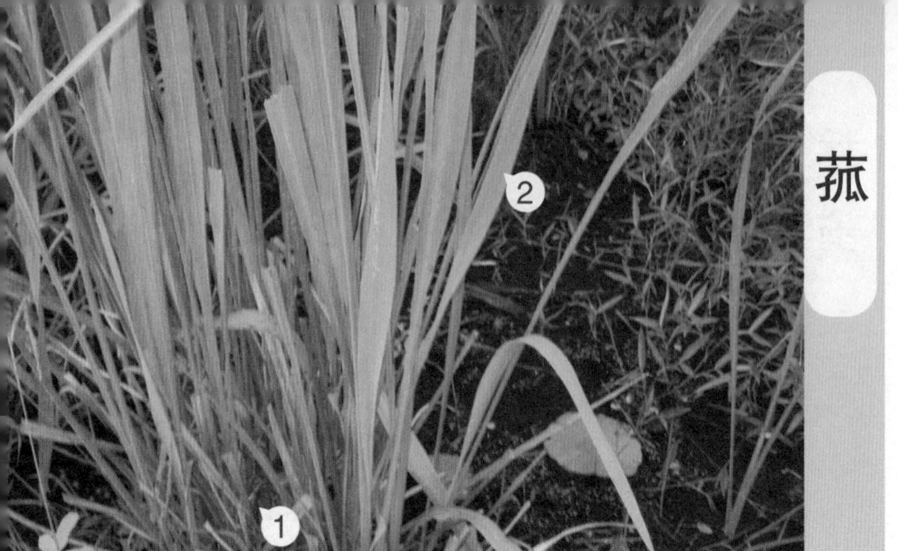

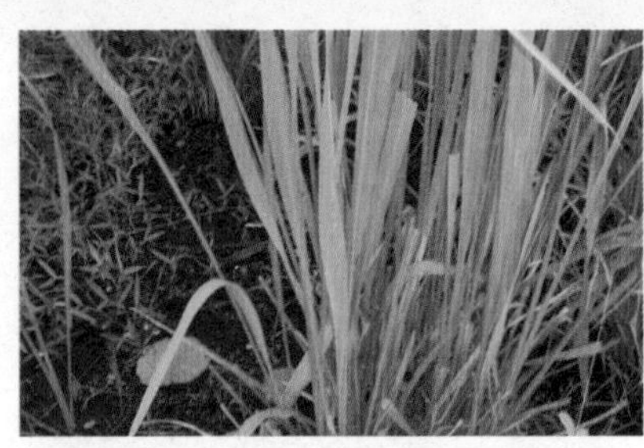

快速识别

①秆直立。②叶片扁平而宽广，表面粗糙，背面较光滑。

别名 茭白、菰实、茭笋、菰米、茭儿菜。

来源 为禾本科植物菰*Zizania latifolia* (Griseb.) Stapf的根及果实（菰实、菰米）。

生境 为湖沼水塘内的栽培作物。分布于全国各地。

采收 夏、秋季采收，分别晒干。

功用 茭白甘，凉；清热除烦，止渴，通乳，利大小便；主治热病烦渴，酒精中毒，二便不利，乳汁不通。菰根甘，寒；清热解毒；主治消渴，烫伤。菰实甘，寒；清热除烦，生津止渴；主治心烦，口渴，大便不通，小便不利。内服：煎汤，茭白15～30克，鲜菰根60～90克，菰实9～15克；或绞汁。外用：烧存性，研末调敷。

验方 ①**催乳：**菰米15～30克，通草9克，以猪脚煮食。②**小儿风疮：**烧菰蒋节，研末敷。③**大便秘结、心胸烦热：**菰米30～60克，旱芹菜30克，水煎服。④**烫火所灼未成疮者：**菰根洗去土，烧灰，鸡子黄和涂之。⑤**毒蛇咬伤：**菰根灰，取以封之。

景天

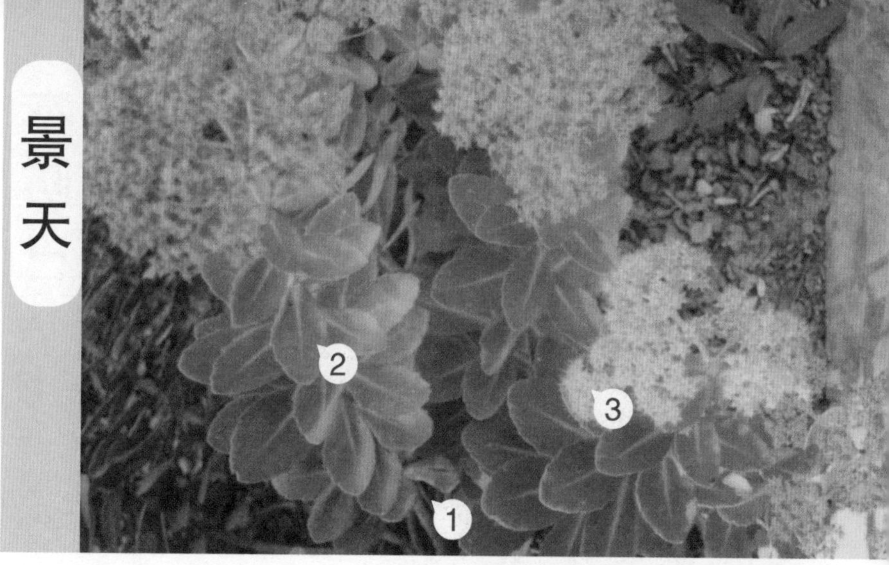

快速识别

①茎直立，不分枝。②叶对生，少有为互生或3叶轮生，矩圆形至卵状矩圆形，边缘有疏锯齿。③伞房花序顶生；花密生，萼片披针形；花瓣白色至浅红色，宽披针形；花药紫色；鳞片矩圆状楔形。

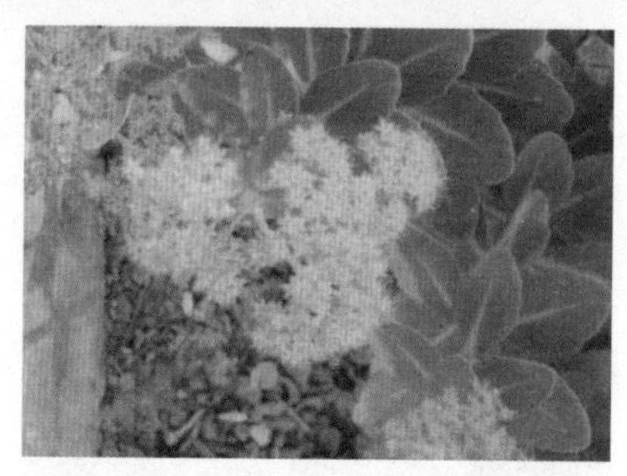

别名 景天、戒火、护火、火焰草、佛指甲。

来源 为景天科植物景天*Sedum erythrostictum* Miq.的全草。

生境 生长于山坡草地及沟边，也有栽培。分布于云南、贵州、四川、湖北、陕西、山西等地。

采收 7～8月间采收，晒干，切段。

功用 苦、酸，寒。归肝经。清热解毒，止血。主治喉炎，荨麻疹，吐血，小儿丹毒，乳腺炎。外用治疗疮痈肿，跌打损伤，烧烫伤，带状疱疹。内服：15～30克，煎服或捣汁或入散剂。外用：捣汁涂或煎水洗。

验方 ①**疔疮**：景天一把，杵烂，调酒敷患处。②**热毒丹疮**：景天捣汁涂搽，一昼夜宜搽10～20次。③**眼生花翳、涩痛**：景天捣绞取汁，点眼，每日3～5次。④**吐血、咯血**：鲜景天叶10多片，冰糖15克，酌冲开水炖服。⑤**肺炎**：鲜景天叶一握，捣烂绞汁服。⑥**足掌硬疔（因足掌踩硬石头受伤而瘀结作痛）**：鲜景天叶1片，浸小便5小时后，取出用火熏烧，趁热敷患处。

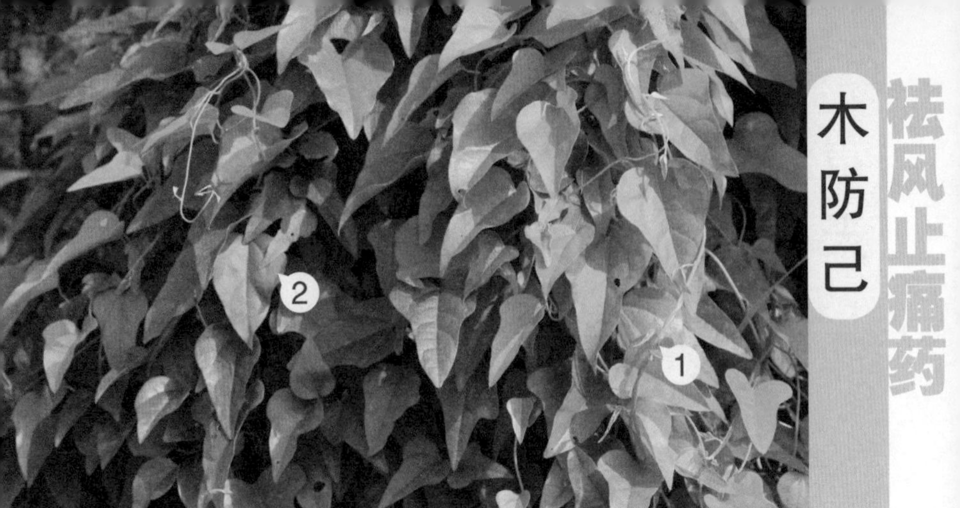

木防己

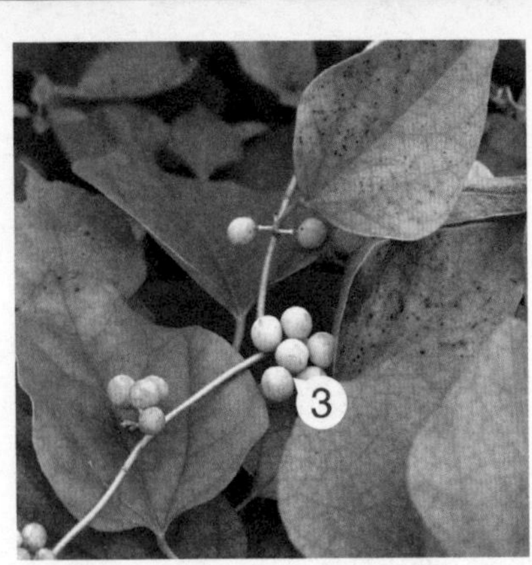

快速识别

①小枝有纵线纹和柔毛。②叶互生，卵形或宽卵形或卵状长圆形，两面被短柔毛。③核果近球形，蓝黑色，有白粉。

别名 广防己、土防己、土木香、白木香。

来源 为防己科植物木防己*Cocculus orbiculatus* (L.) DC.的根。

生境 生长于丘陵、山坡、路边、灌丛及疏林中。主产于华东、中南、西南等地。

采收 全年采挖根，洗净，切片，晒干。

功用 辛、苦，寒。祛风止痛，行水消肿，解毒，降血压。主治风湿痹痛，神经痛，肾炎水肿，尿路感染；外用治跌打损伤，虫蛇咬伤。内服：煎汤，6～12克。

验方 **风湿疼痛、手足麻木：木防己根、白茄根、筋骨草各15克，水煎服。**

柳叶白前

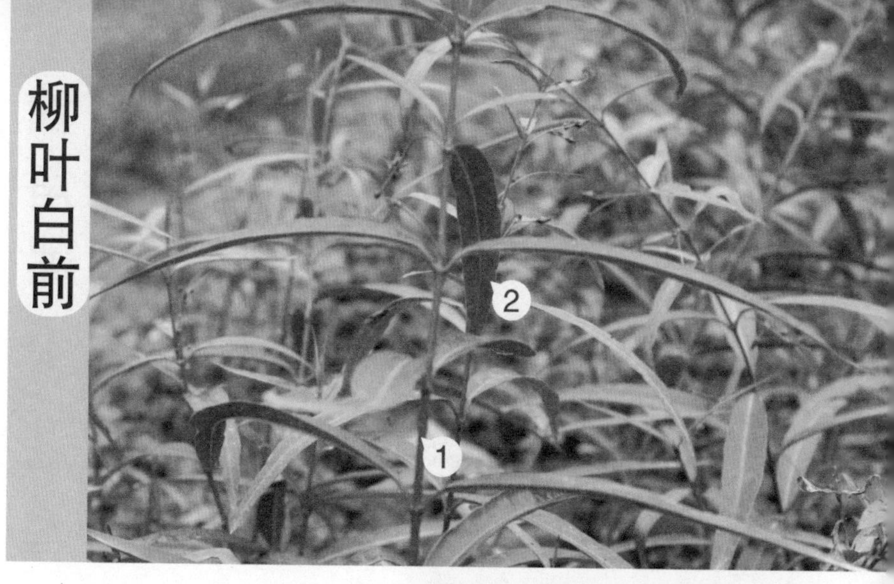

快速识别

①茎直立，单一，下部木质化。②单叶对生，叶片披针形至线状披针形，先端渐尖，基部渐狭，边缘反卷，下部的叶较短而宽，顶端的叶渐短而狭。③聚伞花序腋生；花萼绿色，裂片卵状披针形。

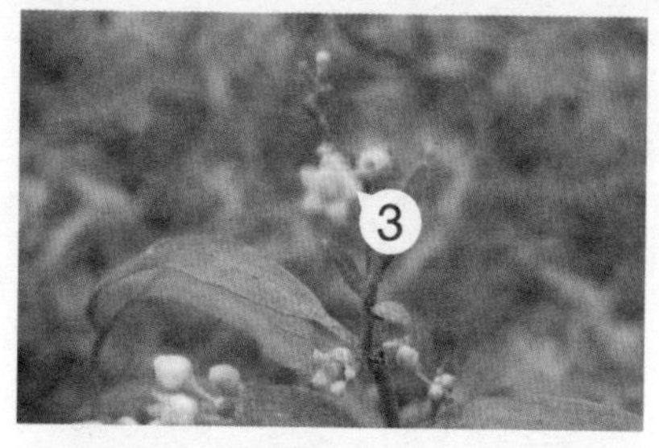

别名 嗽药、石蓝、草白前、空白前、鹅管白前、竹叶白前。

来源 为萝藦科植物柳叶白前*Cynanchum stauntonii* (Decne.) Schltr. ex Lévl.的干燥根茎及根。

生境 生长于山谷中阴湿处、江边砂碛之上或溪滩。主产于浙江、安徽、福建、江西、湖北、湖南、广西等地。

采收 秋季采收，除去地上部分及泥土，晒干，即为白前；如将节部的根除去而留根茎则为“鹅管白前”。

功用 辛、苦，微温。归肺经。降气，消痰，止咳。主治肺气壅实，咳嗽痰多，胸满喘急。内服：煎汤，3～10克。

验方 ①**跌打胁痛：**柳叶白前20克，香附15克，青皮5克，水煎服。②**胃脘痛、虚热痛：**柳叶白前、重阳木根各10克，水煎服。③**疟疾（脾肿大）：**鲜柳叶白前25克，水煎服。④**小儿疳积：**鲜柳叶白前、重阳木或兖州卷柏全草各15克，水煎服。⑤**小儿急性上呼吸道感染：**鲜柳叶白前、杏仁各12克，金银花、玄参各15克，荆芥、薄荷、甘草各6克，水煎服。

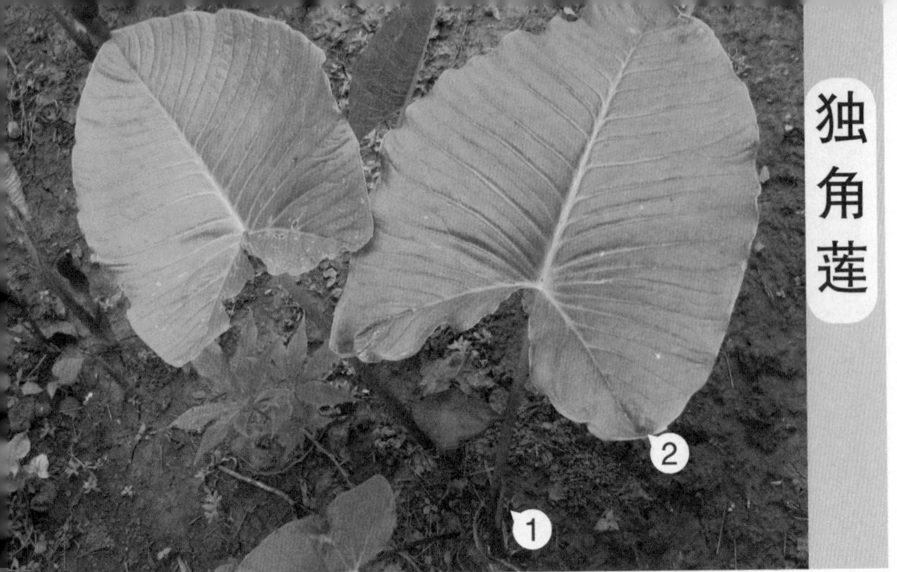

独角莲

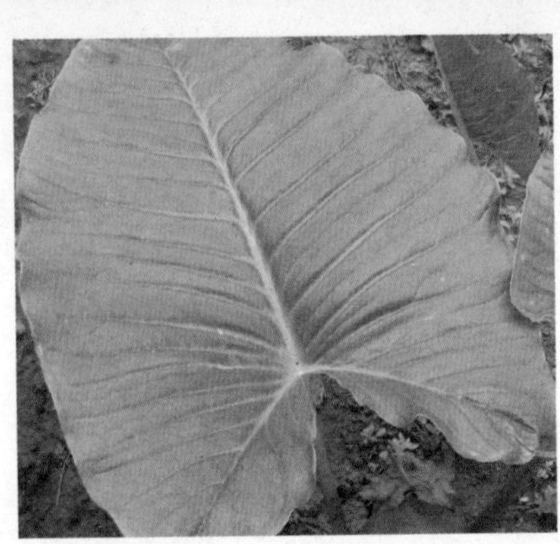

快速识别

①块茎卵圆形或卵状椭圆形，外被黑褐色小鳞片。②叶根生，1～4片，戟状箭形，大小不等，先端渐尖，基部箭形，全缘或略呈波状。

别名 野半夏、剪刀草、犁头尖、野慈姑、玉如意。

来源 为天南星科植物独角莲*Typhonium giganteum* Engl.的全草。

生境 生长于山野阴湿处。分布于河北、河南、山东、山西、陕西、甘肃、江西、福建等地。辽宁、吉林、湖北、江苏等地有栽培。

采收 9月下旬采挖，大小分开，将大的除净泥土和须根，晒干。

功用 辛、甘，温；有毒。归胃、肝经。逐寒湿，祛风痰，镇痉。主治中风痰壅，口眼歪斜，破伤风；外用治跌打损伤，淋巴结核。内服：煎汤，3～6克；研末，0.5～1克。外用：捣敷。

验方 **①毒蛇咬伤：**鲜独角莲全草和水少许，杵烂敷伤处。**②淋巴结炎：**鲜独角莲全草杵烂，稍加鸡蛋白杵匀，敷患处，每日换1次。**③跌打扭伤青紫肿痛：**鲜独角莲全草适量，同酒酿糟或烧酒杵烂，敷伤处，每日换1次。

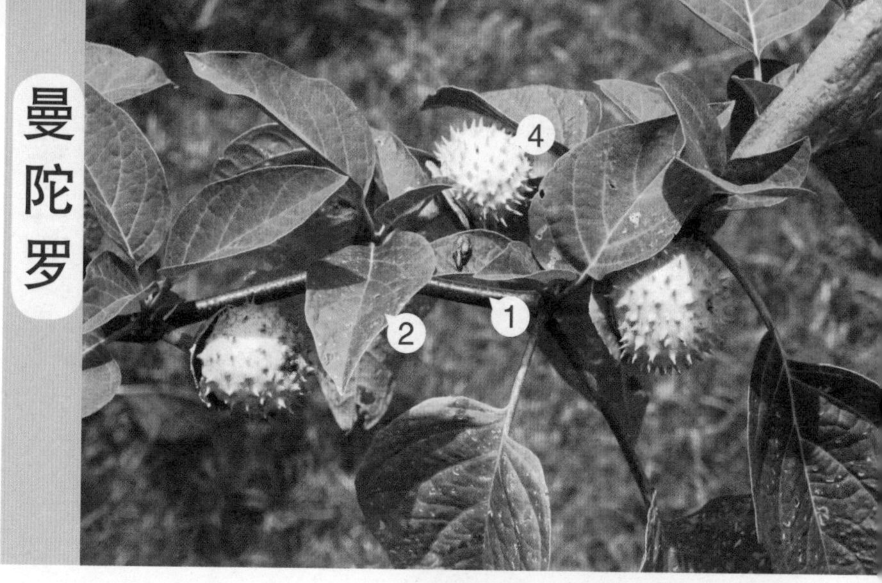

快速识别

①茎上部呈二歧分枝。②单叶互生，上部常近对生，叶片卵形至广卵形，先端尖，基部两侧不对称，全缘或有波状短齿。③花单生于枝的分叉处或叶腋间；花萼筒状，黄绿色，先端5裂，花冠大漏斗状，白色。④蒴果表面具刺，斜上着生，成熟时由顶端裂开。

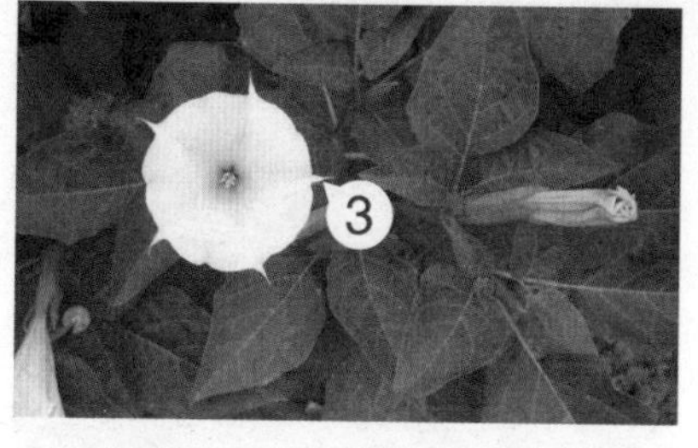

别名 洋金花、山茄花、虎茄花、胡茄花、酒醉花、曼陀罗花、洋喇叭花。

来源 为茄科植物白花曼陀罗*Datura metel* L.的干燥花。

生境 分布于全国大部分地区。主产于江苏、浙江、福建、广东等地。多为栽培，亦有野生。

采收 4～11月花初开时采收，晒干或低温干燥。生用。

功用 辛，温；有毒。归肺、肝经。止咳平喘，止痛镇静。主治哮喘咳嗽，脘腹冷痛，风湿痹痛，小儿慢惊，外科麻醉。内服：宜入丸、散剂服，0.3～0.6克；亦可作卷烟分次燃吸，每日不超过1.5克。外用：研末调敷。

验方 ①**哮喘：**曼陀罗花40克，火硝3克，川贝母30克，法半夏24克，泽兰18克，款冬花15克，共为细末，装瓶封固，隔水炖1小时，风干，掺烟丝中，点燃后吸之。②**阳厥气逆，多怒而狂：**曼陀罗花4～5克，朱砂（水飞）15克，为细末，每服0.3～1克，水煎服。③**慢性支气管炎、支气管哮喘：**曼陀罗花卷成纸烟，燃烧吸入，以缓解喘息，最大用量为0.1～0.3克。④**胃溃疡：**曼陀罗花0.4～0.5克，甘草粉、白及、贝母各9克，炒白芍21克，陈皮12克，煅瓦楞15克，水煎浓缩至100毫升，每次50毫升，每日2次。

茉莉

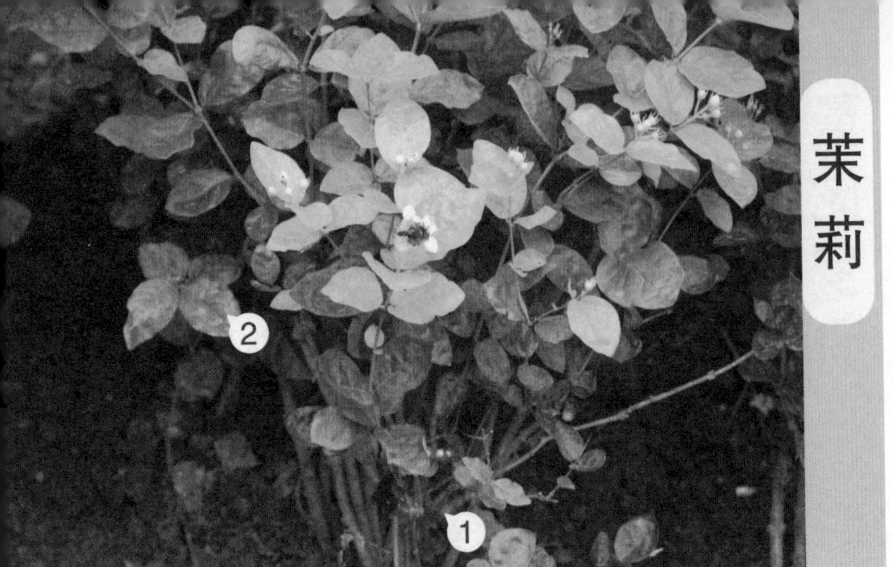

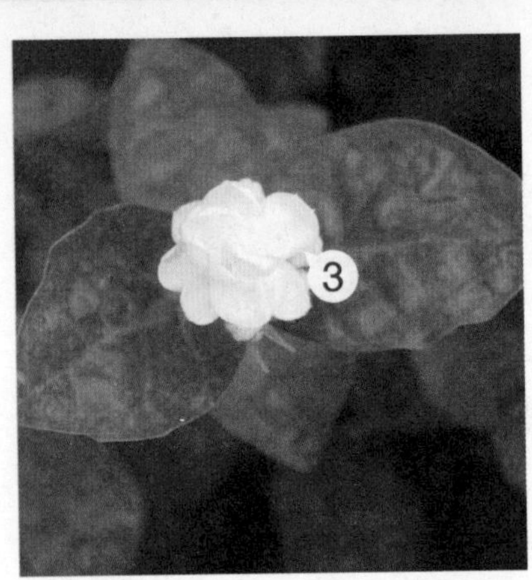

快速识别

①小枝圆柱形或稍压扁状，有时中空，疏被柔毛。②叶对生，单叶；叶片纸质，圆形、卵状椭圆形或倒卵形，两端圆或钝。③聚伞花序顶生，通常有花3朵，有时单花或多达5朵；花冠白色。

别名 白末利、小南强、奈花、鬘华、末梨花。

来源 为木犀科植物茉莉花 *Jasminum sambac* (L.) Aiton的根及花。

生境 生长于通风良好、半阴的环境。主产于长江以南及西部地区。

采收 秋后挖根，切片晒干；夏、秋季采花，晒干。

功用 花辛、甘，温；归脾、胃经；理气开郁，和中，辟秽。根苦，温；有毒；麻醉，止痛；主治跌损筋骨，龋齿，头顶痛，失眠。内服：研末，花1.5～3克，根1～1.5克；或煎汤；或磨汁。外用：捣敷，或塞龋洞。

验方 ①**续筋接骨止痛：**茉莉根捣绒，酒炒包患处。②**龋齿：**茉莉根研末，熟鸡蛋黄调匀，塞龋齿内。③**头顶痛：**茉莉根、蚤休根各适量，捣烂敷痛处；并先以磁针轻扎头部。④**失眠：**茉莉根0.9～1.5克，磨水服。

蓖麻子

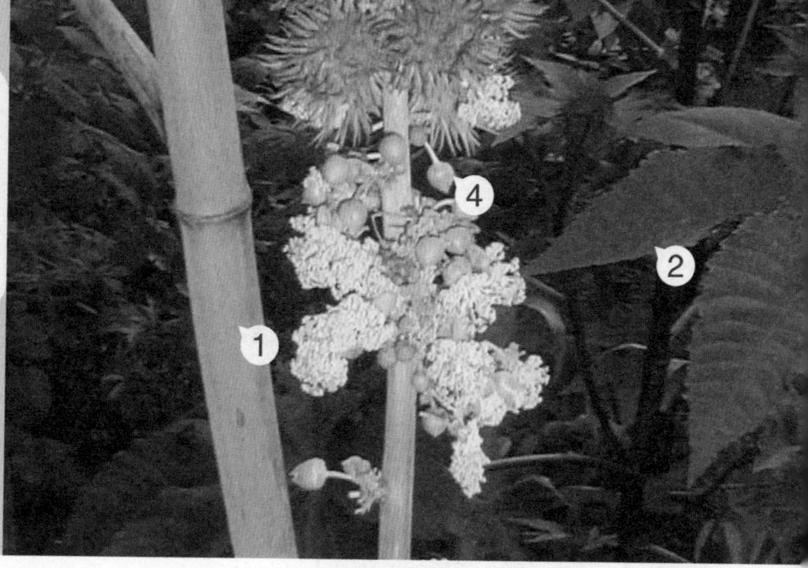

快速识别

①茎直立，无毛，绿色或稍紫色，具白粉。②单叶互生，叶片盾状圆形。③花单性，总状或圆锥花序，顶生，下部生雄花，上部生雌花；苞及小苞卵形或三角形；雄花花被3～5，裂片卵状三角形；雌花的苞与雄花的相同，花被同雄花而稍狭。④蒴果球形，有刺，成熟时开裂。

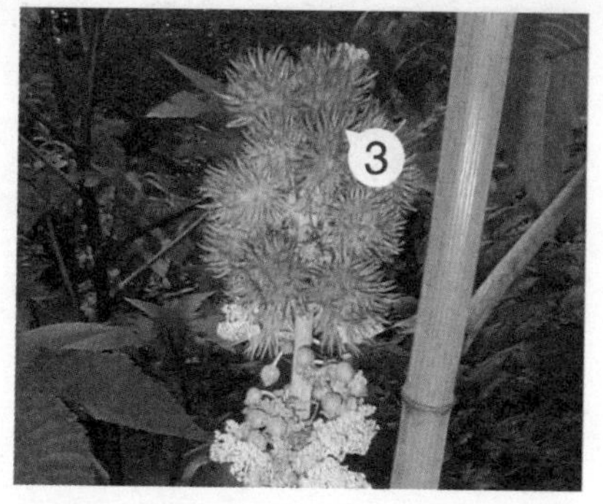

别名 萆麻子、大麻子、蓖麻仁、红大麻子。

来源 为大戟科植物蓖麻*Ricinus communis* L.的干燥成熟种子。

生境 全国大部分地区均有栽培。

采收 秋季果实变棕色、果皮未开裂时分批采摘，晒干，除去果壳，收集种子。

功用 甘、辛，平；有毒。归大肠、肺经。消肿拔毒，泻下通滞。主治痈疮疔疖肿毒，水肿腹满，大便燥结，头风。内服：须炒熟后捣碎用，研末，1.5～5克；或入丸、散剂。外用：适量，捣敷或研末调敷。

验方 ①**疔疮脓肿：**蓖麻子20多颗，去壳，和少量盐、稀饭捣匀，敷患处，每日2次。②**犬咬伤：**蓖麻子50粒，去壳，以井水研膏，先以盐水洗咬处，再以蓖麻膏贴。③**烫火伤：**蓖麻子、蛤粉各等份，研膏，汤损用油调涂，火疮用水调涂。④**喉痹：**蓖麻子，取肉捶碎，纸卷作筒，烧烟吸之。

乌柏根皮

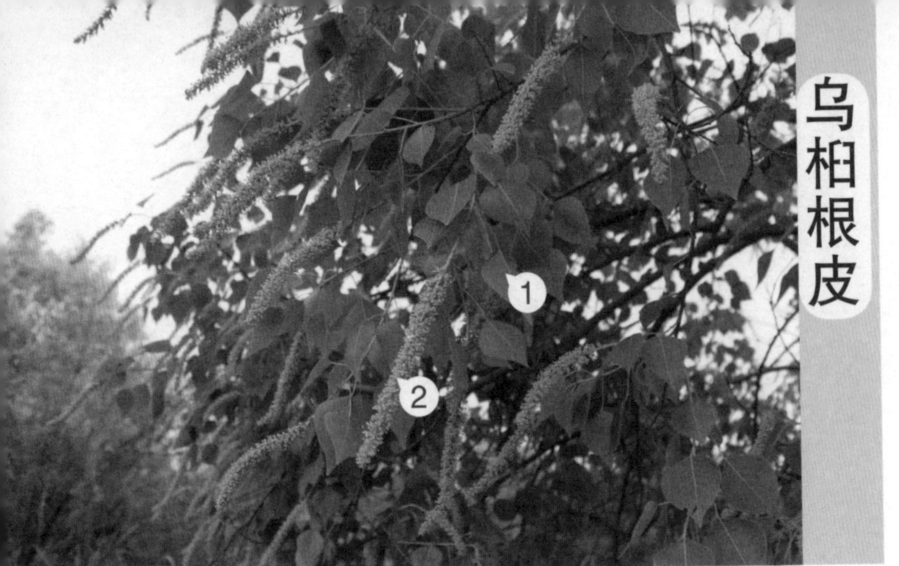

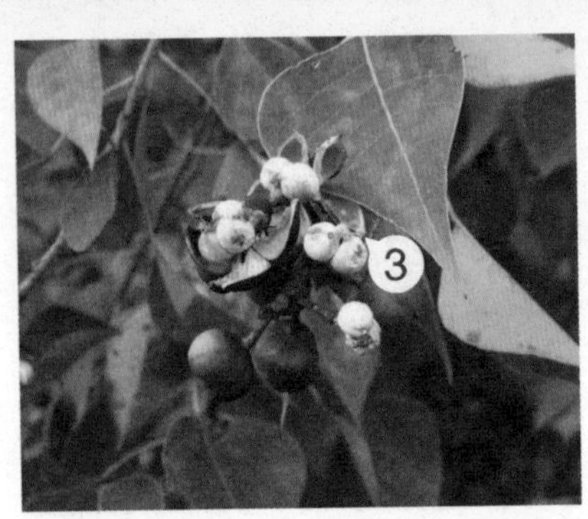

快速识别

①叶互生，菱状卵形，下面初时粉白，后渐成黄绿色，秋季变红色；叶柄上端有2腺体。②花单性同株，密集成顶生穗状花序。③蒴果近球形，熟时黑色。种子黑色，外面有白蜡层。

别名 木樟树、白蜡树、卷子树、蜡烛树。

来源 为大戟科植物乌桕*Sapium sebiferum* (L.) Roxb.的根皮。

生境 生长于山坡、村边、路旁。主产于华东、中南、西南及甘肃等地。

采收 10月至次年2月挖根，取根皮洗净，晒干。

功用 苦，微温；有毒。归脾、胃、肾、大肠经。泻下逐水，杀虫解毒。主治血吸虫病，肝硬化腹水，大小便不利，毒蛇咬伤；外用治疔疮，鸡眼，乳腺炎，跌打损伤，湿疹，皮炎。内服：煎汤，9～15克；或入丸、散剂。外用：煎水洗或研末调敷。

验方 **①水气虚肿、小便涩：**乌桕根皮、槟榔、木通各60克，共研为末，每服6克，米汤送下。**②水肿：**乌桕根内皮15克，大米30克（炒微黄），黄芪10克，水煎服。

山大黄

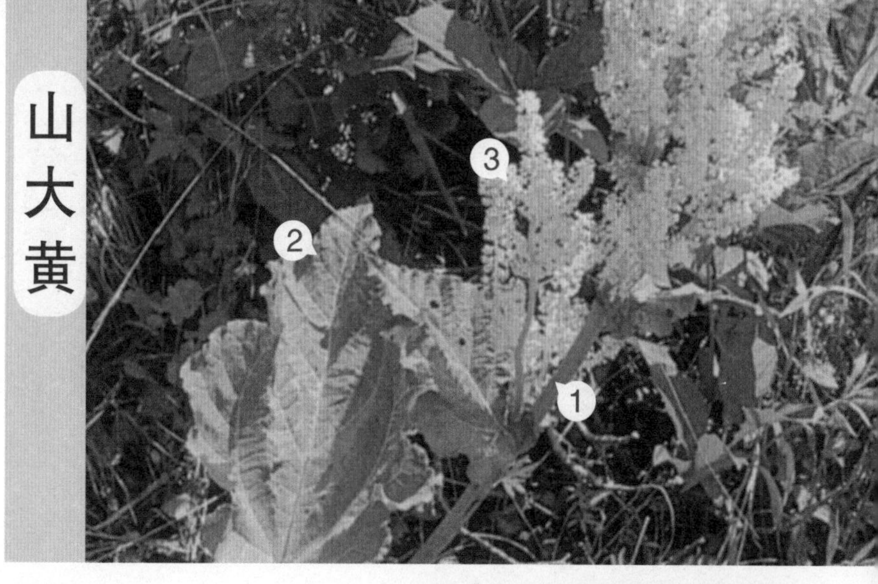

快速识别

①茎粗壮，直立，无毛，常不分枝，中空。②基生叶有长柄；叶片卵形至卵状圆形，先端钝，基部心形，边缘波状，下面稍有毛；茎生叶具短柄或无柄，托叶鞘长卵形，暗褐色，抱茎。③圆锥花序顶生，花小，多数，白绿色；苞小，肉质，内有3～5朵小花。

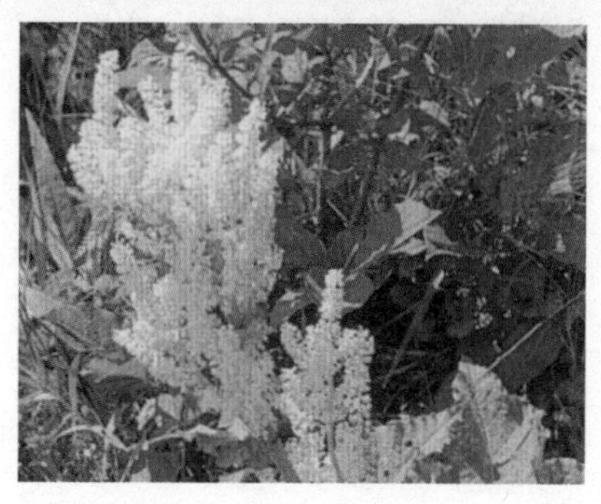

别名 台黄、土大黄、唐大黄、苦大黄、酸酸草、黄古卵子。

来源 为蓼科植物华北大黄*Rheum franzenbachii* Munt.的根。

生境 生长于山坡、石隙、草原。主产于东北、华北及湖北等地。

采收 春、秋季采挖，切片，晒干。

功用 苦，寒。归胃、大肠经。泻热解毒，凉血行瘀。主治湿热黄疸，痢疾，经闭腹痛，吐血，衄血，跌打瘀痛，痈肿疔毒，口舌糜烂，烧烫伤。内服：煎汤，3～10克；或研末。外用：研末撒或调敷。

验方 ①**急性阑尾炎：**山大黄、金银花、蒲公英、牡丹皮、桃仁、川楝子各适量，水煎服。②**急性肠梗阻：**山大黄、枳壳、厚朴、莱菔子、芒硝、桃仁、赤芍各适量，水煎服。③**口疮糜烂：**山大黄、枯矾各等份，研末擦，吐涎。④**放射性皮肤损伤：**山大黄、寒水石、赤石脂各等份加冰片2%，共研末，混合撒患处。

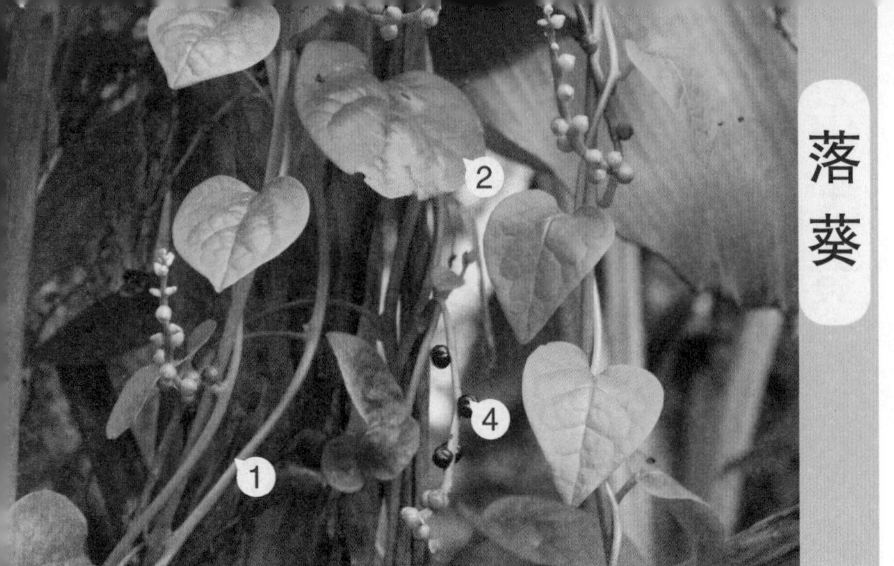

落葵

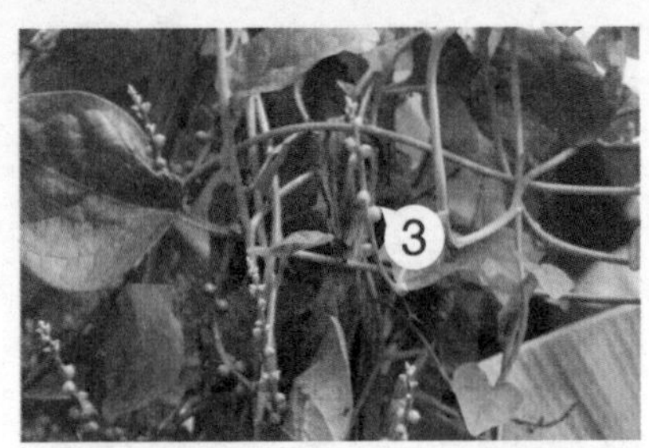

快速识别

①茎长达3~4米，分枝明显，绿色或淡紫色。②单叶互生，叶片宽卵形、心形至长椭圆形，全缘。③穗状花序腋生或顶生，小苞片萼状，长圆形；萼片5，淡紫色或淡红色，下部白色，连合成管；无花瓣。④果实卵形或球形，暗紫色。

别名 繁露、天葵、承露、藤葵、藤儿菜、胡燕脂、软姜菜。

来源 为落葵科植物落葵*Basella alba* L.的叶或全草。

生境 生长于海拔2000米以下地区。我国长江以南各地均有栽培，北方少见。

采收 夏、秋季采收叶或全草，洗净，除去杂质，鲜用或晒干。

功用 甘、酸，寒。滑肠通便，清热利湿，凉血解毒，活血。主治大便秘结，小便短涩，痢疾，热毒疮疡，跌打损伤。内服：煎汤，10~15克，鲜品30~60克。外用：鲜品捣敷，或捣汁涂。

验方 ①**大便秘结：**鲜落葵叶煮作副食。②**小便短涩：**鲜落葵每次60克，煎汤代茶频服。③**久年下血：**落葵、白肉豆根各30克，老母鸡一只（去头、脚、内脏），水适量炖服。④**胸膈积热郁闷：**鲜落葵60克，浓煎汤加酒温服。⑤**手脚关节风疼痛：**鲜落葵全茎30克，猪蹄节一具或老母鸡一只（去头、脚、内脏），和水酒适量各半炖服。⑥**疔疮：**鲜落葵十余片，捣烂涂贴，每日1~2次。⑦**阑尾炎：**鲜落葵60克，水煎服。⑧**外伤出血：**鲜落葵叶和冰糖共捣烂敷患处。

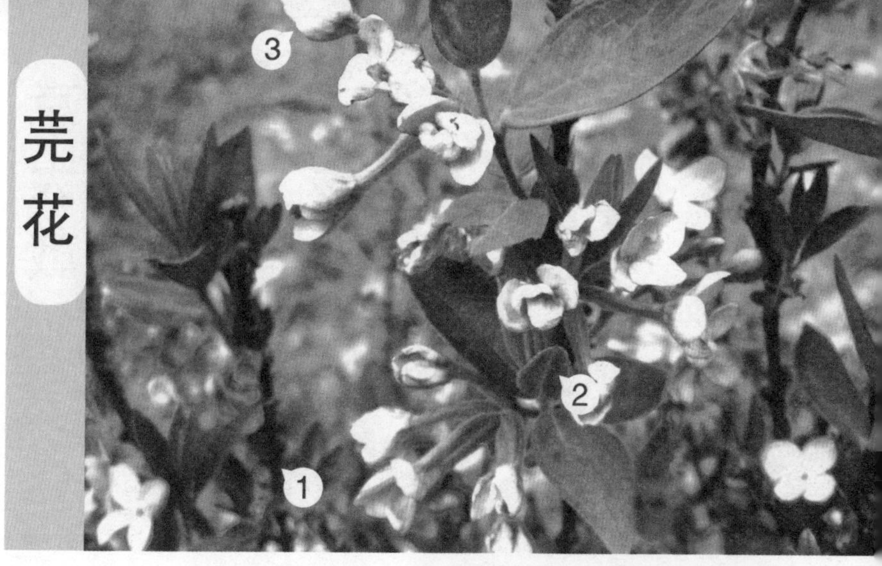

快速识别

①茎细长而直立，幼时有绢状短柔毛。②叶通常对生，偶为互生，椭圆形至长椭圆形，略为革质，全缘，先端尖，幼时两面疏生绢状细柔毛，脉上较密。③花先于叶开放，淡紫色，通常出于枝顶叶腋，3~7朵簇生；无花瓣。

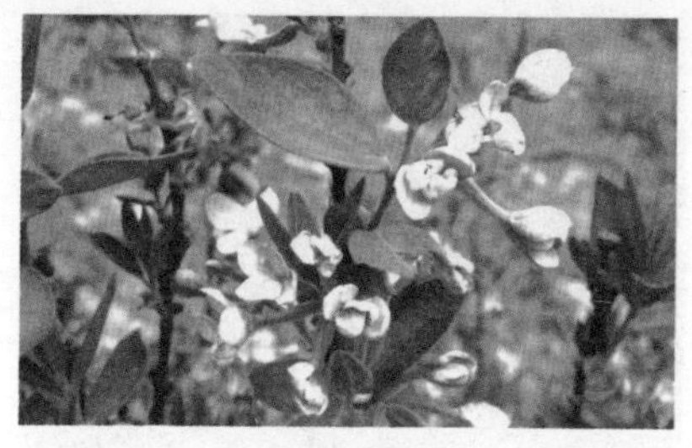

别名 芫、去水、败花、毒鱼、杜芫、头痛花、闹鱼花、棉花条。

来源 为瑞香科植物芫花*Daphne genkwa* Sieb. et Zucc.的干燥花蕾。

生境 生长于路旁、山坡，或栽培于庭园。主产于河南、山东、江苏、安徽、四川等地。

采收 春末初夏采收将开放的花蕾，晒干。

功用 辛、苦，温；有毒。归肺、肾、大肠经。泻水逐饮，祛痰止咳，解毒杀虫。主治水肿胀满，二便不利，痰饮喘咳，秃疮顽癣。内服：宜醋制或与大枣同用，以减轻对胃肠道的刺激。煎汤，1.5 ~ 3克；研末，0.5 ~ 1克。外用：煎水洗或研末调敷。

验方 ①**牙痛难忍：**芫花末擦牙令热，痛定后，以温水漱口。②**痈肿初起：**芫花末和胶涂搽。③**水肿胀满：**芫花、枳壳各等份，先以醋把芫花煮烂，再加枳壳煮烂，一起捣匀做丸子，如梧桐子大，每次30丸，白汤送下。④**狂躁型精神病：**芫花及叶2.5克，逐渐增量至3克、6克、9克，研末1次冲服，隔日1剂，连服3 ~ 5剂，必要时可连服10余剂。

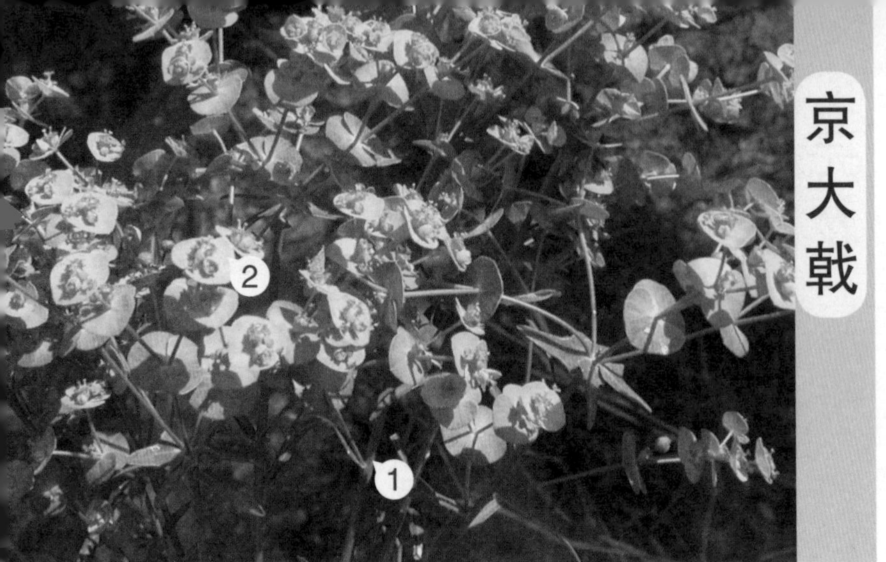

京大戟

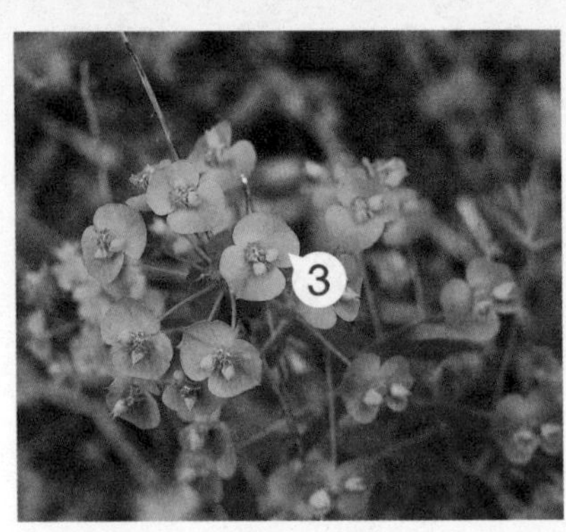

快速识别

①茎直立，被白色短柔毛，上部分枝。②叶互生，长圆状披针形至披针形，全缘。③花杯状，聚伞形花序顶生或腋生。

别名 龙虎草、将军草、九头狮子。

来源 为大戟科植物大戟*Euphorbia pekinensis* Rupr.的根。

生境 生长于山坡林下或路旁，有栽培。主产于江苏、四川、重庆、江西、广西等地。

采收 秋、冬季采挖，晒干，生用或醋蒸后用。

功用 苦、辛，寒；有毒。归肺、肾、大肠经。泻水逐饮，消肿散结。主治水肿胀满，胸腹积水，痰饮积聚，气逆喘咳，二便不利。内服：煎汤，1.5～3克；或入丸、散剂，每次1克。外用：生用。

验方 ①**脚气攻注，心腹胀硬，小便赤涩：**京大戟、芫花、苦葶苈各15克，巴豆、续随子各0.3克，上为末，蜜丸如梧桐子大，每次10丸，灯心汤送服。②**水肿：**京大戟、苍术各60克，沉香15克，陈米糊丸，每次9克，酒送服。

祛风湿药

七叶莲

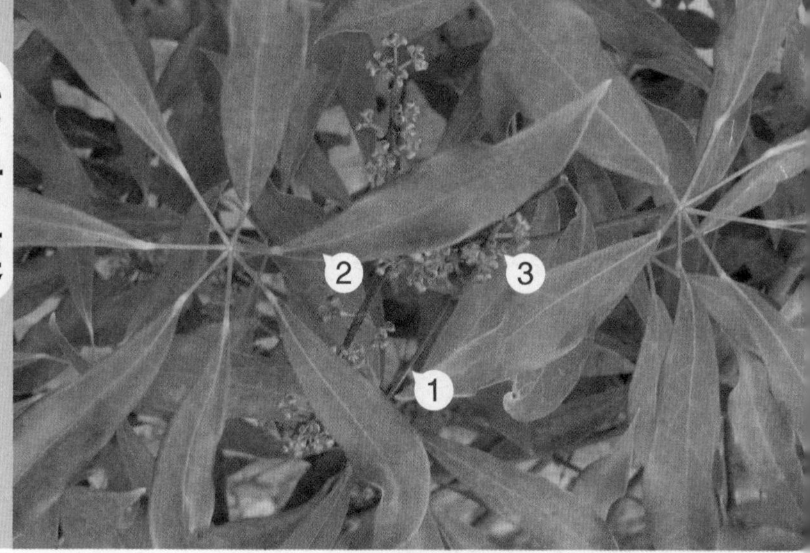

快速识别

①茎绿色，有细纵纹，光滑无毛。②掌状复叶，互生；小叶通常7枚，长卵圆形，全缘，革质，上面绿色，光泽，下面淡绿色。③伞形花序，集合成圆锥花丛，顶生；花青白色，花萼5齿裂；花瓣分离，卵形。

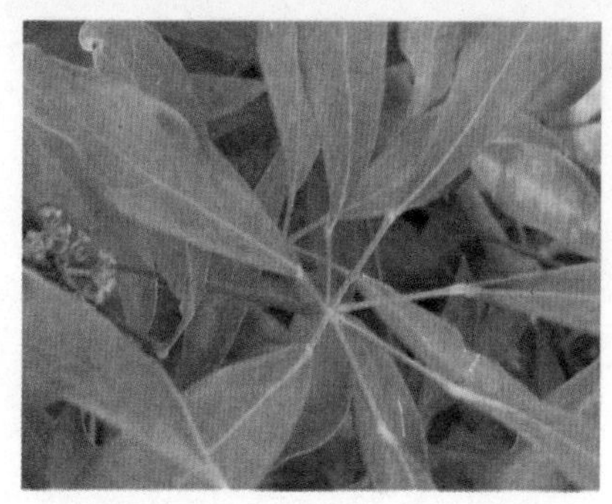

别名 手树、七加皮、汉桃叶、七叶藤、小叶鸭脚木。

来源 为五加科植物鹅掌藤*Schefflera arboricola* Hayata的根或茎叶。

生境 生长于山谷或阴湿的疏林中。主产于贵州、广东、广西、浙江、福建、台湾等地。

采收 全年均可采收，洗净，晒干。

功用 辛、微苦，温。祛风止痛，活血消肿。主治风湿痹痛，头痛，牙痛，脘腹疼痛，痛经，产后腹痛，跌打肿痛，骨折，疮肿。内服：煎汤，9～15克；或泡酒。外用：煎水洗，或鲜品捣敷。

验方 ①**风湿关节痛：**七叶莲、红龙船花叶、大风艾各适量，共捣烂，用酒炒热后，敷患处，用布包扎。②**跌打损伤：**七叶莲、酒糟各适量，共捣烂，用芭蕉叶包好煨暖，敷患处。③**外伤出血：**七叶莲适量，捣烂敷患处。

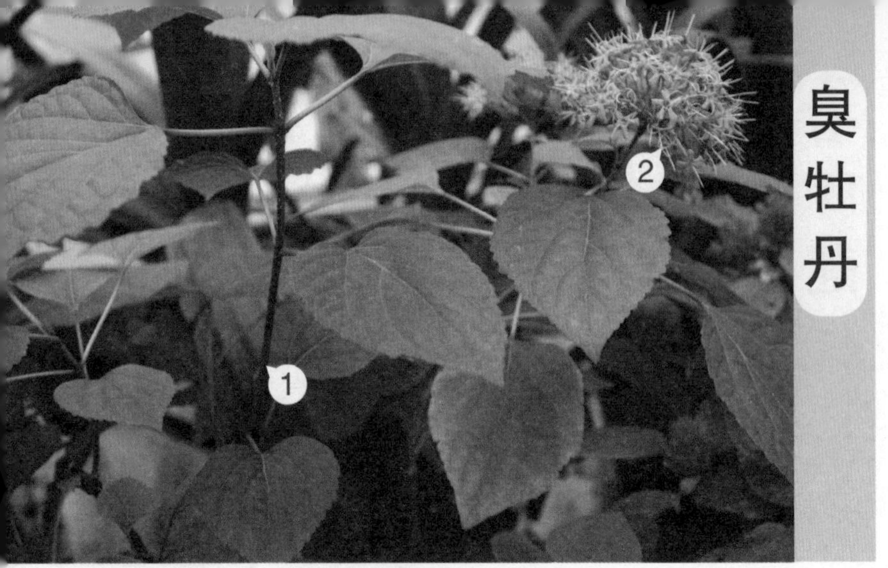

臭牡丹

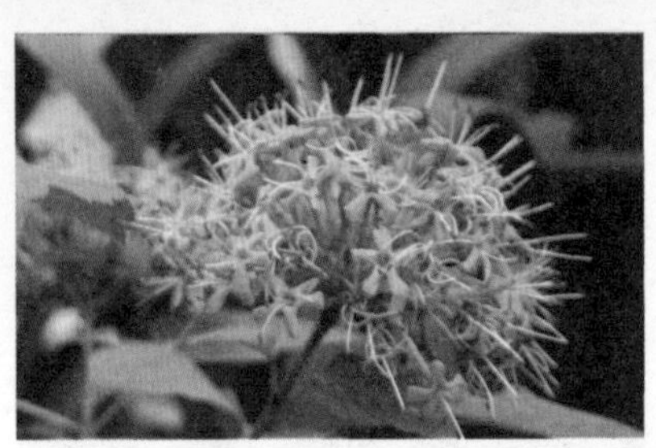

快速识别

①叶对生，广卵形，先端尖，基部心形，或近于截形，边缘有锯齿而稍带波状，上面深绿色而粗糙，具密集短毛，下面淡绿色而近于光滑。②花蔷薇红色，有芳香，为顶生密集的头状聚伞花序；花萼细小，漏斗形，先端5裂，裂片三角状卵形。

别名 臭树、臭草、大红袍、逢仙草、臭八宝、臭灯桐。

来源 为马鞭草科植物臭牡丹*Clerodendrum bungei* Steud.的茎、叶。

生境 生长于湿润的林边、山沟及屋旁，亦有栽培。主产于河北、河南、陕西、浙江、安徽、江西、湖北、湖南、四川、重庆、福建、云南、贵州、广东等地。

采收 夏季采集茎叶，鲜用或切段晒干。

功用 辛、苦，平。归心、肝、脾经。解毒消肿，祛风湿，降血压。主治痈疽，疔疮，发背，乳腺炎，痔疮，湿疹，丹毒，风湿痹痛，高血压。内服：煎汤，10～15克，鲜品30～60克；或捣汁；或入丸剂。外用：煎水熏洗，或捣敷，或研末调敷。

验方 ①**疔疮：**臭牡丹、苍耳各一大握，捣烂，新汲水调服。②**一切痈疽：**臭牡丹枝叶捣烂敷患处。③**痈肿发背：**臭牡丹叶晒干，研极细末，蜂蜜调敷，未成脓者能内消；若溃后局部红热不退、疮口作痛者，用蜂蜜或麻油调敷，至红退痛止为度（阴疽忌用）。④**脱肛：**臭牡丹叶适量，煎汤熏洗。

梧桐叶

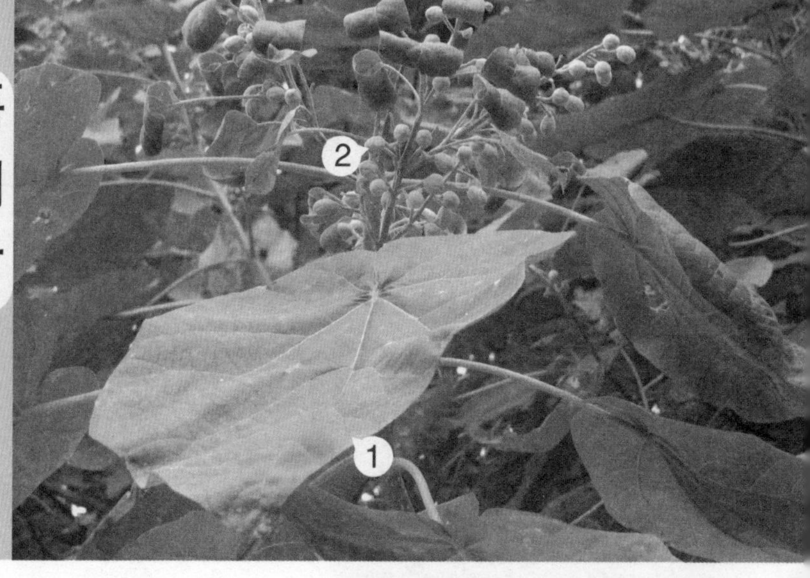

快速识别

①单叶互生，叶片心形，掌状3～5裂，裂片三角形，先端渐尖，基部心形，两面无毛或略被短柔毛。②圆锥花序顶生，花单性或杂性，淡黄绿色，无花瓣。

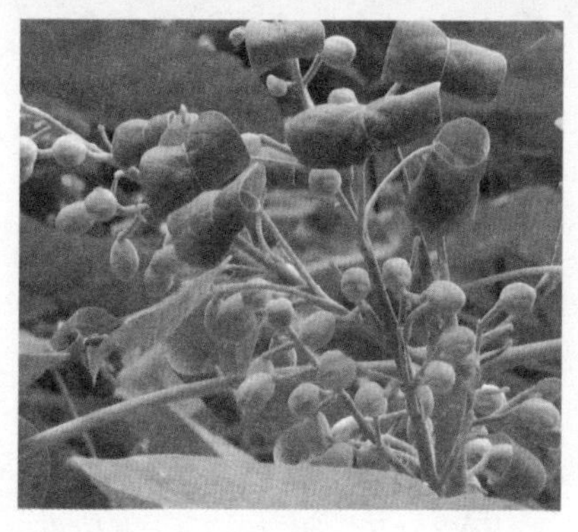

别名 桐叶。

来源 为梧桐科植物梧桐*Firmiana plantanifolia* (L. f.) Marsili的叶。

生境 多为人工栽培。主产于全国大部分地区。

采收 夏、秋季采集，随采随用，或晒干。

功用 苦，寒。归肺、肝经。祛风除湿，解毒消肿，降血压。主治风湿痹痛，跌打损伤，痈疮肿毒，痔疮，小儿疳积，泻痢，高血压。内服：煎汤，10～30克。外用：鲜叶敷贴，或煎水洗，或研末调敷。

验方 ①**背痈**：梧桐鲜叶，洗净，用银针密刺细孔，并用醋浸，整叶敷贴患部。②**发背欲死**：梧桐叶，煿成灰，绢罗，蜜调敷，干即换。③**臁疮**：梧桐鲜叶，洗净，用银针密刺细孔，再用米汤或开水冲泡，全叶敷患处，每日2次。④**刀伤出血**：梧桐叶研成细末，外敷伤口。

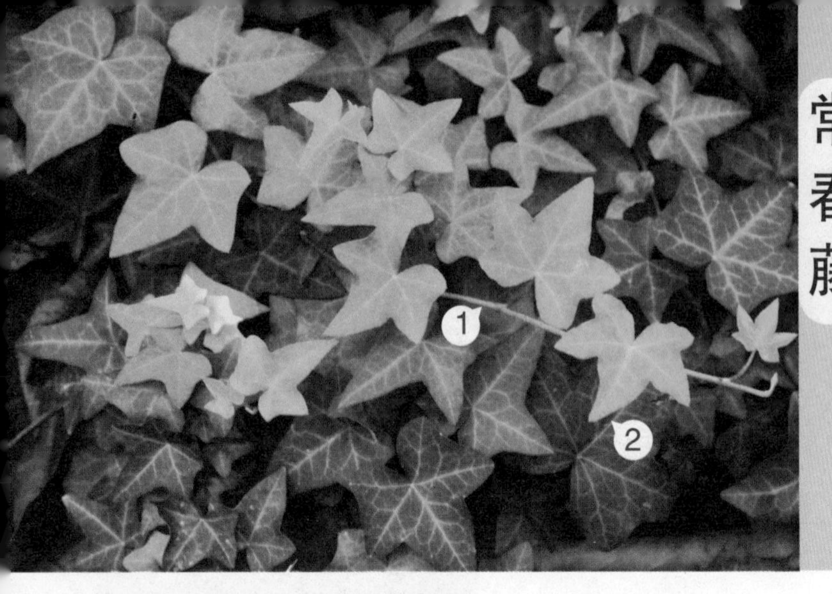

常春藤

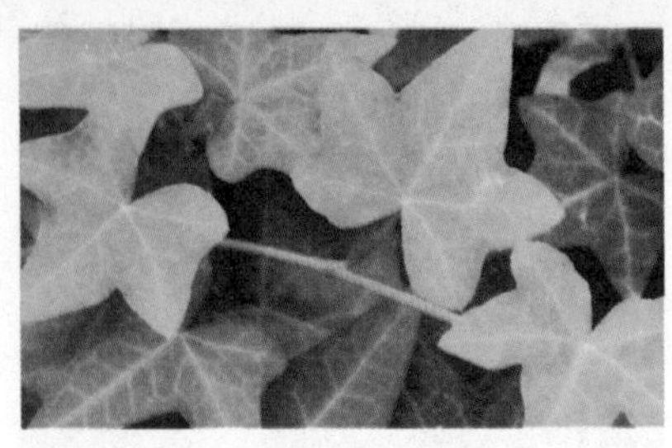

快速识别

①茎枝有气生根，幼枝被鳞片状柔毛。②叶互生，革质；营养枝上的叶三角状卵形或近戟形，先端渐尖，基部楔形，全缘或3浅裂；花枝上的叶椭圆状卵形或椭圆状披针形，先端长尖，基部楔形，全缘。

别名 土鼓藤、三角风、钻天风、散骨风、枫荷梨藤。

来源 为五加科植物常春藤*Hedera nepalensis* K. Koch var. *sinensis* (Tobl.) Rehd.的茎藤。

生境 野生于山野，多攀缘于大树或岩石上，庭园常有栽培。主产于华北、华东、华南及西南各地。

采收 秋季采收。

功用 辛、苦，温。归肝、脾经。祛风，利湿，平肝，解毒。主治风湿性关节炎，肝炎，头晕，口眼歪斜，衄血，目翳，痈疽肿毒。内服：煎汤，3～9克；或浸酒或捣汁。外用：煎水洗，或捣敷。

验方 **①肝炎：**常春藤、败酱草各适量，水煎服。**②产后感风头痛：**常春藤9克，黄酒炒，加红枣7个，水煎，饭后服。**③关节风痛及腰部酸痛：**常春藤茎及根9～12克，黄酒、水各半煎服；并用水煎汁洗患处。**④皮肤痒：**常春藤全草500克，熬水沐浴，每3日1次，经常洗用。**⑤脱肛：**常春藤6～9克，水煎熏洗。

马鞍藤

快速识别

①茎光滑、细瘦。②叶互生，广椭圆形或圆形，先端2裂，全缘，基部圆形或微尖，两面光滑无毛。③花腋生；萼片5，绿色；花冠漏斗状，白色或紫红色。④蒴果卵圆形，内含黄褐色种子。

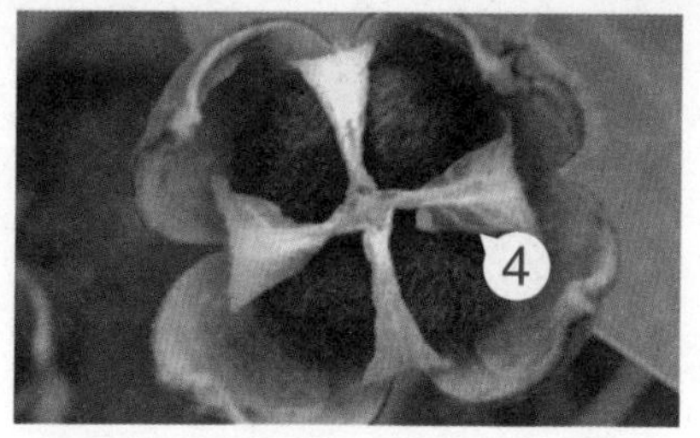

别名 鲎藤、沙藤、海薯、马蹄草、海薯藤、马六藤、走马风、白花藤、沙灯心。

来源 为旋花科植物厚藤*Ipomoea pes-caprae* (L.) Sweet 的全草。

生境 生长于山坡、田岸或沟边。主产于浙江、福建、台湾、广东、海南、广西等地。

采收 全年或夏、秋季采收，除去杂质，切段或片，晒干。

功用 辛、苦，微寒。归肝、脾经。祛风除湿，消痈散结。主治风湿痹痛，痈肿，疔毒，乳痈，痔漏。内服：煎汤，10～30克，鲜品30～60克。外用：捣敷；或烧存性，研末调敷。

验方 ①**关节炎：**鲜马鞍藤45克，酌加酒水各半煎服。②**痈疽疔疮：**马鞍藤一握，红糖（或冬蜜）适量，捣烂外敷。③**痈疽疔疮、无名肿毒：**鲜马鞍藤30～60克，洗净，煎汤调红糖内服。④**痔疮漏血：**马鞍藤30克，猪大肠500克，炖服。

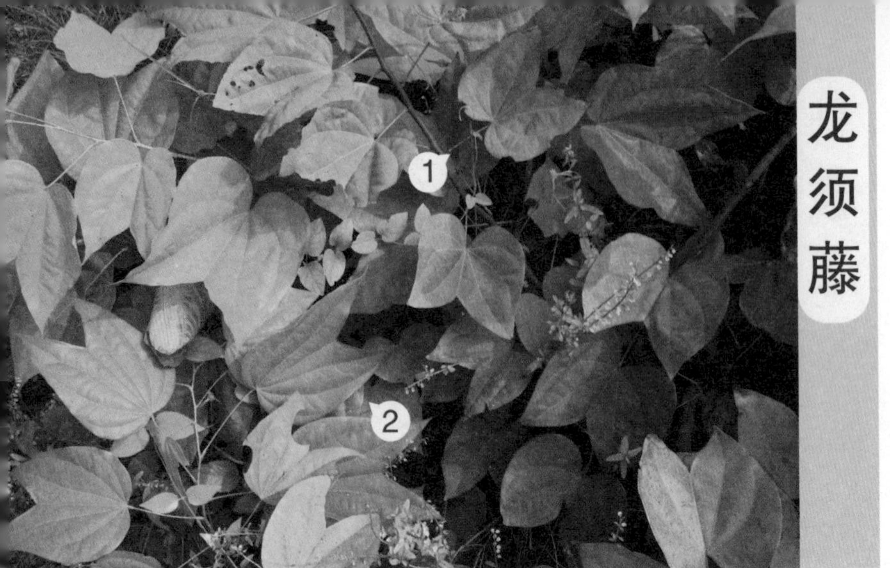

龙须藤

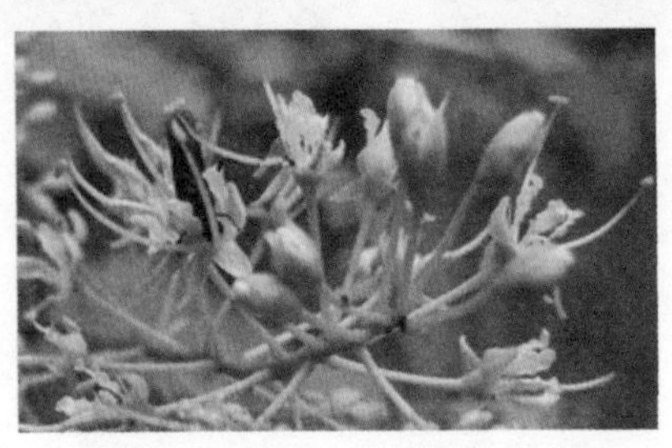

快速识别

①小枝有纵纹，被短硬毛。②叶螺旋状着生；叶片阔心形或三角状阔卵形，全缘，呈“燕尾”状，上面光亮无毛，下面被柔毛或硬毛。

别名 轮环藤、牵藤暗消。

来源 为豆科植物龙须藤*Bauhinia championii* (Benth.) Benth.的根或叶。

生境 生长于林中，常攀缘于乔木上。主产于海南、广西及云南等地。

采收 根全年可采，除去须根，洗净，切段，鲜用或晒干；叶春、夏季采，洗净，鲜用或晒干。

功用 苦，寒。归肺经。清热解毒，利水通淋，祛风止痛。主治咽喉肿痛，白喉，尿热，尿路结石，牙痛，胃痛，风湿痹痛，痈肿疮毒，虫蛇咬伤。内服：煎汤，9~15克。外用：捣敷。

验方 ①**慢性损伤性腰腿痛：**龙须藤、杜仲藤、五指毛桃、半枫荷、牛大力各15克，九层塔、威灵仙各9克，每日1剂，水煎冲酒，分2次服。②**风湿关节痛：**龙须藤茎、骨碎补、南天竹各15克，酒水各半煎服。③**胃及十二指肠溃疡：**龙须藤茎15克，两面针6克，水煎服。④**痢疾：**龙须藤15克，山芝麻30克，算盘子9克，水煎服。⑤**骨折：**龙须藤根皮4份，鲜桃树根皮2份，鲜竹叶椒叶、鲜鹅不食草各1份，共捣烂，酒调敷患处。

石楠叶

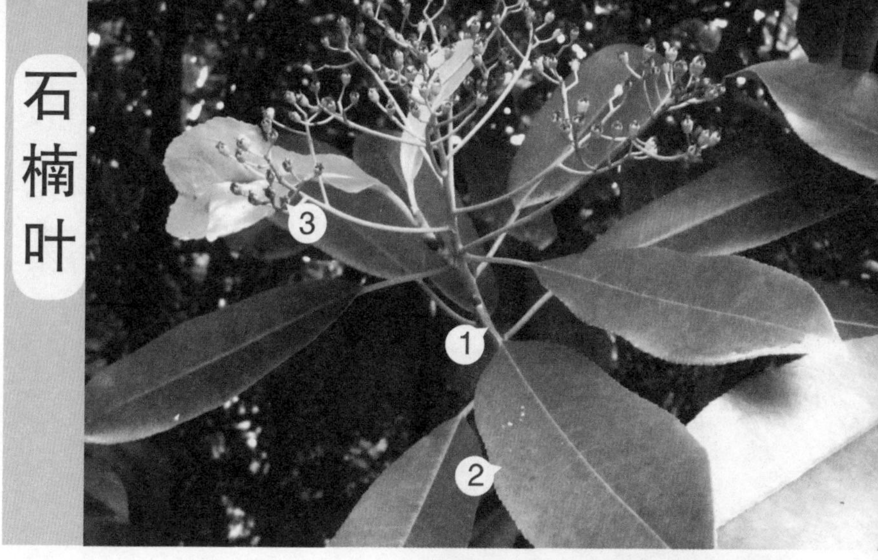

快速识别

①枝光滑。②叶片革质，长椭圆形、长倒卵形、倒卵状椭圆形，边缘疏生有腺细锯齿，近基部全缘。③复伞房花序多而密；花序梗和花柄无皮孔；花白色；花瓣近圆形。

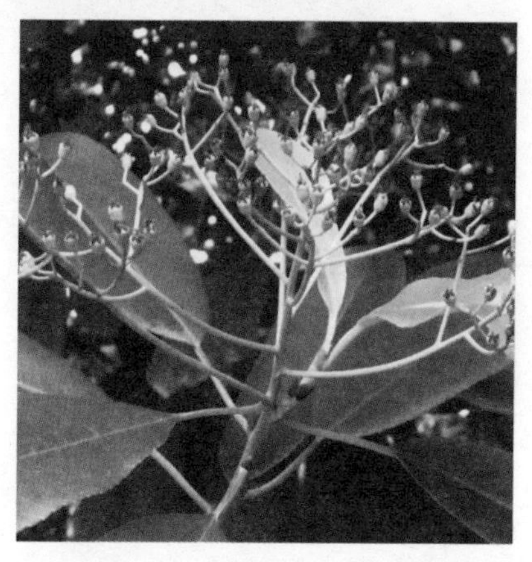

别名 风药、栾茶、石南叶、石楠藤、红树叶、石岩树叶。

来源 为蔷薇科植物石楠*Photinia serrulata* Lindl.的叶。

生境 生长于常生阔叶林中或林缘及林区路旁等处。野生或栽培。主产于安徽、江苏、浙江、广东、广西、四川、云南、甘肃等地。

采收 全年可采收，晒干。

功用 辛、苦，平；有小毒。归肝、肾经。祛风湿，通经络，益肾气。主治风湿痹痛，腰背酸痛，足膝无力，偏头痛。内服：煎汤，10～15克。

验方 ①**神经性头痛：**石楠叶、川芎、白芷各10克，天麻、女贞子各6克，水煎服。②**风湿性关节炎：**石楠叶、枸杞子各15克，牛膝、木瓜、杜仲、防风各10克，天麻6克，当归12克，五加皮、续断各9克，水煎服。

南蛇藤

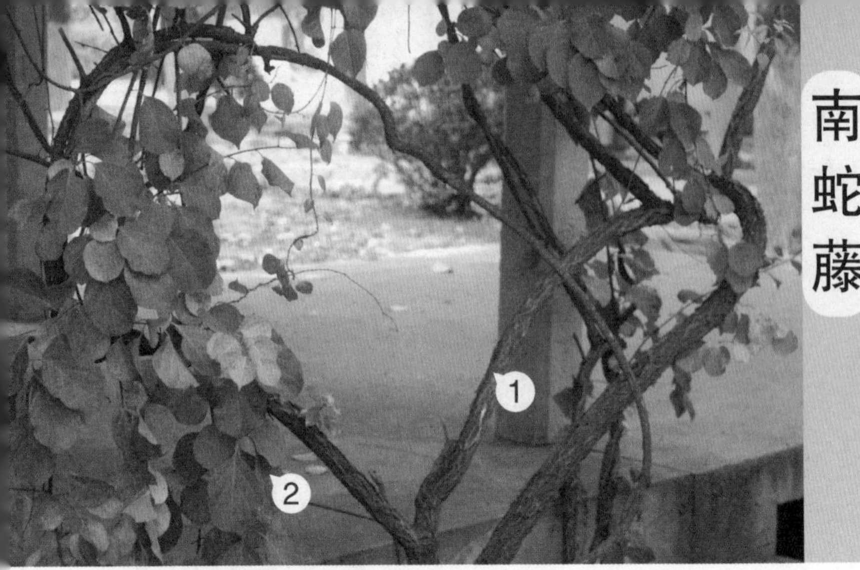

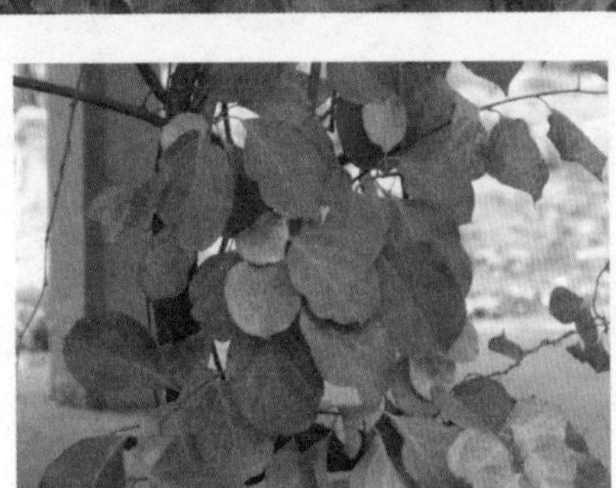

快速识别

①小枝圆柱形，灰褐色或暗褐色，有多数皮孔。②单叶互生，近圆形、宽倒卵形或长椭圆状倒卵形，边缘具钝锯齿。

别名 过山枫、老牛筋、挂廓鞭、穿山龙、香龙草、老龙皮、过山龙、大南蛇、黄果藤。

来源 为卫矛科植物南蛇藤*Celastrus orbiculatus* Thunb. 的藤茎。

生境 生长于丘陵、山沟及山坡灌丛中。分布于全国大部分地区。

采收 春、秋季采收，鲜用或切段晒干。

功用 苦、辛，微温。归肝、膀胱经。祛风除湿，通经止痛，活血解毒。主治风湿关节痛，四肢麻木，瘫痪，头痛，牙痛，疝气，痛经，闭经，小儿惊风，跌打扭伤，痢疾，痧症，带状疱疹。内服：煎汤，9～15克；或浸酒。

验方 ①**风湿性筋骨痛、腰痛、关节痛：**南蛇藤、凌霄花各120克，八角枫根60克，白酒250毫升，浸7日，每日临睡前服15克。②**筋骨痛：**南蛇藤15～30克，水煎服。③**小儿惊风：**南蛇藤9克，大青根4.5克，水煎服。④**一切痧症：**南蛇藤15克，水煎兑酒服。⑤**痢疾：**南蛇藤15克，水煎服。⑥**肠风、痔漏、脱肛：**南蛇藤、槐米煮猪大肠食。

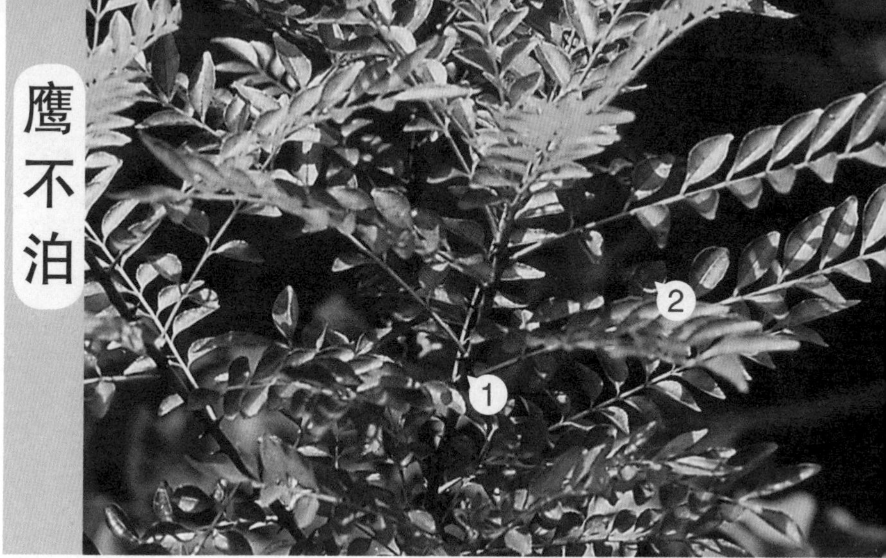

快速识别

①干和枝具红褐色的皮刺。②叶互生；奇数羽状复叶，小叶7～23枚，斜方状倒卵形或斜矩圆形。③圆锥花序顶生，疏散的三歧，或2～3次伞形花序式的分枝；花单性，萼片卵形；花瓣白色。

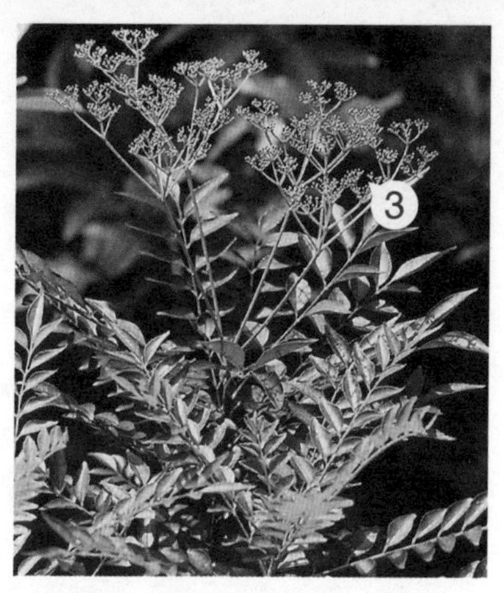

别名 竻当、鸟不宿、刺倒树、画眉架、乌鸦不企树。

来源 为芸香科植物勒欓花椒*Zanthoxylum avicennae* (Lam.) DC.的根。

生境 生长于荒地、山坡、溪谷灌木丛中或疏林中。分布于我国南部。

采收 全年可采。

功用 辛，温。祛风，化湿，消肿，通络。主治咽喉肿痛，黄肿，疟疾，风湿骨痛，跌打挫伤。内服：煎汤，30～60克；或浸酒饮。外用：浸酒擦患处。

验方 ①**慢性肝炎：**鹰不泊根30克，水煎服。②**肾炎性水肿：**鹰不泊根30～60克，水煎服。③**风湿骨痛、跌打瘀痛：**鹰不泊根60克，水煎服。

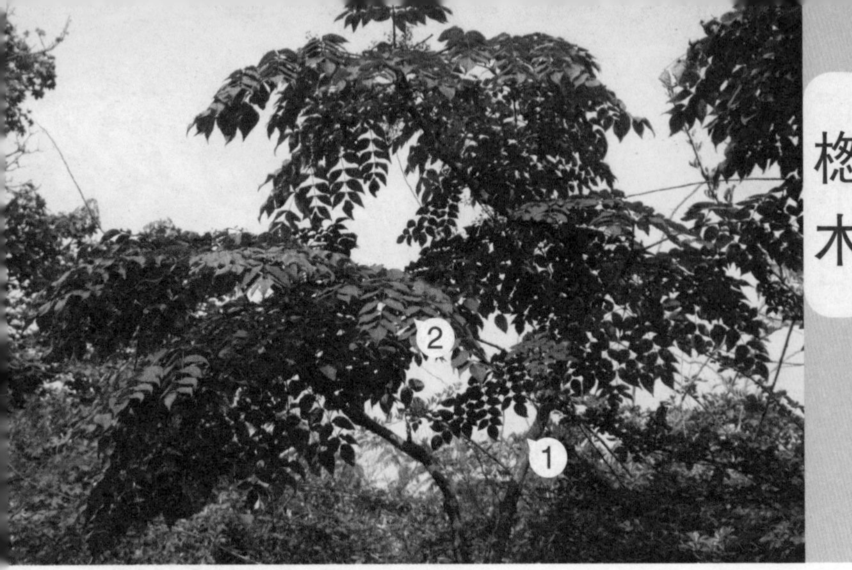

楤木

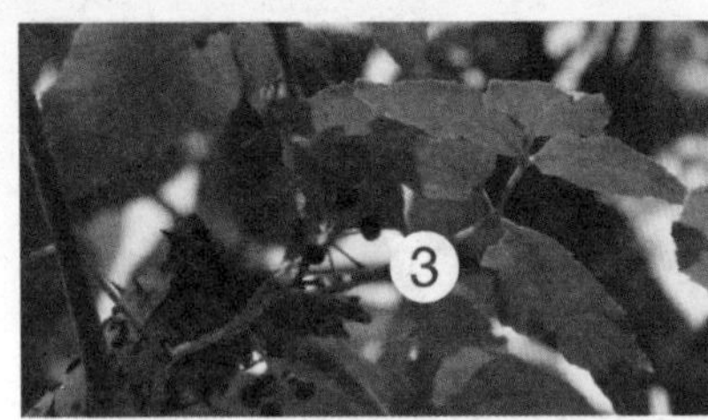

快速识别

①树皮灰色，小枝疏生小皮刺。②2～3回羽状复叶，厚纸质至薄革质，卵形、宽卵形或长卵形，边缘具细锯齿或不整齐的重锯齿。③果实球形，熟时黑色。

别名 刺龙包、鸟不宿、雀不站、刺老包。

来源 为五加科植物楤木*Aralia chinensis* L.的根皮和茎皮。

生境 生长于林内、林缘或灌丛中。分布于黄河以南至两广北部、西南、东南各地。

采收 全年可采，切段，晒干。

功用 甘、微苦，平。祛风除湿，利尿消肿，活血止痛。主治肝炎，淋巴结肿大，尿路感染，肾炎水肿，糖尿病，带下病，胃痛，风湿关节痛，腰腿痛，跌打损伤。内服：煎汤，9～30克。

验方 ①**关节风气痛**：楤木根白皮15克，加水1碗，黄酒半碗，煎成1碗，早晚各服1剂，连服数日，痛止后再服3日。②**腰椎挫伤**：鲜楤木根皮30～60克，猪蹄1只，水炖，服汤食肉；另用楤木根适量，煎水外擦。③**尿路感染**：楤木根30克，煮水服。④**虚肿**：楤木根皮30克，炖肉，不放盐食。⑤**胃痛、胃溃疡、糖尿病**：楤木根皮9～15克，水煎，连服数日。⑥**遗精**：楤木根皮30克，水煎去渣，加猪瘦肉炖服。

扁担藤

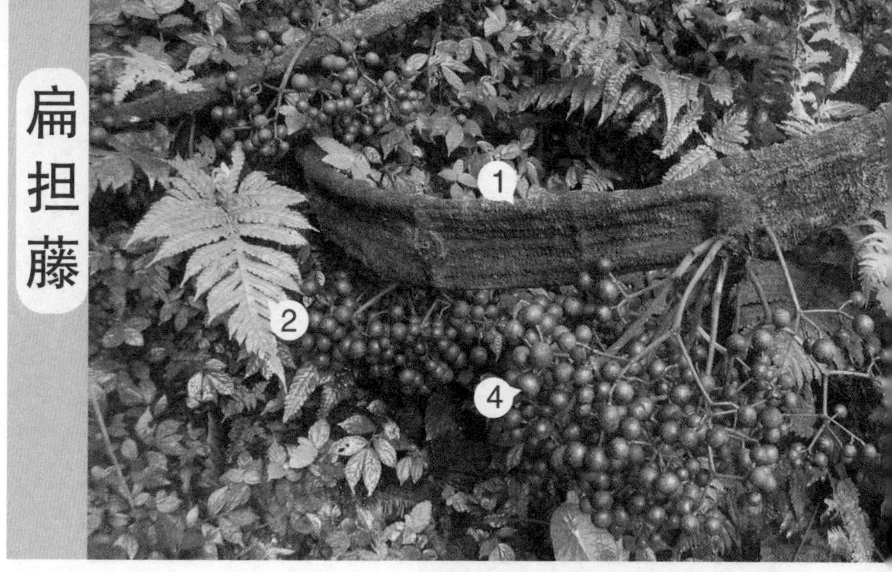

快速识别

①茎扁平，扁担状，有节；卷须长而缠绕状，与叶对生。②叶互生，具长柄，为掌状5小叶。③伞房状聚伞花序腋生；花淡绿色；花瓣宽卵状三角形，早落。④浆果肉质，卵圆形如雀卵大，熟时黄色。

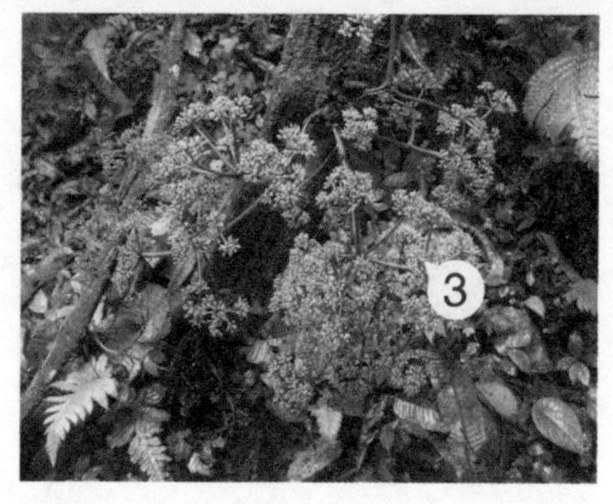

别名 扁藤、大芦藤、腰带藤、铁带藤、羊带风、扁骨风、过江扁龙。

来源 为葡萄科植物扁担藤*Tetrastigma planicaule* (Hook.) Gagnep.的全株。

生境 生长于高山密林下，常缠绕它树上。分布于我国南部各地。

采收 全年可采，洗净切片晒干。

功用 辛、涩，温。祛风除湿，舒筋活络。主治风湿骨痛，腰肌劳损，跌打损伤，半身不遂。内服：煎汤，30～45克；或浸酒服。

验方 ①**产后风湿痛：**扁担藤、麻骨风、血藤、铜钻、钻骨、空桐树、走马胎各10克，上山虎、下山虎各9克，猪骨头250克，共炖服，每日1剂。②**风湿性腰腿痛：**扁担藤15～30克，水煎服，或酒水煎服。③**骨节痛：**扁担藤30～45克，水煎服。④**肌肉风湿痛：**扁担藤适量，浸酒服，每日1次；另取药酒搽患处。

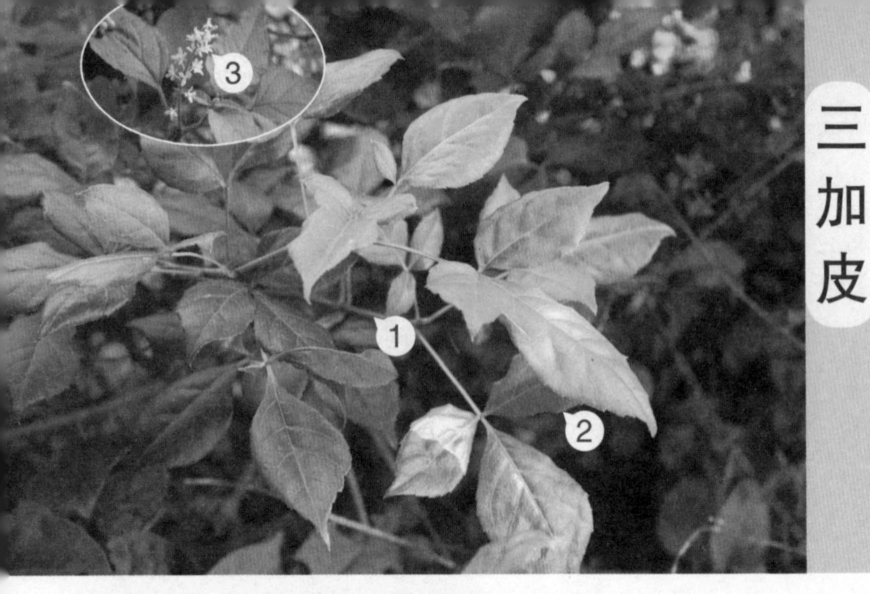

三加皮

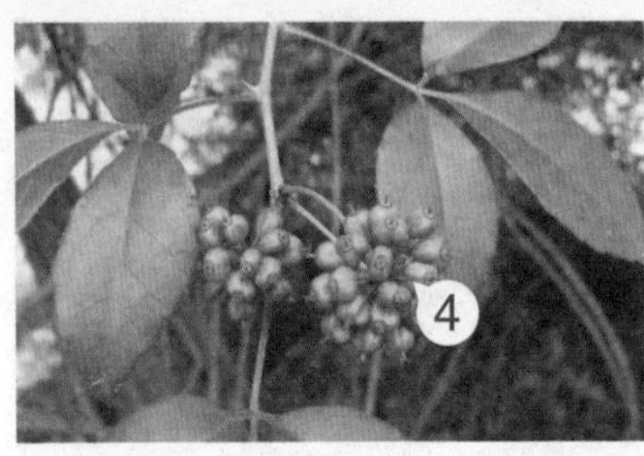

快速识别

①枝细弱铺散，老枝灰白色，新枝棕黄色，疏生向下的针刺。②叶互生，有3小叶，稀4～5；叶片椭圆状卵形至椭圆状长圆形，边缘有细锯齿或疏钝齿。③伞形花序3～10组成顶生的伞形花序或圆锥花序；花黄绿色。④核果浆果状，扁球形，成熟果黑色。

别名 白竻根、刺三甲、风党竻、刺三加、三甲皮、三五加、鹅掌竻、三叶五加。

来源 为五加科植物白簕*Acanthopanax trifoliatus* (L.) Merr.[*Zanthoxylum trifoliatum* L.]的根或根皮。

生境 生长于海拔3200米以下的山坡路旁、林缘或灌丛中。主产于中南至西南各地。

采收 9～10月间挖取，鲜用，或趁鲜时剥取根皮，晒干。

功用 苦、辛，凉。清热解毒，祛风利湿，活血舒筋。主治感冒发热，咽痛，头痛，咳嗽胸痛，胃痛，痢疾，黄疸，带下，风湿痹痛，腰腿酸痛，筋骨拘挛麻木，跌打骨折，腮腺炎，乳痈，疮疡肿毒，虫蛇咬伤。内服：煎汤，15～30克，大剂量可用至60克；或浸酒。外用：研末调敷、捣敷或煎水洗。

验方 ①**劳损**：三加皮、牡丹皮各6克，大血藤、三百棒各15克，五加皮、朱砂莲、隔山撬、赤芍各10克，泡酒，每日早晚各空腹服一小杯（10毫升）。②**腰痛**：三加皮、杜仲（炒）各等份，研末，用酒制糊为丸，每次15克，温酒送下。

臭茉莉

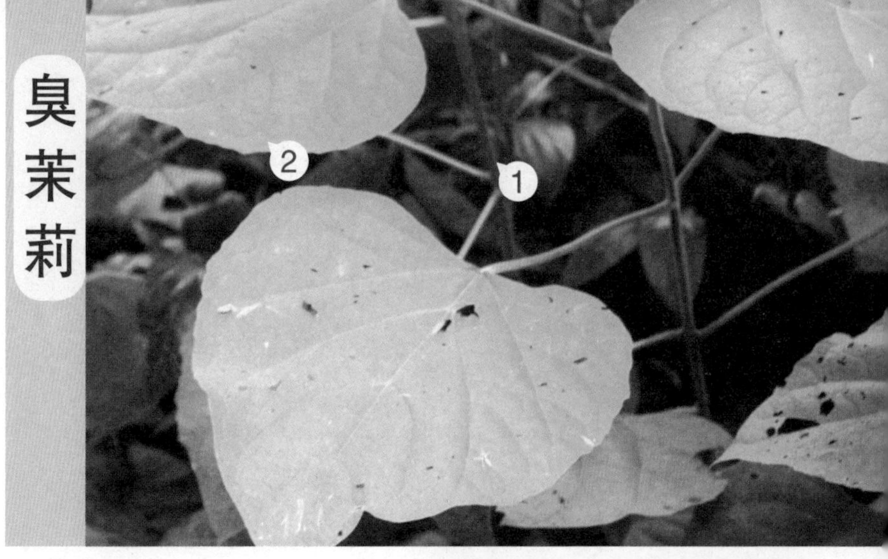

快速识别

①茎直立。②叶对生，阔卵形，先端渐尖，基部截形或心形，有粗齿。③聚伞花序密集顶生，呈球状（故又称“绣球花”）。

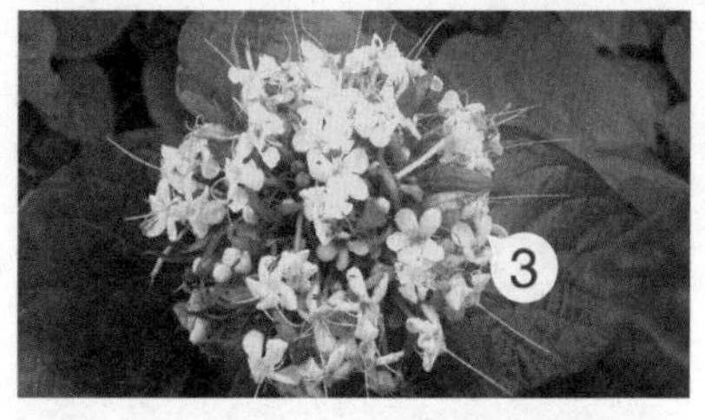

别名 蜻蜓叶、老虎草、小将军、大髻婆、过墙风、绣球花、冬地梅、臭矢茉莉。

来源 为马鞭草科植物臭茉莉*Clerodendron fragrans* Vent.的根和叶。

生境 野生或栽培于庭园。主产于安徽、湖南、四川、重庆、云南、贵州、广西、广东、福建、台湾等地。

采收 全年可采，洗净切片，晒干或鲜用。叶多鲜用，随时采。

功用 苦、辛，温。归心、脾、肾经。祛风湿，强筋骨，活血消肿。主治风湿痹痛，脚气水肿，跌打扭伤，血瘀肿痛，痔疮脱肛。内服：煎汤，15～30克；或入丸剂。外用：煎水洗，或取根皮捣敷。

验方 ①风湿性关节炎、腰腿痛、瘫痪、脚气水肿：臭茉莉根30～60克，水煎服。②风湿骨痛、脚气水肿、带下病、支气管炎：臭茉莉15～30克，水煎服。③脚气、脚痛：臭茉莉根炖鸡食，服2～3次。④痔疮、脱肛：臭茉莉根适量，煎水坐浴。⑤皮肤瘙痒、疥疮：臭茉莉鲜叶适量，煎水洗患处。

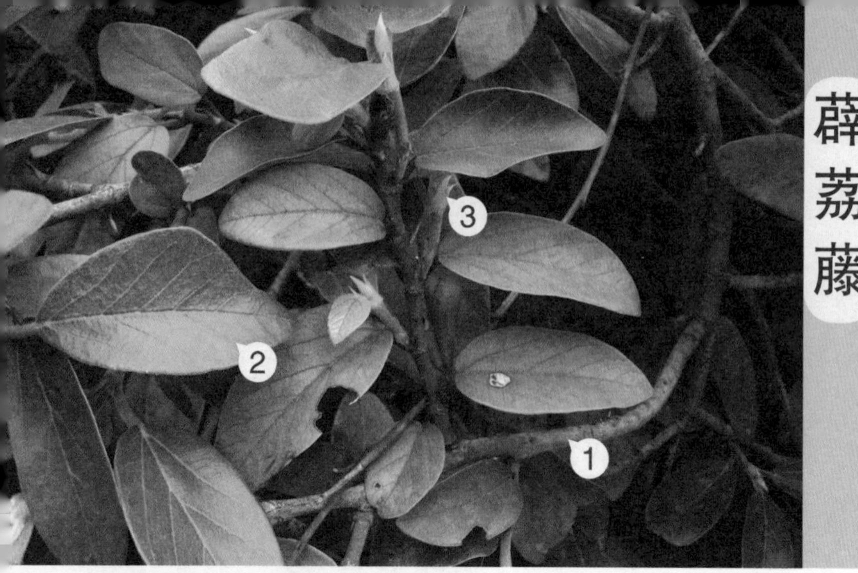

薜荔藤

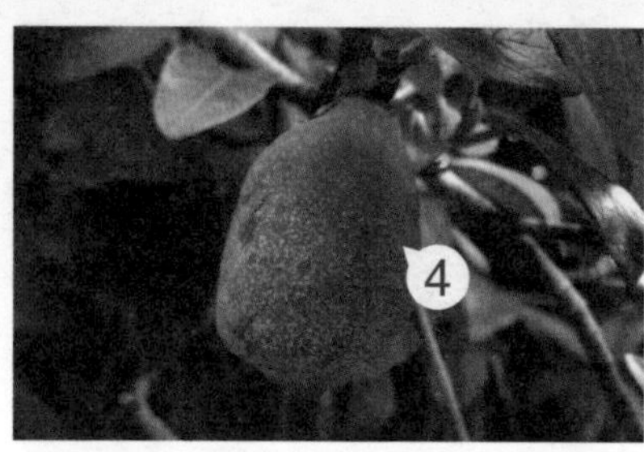

快速识别

①茎灰褐色，多分枝。②不育幼枝的叶小，互生，卵形，基部偏斜；至成长后，枝硬而直立，叶大而厚；叶片卵状椭圆形，全缘。③隐头花序；花单性，小花多数，着生在肉质花托的内壁上。④瘦果细小，棕褐色，果皮薄膜质，表面富黏液。

别名 薜、牡赞、木莲、木莲藤、墙壁藤、有蜂藤、小薜荔、抱树莲。

来源 为桑科植物薜荔*Ficus pumila* Linn.的茎、叶。

生境 生长于旷野树上或村边残垣破壁上或石灰岩山坡上。主产于华东、中南、西南等地。

采收 全年均可采取其带叶的茎枝，鲜用或晒干。

功用 酸，凉。祛风除湿，活血通络，解毒消肿。主治风湿痹痛，坐骨神经痛，泻痢，尿路感染，水肿，疟疾，闭经，产后瘀血腹痛，咽喉肿痛，睾丸炎，漆疮，痈疮肿毒，跌打损伤。内服：煎汤，9～15克，鲜品60～90克；捣汁、浸酒或研末。外用：捣汁涂或煎水熏洗。

验方 ①**风湿痛、手脚关节不利**：薜荔藤9～15克，水煎服。②**疮疖痈肿**：薜荔藤30克，水煎服；另用鲜叶捣烂敷患处。③**先兆流产**：薜荔鲜枝叶（不结果的幼枝）30克，荷叶蒂7个，苎麻根3克，水煎去滓，加鸡蛋3个，同煮服。④**痈肿**：鲜薜荔叶、鲜爵床各等量，酒水煎服；另用鲜叶捣烂敷患处。⑤**尿血、小便不利、尿痛**：薜荔藤30克，甘草3克，水煎服。

丝棉木

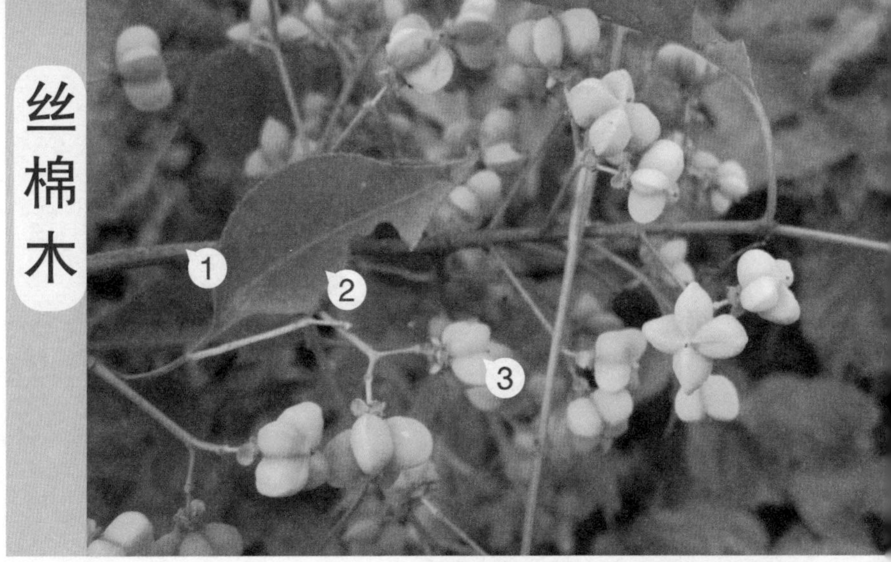

快速识别

①小枝细长，略呈四棱形，幼枝疏生柔毛。②单叶对生，坚纸质，椭圆状卵形至卵形，先端长渐尖，边缘有细锯齿，基部宽楔形或近圆形。③蒴果粉红色，深裂成尖锐的四棱，成熟时4瓣裂。

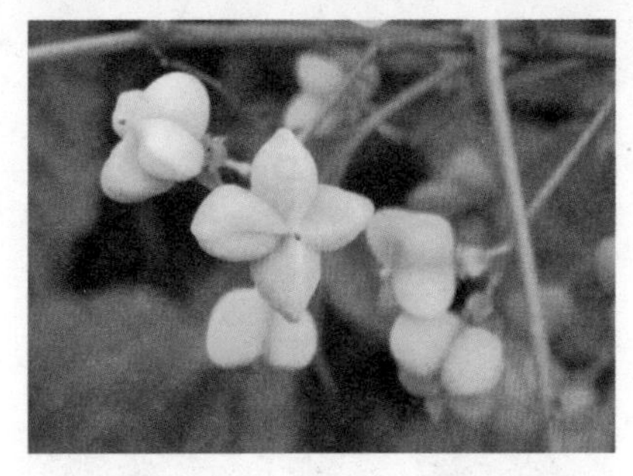

别名 鸡血兰、白桃树、野杜仲、白樟树、南仲根。

来源 为卫矛科植物白杜*Euonymus maackii* Rupr. 的根和树皮。

生境 生长于山坡林缘、山麓、山溪路旁。分布于全国大部分地区。

采收 在秋季采种，搓去假种皮，洗净晒干。

功用 苦、辛，凉。归肝、脾、肾经。祛风除湿，活血通络，解毒止血。主治风湿性关节炎，腰痛，跌打伤肿，血栓闭塞性脉管炎，肺脓肿，衄血，疖疮肿毒。内服：煎汤，30～60克；或浸酒，或入散剂。外用：捣敷或煎汤熏洗。

验方 ①**痔疮：**丝棉木根、桂圆肉各60克，水煎服。②**膝关节酸疼：**丝棉木根90～120克，加红牛膝60～90克，钻地枫30～60克，水煎，冲黄酒、红糖，分早晚2次空腹服。③**腰痛：**丝棉木树皮12～30克，水煎服。④**衄血：**丝棉木果实及根各6克，水煎服。⑤**血栓闭塞性脉管炎：**丝棉木根60克，土牛膝15克，水煎服，每日1剂。

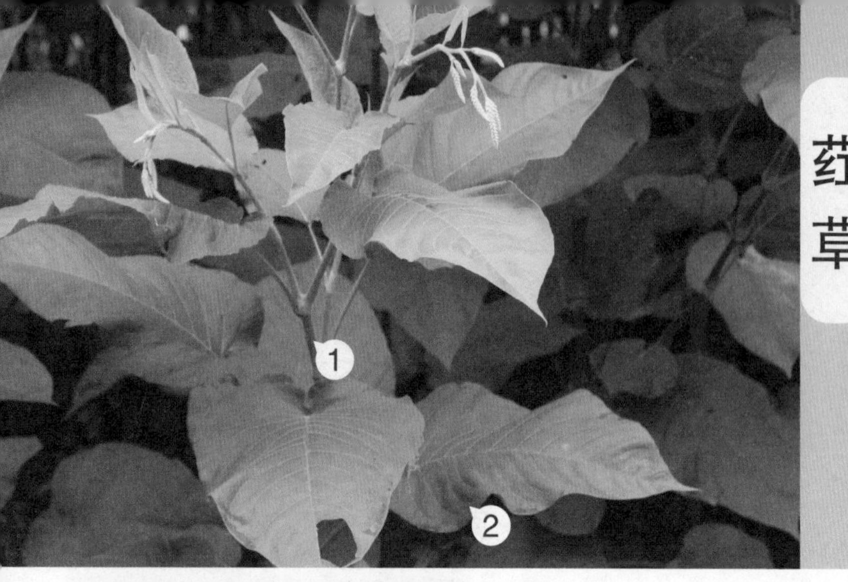

荭草

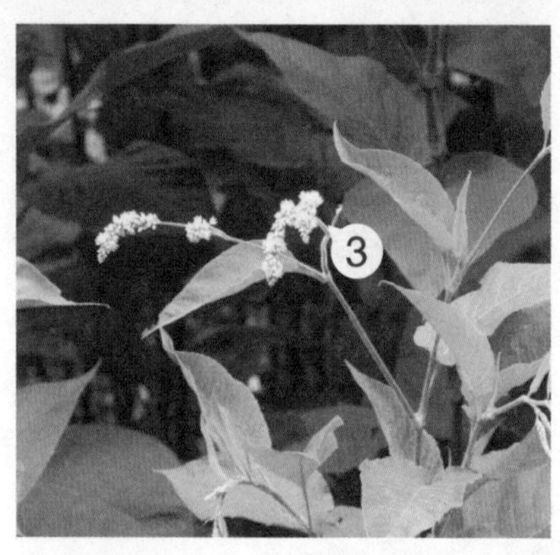

快速识别

①茎直立，中空，有节，多分枝，遍体密被粗长毛。②叶大，互生，广卵形或卵形，先端渐尖，基部浑圆或稍为心形，全缘呈浅波状。③圆锥花序顶生，花白色或粉红色，花被5裂，椭圆形，无毛。

别名 游龙、茏古、红草、天蓼、辣蓼、家蓼、水红花、丹药头。

来源 为蓼科植物红蓼*Polygonum orientale* L.的全草或带根全草。

生境 生长于路边和水边湿地。分布于全国大部分地区，也有栽培。

采收 晚秋霜后，连根挖取，洗净，根、茎切成小段，晒干；叶置通风处阴干，贮放干燥处。

功用 辛，平；有小毒。归肝、脾经。祛风除湿，清热解毒，活血，截疟。主治风湿痹痛，痢疾，腹泻，吐泻转筋，水肿，脚气，痈疮疔疖，蛇虫咬伤，小儿疳积疝气，跌打损伤，疟疾。内服：煎汤，9~15克；浸酒或研末。外用：研末或捣敷，或煎汁洗。

验方 ①**风湿性关节炎：**荭草全草30克，水煎服。②**生肌肉：**荭草根煎汤淋洗，仍以其叶晒干研末，撒疮上，每日1次。

金丝桃

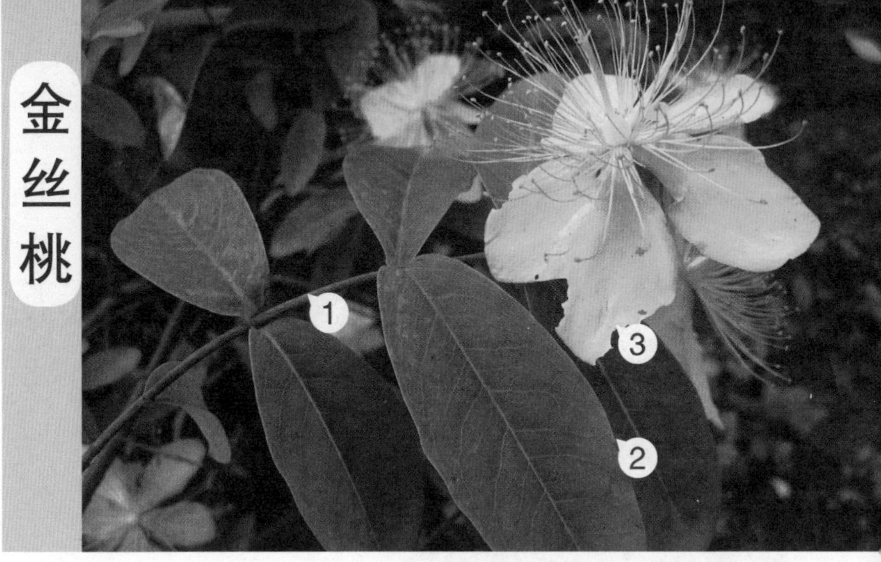

快速识别

①小枝圆柱形，秃净。②叶对生，无柄，纸质，长椭圆形，先端钝尖，基部楔形，抱茎，全缘，上面绿色光滑，下面略现灰绿色。③聚伞花序顶生；花鲜黄色；萼片卵状长椭圆形；花瓣阔倒卵形。

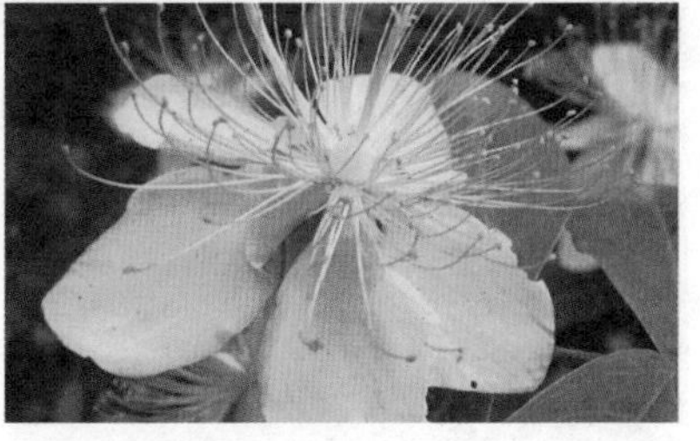

别名 土连翘、小狗木、五心花、金丝莲、狗胡花、金丝海棠、金丝蝴蝶、木本黄开口。

来源 为藤黄科植物金丝桃*Hypericum monogynum* L.的根或叶。

生境 生长于山麓、路边及沟旁，现广泛栽培于庭园。主产于河北、陕西、山东、江苏、安徽、江西、福建、台湾、河南、湖北、湖南、广东、广西、四川、重庆、贵州等地。

采收 夏、秋季采叶鲜用；根全年可采，鲜用或晒干切片，研末。

功用 苦，凉。归心、肝经。清热解毒，散瘀止痛，祛风湿。主治肝炎，肝脾肿大，急性咽喉炎，结膜炎，疮疖肿毒，蛇咬及蜂螫伤，跌打损伤，风寒性腰痛。内服：煎汤，15～30克。外用：鲜根或鲜叶适量，捣敷。

验方 ①**风湿性腰痛：**金丝桃根30克，鸡蛋2个，水煎2小时，吃蛋喝汤，每日2次。②**蝮蛇、银环蛇咬伤：**鲜金丝桃根加盐适量，捣烂，外敷伤处，每日1次。③**疖肿：**鲜金丝桃叶加盐适量，捣烂，外敷患处。④**漆疮、蜂螫伤：**金丝桃根磨粉，用麻油掺烧酒调敷局部。

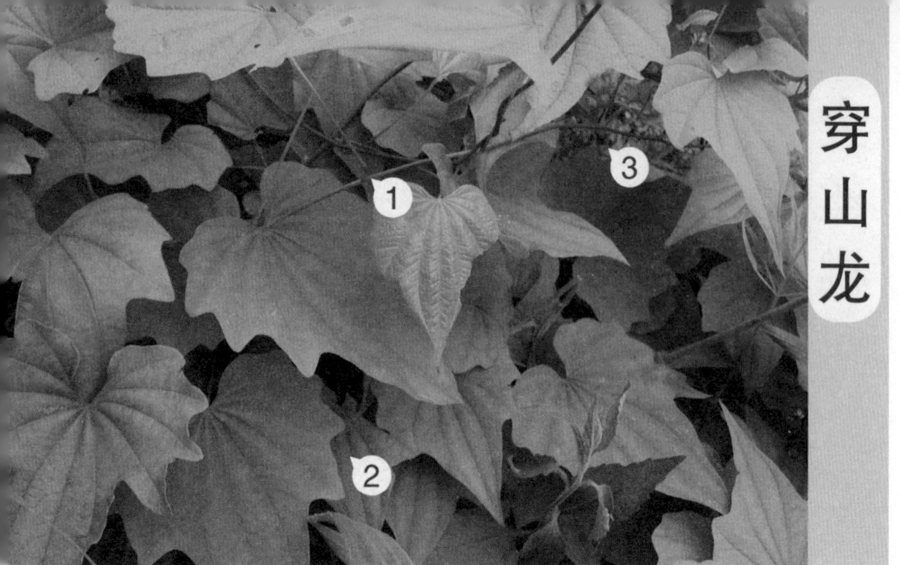

穿山龙

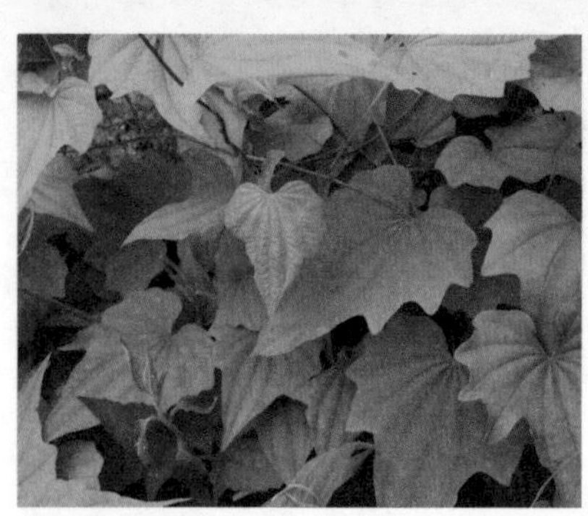

快速识别

①茎左旋，近乎无毛。②叶互生，卵形或宽卵形，基部心形，顶端裂片有长尖。③花黄绿色，单性，雌雄异株；花序腋生，下垂；雄花序复穗状，雌花序穗状；雄花小，钟形，花被片，雄蕊着生于花被筒上；雌花被矩圆形，柱头3裂。

别名 穿地龙、地龙骨、穿龙骨、金刚骨、野山药、鸡骨头、山常山、穿山薯蓣。

来源 为薯蓣科植物穿龙薯蓣*Dioscorea nipponica* Makino的根茎。

生境 生长于山坡林边、灌丛中，或沟边。分布于全国大部分地区。

采收 秋季采收，切段或切片，晒干，生用。

功用 苦，微寒。归肝、肺经。祛除风湿，活血通络，止痛消肿。主治风湿痹痛，肌肤麻木，关节屈伸不利，跌打损伤，淤血阻滞，热痰咳嗽。内服：煎汤，15～30克；或入丸、散剂，4.5～9克。体虚者慎用。

验方 ①**风湿性腰腿痛，风湿性关节炎：**穿山龙30克，骨碎补、淫羊藿、土茯苓各9克，水煎服。②**大骨节病，腰腿疼痛：**穿山龙60克，白酒500毫升，浸泡7日，即可服用，每次30克，每日2次。③**劳损：**穿山龙15克，水煎冲红糖、黄酒，每日早、晚分服。

文冠果

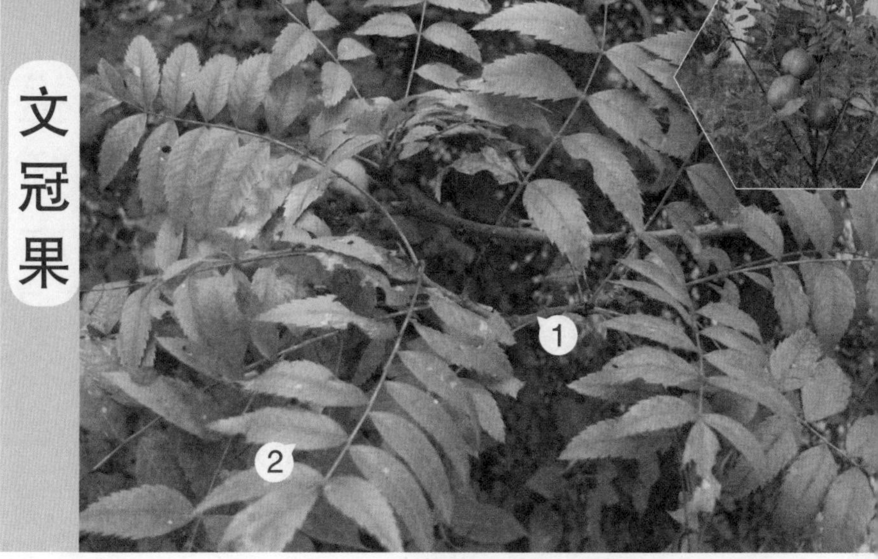

快速识别

①树皮灰褐色；嫩枝紫褐色，被短茸毛。②奇数羽状复叶，互生；小叶9～19，长圆形至披针形，边缘具尖锐锯齿。③花杂性；总状花序，顶生或腋生；花瓣白色，基部内面有紫红色斑点，倒卵形。

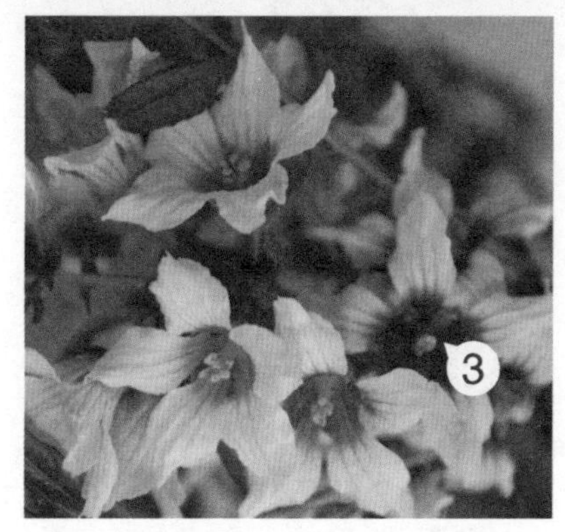

别名 木瓜、文冠木、土木瓜、文官果、温旦革子。

来源 为无患子科植物文冠果*Xanthoceras sorbifolia* Bunge的木材及枝叶。

生境 生长于山坡、沟谷间。主产于辽宁、河北、河南、山东、山西、陕西、甘肃、内蒙古等地。

采收 春、夏季采茎枝，剥去外皮，将木材晒干备用；取鲜枝叶粉碎，熬膏用。

功用 甘、微苦，平。归肝经。祛风除湿，消肿止痛。主治风湿热痹，筋骨疼痛。内服：煎汤，3～9克；或熬膏，每次3克。外用：适量，熬膏敷。

验方 **风湿性关节炎：**文冠果3～6克，水煎服；或每次服膏3克，每日2次。亦可取膏外敷。

祖师麻

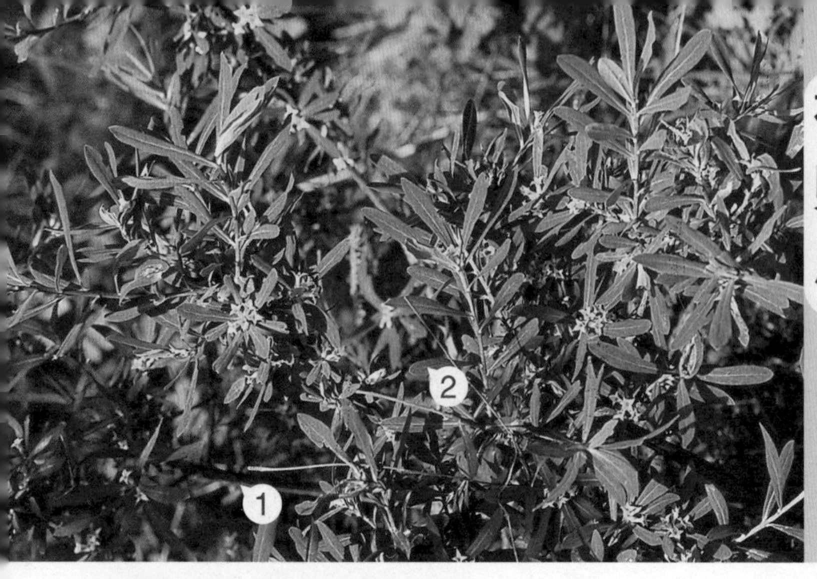

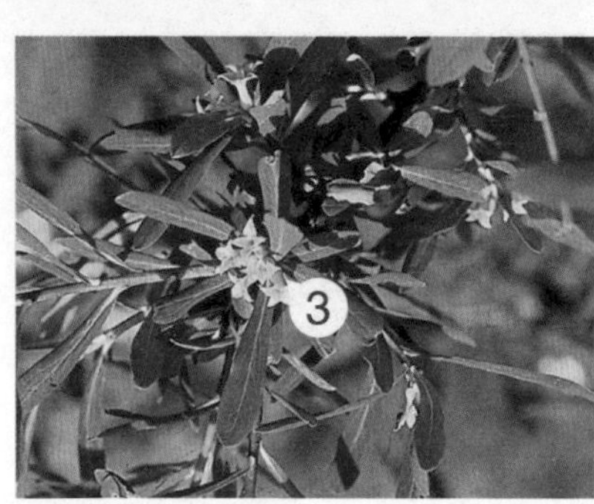

快速识别

①小枝绿色或紫褐色。②叶互生，倒披针形，全缘，上面绿色，下面被粉白色霜。③顶生头状花束，有花3～8朵，着生于光滑无毛的短梗上；无苞片；花被黄色，裂片4，尖形。

别名 祖司麻。

来源 为瑞香科植物黄瑞香*Daphne giraldii* Nitsche的根皮或茎皮。

生境 生长于山地疏林中。主产于陕西、甘肃、四川、青海等地。

采收 春、秋季采收，去掉枝叶，剥取外皮，晒干。

功用 辛、苦，温；有小毒。归心、肝经。祛风湿，活血通络，止痛。主治风湿痹痛，四肢麻木，头痛，胃痛，跌打损伤。内服：煎汤，3～9克。外用：捣敷。

验方 ①**心胃疼痛**：祖师麻4.5克，甘草9克，水煎服。②**腰腿疼痛**：祖师麻、防风、土青木香、羌活、独活、透骨消、乳香、小茴香、甘草各3～5克，黄酒煎服；女加四物汤，男加四君子汤。③**四肢麻木**：祖师麻9克，水煎，煮鸡蛋10个，每日早晚各吃1个，并喝汤1～2口（冬天用较好）。④**风寒感冒**：祖师麻6克，生姜、葱白为引，水煎服。

六方藤

快速识别

①小枝粗壮，有翅状的棱6条，干时淡黄色，节上常收缩。②单叶互生，纸质，卵状三角形，边缘有疏离的小齿。

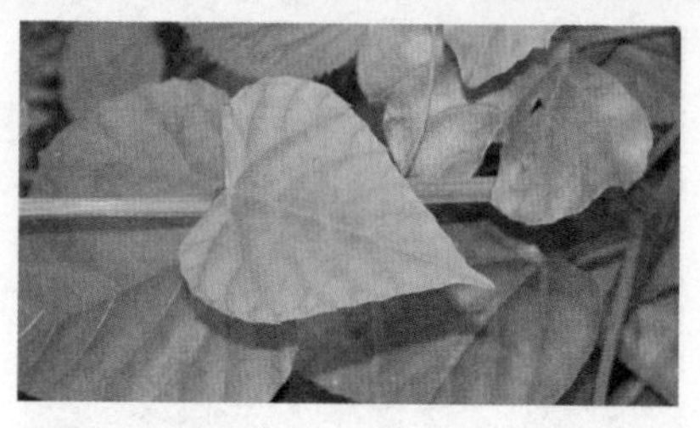

别名 五俭藤、复方藤、拦河藤、软筋美、散血龙、抽筋藤、软筋藤、山坡瓜藤。

来源 为葡萄科植物翅茎白粉藤*Cissus hexangularis* Thorel ex Planch.的藤。

生境 生长于山地疏林中。主产于广东、海南、广西等地。

采收 秋季采收藤茎，应在离地面20厘米处割取，去掉叶片，切段，鲜用或晒干。

功用 辛、微苦，凉。归肾、肝经。祛风除湿，活血通络。主治风湿痹痛，腰肌劳损，跌打损伤。内服：煎汤，15～30克；或浸酒。外用：捣敷或煎水洗。

验方 ①**风湿性关节炎、慢性劳损：**六方藤12克，千斤拔、海风藤各15克，五加皮、木通各10克，鸡血藤30克，水煎服。②**风湿骨痛：**六方藤30克，水煎约1小时，顿服。③**跌打瘀肿：**六方藤适量，用95%乙醇浸没药面，1周可用，涂擦患部，每日数次，伤甚者宜湿敷。④**抽筋：**六方藤、扶芳藤、千斤拔各30克，水煎服。

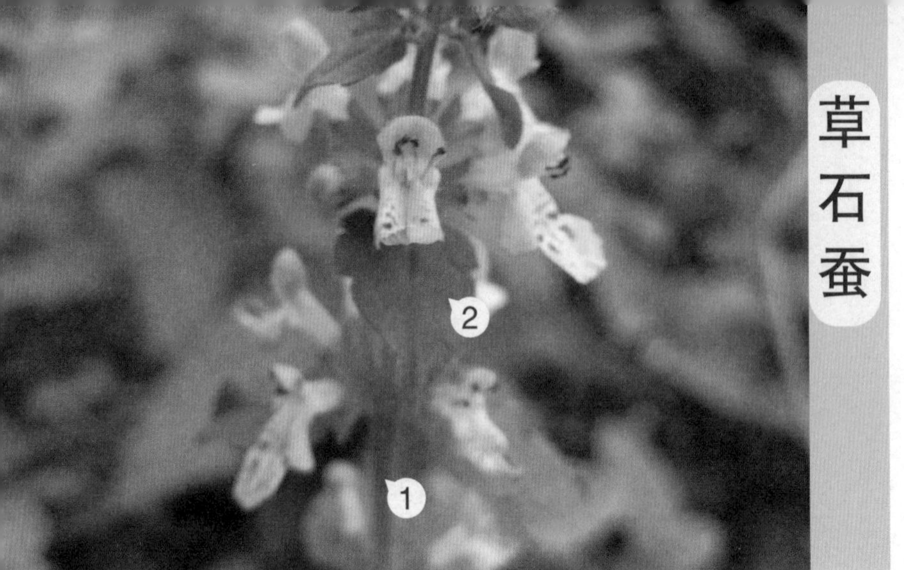

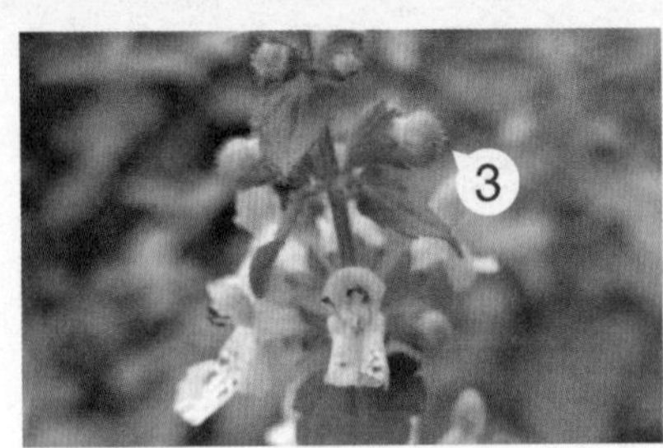

快速识别

①茎方形，四棱，上有倒生的长刺毛。②叶对生；叶片卵形或长椭圆形，边缘有圆锯齿，两面有长柔毛。③花2～6轮，每轮有花3～6朵，集成间断的穗形总状花序，顶生于枝梢；花萼钟状，外被腺状柔毛，花冠淡红紫色。

别名 滴露、毛菜、地蚕、地纽、甘露子、螺丝菜、风子草、地牯牛草。

来源 为唇形科植物甘露子*Stachys sieboldi* Miq.的块茎或全草。

生境 生长于湿润地或近水边。主产于河北、山西、江苏、安徽、四川、浙江等地。

采收 春、秋季采收，挖取块茎，洗净，晒干。

功用 甘，平。归肺、肝、脾经。解表清肺，利湿解毒，补虚健脾。主治风热感冒，虚劳咳嗽，黄疸，尿路感染，疮毒肿痛，毒蛇咬伤。内服：煎汤，全草15～30克，块茎30～60克；或浸酒；或焙干研末。外用：煎水洗或捣敷。

验方 ①**风热感冒**：草石蚕全草60克，水煎服。②**中风口眼歪斜、瘫痪及气血虚弱、头痛头眩**：草石蚕全草为末，每次3克，泡酒服。③**风湿性关节酸痛或腰背风湿痛**：草石蚕全草120克，浸酒500毫升，频服。④**腰肌劳损、关节酸痛**：草石蚕根茎90克，水煎服。⑤**扭伤**：草石蚕鲜根茎适量，去毛捣烂，敷伤处。⑥**带状疱疹**：草石蚕根茎，捣烂绞汁，调雄黄末少许，搽抹患处。⑦**风火牙痛、扁桃体炎**：草石蚕根9～15克，水煎服。

飞廉

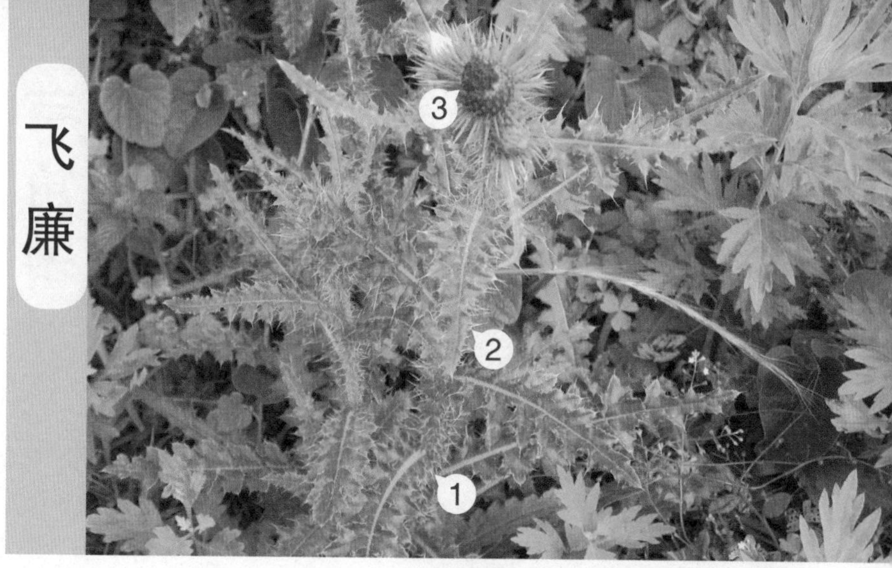

快速识别

①茎直立，具纵条棱，并附有绿色的翼，翼有齿刺。②下部叶椭圆状披针形，羽状深裂，裂片的边缘具刺，上面绿色，具细毛或近平光滑，下面初具蛛丝状毛，后渐变光滑。③头状花序2～3枚，着生于枝端；总苞钟形；花全部为管状花，两性，紫红色。

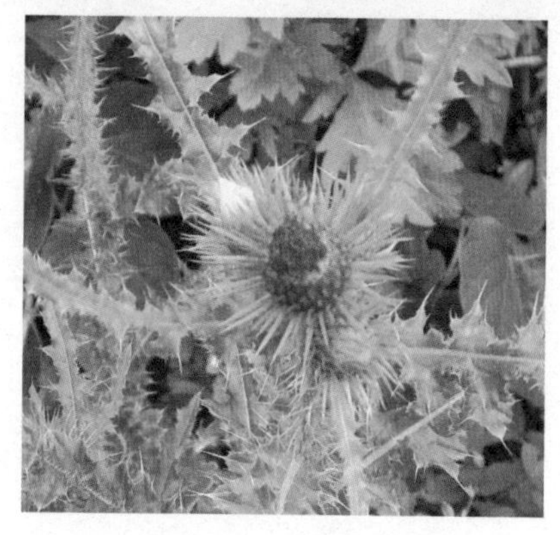

别名 飞轻、天荠、伏猪、刺打草、雷公菜、大力王、枫头棵。

来源 为菊科植物飞廉*Carduus nutans* Linn.的全草或根。

生境 生长于荒野道旁。分布于全国各地。

采收 冬、春季采根；夏季采茎、叶及花，鲜用或晒干用。

功用 苦，平。归肺、膀胱、肝经。祛风，清热，利湿，凉血散瘀。主治风热感冒，头风眩晕，风热痹痛，皮肤刺痒，尿路感染，乳糜尿，尿血，带下，跌打瘀肿，疔疮肿毒，烫火伤。内服：煎汤，鲜品30～60克；入散剂或浸酒。外用：捣敷或烧存性研末掺。

验方 ①**疳㔭蚀口齿及下部：**飞廉蒿烧作灰，捣筛，每次5克服（每次煎2小时），每日2次。②**无名肿毒、痔疮、外伤肿痛：**飞廉茎叶，捣成泥状，敷患处。③**咽喉肿痛、肺热咳嗽：**飞廉50克，鱼腥草30克，水煎服。

羊角拗

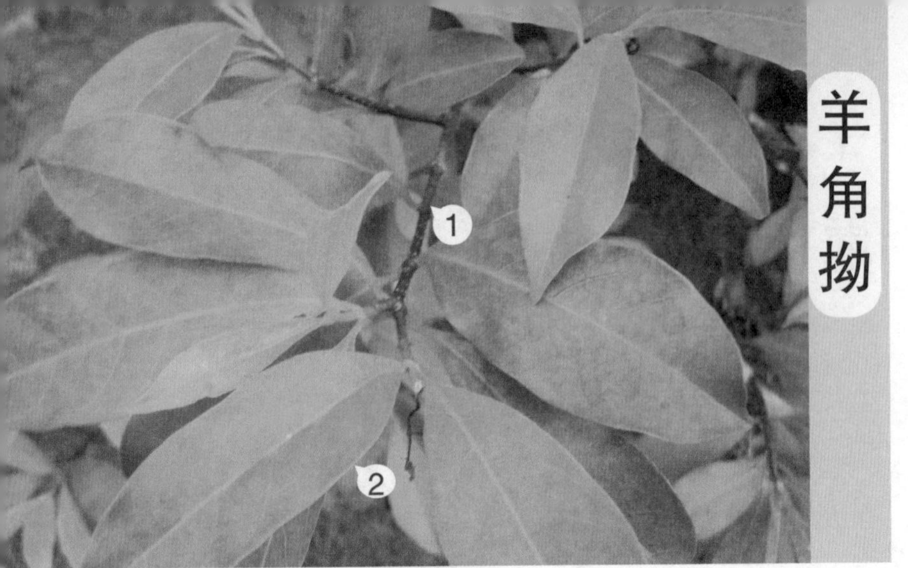

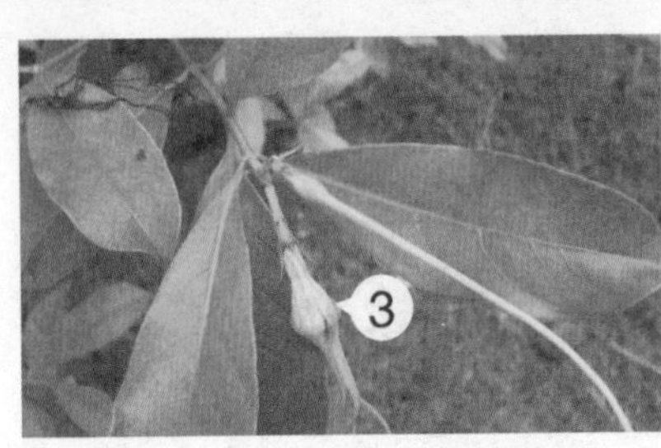

快速识别

①小枝通常棕褐色。②叶对生，叶片椭圆形或矩形，全缘，厚纸质，两面均秃净。③花大形，黄白色，顶生或3花合生成聚伞花序；花冠黄色，漏斗形。

别名 羊角纽、倒钓笔、羊角藤、羊角藕、羊角捩、断肠草、羊角扭、羊角藤。

来源 为夹竹桃科植物羊角拗*Strophanthus divaricatus* (Lour.) Hook. et Am.的根或茎叶。

生境 生长于山坡或丛林中。主产于福建、广东、海南、广西、贵州、云南等地。

采收 全年均可采。根洗净，切片晒干；茎、叶，晒干或鲜用。

功用 苦、辛，寒；有毒。归心、肝、脾经。祛风除湿，通经活络，解毒疗疮，杀虫止痒。主治风湿肿痛，脊髓灰质炎后遗症，跌打损伤，痈疮疥癣。本品毒性较大，一般不内服。外用：适量，以茎、叶煎汤温洗；或用粉末适量，酒、水调敷患处。

验方 ①风湿肿痛、脊髓灰质炎后遗症、疥癣：羊角拗叶适量，煎汤温洗。②多发性脓肿、腱鞘炎、虫蛇咬伤、跌打骨折：羊角拗叶粉末适量，用酒水调和，温敷患处。③乳腺炎初期：羊角拗鲜叶、红糖同捣烂，烤热外敷。

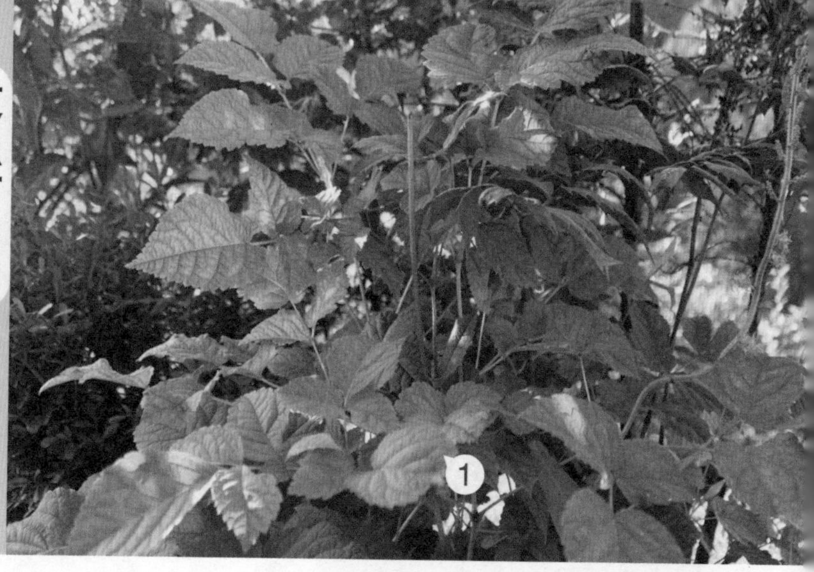

快速识别

①基生叶2～3回3出复叶或羽状复叶，小叶卵形或卵状菱形，边缘有重锯齿；茎生叶较小，2～3片。②圆锥花序，密生棕色长柔毛或间有腺毛，花密集；花瓣5，狭条形，紫红色。

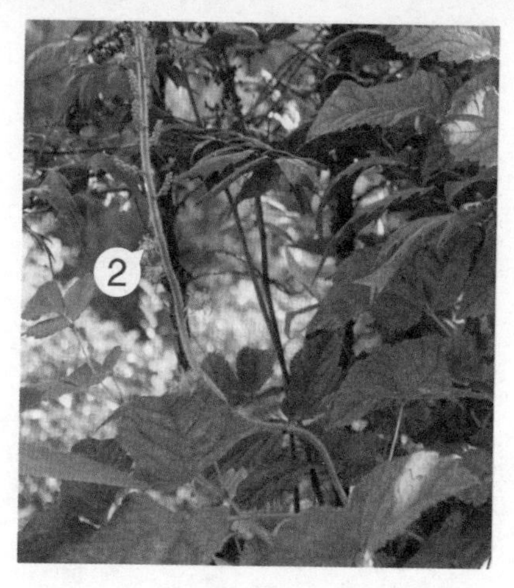

别名 虎麻、马尾参、红升麻、野开麻。

来源 为虎耳草科植物落新妇*Astilbe chinensis* (Maxim.) Franch. et Savat.的根茎。

生境 生长于山坡、路边草丛中或灌木林下阴湿地。分布于全国大部分地区。

采收 夏、秋季采挖，除去须根，晒干。

功用 辛、苦，凉。归肺经。祛风，清热，止咳。主治风热感冒，头身疼痛，发热咳嗽。内服：煎汤，15～24克；或浸酒。

验方 ①**风热感冒：**落新妇15克，煨水服。②**肺结核咯血、盗汗：**落新妇、土地骨皮、尖经药、白花前胡各15克，煨水服，每日3次。

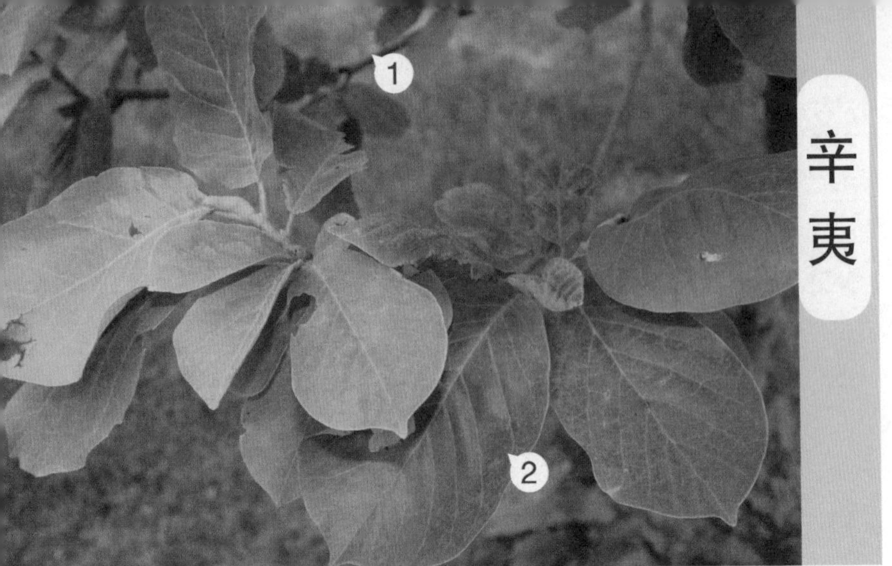

辛夷

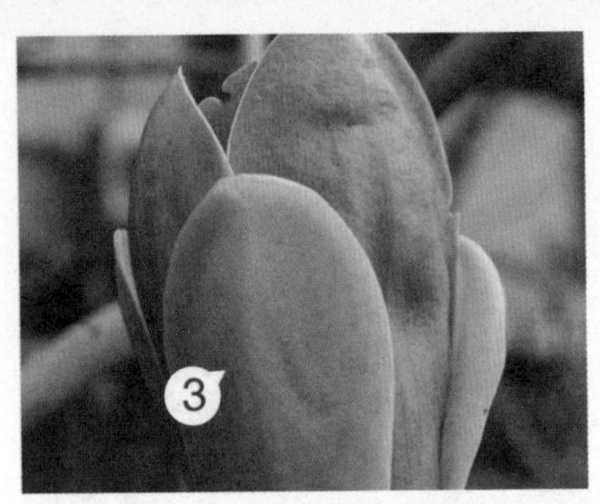

快速识别

①嫩枝有毛，冬芽密生灰绿色长绒毛。②叶片倒卵形至倒卵状矩圆形，上面有光泽，下面被柔毛。③花大，白色，萼片与花瓣共9片，倒卵形或倒卵状矩圆形。

别名 房木、木笔花、姜朴花、毛辛夷、紫玉兰。

来源 为木兰科植物玉兰*Magnolia denudata* Desr.等的干燥花蕾。

生境 生长于较温暖地区。野生较少，多为庭院栽培。主产于河南、安徽、湖北、四川、陕西等地。

采收 冬末春初花未开放时采收，除去枝梗，阴干。

功用 辛，温。归肺、胃经。散风寒，通鼻窍。主治风寒头痛，鼻塞，鼻窦炎，鼻流浊涕。内服：煎汤，3～9克。外用：研末，棉裹塞鼻。

验方 ①**感冒头痛鼻塞**：辛夷花、白芷、苍耳子各9克，水煎服。②**鼻炎、鼻窦炎**：辛夷15克，鸡蛋3个，同煮，吃蛋饮汤。③**鼻塞**：辛夷、皂角、石菖蒲各等份，为末，棉裹塞鼻中。④**过敏性鼻炎**：辛夷3克，藿香10克，开水冲泡，浸闷5～10分钟，频饮，每日1～2剂。⑤**鼻炎**：辛夷花6克，紫苏叶9克，姜、葱适量，共制成粗末，用纱布包好，以沸水冲泡服。

杜鹃

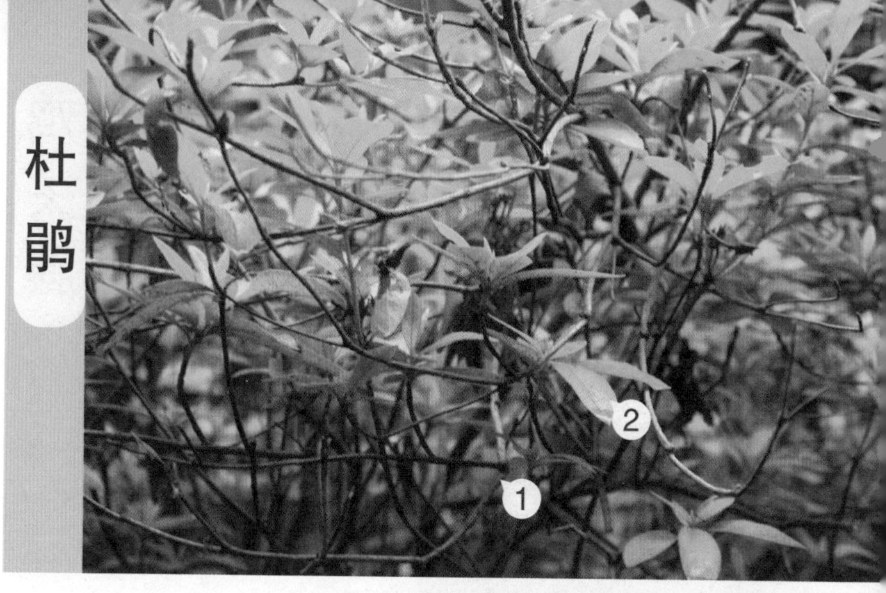

快速识别

①分枝细而多，密被黄色或褐色平伏硬毛。②叶卵状椭圆形或倒卵形，上面疏被硬毛，下面密被褐色细毛，脉上更多。③花簇生于枝端，花冠鲜红色。

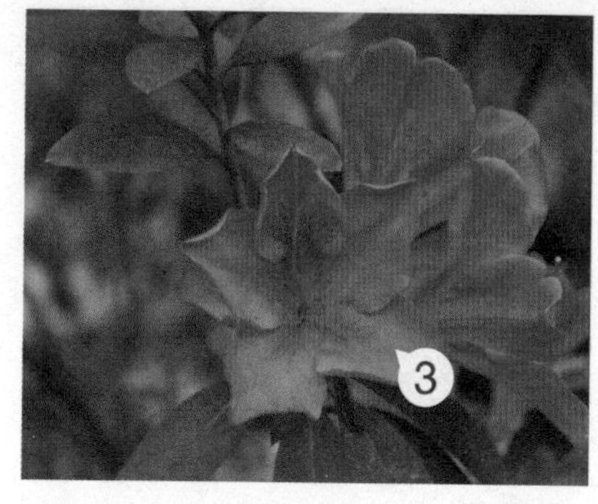

别名 红踯躅、山踯躅、山石榴、映山红、艳山红、山归来、艳山花、满山红。

来源 为杜鹃花科植物杜鹃花*Rhododendron simsii* Planch.的花。

生境 生长于山坡或平地、林中、岩畔。主产于河南、湖北及长江以南各地。

采收 4～5月花盛开时采收，烘干。

功用 甘、酸，平。归肝、脾、肾经。和血，调经，止咳，祛风湿，解疮毒。主治吐血，衄血，崩漏，月经不调，咳嗽，风湿痹痛，痈疖疮毒。内服：煎汤，9～15克。外用：捣敷。

验方 ①**月经病、经闭干瘦：**杜鹃10克，水煎服。②**带下病：**杜鹃花（用白花）15克，和猪脚爪适量同煮，喝汤吃肉。③**流鼻血：**杜鹃花（生品）15～30克，水煎服。

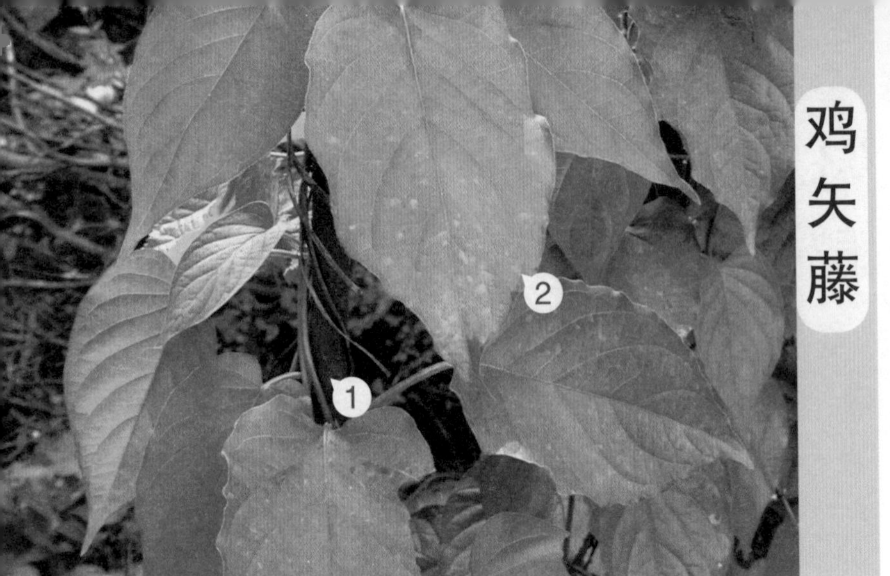

鸡矢藤

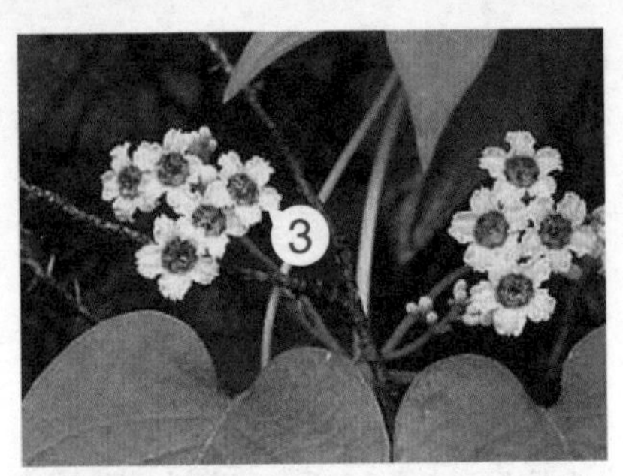

快速识别

①全株均被灰色柔毛，揉碎后有恶臭。②叶对生，卵形或狭卵形，全缘，嫩时上面散生粗糙毛；托叶三角形，早落。③花多数集成聚伞状圆锥花序；花冠筒钟形，外面灰白色，具细茸毛，内面紫色，5裂。

别名 臭藤、鸡屎藤、牛皮冻。

来源 为茜草科植物鸡矢藤*Paederia scandens* (Lour.) Merr.的全草。

生境 生长于山地路旁或岩石缝隙、田埂沟边草丛中。主产于云南、贵州、四川、重庆、广西、广东、福建、台湾、江西、湖南、湖北、安徽、江苏、浙江等地。

采收 夏季采收全草，晒干。

功用 甘、苦，微温。归脾、胃、肺、肝经。消食健胃，止痛，化痰止咳，清热解毒。主治消化不良，小儿疳积，胃肠瘀痛，胆绞痛，肾绞痛，痰热咳嗽，痢疾，肝炎，咽喉肿痛，疮疔痈肿，烫火伤，毒蛇咬伤。内服：煎汤，9～15克，大剂量可至30～60克；或浸酒。外用：捣敷或煎水洗。

验方 ①**红痢**：鸡矢藤根30克，路边姜15克，炖肉服。②**妇女虚弱咳嗽、带下病、腹胀**：鸡矢藤根、红小芭蕉头各30克，炖鸡服。③**小儿疳积**：鸡矢藤根15克，猪小肚1个，水炖服。

乌头

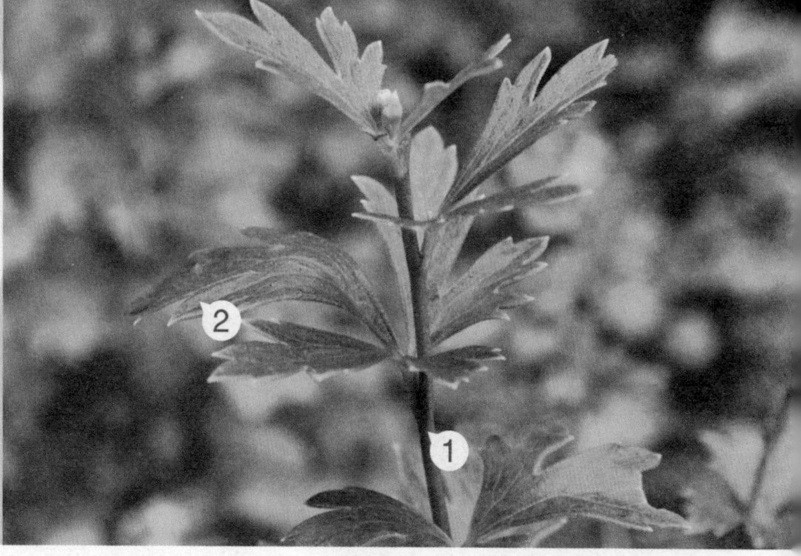

快速识别

①茎直立，上部散生少数贴伏柔毛。②叶互生，深3裂几达基部，裂片具粗齿或缺刻。③总状花序顶生，花蓝紫色。④蓇葖果长圆形，由3个分裂的子房组成。

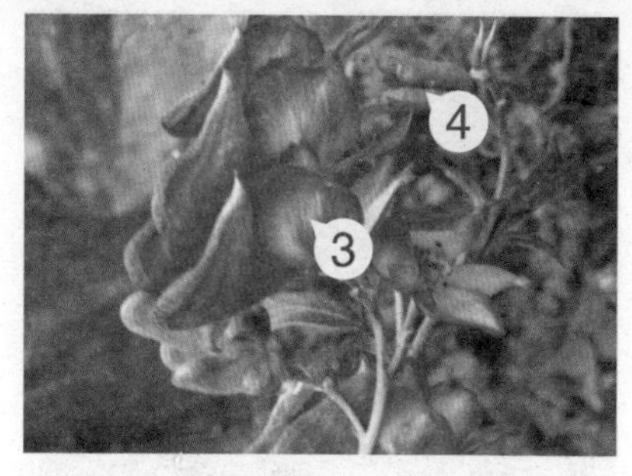

别名 草乌、乌喙、铁花、乌头、五毒、鹅儿花。

来源 为毛茛科植物乌头*Aconitum carmichaeli* Debx.的干燥母根。

生境 生长于山地草坡或灌木丛中。主产于四川、陕西等地。

采收 6月下旬至8月上旬采挖，除去子根、须根及泥沙，晒干。

功用 辛、苦，热；有大毒。归心、肝、肾、脾经。祛风除湿，温经止痛。主治风寒湿痹，关节疼痛，心腹冷痛，寒疝作痛，麻醉止痛。一般炮制后用。内服：煎汤，3～9克，先煎；入散剂或酒剂，1～2克。外用：研粉调敷。

验方 ①**风湿关节痛：**制乌头6克，麻黄8克，白芍、黄芪各12克，水煎服。②**颈椎病：**制乌头、制草乌各100克，丹参250克，川芎、白芷各50克，威灵仙500克，研碎调匀，装入布袋作枕用。③**肩周炎：**制乌头、樟脑、草乌各90克，白芷50克，共研粉。使用时根据疼痛部位大小取适量药粉，用食醋与蜂蜜调成糊状，外敷于肩周炎疼痛点，外用胶布固定。并用热水袋外敷30分钟，每日1次，连用15日。

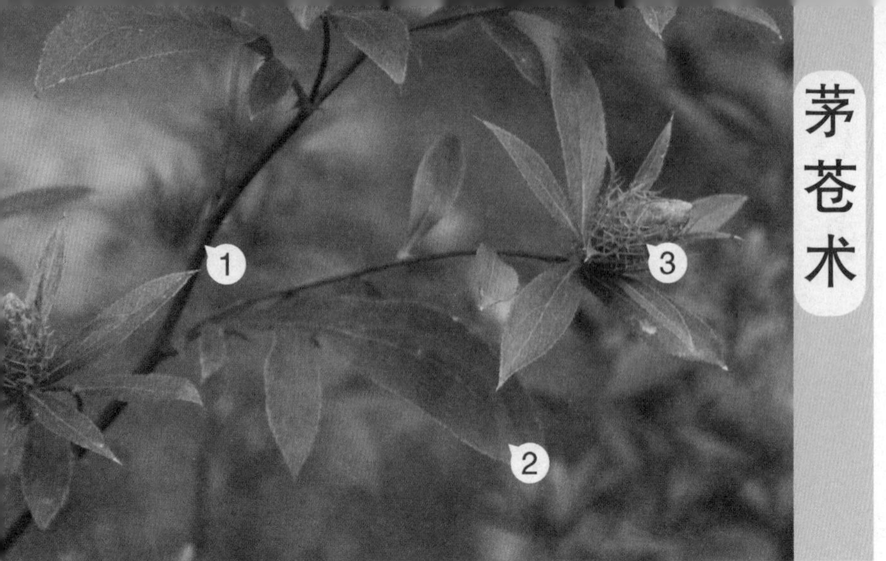

茅苍术

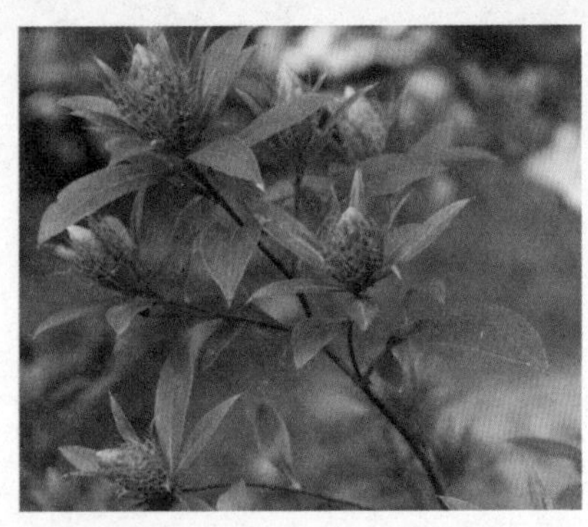

快速识别

①茎直立或上部少分枝。②叶互生，革质，卵状披针形或椭圆形，边缘具刺状齿，上部叶多不裂，无柄；下部叶常3裂，有柄或无柄。③头状花序顶生，下有羽裂叶状总苞一轮；总苞圆柱形，总苞片6～8层；花两性与单性，多异株；两性花有羽状长冠毛；花冠白色，细长管状。

别名 茅术、南苍术、穹隆术。

来源 为菊科植物茅苍术*Atractylodes lancea* (Thunb.) DC.的根茎。

生境 生长于山坡灌丛、草丛中。主产于江苏、湖北、河南、安徽。

采收 春、秋季采挖，除去泥沙，晒干，撞去须根。

功用 辛、苦，温。归脾、胃、肝经。燥湿健脾，祛风散寒，明目。主治脘腹胀满，泄泻，水肿，脚气痿躄，风湿痹痛，风寒感冒，夜盲。内服：煎汤，3～9克。

验方 ①**湿疹：**茅苍术、黄柏、煅石膏各等份，研末敷患处。②**风湿性关节炎：**茅苍术、黄柏各9克，忍冬藤30克，水煎服。③**脾虚气陷型胃下垂：**茅苍术15克，加水煎煮或用沸水浸泡，每剂可煎煮2次或冲泡3杯，每日1剂，连续服用1个月。④**腰痛伴不能弯腰：**茅苍术15克，白术30克，薏苡仁20克，水煎服。

兔儿伞

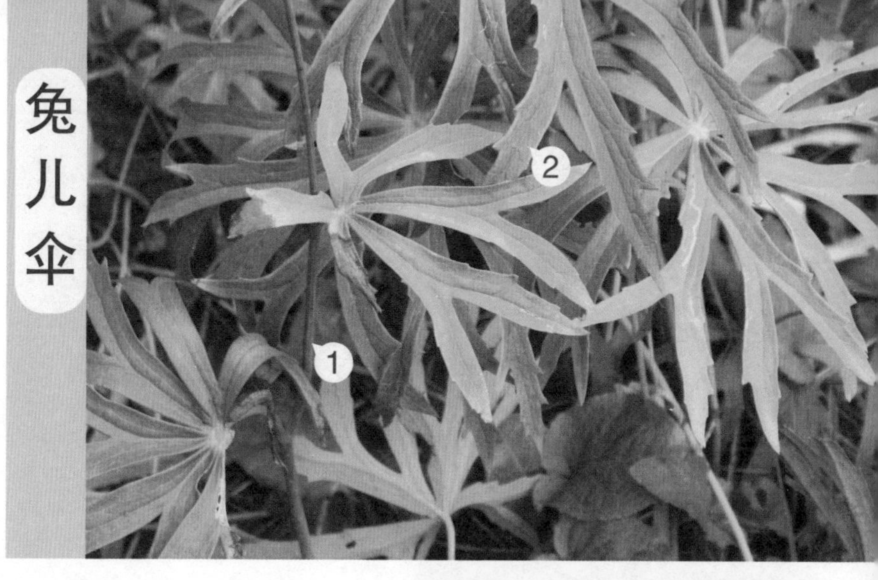

快速识别

①茎直立，单一，无毛，略带棕褐色。②根生叶1枚，幼时伞形，下垂；茎生叶互生，圆盾形，掌状分裂，直达中心，裂片复作羽状分裂，边缘具不规则的牙齿，上面绿色，下面灰白色。③头状花序多数，密集成复伞房状；花两性，8～11朵，花冠管状，先端5裂。

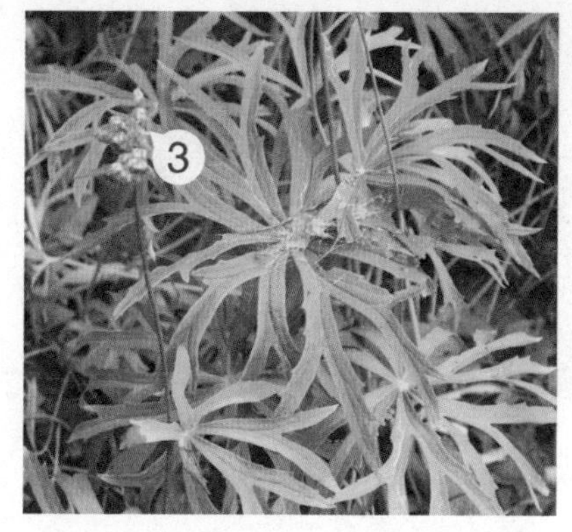

别名 七里麻、一把伞、贴骨伞、雨伞菜。

来源 为菊科植物兔儿伞*Syneilesis aconitifolia* (Bge.) Maxim.的根或全草。

生境 生长于山坡荒地、林缘、路旁。主产于东北、华北及华东等地。

采收 秋季采收，除净泥土，晒干。

功用 辛，温。归肺、大肠经。温肺祛痰，祛风止痢，消肿杀虫。主治风湿麻木，关节疼痛，痈疽疮肿，跌打损伤，毒蛇咬伤。内服：煎汤，6～15克；或浸酒。外用：捣敷。

验方 ①**肾虚腰痛**：兔儿伞根泡酒服。②**痈疽**：兔儿伞全草捣烂，鸡蛋白调敷。③**跌打损伤**：兔儿伞全草或根捣烂，加烧酒或75%乙醇适量，外敷伤处。④**毒蛇咬伤**：兔儿伞根捣烂，加黄酒适量，外敷伤处。⑤**四肢麻木、腰腿疼痛**：兔儿伞根60克，用白酒200毫升浸泡后，分3次服。

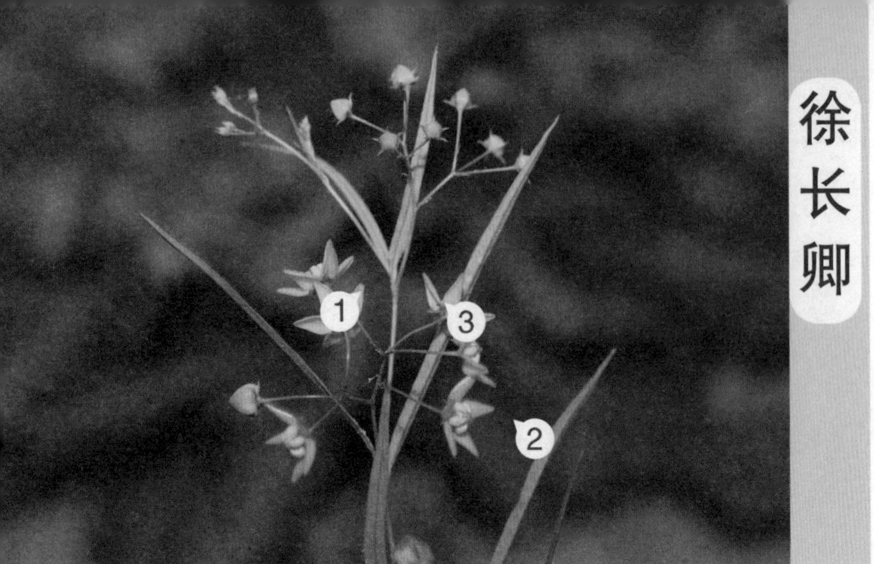

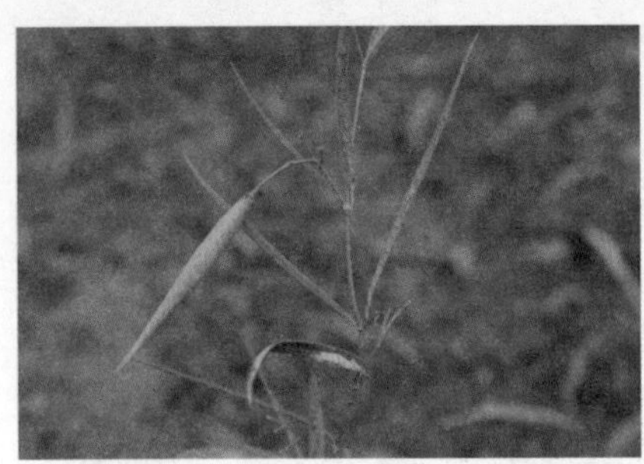

快速识别

①茎细，刚直，节间长。②叶对生，披针形至线形，先端尖，全缘，边缘稍外反，有缘毛，基部渐狭，下面中脉隆起。③圆锥花序顶生于叶腋，总花柄多分枝，花梗细柔，花多数；花萼5深裂，卵状披针形，花冠5深裂，广卵形，平展或下反，黄绿色；副花冠5枚，黄色，肉质，肾形，基部与雄蕊合生。

别名 寮刁竹、逍遥竹、遥竹逍、对节莲、铜锣草、一枝香、英雄草、竹叶细辛。

来源 为萝藦科植物徐长卿*Cynanchum paniculatum* (Bge.) Kitag.的干燥根及根茎。

生境 野生于山坡或路旁。分布于全国大部分地区。主产于江苏、河北、湖南、安徽、贵州、广西及东北等地。

采收 秋季采挖，除去杂质，阴干。

功用 辛，温。归肝、胃经。祛风化湿，止痛止痒。主治风湿痹痛，胃痛胀满，牙痛，腰痛，跌打损伤，荨麻疹，湿疹。内服：煎汤，3～12克，宜后下。

验方 ①**风湿痹痛、肩周炎：**徐长卿10克，炙甘草3克，洗净，用水煎煮，取汁200克，代茶饮用，每日1剂。②**精神分裂症（啼哭、悲伤、恍惚）：**徐长卿15克，泡水当茶饮。③**皮肤瘙痒：**徐长卿适量，煎水洗。④**跌打肿痛、接骨：**鲜徐长卿适量，捣烂敷患处。

海州常山

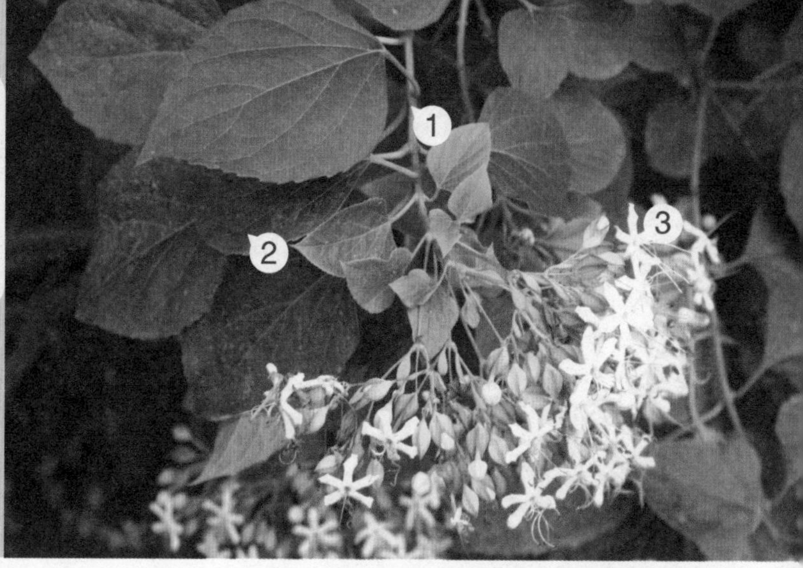

快速识别

①幼枝被黄褐色柔毛或近无毛；老枝灰白色，有皮孔，髓部白色，有淡黄色薄片横隔。②单叶对生，纸质，宽卵形、卵形、卵状椭圆形或三角状卵形，全缘或具波状齿，两面疏生短毛或近无毛。③伞房状聚伞花序顶生或腋生，疏散，通常二歧分枝，花萼幼时绿白色，后紫红色；花冠白色或带粉红色。④核果近球形，包于增大的宿萼内，熟时蓝紫色。

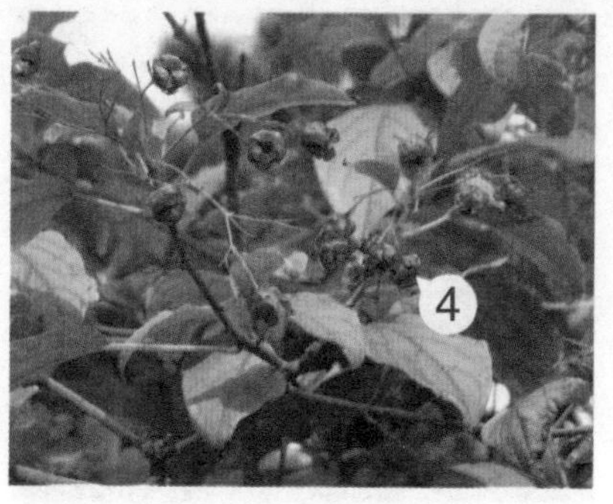

别名 臭梧桐、地梧桐、凤眼子、臭芙蓉、臭牡丹、八角梧桐。

来源 为马鞭草科植物海州常山*Clerodendrum trichotomum* Thunb.的叶及嫩枝。

生境 生长于山坡灌丛中。主产于华北、华东、中南、西南等地。

采收 夏季采收，晒干，生用。

功用 辛、苦、甘，凉。归肝、脾经。祛风湿，降血压。主治风湿痹痛，肢体麻木，高血压，臁疮，湿疹，痔疮，鹅掌风。内服：煎汤，9～15克；或研末吞服，6克。外用：煎水洗或研末擦患处。用于降压时须后下，不宜久煎。

验方 ①**风湿痛、骨节酸痛及高血压：**海州常山叶9～30克，水煎服；或研粉，每次3克，每日3次。②**一切内外痔：**海州常山叶7片，瓦松7枝，皮硝9克，煎汤熏洗。③**风湿性关节炎：**海州常山叶、秦艽、防风各12克，独活、木瓜、当归、桂枝各9克，水煎服。④**湿疹或痱子发痒：**海州常山叶适量，煎汤洗浴。

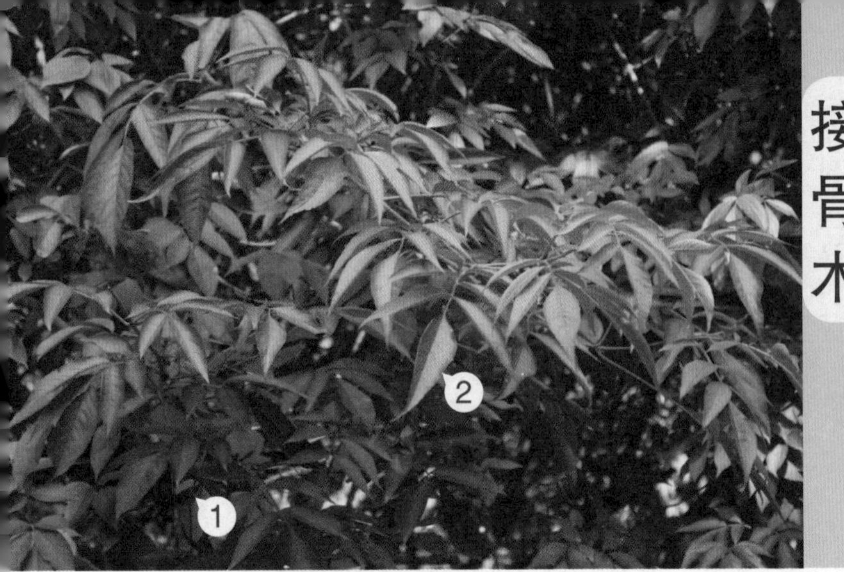

接骨木

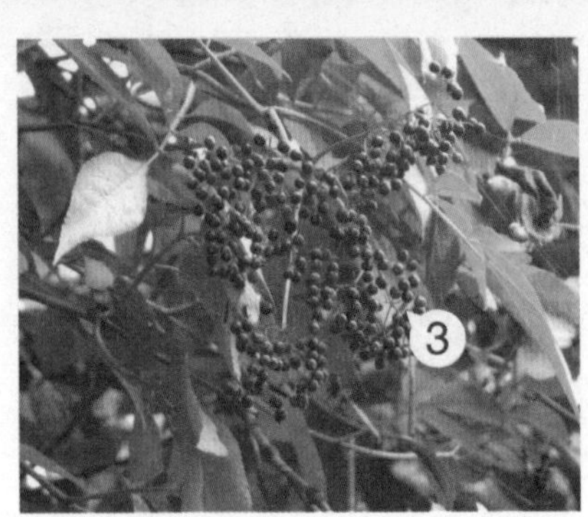

快速识别

①茎无棱，多分枝；枝灰褐色，无毛。②奇数羽状复叶对生；通常具小叶7枚，有时9～11枚，长卵圆形或椭圆形至卵状披针形，先端渐尖，基部偏斜阔楔形，边缘具锯齿，两面无毛。③浆果状核果近球形，黑紫色或红色，具3～5核。

别名 木蒴藋、接骨草、续骨木、七叶金、透骨草、接骨风。

来源 为忍冬科植物接骨木*Sambucus williamsii* Hance的全株。

生境 生长于向阳山坡或栽培于庭园。主产于东北、华北、华中、华东，西至甘肃、四川、云南等地。

采收 秋末采收，晒干，切片生用。

功用 甘、苦，平。归肝、肾经。祛风，利湿，活血，止痛。主治风湿筋骨疼痛，腰痛，水肿，风痒，瘾疹，产后血晕，跌打肿痛，骨折，创伤出血。内服：煎汤，10～15克；或入丸、散剂。外用：捣敷或煎水熏洗。

验方 ①**肾炎水肿：**接骨木10～15克，水煎服。②**创伤出血：**接骨木研粉，外敷。③**漆疮：**接骨木茎叶120克，煎汤待凉洗患处。④**产后血晕：**接骨木碎块一把，加水1000毫升煮成500毫升，分次服下。

菝葜

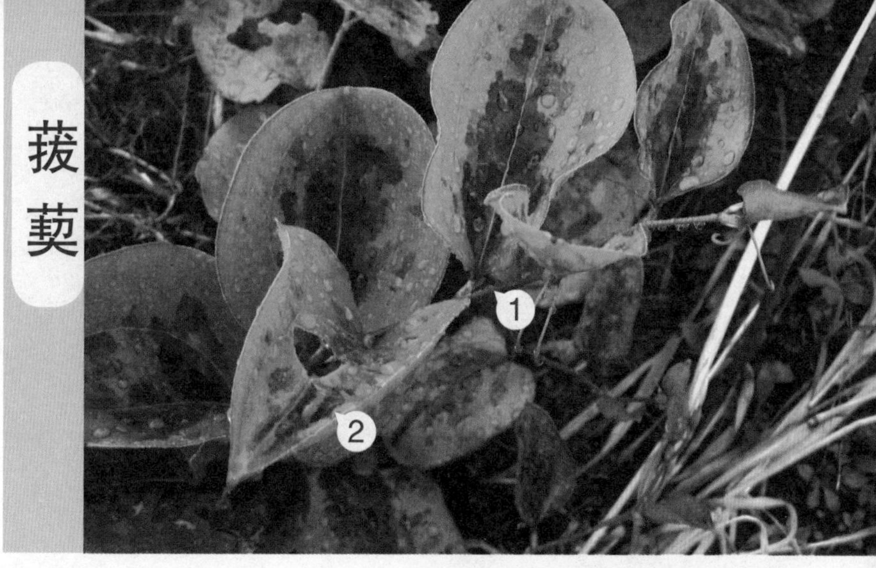

快速识别

①茎细长坚硬，有疏刺。②叶互生，花期叶幼小；革质或纸质，有光泽，卵圆形或椭圆形，先端圆或具凸头，基部圆形或浅心形，下面微苍白色。③浆果球形，熟时粉红色。

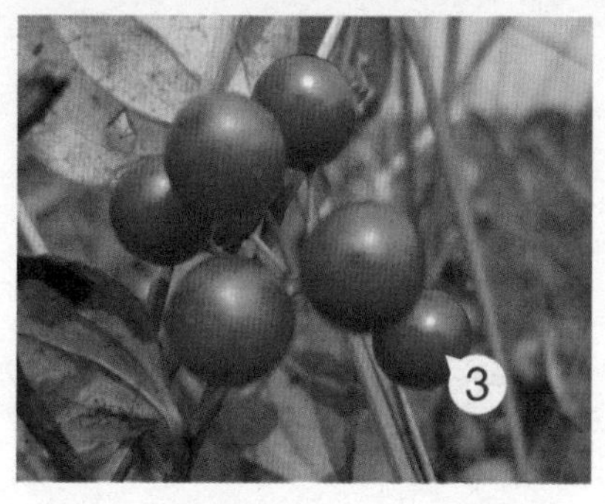

别名 金刚刺、金刚藤、乌鱼刺、白茯苓。

来源 为百合科植物菝葜*Smilax china* L.的根茎。

生境 生长于山坡林下和荒山草地。主产于华东及广西、湖南、湖北、河南等地。

采收 全年或秋末至次春采挖，洗净晒干。

功用 甘、酸，平。归肝、肾经。祛风利湿，解毒消痈。主治风湿痹痛，尿路感染，带下，泄泻，痢疾，痈肿疮毒，顽癣，烧烫伤。内服：煎汤，10～30克；或浸酒；或入丸、散剂。

验方 ①**萎缩性胃炎：**菝葜、丹参、龙葵各30克，白芍50克，炙甘草5克，细辛、砂仁、制乳香各3克，失笑散18克，水煎服。②**筋骨麻木：**菝葜浸酒服。③**下痢赤白：**菝葜根、好腊茶各等份，为末，白梅肉丸如鸡头大，每服5～7丸，小儿3丸，赤痢甘草汤下，白痢乌梅汤下，赤白痢乌梅甘草汤下。

黄皮

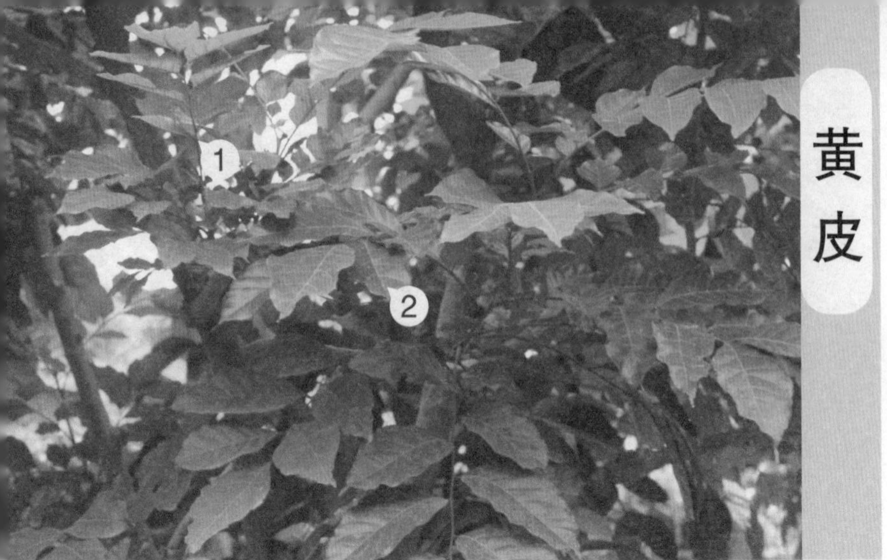

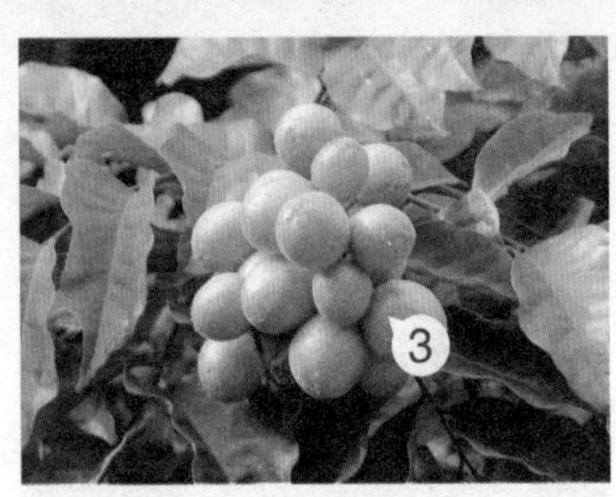

快速识别

①小枝、叶轴、花序轴及小叶背脉散生凸起的细油点，且密被短直毛。②具小叶5～11枚，卵形或卵状椭圆形，边缘具锯齿。③果圆形、椭圆形或阔卵形，淡黄至暗黄色。

别名 黄批、黄罐子。

来源 为芸香科植物黄皮*Clausena lansium* (Lour.) Skeels的果实。

生境 春、夏季采收，鲜用或晒干。

采收 生长于海拔1000～3000米的溪边疏林或常绿阔叶林中。主产于西南及湖北、西藏等地。

功用 苦、辛，温。祛风散寒，活络止痛。主治风寒湿痹，腰痛，跌打损伤，骨折。内服：煎汤，9～15克；或泡酒。外用：鲜品捣敷。

验方 **①风湿骨痛、痛经：**黄皮果核6～9克，打碎后，米酒送服。**②预防疟疾：**黄皮果皮30克，水煎服，每日1次。**③食积不化、胸腹胀满：**黄皮鲜果30克，洗净去核食用；或鲜果15克，水煎服，连服2次。**④肝胃气痛：**生黄皮果晒干，每日10个，水煎服；或用黄皮树根50～100克，水煎后去渣，加黄酒冲服。

铜锤玉带草

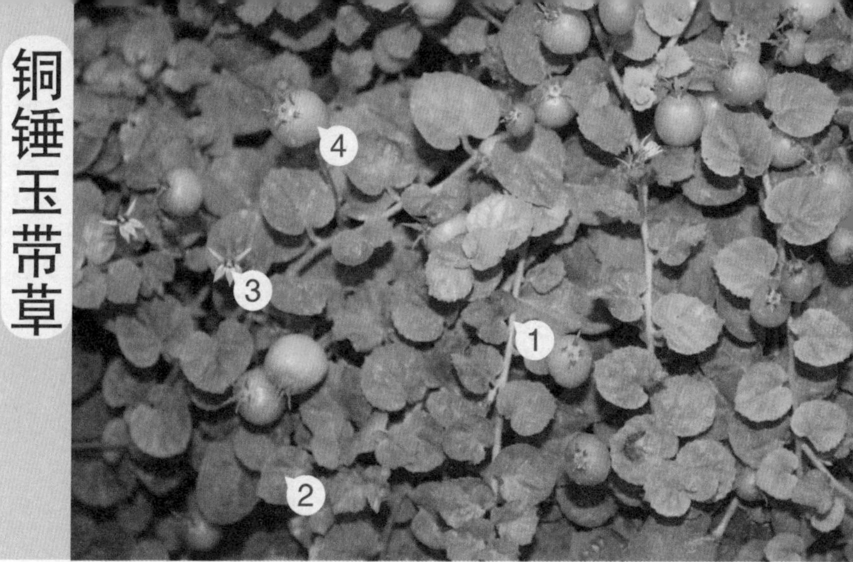

快速识别

①茎呈方形，绿色带紫，有短柔毛，节处生根，肉质。②单叶互生，圆形至心状卵圆形，先端钝，基部心形，边缘有粗锯齿，上面绿色，下面淡绿色。③花小，呈淡紫色，单生于叶腋或与叶对生；花冠左右对称。④浆果，椭圆形，紫蓝色，萼齿宿存，内藏多数种子。

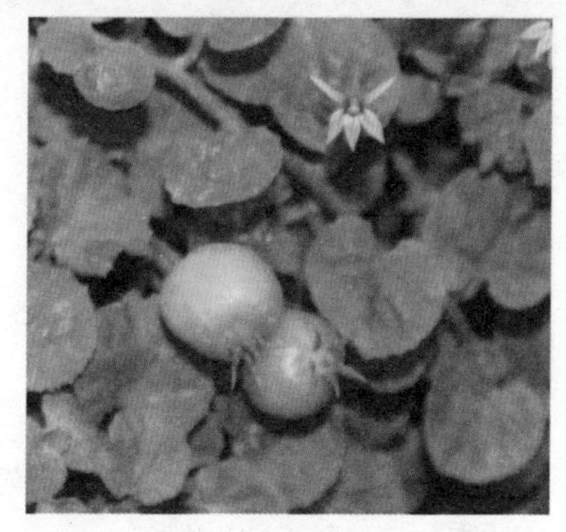

别名 三脚丁、翳子草、土油甘、红头带、白路桥、地茄子草。

来源 为桔梗科属植物铜锤玉带草*Pratia nummularia* Lam.的全草。

生境 生长于阴湿田坎边或山林阴处。分布于云南、贵州、广东、广西、湖南、湖北、江西、浙江、福建、台湾等地。

采收 夏季采收，洗净，鲜用或晒干。

功用 辛、苦，平。祛风除湿，活血，解毒。主治风湿疼痛，跌打损伤，月经不调，目赤肿痛，乳痈，无名肿毒。内服：煎汤，9～15克；研末吞服，每次0.9～1.2克；或浸酒。外用：捣敷。

验方 **①风湿疼痛、月经不调、子宫脱垂：**铜锤玉带草9～15克，水煎服。**②跌打损伤、骨折：**鲜铜锤玉带草捣烂敷患处。

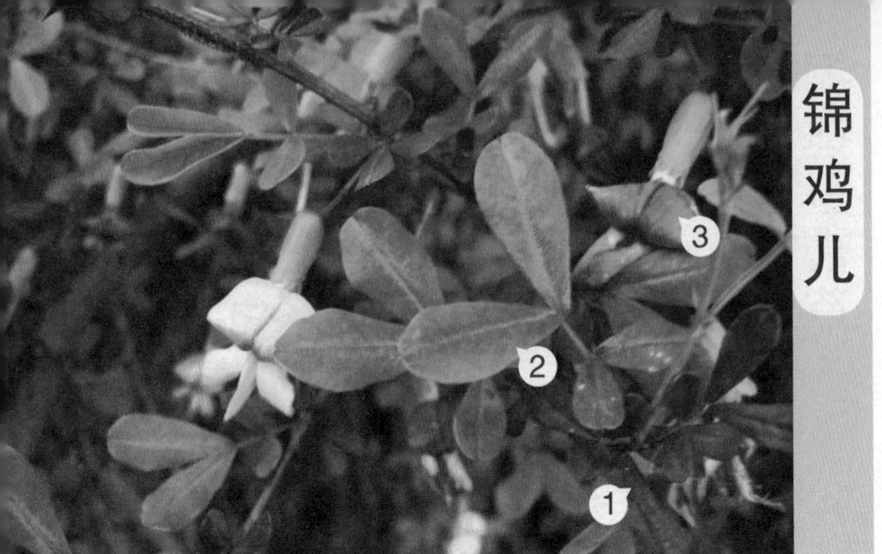

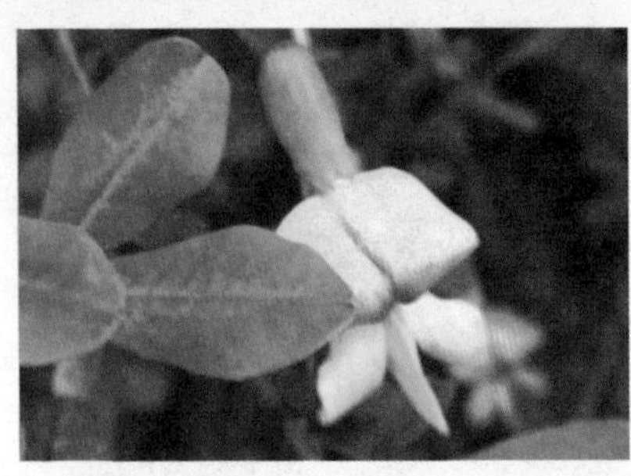

快速识别

①小枝细长有棱。②偶数羽状复叶，在短枝上丛生，在嫩枝上单生，叶轴宿存，顶端硬化呈针刺，托叶2裂；小叶2对，倒卵形。③春季开花；花单生于短枝叶丛中，蝶形花，黄色或深黄色，凋谢时变褐红色。

别名 板参、野黄芪、白心皮、土黄芪、阳雀花根。

来源 为豆科植物锦鸡儿*Caragana sinica* (Buc'hoz) Rehd.的根或花。

生境 喜生于向阳坡地。有栽培。主产于浙江、江苏、四川、河北等地。

采收 全年可采，洗净泥沙，除去须根及黑褐色栓皮，鲜用或晒干用；或再剖去木心，将净皮切段后晒干。

功用 辛、苦，平。归肺、脾经。根滋补强壮，活血调经，祛风利湿；主治高血压，头昏头晕，耳鸣眼花，体弱乏力，月经不调，带下病，乳汁不足，风湿关节痛，跌打损伤。花祛风活血，止咳化痰；主治头晕耳鸣，肺虚咳嗽，小儿消化不良。内服：煎汤，15～30克。外用：捣敷。

验方 ①**脾肾虚弱带下，湿热瘙痒：**锦鸡儿根皮炖鸡服。②**妇女经血不调：**锦鸡儿根、党参各适量，水煎服。③**红崩：**锦鸡儿根皮、刺老包根各适量，蒸甜酒服。④**跌打损伤：**锦鸡儿根捣汁和酒服，渣敷伤处。

马桑

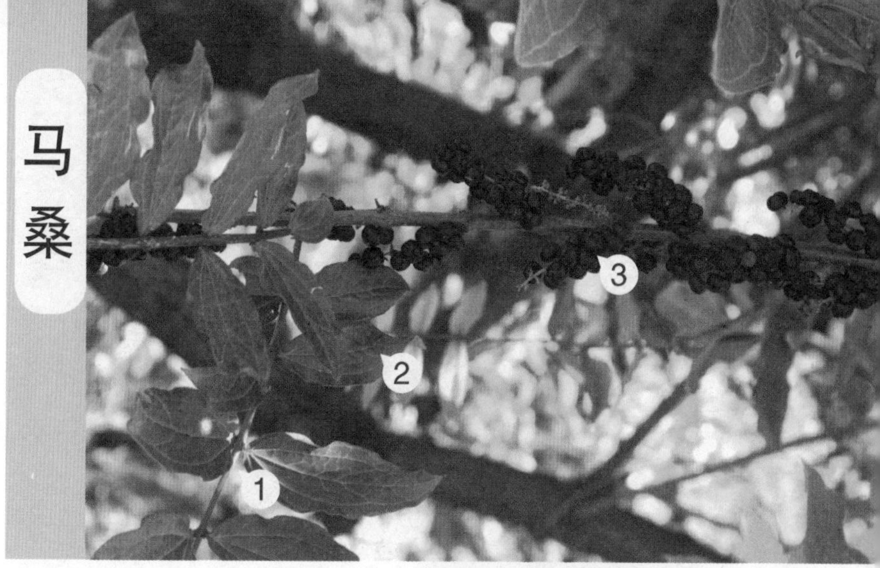

快速识别

①枝条斜展，幼枝有棱或成四狭翅，无毛，常带紫色；老枝具圆形突起的皮孔。

②单叶对生；叶片纸质至薄革质，椭圆形至宽椭圆形，先端急尖，基部近圆形，全缘。

③浆果状瘦果，5个，成熟时由红色变紫黑色。

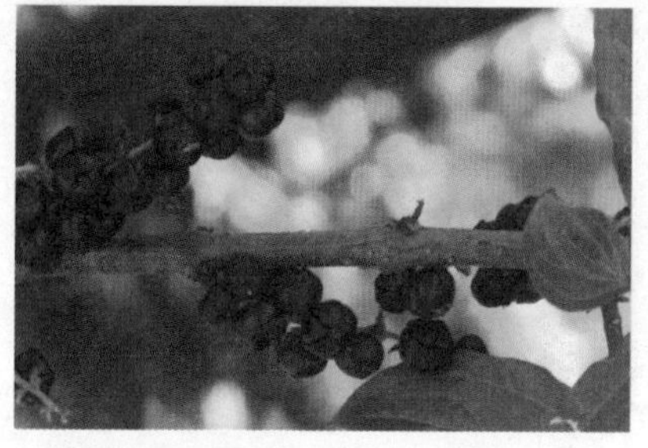

别名 马鞍子、水马桑、千年红、闹鱼儿、四联树、黑果果、黑龙须、黑虎大王。

来源 为马桑科植物马桑*Coriaria nepalensis* Maxim.的根和叶。

生境 生长于海拔400～3200米的山地灌丛中。主产于西南及陕西、甘肃、湖北、湖南、广西等地。

采收 根冬季采挖，刮去外皮，晒干；叶夏季采，晒干。

功用 辛、苦，寒；有毒。归心、肺经。清热解毒，消肿止痛，杀虫。主治痈疽肿毒，疥癣，黄水疮，烫火伤，痔疮，跌打损伤。外用：捣敷，或煎水洗，或研末调敷。

验方 ①**肿疡**：马桑叶煎水洗。②**疥疮**：马桑叶、地星秀各等份，为末，调油搽。③**目赤痛**：马桑叶、大血藤叶各适量，捣烂敷。④**外痔**：马桑叶适量，煨水洗患处。⑤**风火牙痛**：马桑根、地骨皮各适量，炖猪肉服。⑥**烫火伤**：马桑根皮，去粗皮，研粉调敷。

白豆蔻

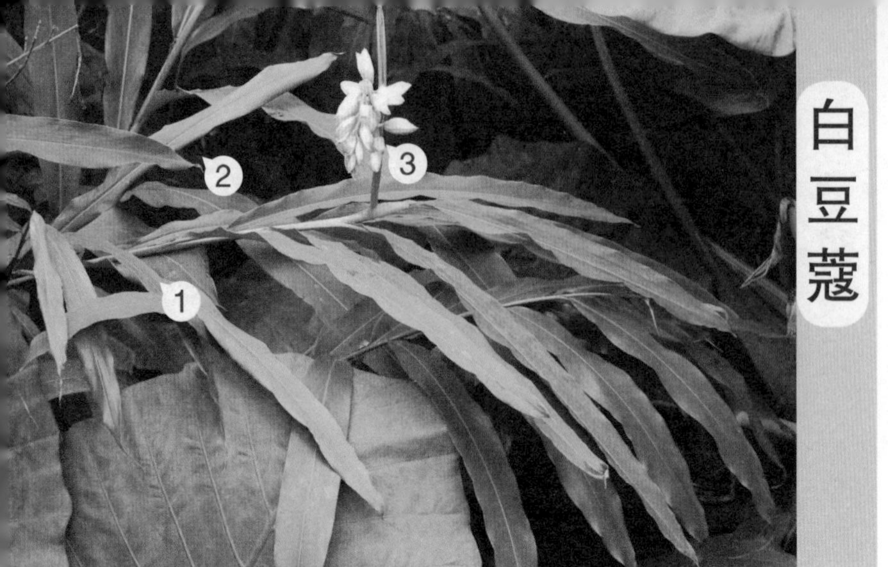

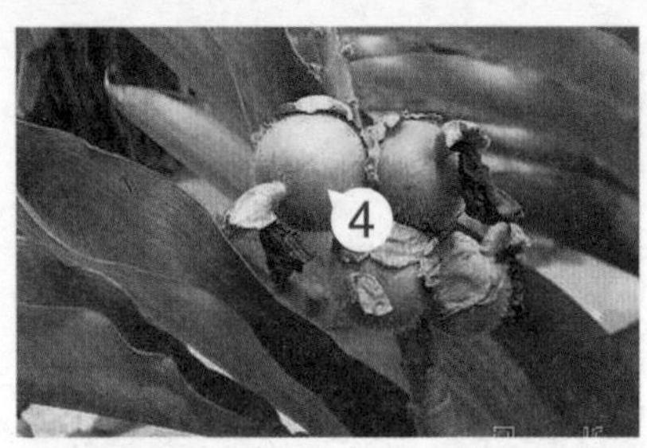

快速识别

①茎丛生，茎基叶鞘绿色。②叶片狭椭圆形或卵状披针形，先端尾尖，基部楔形，两面光滑无毛。③花着生于苞片的腑内；花萼管状，白色微透红，先端3齿裂；唇瓣椭圆形，勺状，白色，中央黄色，基部具瓣柄。④蒴果近球形，白色或淡黄色，略具钝三棱，易开裂。

别名 多骨、壳蔻、白蔻。

来源 为姜科植物白豆蔻*Amomum cardamomum* L.的果实。

生境 栽培于热带地区。我国广东、广西、云南有栽培。

采收 10～12月果实呈黄绿色尚未开裂时采收，除去残留的果柄，晒干。

功用 辛，温。归脾、胃经。化湿行气，温中止呕。主治胸脘痞满，食欲不振，呕吐，湿温初起。内服：煎汤，1.5～6克；或入丸、散剂。不宜久煎，阴虚血燥而无寒湿者忌服。

验方 ①**妊娠呕吐：**白豆蔻、鲜姜各3克，竹茹9克，大枣3枚，将生姜捣碎取汁，前三药煎取一茶杯（50～60毫升）过滤，冲姜汁服。②**小儿吐乳：**白豆蔻仁、缩砂仁各14个，甘草、炙甘草各6克，为末，常掺入儿口中。③**呕吐哕：**白豆蔻、半夏、藿香、陈皮、生姜各适量，水煎服。④**产后呃逆：**白豆蔻、丁香各25克，研细，每次5克，桃仁汤送服。

草灵仙

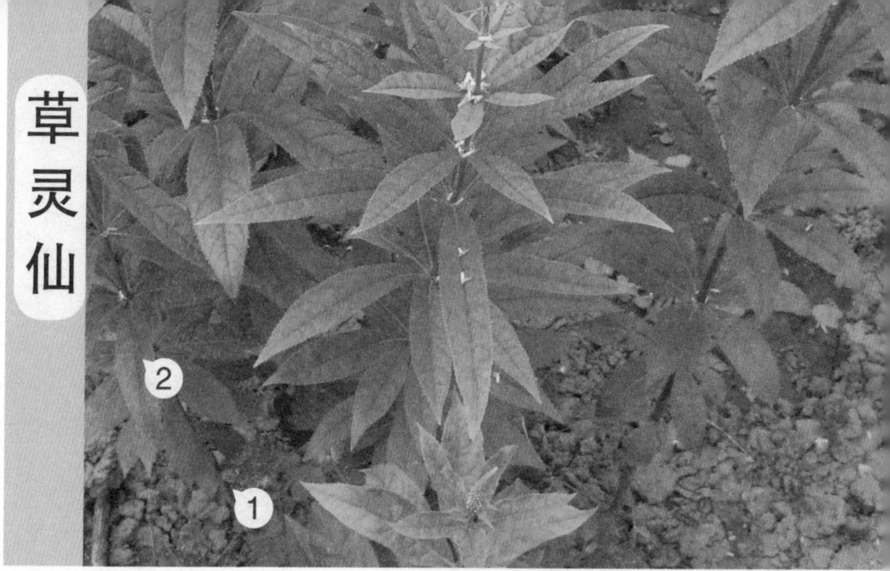

快速识别

①茎直立，单一，不分枝，圆柱形。②叶3~9枚轮生，叶片矩圆状，披针形至宽条形或倒披针形，先端渐尖，基部楔形，边缘具锐锯齿，无柄。③花序顶生，呈长圆锥状；花萼5深裂，裂片不等长，披针形或钻状披针形；花冠红紫色，筒状。

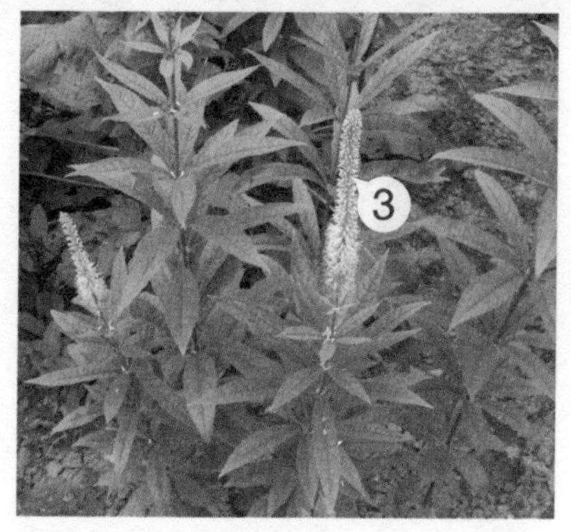

别名 九轮草、斩龙剑、秤杆升麻、狼尾巴花、草本威灵仙。

来源 为玄参科植物草本威灵仙*Veronicastrum sibiricum* (L.) Pennell [*Veronica sibirica* L.]的全草或根。

生境 生长于草甸、山坡草地、林缘灌丛或疏林内。主产于河北。东北、华北至西北等地亦有分布。

采收 秋季挖根；夏季采全草，洗净，鲜用或晒干。

功用 微苦，寒。祛风除湿，解毒，止血。主治感冒，风湿性腰腿痛，肌肉痛，膀胱炎。外用治创伤出血，虫蛇咬伤。内服：煎汤，6~9克。外用：鲜品捣烂敷患处。

验方 **虫蛇咬伤：**鲜草灵仙 15克（或干品5~7克），水煎服。另用鲜品适量，捣烂敷患处。

猫须草

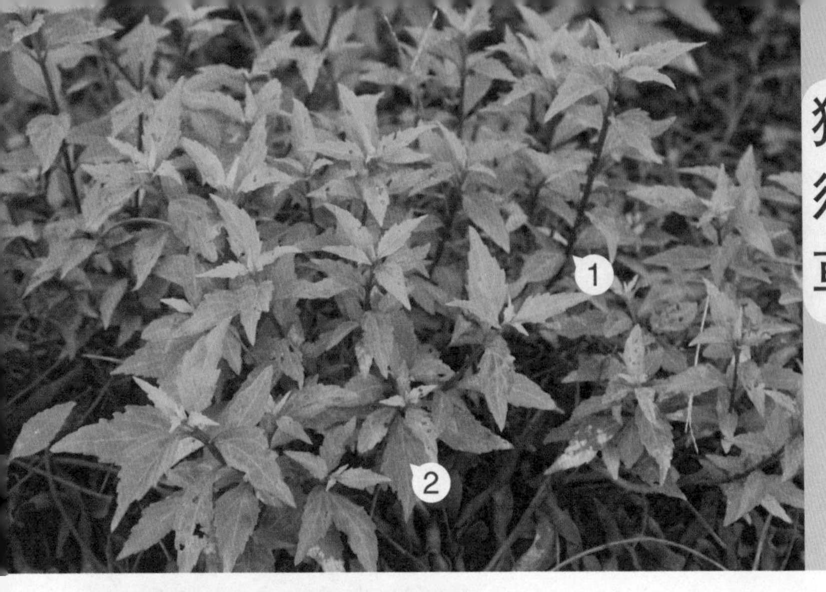

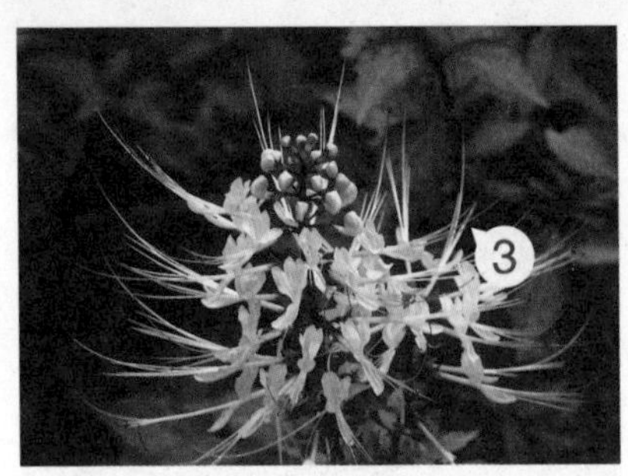

快速识别

①茎枝四方形，紫褐色。②叶对生，卵状披针形，边缘在中部以上有锯齿，两面被毛，下面具腺点。③花淡紫色，2～3朵一束对生，总状花序，花丝伸出花冠外，形如“猫须”。

别名 肾茶、猫须公。

来源 为唇形科植物肾茶*Clerodendranthus spicatus* (Thunb.) C. Y. Wu H. W. Li的茎和叶。

生境 生长于阳光充足的旷地上，多为栽培。分布于福建、广东、海南、台湾、广西、云南等地。

采收 全年可采，切碎晒干。

功用 甘、淡、微苦，凉。清热祛湿，排石利水。主治急慢性肾炎，膀胱炎，尿路结石，风湿性关节炎。内服：煎汤，30～60克，鲜品90～120克。

验方 ①**肾炎水肿：**猫须草、车前草、白花蛇舌草各30克，水煎服。②**膀胱炎：**猫须草30克，水煎服。③**慢性肾炎水肿：**猫须草30克，何首乌20克，地桃花根15克，瘦肉60克，水煎1小时，饮汤食肉，每5日为1个疗程。④**尿路结石：**猫须草、广金钱草各30克，水煎服。⑤**尿路感染、尿频、尿急：**猫须草、叶下珠、鸭跖草各30克，水煎服。

夹竹桃

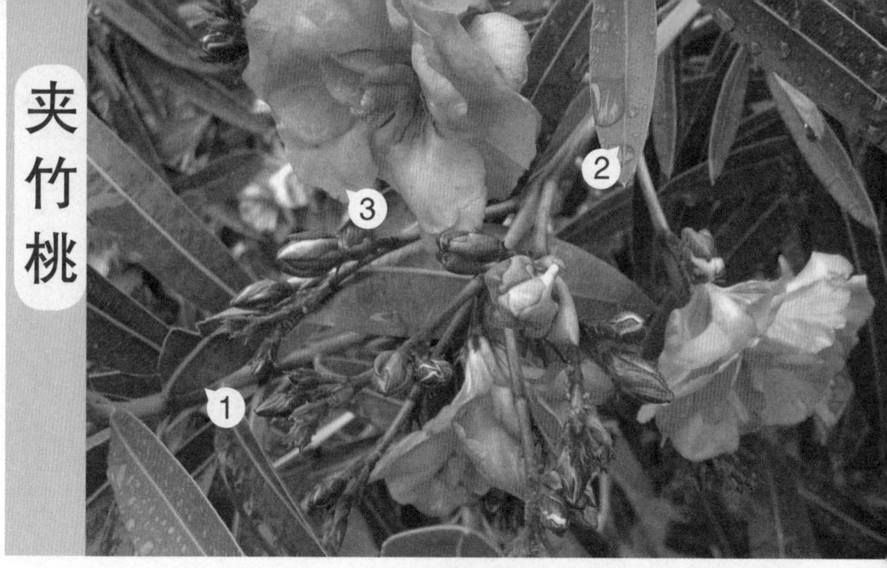

快速识别

①枝条灰绿色。②叶具短柄，3叶轮生，少有对生，革质，长披针形，先端尖，全缘，基部楔形，上面深绿色，下面淡绿色，平行羽状脉。③聚伞花序顶生；花紫红色或白色，芳香；萼紫色；花冠漏斗状，5裂片或重瓣，右旋，相互掩盖。

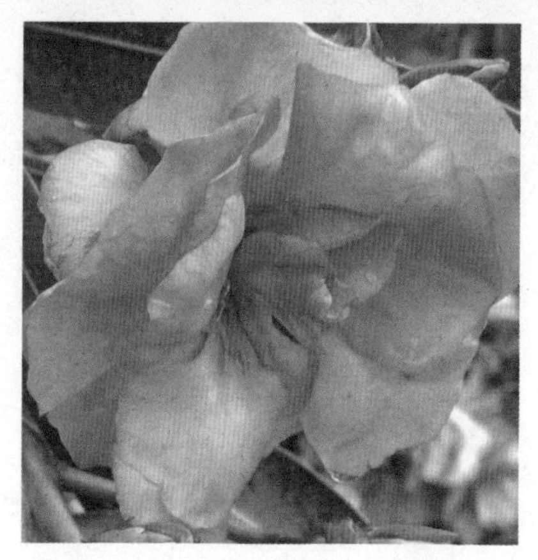

别名 柳叶桃、红花夹竹桃。

来源 为夹竹桃科植物夹竹桃*Nerium indicum* Mill.的叶或树皮。

生境 全国各地均有栽培，尤以南方为多。

采收 全年可采，晒干或鲜用。

功用 辛、苦、涩，温；有大毒。归心、肺、肾经。强心利尿，祛痰杀虫。主治心力衰竭，癫痫；外用治甲沟炎，斑秃，杀蝇。内服：煎汤，1日量干叶粉0.1～0.15克，鲜叶3～4片，水煎分3次服。外用：鲜品捣烂敷患处。

验方 ①**癫痫：**夹竹桃小叶3片，铁落60克，水煎，每日3次，2日服完。②**哮喘：**夹竹桃叶7片，捣烂，加适量糖煮粥食之。但不宜多服。③**心脏病心力衰竭：**夹竹桃绿叶，阴干研末，每次0.15克，病情好转时减量。

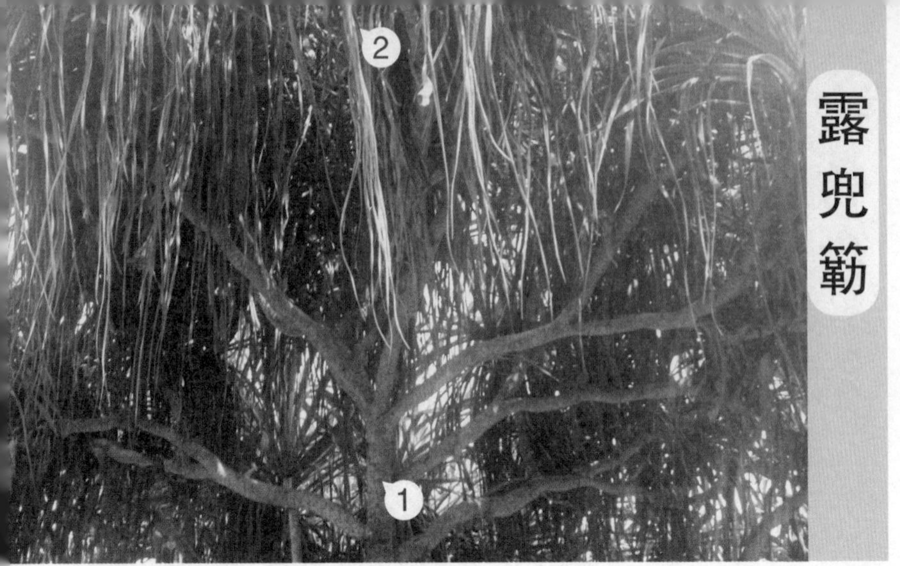

露兜簕

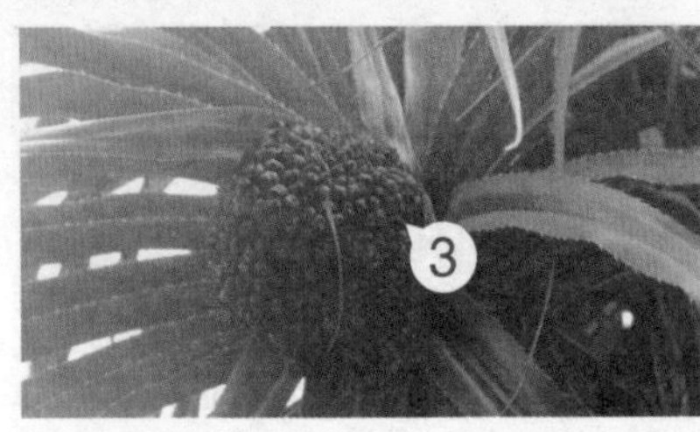

快速识别

①茎明显具节，粗大。②叶聚生于茎顶，长披针形，硬革质，先端尾状渐尖，边缘和背中脉有钩刺。③果大，单生，近球形，由50～70个小核果组成复果，形似“菠萝”。

别名 簕古、假菠萝、山菠萝、簕菠萝、婆锯簕、老锯头、猪母锯、水拖髻。

来源 为露兜树科植物露兜树*Pandanus tectorius* Sol.的根、果和果核。

生境 生长于路旁、山谷、溪边。主产于福建、广东、广西、海南、云南、台湾等地。

采收 根全年可采；果冬季采，鲜用或晒干。

功用 甘、淡，凉。发汗解表，清热解毒，利水化痰。根主治感冒发热，肾炎水肿，泌尿系统感染，尿路结石，肝炎，肝硬化腹水，小儿夏季热，眼角膜炎。果主治痢疾，咳嗽。果核主治睾丸炎，痔疮。内服：煎汤，根15～30克，果30～90克，果核30～60克。

验方 ①**痔疮**：露兜簕果核15克，水煎服。②**小儿肺炎**：露兜簕根、丁癸草、磨盘草根各15克，桑白皮12克，水煎服。③**疝气**：鲜露兜簕果30克，黄芪15克，升麻3克，瘦肉适量，共捣烂，蒸服。④**膀胱结石**：露兜簕根30克，水煎分2次服，每隔30分钟服1次。

紫鸭跖草

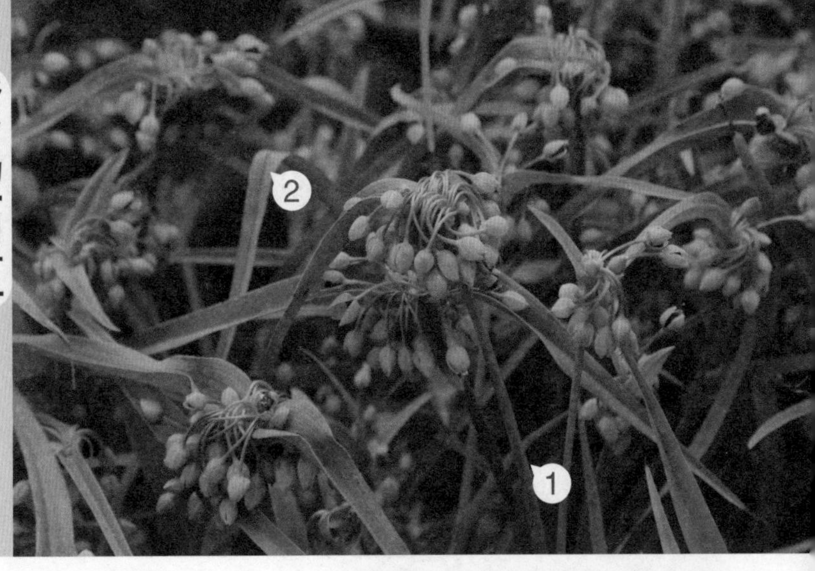

快速识别

①茎稍肉质，多分枝，紫红色，下部匍匐状，节上生根，上部近直立。②叶互生，叶状披针形或条形，基部鞘状抱茎，鞘口有白色长睫毛，全缘，上面暗绿色，下面紫红色。③聚伞花序顶生或腋生，具花梗；花瓣3，花蓝紫色，花瓣3，广卵形。

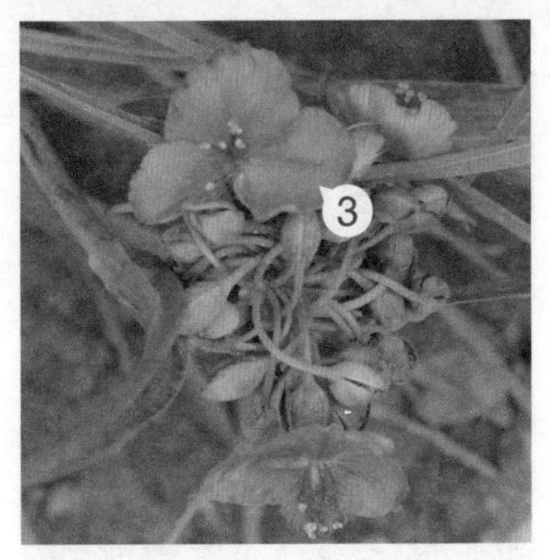

别名 鸭舌草、血见愁、鸭舌黄、本山金线连。

来源 为鸭跖草科植物紫露草*Tradescantia ohiensis* Raf.的全草。

生境 多栽培于庭园。

采收 夏、秋季采收，洗净，鲜用或晒干。

功用 淡、甘，凉。归心、肝经。解毒，散结，利尿，活血。主治痈疮肿毒，淋巴结炎，虫蛇咬伤，尿路感染，跌打损伤。内服：煎汤，9～15克，鲜品30～60克。外用：捣敷或煎水洗。

验方 ①**痈疽肿毒：**鲜紫鸭跖草、仙人掌各适量，捣敷。②**腹股沟或腋窝淋巴结结核：**鲜紫鸭跖草60克，水煎服；或加仙人掌合煎。③**蛇泡疮：**紫鸭跖草叶，煎水洗。④**尿路感染：**鲜紫鸭跖草30～60克，合冰糖煎服。

李子

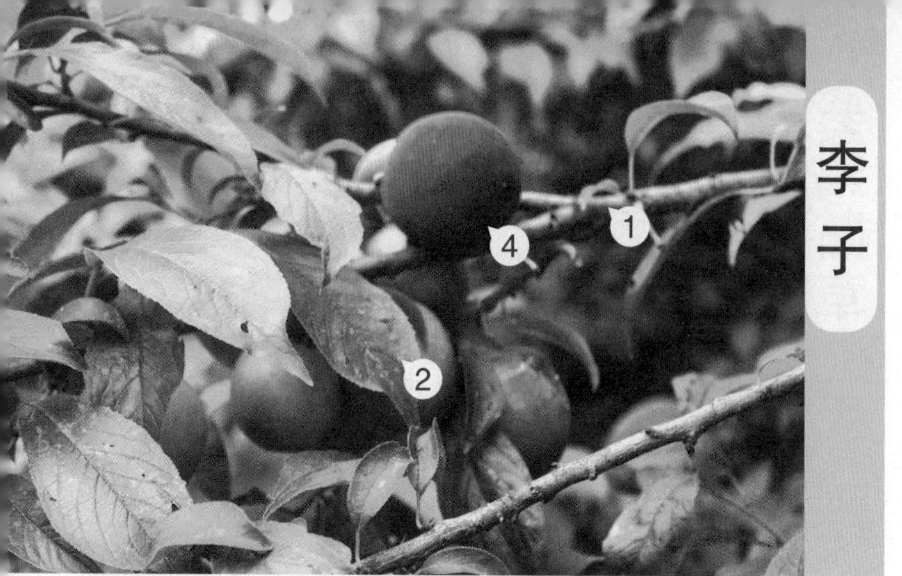

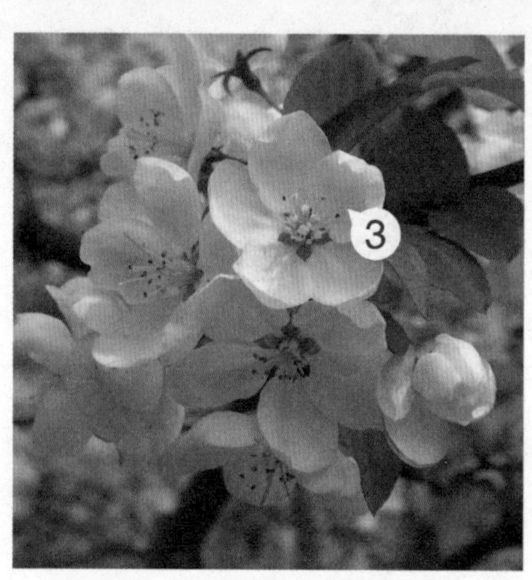

快速识别

①小枝无毛，红棕色有光泽。②叶通常椭圆状披针形或椭圆状倒卵形。③花常3朵簇生，白色，萼长圆状卵形。④核果球状卵形，先端稍尖，基部深陷，缝痕明显，被蜡粉，通常黄色或淡黄绿色，或微红。

别名 李实、山李子、嘉庆子、嘉应子。

来源 为蔷薇科植物李*Prunus salicina* L.的果实。

生境 生长于山沟路旁或灌木林内。常栽培于庭园。分布于全国大部分地区。

采收 7～8月果实成熟时采摘，鲜用。

功用 甘、酸，平。归肝、脾、肾经。清热，生津，消积。主治虚劳骨蒸，消渴，食积。内服：煎汤，10～15克；鲜品，生食，每次100～300克。

验方 ①**骨蒸劳热或消渴引饮**：鲜李子捣绞汁冷服。②**肝肿硬腹水**：李子鲜食。③**慢性子宫出血、月经过多**：鲜李子2～3枚，醋浸后水煎，每次饮汤20～50毫升，每日3～4次。④**体癣**：鲜李子或醋浸李子4～8个，捣烂，水煎后洗患处。

美商陆

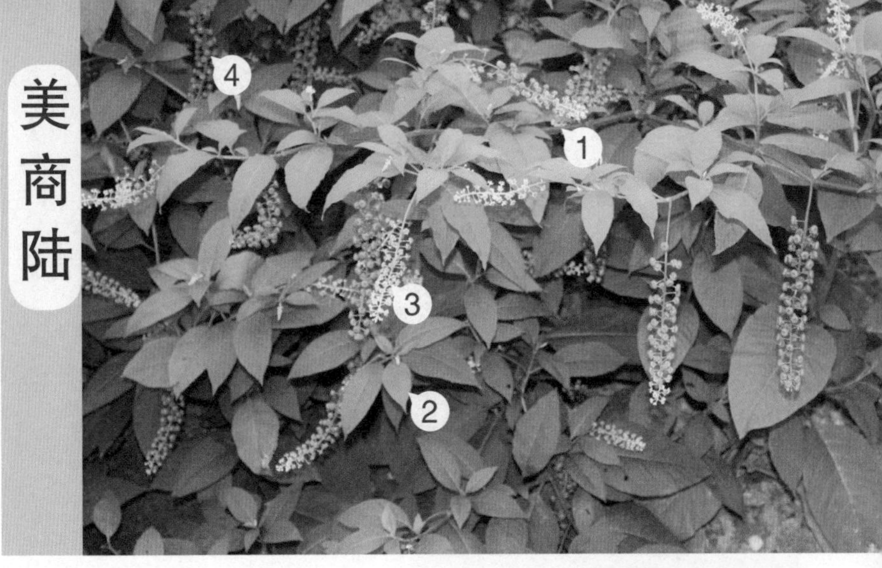

快速识别

①分枝很多，圆形而稍具棱角，嫩枝绿色，老枝带红色。②叶互生，卵状长椭圆形或长椭圆状披针形。③总状花序顶生或侧生；花着生于鳞片状的苞片腋内；萼片5，覆瓦状排列，白色或淡粉红色；无花瓣。④浆果球形，成热时红紫色，花萼宿存。

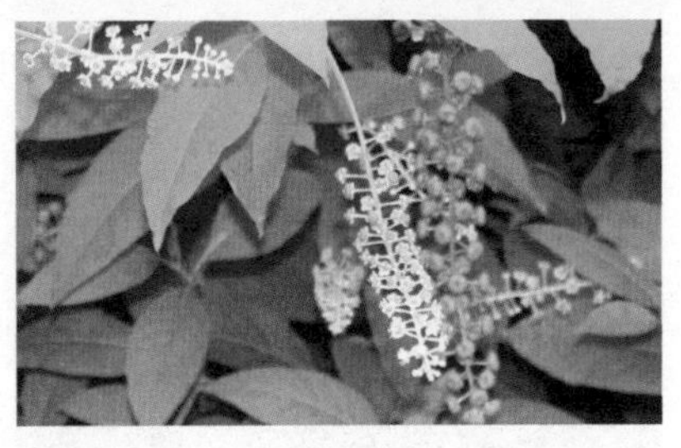

别名 花商陆、野胭脂、白鸡腿、白癞鸡婆。

来源 为商陆科植物垂序商陆*Phytolacca americana* L.的根、叶及种子。

生境 生长于路旁疏林下，或栽培于庭园、林下、路边及住宅旁阴湿处。分布于我国南方各地。

采收 叶茂盛花未开时采收，除去杂质，干燥。

功用 苦，寒；有小毒。利水消肿。主治慢性肾炎，肋膜炎，腹水等；外用可治无名肿毒及皮肤的寄生虫病。其根治带下病，风湿，并有催吐作用；种子能利尿；叶有解热作用，并治脚气。

验方 ①**带下病：**美商陆根30～60克，加猪肉250克，炖服。②**淋巴结结核：**美商陆9克，红糖为引，水煎服。③**疮伤：**美商陆根捣炙，用布包裹好，冷了再换。④**跌打损伤：**美商陆适量，研末，调热酒擂跌打青黑之处，再贴膏药更好。⑤**温气脚软：**美商陆根切成小豆大，先煮熟，再加绿豆同煮成饭，每日进食，病愈为止。⑥**水气肿满：**美商陆根去皮，切成豆大颗粒，装一碗，加糯米一碗，同煮成粥，每日空腹吃下。以微泻为好，不得杂食。

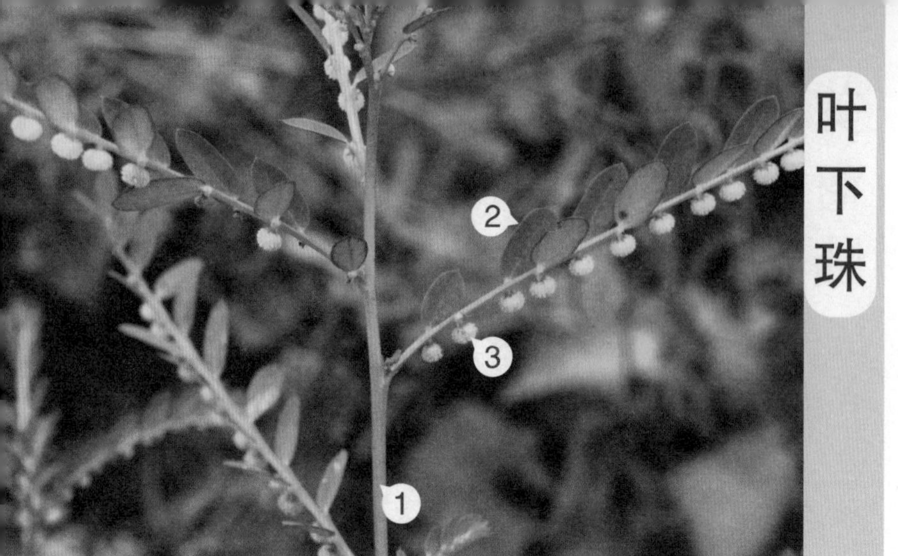

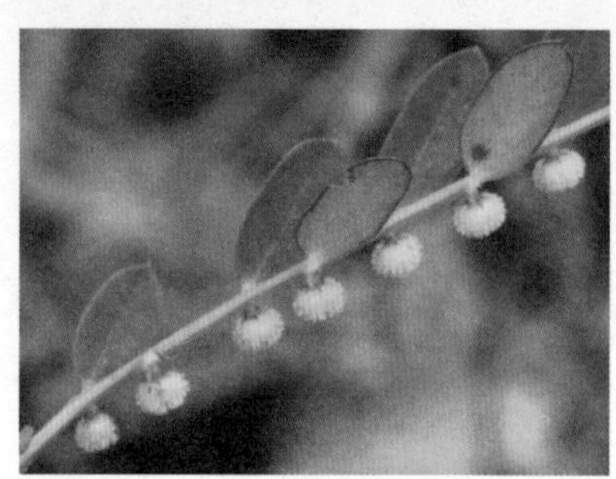

快速识别

①茎直立，分枝倾卧而后上升，具翅状纵棱。②叶2列互生，长椭圆形，先端斜或有小凸尖，基部偏斜，两面无毛，几无柄；托叶小，披针形。③蒴果圆球状，表面具小凸刺，萼片宿存。

别名 珍珠草、叶后珠、夜合草、夜合珍珠、叶下珍珠、十字珍珠草。

来源 为大戟科植物叶下珠*Phyllanthus urinaria* L.的全草或带根全草。

生境 生长于山坡或路旁。主产于江苏、浙江、福建、湖南、江西、广东等地。

采收 秋季采收全草，除去杂质，晒干。

功用 甘、苦，凉。归肝、肺经。清热解毒，平肝，利水。主治肾炎水肿，尿路感染，尿路结石，肠炎痢疾，小儿疳积，黄疸型肝炎；外用治青竹蛇咬伤。内服：煎汤，15～30克；或捣汁。外用：捣敷。

验方 ①肠炎腹泻及细菌性痢疾：叶下珠30克，水煎服。②夜盲：叶下珠鲜草30～60克，加鸭肝2～3个同炖汤，熟后，吃鸭肝喝汤。③肝炎：鲜叶下珠30～60克，田螺7个，加鸭肝1个，冰糖60克，水炖服。④肠炎、痢疾、膀胱炎：叶下珠、金银花藤各30克，水煎服，每日1剂，分2～3次服。

葎草

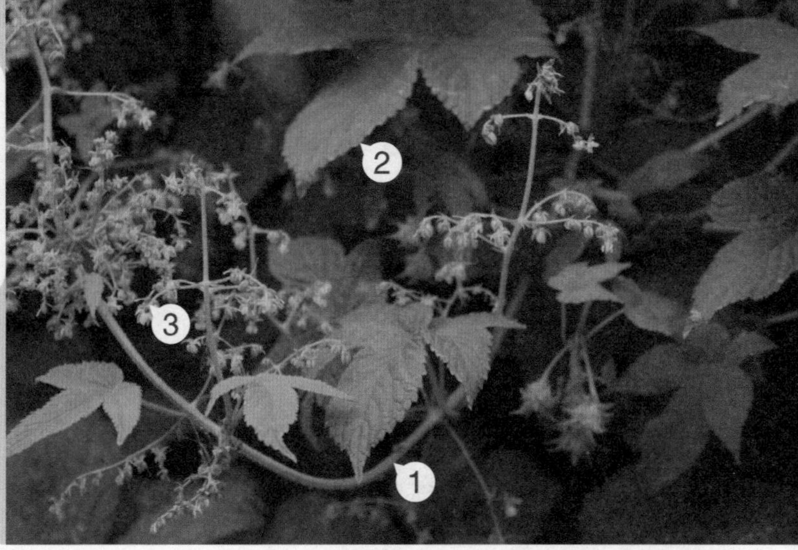

快速识别

①茎长达数米，淡绿色，有纵条棱，茎棱和叶柄上密生短倒向钩刺。②单叶对生；掌状叶5~7深裂，裂片卵形或卵状披针形，边缘有锯齿。③花单性，雌雄异株；雄花序为圆锥花序，雌花序为短穗状花序；雄花小，具花被片5，黄绿色；雌花每2朵具1苞片，苞片卵状披针形，被白色刺毛和黄色小腺点，花被片1，灰白色。

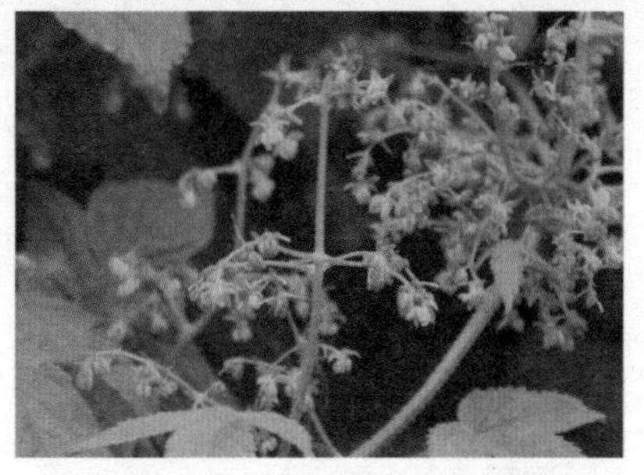

别名 簕草、拉拉秧、五爪龙、拉拉藤、拉狗蛋、割人藤、大叶五爪龙。

来源 为桑科植物葎草*Humulus scandens* L（Lour.) Merr. 的全草。

生境 生长于沟边、路旁、荒地。分布于全国大部分地区。

采收 夏、秋季采收，切段晒干。

功用 甘、苦，寒。归肺、肾经。清热解毒，利尿通淋。主治肺热咳嗽，肺脓肿，虚热烦渴，尿热，水肿，小便不利，湿热泻痢，热毒疮疡，皮肤瘙痒。内服：煎汤，10~15克，鲜品30~60克；或捣汁。外用：捣敷或煎水熏洗。

验方 ①**小儿天疱疮**：葎草煎水洗，每日1~2次，忌鱼腥发物。②**痔疮脱肛**：鲜葎草90克，煎水熏洗。③**蛇、蝎螫伤**：葎草鲜叶一握，雄黄3克，捣烂敷贴。④**久痢成痞**：葎草干蔓捣筛，量多少，管吹谷道中。⑤**皮肤瘙痒**：葎草适量，水煎熏洗。

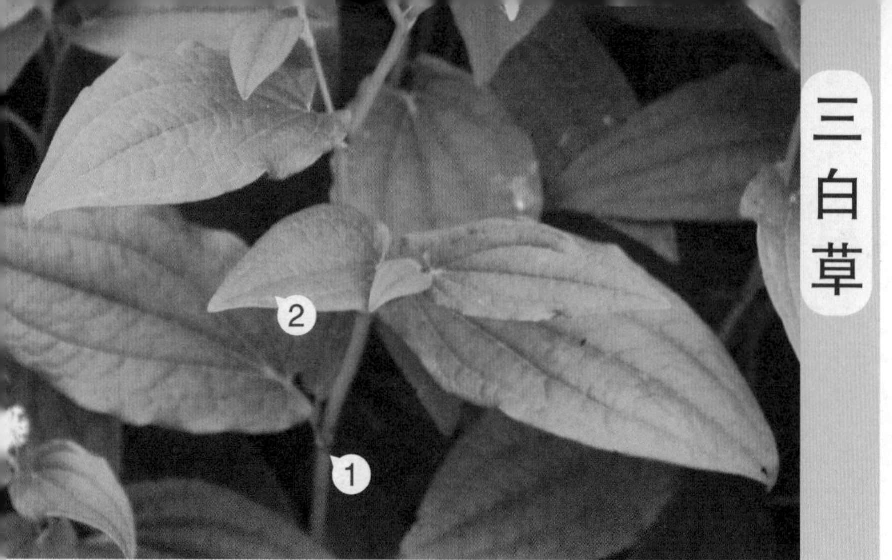

三白草

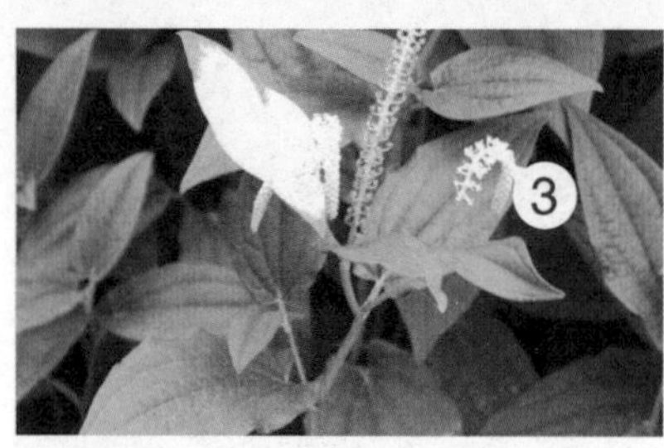

快速识别

①茎直立，粗状，无毛。②单叶互生，纸质，密生腺点；叶片阔卵状披针形，先端尖或渐尖，基部心形，略成耳状或稍偏斜，全缘，两面无毛。③总状花序生于茎上端与叶对生，白色；总状花梗及花柄被毛；苞片近匙形或倒披针形；花两性，无共被。

别名 水木通、白水鸡、三点白。

来源 为三白草科植物三白草*Saururus chinensis* (Lour.) Baill.的干燥根茎或全草。

生境 生长在沟旁、沼泽等低湿及近水的地方。主产于河北、山东、安徽、江苏、浙江、广东、湖南、湖北、江西、四川、重庆等地。

采收 根茎秋季采挖；全草全年均可采挖，洗净，晒干。

功用 甘、辛，寒。归肺、膀胱经。清热解毒，利尿消肿。主治小便不利，淋沥涩痛，带下病，尿路感染，肾炎水肿；外治疮疡肿毒，湿疹。内服：煎汤，15～30克。外用：捣烂敷患处。

验方 ①**乳汁不足：**鲜三白草根50克，猪前脚1只，水煎，服汤食肉，每日1剂。②**妇女带下病：**鲜三白草根100克，猪瘦肉200克，水煎，服汤食肉，每日1剂。③**风湿痹痛：**三白草根、牛膝根、白茅根、毛竹根各9～15克，水煎服，红糖、米酒为引。④**月经不调、白带过多：**三白草根、杜鹃花根各15克，猪肉汤适量。将杜鹃花根和三白草根挖取后洗净，水煎煮数沸后，留汁去渣，兑猪肉汤服。

黄蜀葵根

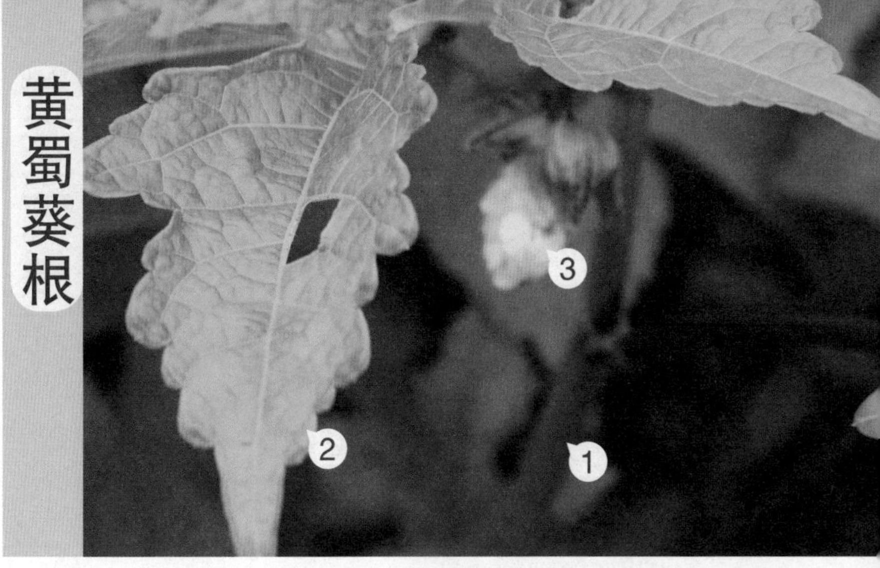

快速识别

①疏被长硬毛。②叶互生；叶掌状5～9深裂，裂片长圆状披针形，两面疏被长硬毛，边缘具粗钝锯齿。③花单生于枝端叶腋；小苞片4～5，卵状披针形；花大，淡黄色，内面基部紫色。

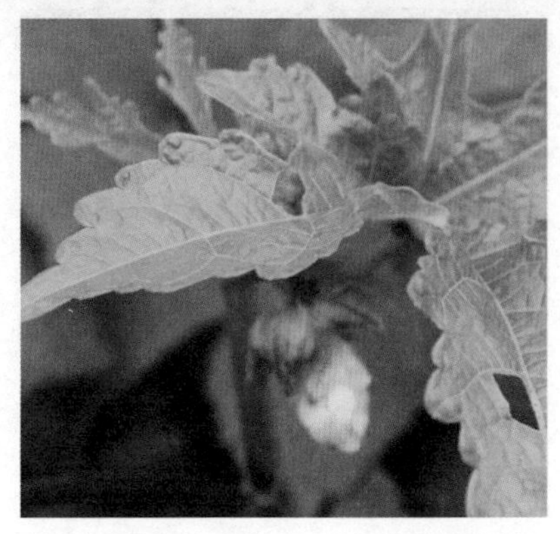

别名 黄蜀葵。

来源 为锦葵科植物黄蜀葵*Abelmoschus manihot* (L.) Medic.的根。

生境 生长于山谷草丛、田边或沟旁灌丛间。主产于中南、西南及河北、陕西、山东、浙江、江西、福建等地。

采收 秋季采挖。

功用 甘、苦，寒。归肺、肾、膀胱经。利水，散瘀，消肿，解毒。主治尿路感染，水肿，乳汁不通，腮腺炎，痈肿。内服：煎汤，9～15克；或研末，每次1.5～3克。外用：捣敷，或研末调敷，或煎水外洗。

验方 ①**尿路感染**：黄蜀葵根15克，水煎服。②**消疮排脓**：黄蜀葵根捣烂敷。③**疳疔、痔疮**：黄蜀葵根煎水洗。④**肺热咳嗽**：黄蜀葵根15克，水煎，酌加冰糖化服。⑤**乳汁不足**：黄蜀葵根15克，煮黄豆或猪腿服。

紫茉莉根

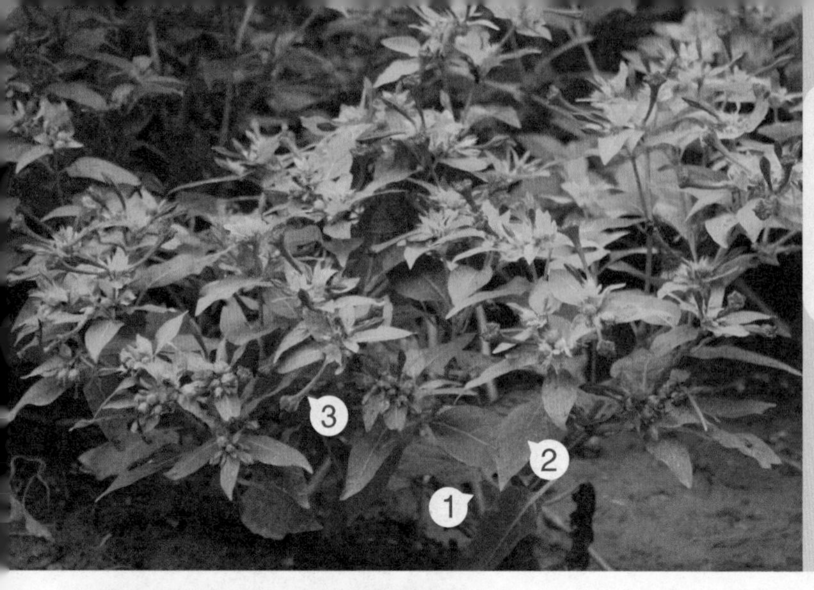

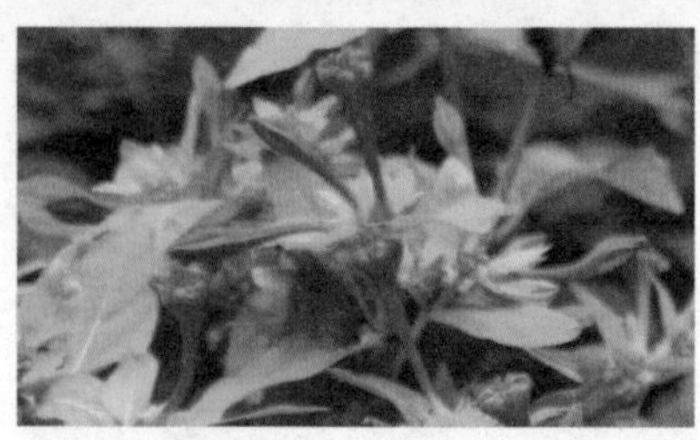

快速识别

①茎直立，多分枝，圆柱形，节膨大。②叶对生，叶片纸质，卵形或卵状三角形，先端锐尖，基部截形或稍心形，全缘。③花1至数朵，顶生，集成聚伞花序；每花基部有一萼状总苞，绿色，5裂；花两性，单被，红色、粉红色、白色或黄色。

别名 白花参、水粉头、粉果根、花粉头、粉子头、白粉根、白粉角、胭脂花头、入地老鼠。

来源 为紫茉莉科植物紫茉莉*Mirabilis* Jalapa L.的根。

生境 生长于水沟边、房前屋后墙脚下或庭园中，常栽培。主产于全国各地。

采收 秋、冬季挖取块根，洗净泥沙，晒干。

功用 甘、淡，微寒。清热利湿，解毒活血。主治尿热，尿浊，水肿，赤白带下，关节肿痛，痈疮肿毒，乳腺炎，跌打损伤。内服：煎汤，15~30克。外用：鲜品捣敷。

验方 ①**痈疽背疮**：紫茉莉鲜根一株，去皮洗净，加红糖少许，共捣烂，敷患处，每日2次。②**带下病**：紫茉莉根30克，白木槿、白芍各15克，炖肉吃。③**红崩**：鲜紫茉莉根60克，红鸡冠花根、头晕药各30克，兔耳风15克，炖猪脚吃。④**急性关节炎**：鲜紫茉莉根60克，水煎服，体热加豆腐，体寒加猪脚。

金丝草

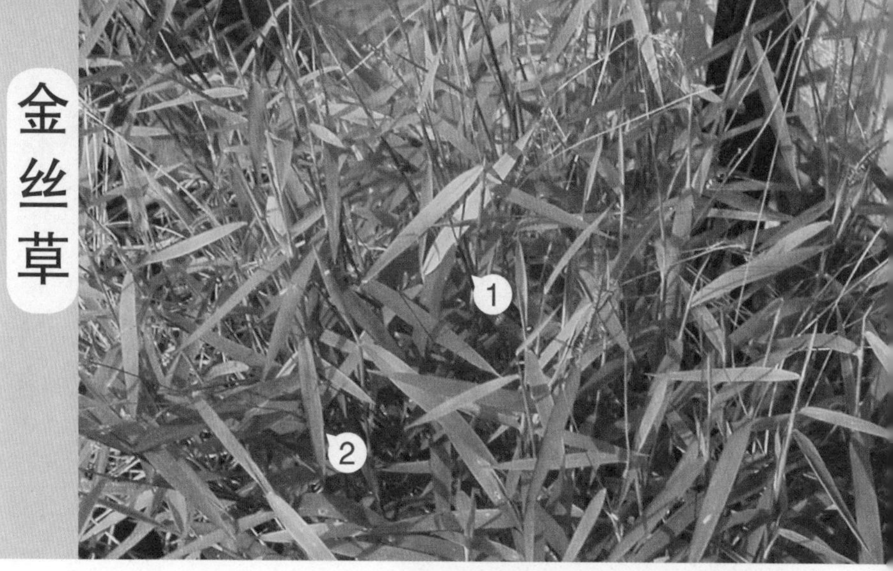

快速识别

①秆直立，纤细。②叶片扁平，线状披针形，先端渐尖，两面和边缘多少被毛。③穗状花序，密生金黄色柔软长芒，形似猫尾。

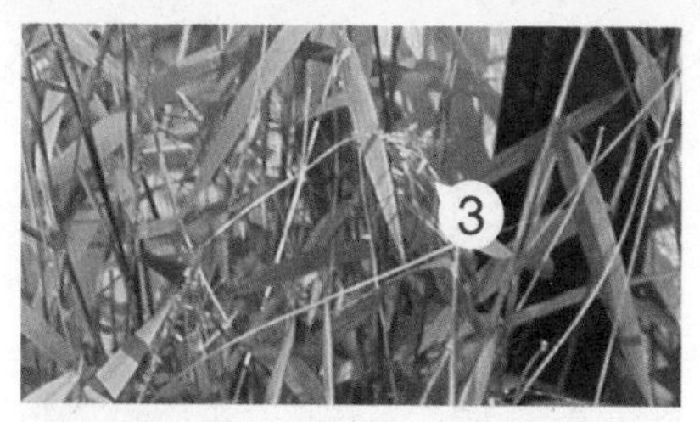

别名 黄毛草、金丝茅、笔子草、笔尾草、猫尾草、竹蒿草。

来源 为禾本科植物金丝草*Pogonatherum crinitum* (Thunb.) Kunth的全草。

生境 生长于河边、墙隙、山坡和潮湿田圩。主产于浙江、江西、福建、台湾、湖南、广东、广西、四川、重庆、云南等地。

采收 全年可采，洗净，晒干备用。

功用 甘、淡，凉。清热，解暑，利尿。主治感冒高热，中暑，尿路感染，肾炎水肿，黄疸型肝炎，糖尿病，小儿久热不退。内服：煎汤，9～15克，鲜品可用至30～60克。外用：煎汤熏洗，或研末调敷。

验方 ①**急性黄疸型肝炎：**鲜金丝草、白茅根各30克，茵陈、积雪草各15克，水煎服。②**急性肾炎：**鲜金丝草30克，大蓟根、蒲公英各15克，水煎服。③**尿道炎：**鲜金丝草、紫花地丁、马苋菜、猫须草各30克，水煎服。④**糖尿病：**鲜金丝草、马齿苋各30克，石枣肉、淮山药各10克，水煎服。⑤**小便不通：**鲜金丝草、车前草各30克，木通9克，制香附10克，水煎服。

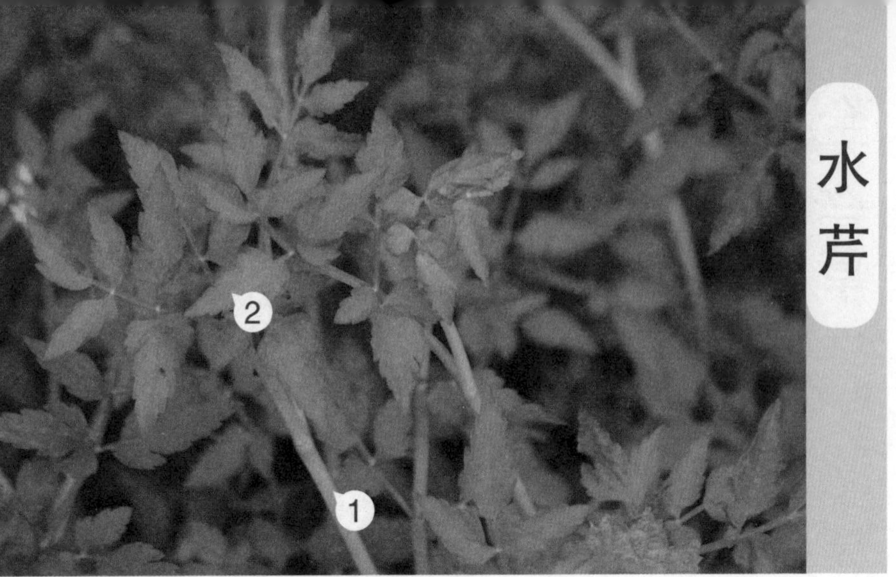

水芹

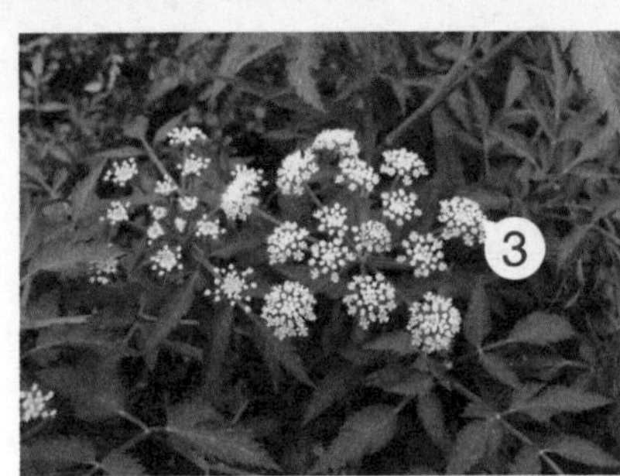

快速识别

①茎直立或基部匍匐，节上生根。②基生叶基部有叶鞘；叶片轮廓三角形或三角状卵形，1～2回羽状分裂，茎上部叶无柄，叶较小。③复伞形花序顶生；小总苞片2～8，线形；花瓣白色，倒卵形。

别名 楚葵、水蘄、水英、芹菜、马芹、河芹、小叶芹、水芹菜、野芹菜。

来源 为伞形科植物水芹*Oenanthe javanica* (Bl.) DC.的全草。

生境 生长于浅水低洼湿地或池沼、水沟中。分布于河南、江苏、浙江、安徽、江西、湖北、湖南、四川、重庆、广东、广西、福建、台湾等地。

采收 9～10月采割地上部分，洗净，鲜用或晒干。

功用 辛、甘，凉。归肺、胃经。清热，利水。主治暴热烦渴，黄疸，水肿，尿路感染，带下，淋巴结炎，腮腺炎。内服：煎汤，30～60克；或捣汁。外用：捣汁涂。

验方 ①**小儿发热，月余不凉**：水芹、大麦芽、车前子各适量，水煎服。②**尿痛**：水芹白根，去叶捣汁，井水和服。③**腮腺炎**：水芹捣烂，加茶油敷患处。④**小儿霍乱吐痢**：水芹叶细切，煮熟汁饮。⑤**尿血**：水芹捣汁服。

阳桃叶

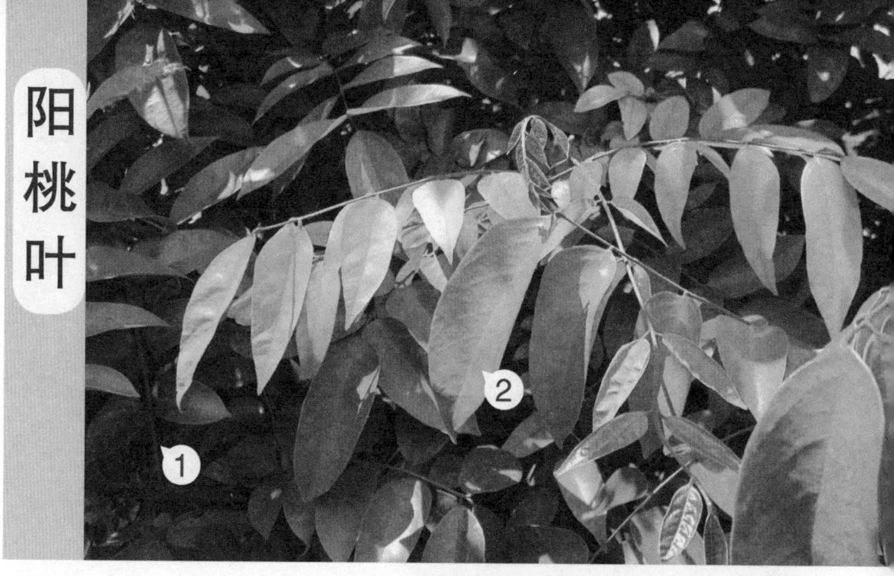

快速识别

①幼枝被柔毛及小皮孔。②奇数羽状复叶；总叶柄及叶轴被毛，具小叶5~11枚；小叶卵形至椭圆形。③圆锥花序生于叶腋或老枝上；花萼5，红紫色，覆瓦状排列；花冠近钟形，白色至淡紫色，花瓣倒卵形，旋转状排列。

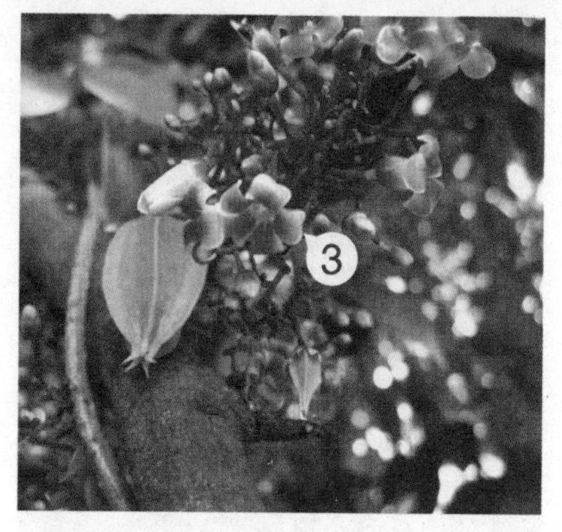

别名 羊桃、三廉、杨桃、山敛、三敛子、五敛子、五棱子。

来源 为酢浆草科植物阳桃*Averrhoa carambola* L.的叶。

生境 多栽培于园林或村旁。主产于福建、台湾、广东、海南、广西、云南等地。

采收 全年均可采收，鲜用或晒干。

功用 苦、涩，寒。归肝、脾经。祛风利湿，清热解毒，止痛。主治风热感冒，小便不利，产后浮肿，痈疽肿毒，漆疮，跌打肿痛。内服：煎汤，15~30克。外用：鲜品捣烂敷、绞汁涂或煎水洗。

验方 ①**热渴、小便短涩：**阳桃鲜叶30克，煎汤代茶服。②**痈疽肿毒：**阳桃鲜叶捣烂调米泔敷。③**顽癣疥疮：**阳桃鲜叶煎汤，趁温洗患处。④**蜘蛛、毒蛇咬伤：**阳桃鲜叶捣烂绞汁，搽患处。

萱草根

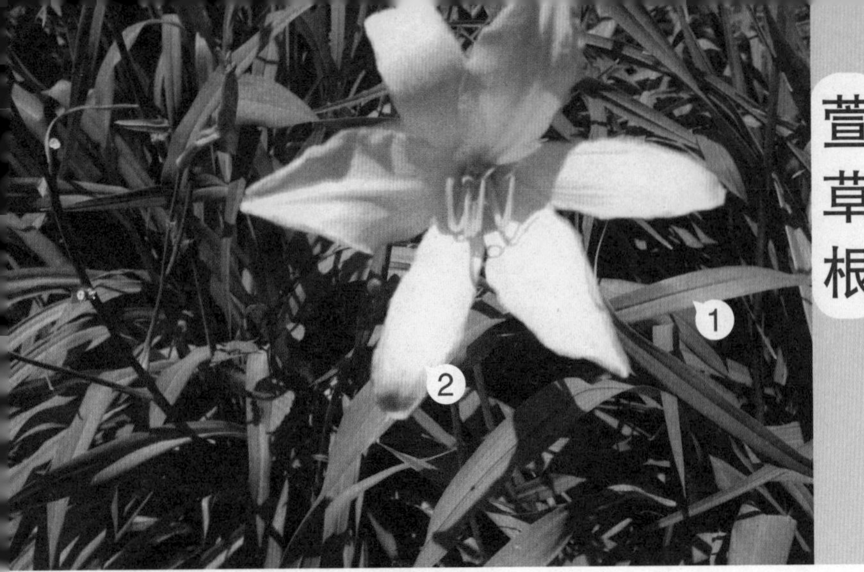

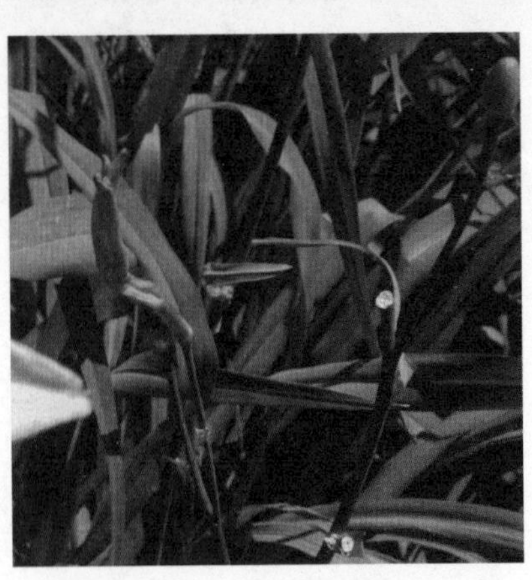

快速识别

①叶基生，条状披针形，背面被白粉。②圆锥花序顶生，具花5～6朵；苞片小，披针形；花被橙色或橙红色，下部成管，上部裂片6，2轮，内轮裂片较外轮宽，中部有暗红色“∧”形斑纹，边缘稍作波状；雄蕊6，花丝长，着生于花被喉部；子房上位。

别名 藜芦、黄花菜根。

来源 为百合科植物萱草*Hemerocallis fulva* (L.) L.的根。

生境 生长于山地湿润处。主产于湖南、福建、江西、浙江等地。

采收 夏、秋季挖根，除去残茎、须根，洗净，晒干。

功用 甘，凉。清热利尿，凉血止血。主治小便不利，尿血，膀胱炎，乳汁缺乏，月经不调，便血等。内服：煎汤，6～9克。外用：捣敷。

验方 ①**乳腺炎肿痛**：萱草根（鲜品）捣烂，外用作罨包剂。②**大便后血**：萱草根和生姜油炒，酒冲服。③**黄疸**：鲜萱草根20克（洗净），母鸡1只（去头脚与内脏），水炖3小时服，1～2日服1次。④**全身水肿**：萱草叶晒干为末，每次5克，米汤送服。

蕹菜

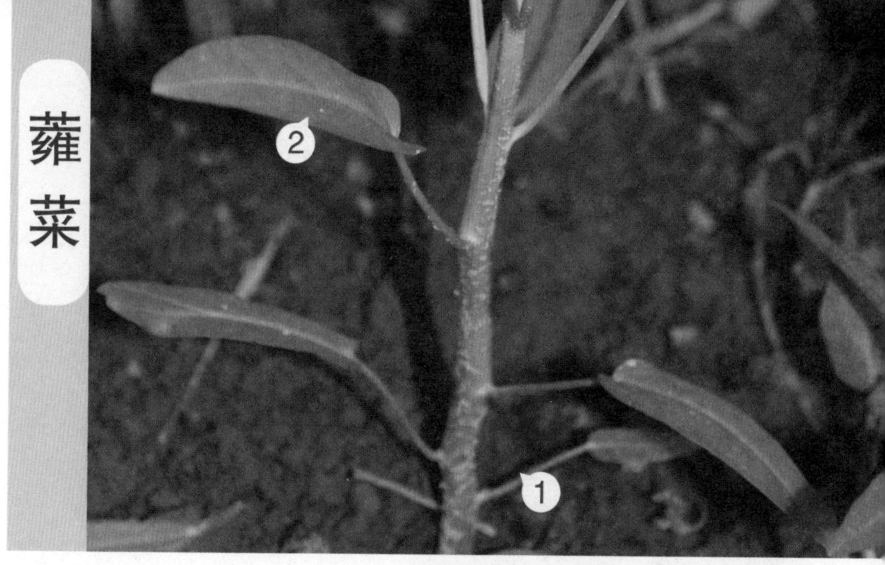

快速识别

①茎中空，匍匐。②叶互生，矩圆状卵形或椭圆状矩圆形，先端短尖或钝，基部截形、心形或戟形，边缘全缘或波状。

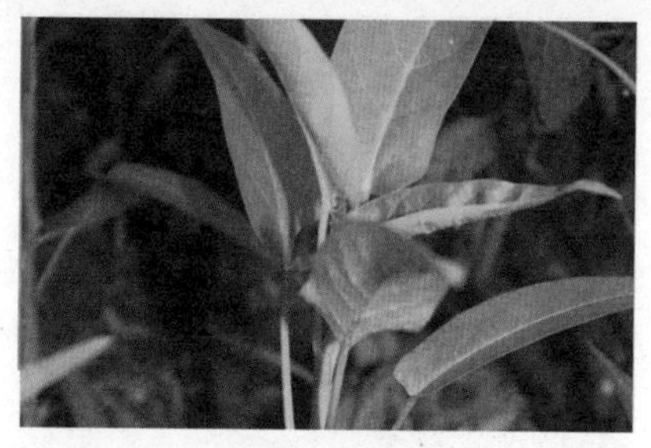

别名 蕹、瓮菜、藤藤菜、空心菜、无心菜、空筒菜、水蕹菜。

来源 为旋花科植物蕹菜*Ipomoea aquatica* Forsk.的茎和叶。

生境 生长于湿地或水田中。我国长江以南各地均有栽培。

采收 夏、秋季采收，多鲜用。

功用 甘，寒。归肠、胃经。凉血止血，解毒，通便。主治食物中毒，小便不利，尿血，鼻出血，咯血；外用治疮疡肿毒。内服：煎汤，60~120克；或捣汁。外用：捣敷。

验方 ①**鼻血不止**：蕹菜数根，和糖捣烂，冲入沸水服。②**尿血、便血**：鲜蕹菜洗净，捣烂取汁，和蜂蜜酌量服之。③**蜈蚣咬伤**：鲜蕹菜，盐少许，共搓烂，擦患处。④**出斑**：蕹菜、野芋、雄黄、朱砂各适量，同捣烂，敷胸前。⑤**囊痈**：蕹菜捣烂，与蜜糖和匀敷患处。⑥**皮肤湿痒**：鲜蕹菜，水煎数沸，候微温洗患部，每日洗1次。⑦**蛇咬伤**：蕹菜洗净捣烂，取汁约半碗和酒服，渣涂患处。

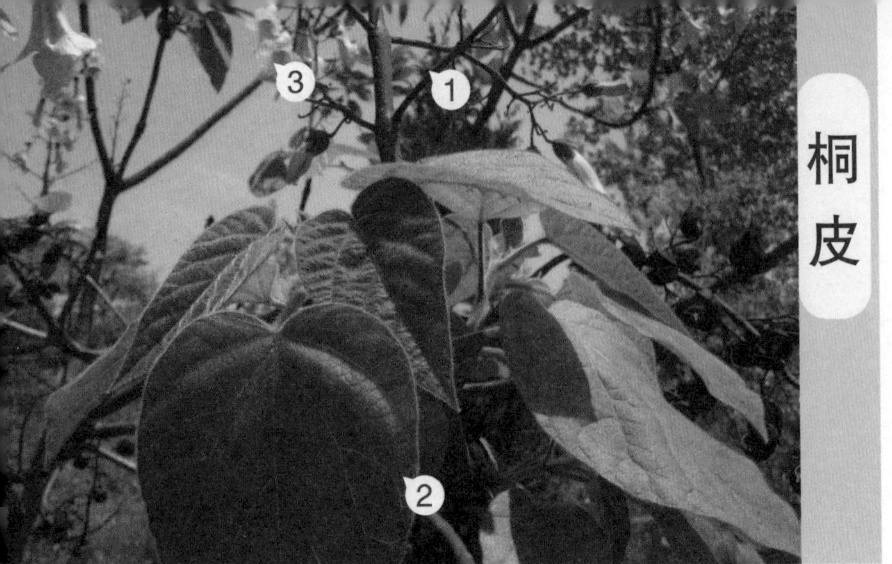

桐皮

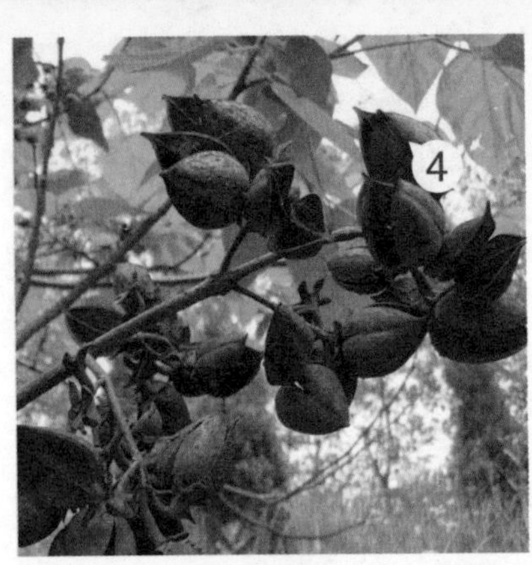

快速识别

①小枝粗壮，褐色，光滑。②叶对生，纸质，基部心形，先端尖，全缘，疏生毛。③花序圆锥状；花大，花萼5深裂；花冠白色，内面有紫色斑点。④蒴果长圆形。

别名 白桐皮、桐木皮、水桐树皮。

来源 为玄参科植物白花泡桐*Paulownia fortunei* (Seem.) Hemsl.的树皮。

生境 多为栽培。主产于山东、浙江、福建、台湾、湖南、云南、贵州、广西、广东等地。

采收 春季或初夏剥取树皮，晒干。

功用 苦，寒。归心、肝、肾经。主治痔疮，尿路感染，丹毒，跌打损伤。内服：煎汤，15～30克。外用：捣敷或煎汁涂。

验方 ①**伤寒发热、谵妄：**桐皮削去上黑者，细擘之，长断，令四寸一束，以酒500毫升，水1000毫升，煮取1000毫升，去渣，顿服之，当吐下青、黄汁数升。②**跌打损伤：**桐树皮（去青留白），醋炒捣敷。

问荆

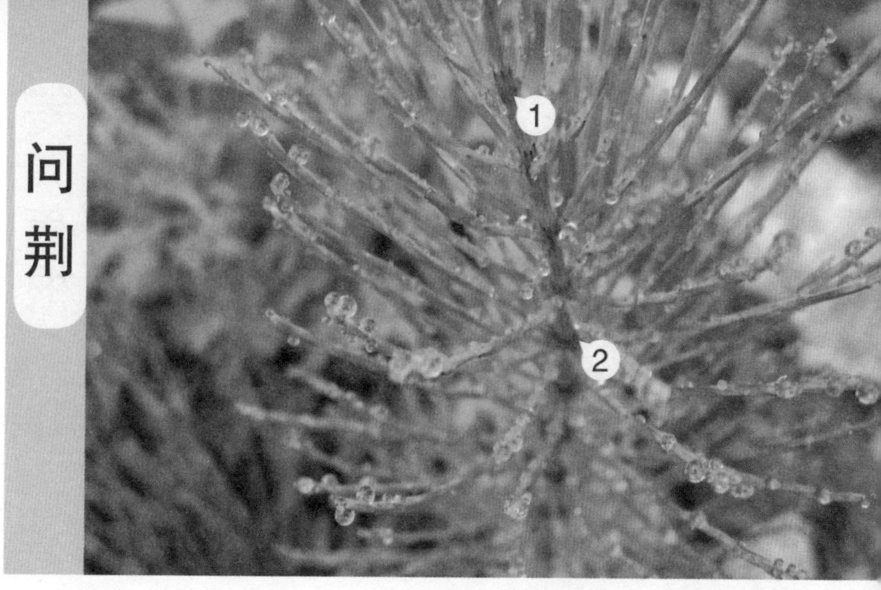

快速识别

①营养茎在孢子茎枯萎后生出，有棱脊。②叶退化，下部联合成鞘，鞘齿披针形，黑色，边缘灰白色，膜质；分枝轮生，中实，单一或再分枝。③孢子囊穗5～6月抽出，顶生，钝头；孢子叶六角形，盾状着生，螺旋排列，边缘着生长形孢子囊。

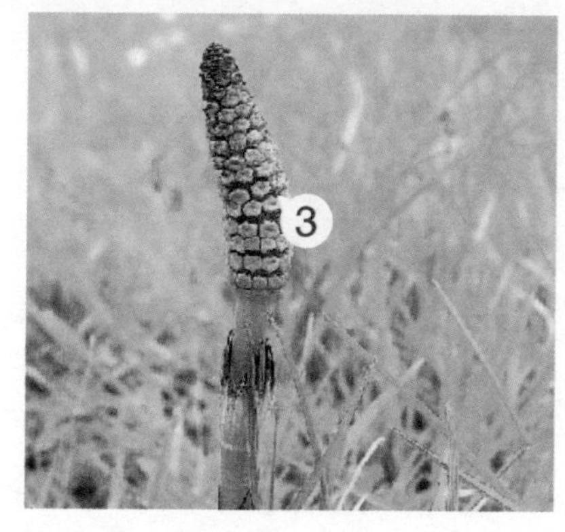

别名 马草、接续草、笔头菜、节节草。

来源 为木贼科植物问荆*Equisetum arvense* L.的全草。

生境 生长于溪边或阴谷。主产于江西、安徽、贵州、四川、重庆、西藏、新疆、陕西、山东、河北及东北等地。

采收 夏、秋季采割，晒干。

功用 苦，平。利尿，止血。主治小便不利，鼻出血，月经过多。内服：煎汤，3～9克，鲜品30～60克。外用：捣敷或研末调敷。

验方 ①**咳嗽气急：**问荆6克，地骷髅21克，水煎服。②**尿急：**鲜问荆30克，冰糖为引，水煎服。③**腰痛：**鲜问荆60克，豆腐2块，水煎服。④**刀伤：**问荆烧灰存性，撒伤口。⑤**跌打损伤、骨整复后：**鲜问荆一握，加红糖捣烂外敷。

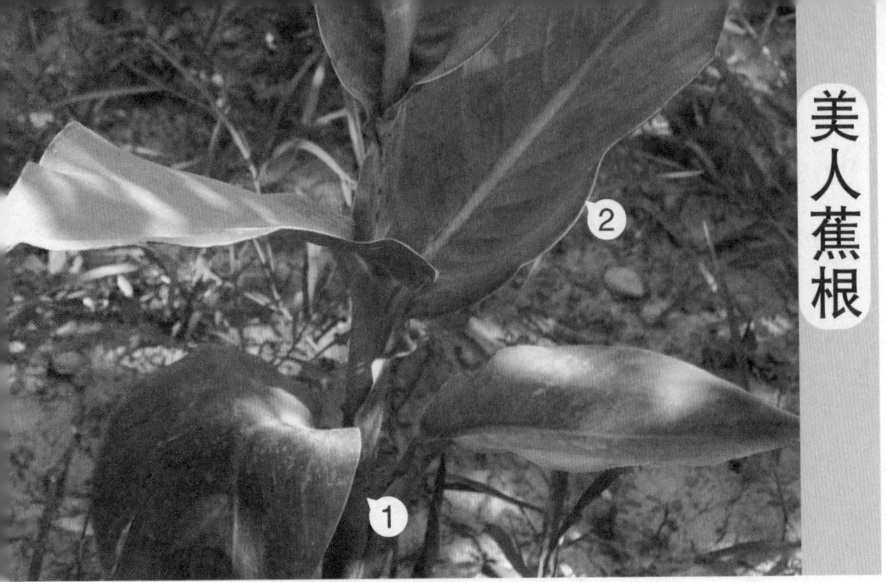

美人蕉根

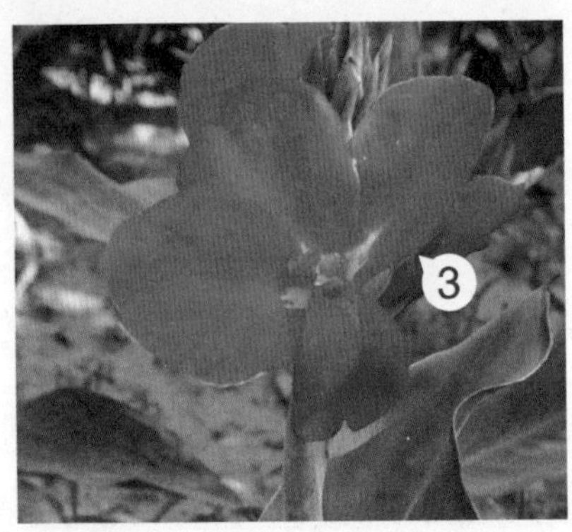

快速识别

①全株绿色无毛，被蜡质白粉。具块状根茎。地上枝丛生。②单叶互生；具鞘状的叶柄；叶片卵状长圆形，先端尖，全缘或微波状，基部阔楔形至圆形。③总状花序，花单生或对生；每花具1苞片，苞片卵形；萼片3，绿白色，先端带红色；花冠大多红色。

别名 白姜、观音姜、状元红、小芭蕉头。

来源 为美人蕉科植物美人蕉*Canna indica* L.的根茎。

生境 生长于湿润草地。原产于印度，全国各地普遍栽植。

采收 全年可采，挖得后去净茎叶，晒干或鲜用。

功用 甘、微苦、涩，凉。归心、小肠、肝经。清热解毒，调经，利水。主治月经不调，带下，黄疸，痢疾，疮疡肿毒。内服：煎汤，6～15克，鲜品30～120克。外用：捣敷。

验方 ①**红崩：**美人蕉、映山红各适量，炖鸡服。②**红崩、带下病、虚火牙痛：**美人蕉头、糯米各适量，炖鸡服。③**带下病：**美人蕉、小过路黄各适量，炖鸡服。④**小儿肚胀发热：**美人蕉花叶、过路黄各等份，生捣绒，炒热，包肚子。

马蹄金

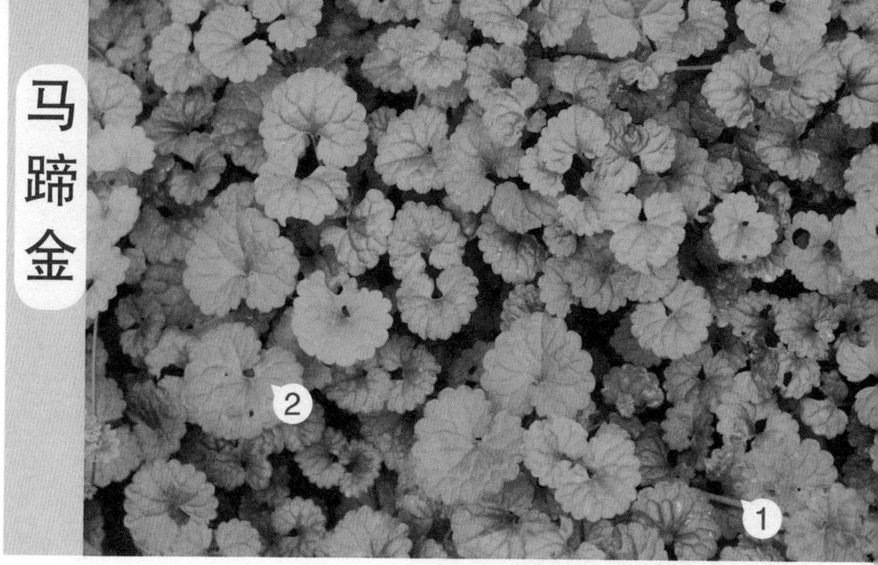

快速识别

①茎多数，纤细，丛生，匍匐地面，节着地可生出不定根，通常被丁字形着生的毛。②单叶互生，具柄，被疏柔毛；叶片圆形或肾形，先端圆形，有时微凹，基部深心形，形似马蹄。

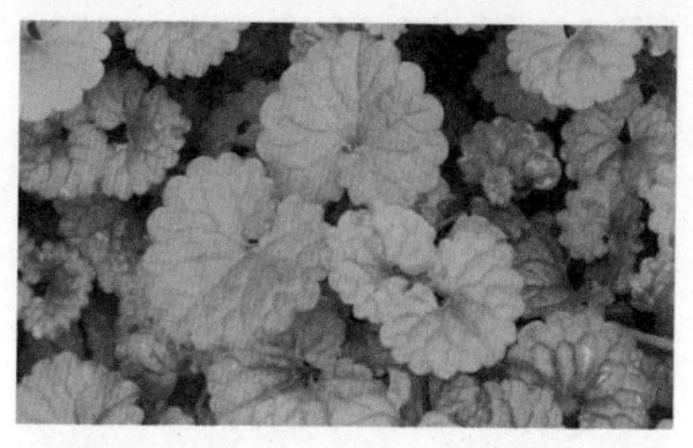

别名 金锁匙、铜钱草、黄疸草、荷苞草、肉馄饨草、小金钱草、小马蹄金。

来源 为旋花科植物马蹄金*Dichondra repens* Forst.的全草。

生境 生长于山坡草地、路旁或沟边。主产于四川、重庆、浙江、福建、广西、湖南等地。

采收 4～6月采收，晒干，去净泥杂。

功用 苦、辛，凉。归肺、肝经。清热解毒，利水，活血。主治黄疸，痢疾，尿路结石，水肿；外用治疗疮肿毒，跌打损伤，毒蛇咬伤。内服：煎汤，6～15克，鲜品30～60克。外用：捣敷或捣汁滴眼。

验方 ①**急性无黄疸型传染性肝炎：**马蹄金、天胡荽鲜全草各30克，猪瘦肉120克，加水炖服，吃肉喝汤。②**急性黄疸型传染性肝炎：**马蹄金、鸡骨草各30克，山栀子、车前草各15克，水煎服。③**急性中耳炎：**马蹄金15克，紫花地丁、爵床各9克，水煎服。④**中暑腹痛：**鲜马蹄金50克，捣汁冲开水服。⑤**尿血：**鲜马蹄金60克，冰糖20克，水炖服。

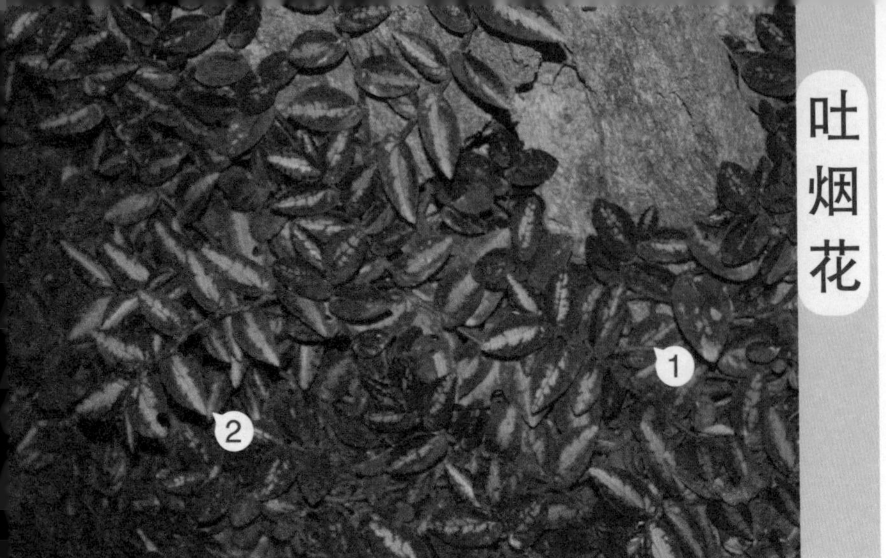

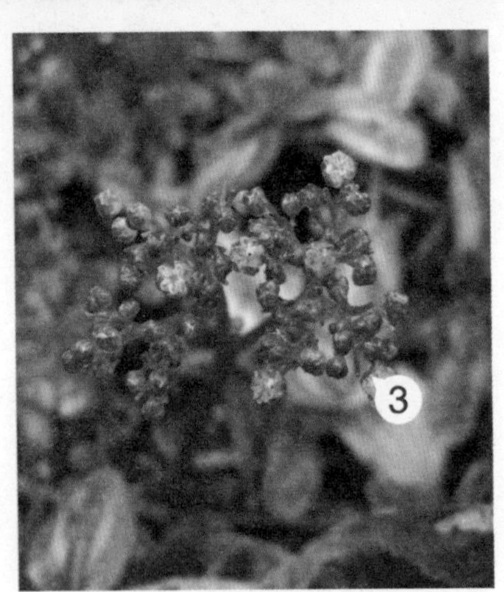

快速识别

①茎肉质，分枝，匍匐，节下生根。②叶肉质，在同一节上有两种叶，退化叶极细小，几无柄，线状倒卵形；正常叶较大，密被短柔毛，叶片近圆形、椭圆形或卵形。③花腋生，白色带红，伞形花序。

别名 吐烟草。

来源 为荨麻科植物吐烟花*Pellionia repens* (Lour.) Merr.的全草。

生境 生长于山沟阴湿的岩石上。主产于广东、云南等地。

采收 全年可采，鲜用或蒸后晒干。

功用 甘、微涩，凉。归肝、心、脾经。清热利湿，宁心安神。主治湿热黄疸，腹水，失眠，健忘，过敏性皮炎，下肢溃疡，疮疖肿毒。内服：煎汤，6～15克，鲜品30～60克。外用：鲜品捣敷，或煎水外洗。

验方 ①**急慢性肝炎、神经衰弱：**吐烟花6～15克，水煎服。②**过敏性皮炎：**吐烟花煎水洗。③**下肢溃疡及疖肿：**吐烟花鲜者捣烂外敷。

兖州卷柏

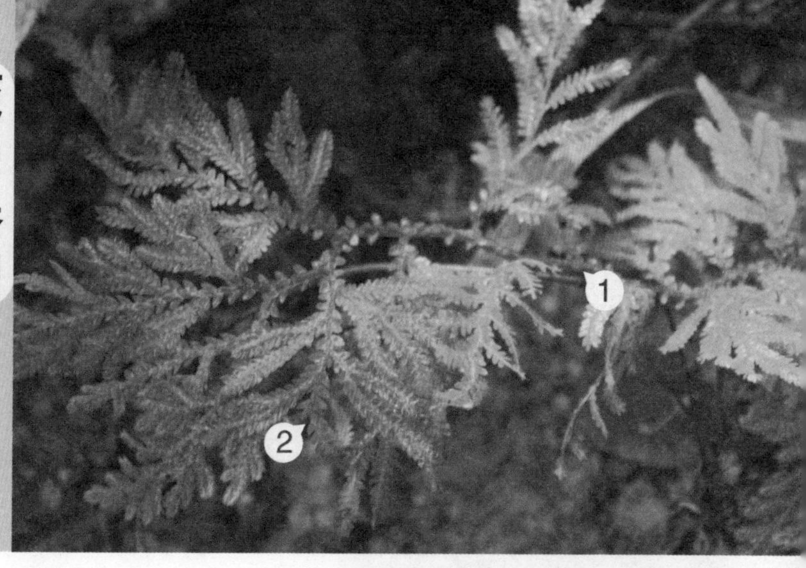

快速识别

①主茎直立，下部不分枝的部分圆柱形，稻秆色。②叶覆瓦状贴着，卵状矩圆形，先端渐尖，基部心形；上部3回羽状分枝；叶较密，异型，排成4行。

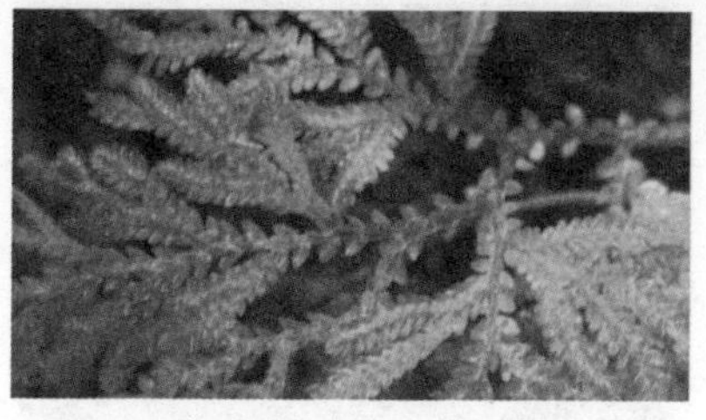

别名 金不换、金扁柏、金扁桃、石养草、田鸡爪。

来源 为卷柏科植物兖州卷柏*Selaginella involvens* (Sw.) Spring的全草。

生境 生长于林下、山谷、路边、沟中等阴处石岩上。主产于西南、华南、浙江、江西、湖北至陕西等地。

采收 全年均可采收，晒干或鲜用。

功用 淡、微苦，凉。归肺、肝、心、脾经。清热利湿，止咳，止血，解毒。主治湿热黄疸，痢疾，水肿，腹水，尿路感染，痰湿咳嗽，咯血，吐血，便血，崩漏，外伤出血，乳腺炎，淋巴结炎，痔疮，烫伤。内服：煎汤，15～30克。外用：研末调敷，或鲜品捣敷。

验方 ①**咯血、崩漏**：兖州卷柏21～30克，水煎服。②**劳累过度、咳嗽吐血**：兖州卷柏45克，和青皮鸭蛋煮熟，去渣取汤，配鸭蛋服。③**哮喘**：兖州卷柏30～60克，冲开水炖冰糖服，每日2次。④**痰嗽哮喘**：兖州卷柏45克，马鞭草15克，冰糖30克，水煎服。⑤**黄疸**：鲜兖州卷柏60～120克（或干品30克），黄酒2茶匙，酌加开水炖1小时，每日2次，候温分服。

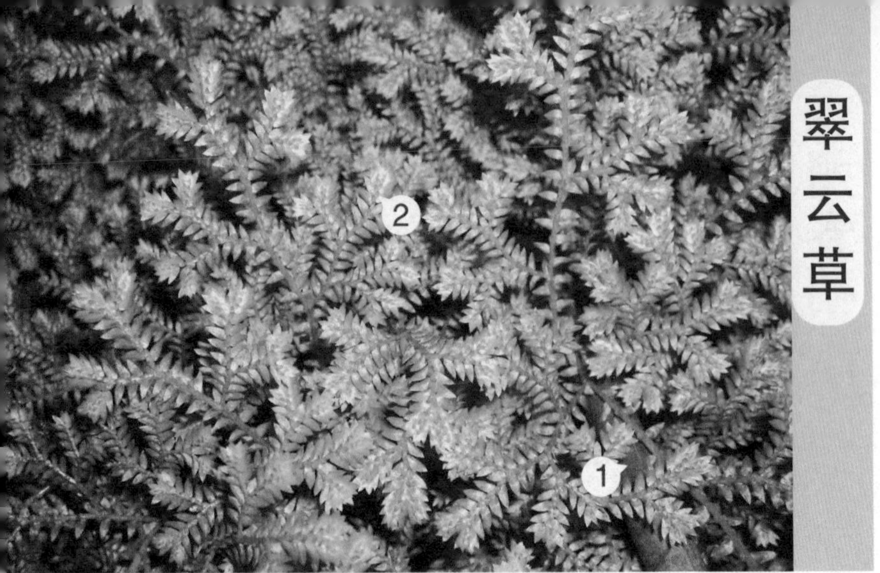

翠云草

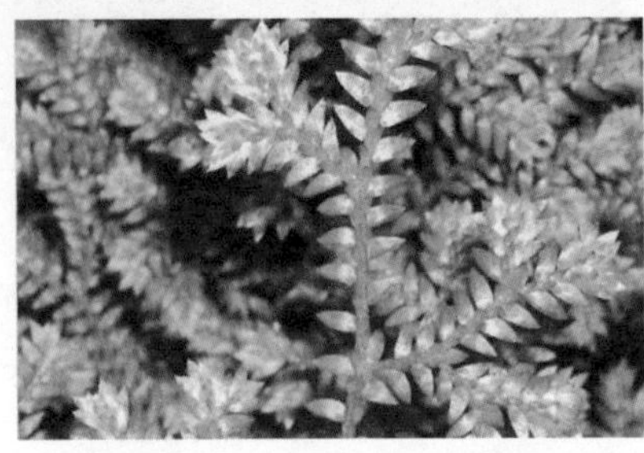

快速识别

①主茎伏地蔓生，有细纵沟，侧枝疏生并多次分叉，分枝处常生不定根。②叶二形，在枝两侧及中间各2行；侧叶卵形，基部偏斜心形，先端尖，边缘全缘或有小齿；中叶质薄，斜卵状披针形，基部偏斜心形，淡绿色，先端渐尖，边缘全缘或有小齿，嫩叶上面呈翠蓝色。

别名 剑柏、蓝地柏、伸脚草、地柏叶、绿绒草、烂皮蛇。

来源 为卷柏科植物翠云草*Selaginella uncinata* (Desv.) Spring的全草。

生境 生长于山谷林下或溪边阴湿处以及岩洞石缝内。主产于华东、中南、西南各地。

采收 全年均可采收，洗净，鲜用或晒干。

功用 淡、微苦，凉。清热利湿，解毒，止血。主治黄疸，痢疾，泄泻，水肿，尿路感染，筋骨痹痛，吐血，咯血，便血，外伤出血，痔漏，烫火伤，虫蛇咬伤。内服：煎汤，10～30克。外用：晒干或炒炭存性，研末调敷；或鲜品捣敷。

验方 ①**黄疸**：翠云草30～50克，水煎服。②**咳嗽**：翠云草30克，羊奶奶叶20克，水煎服。③**刀伤出血**：翠云草鲜品适量，捣烂外包。④**黄蜂螫伤**：翠云草捣烂外敷。

猕猴桃根

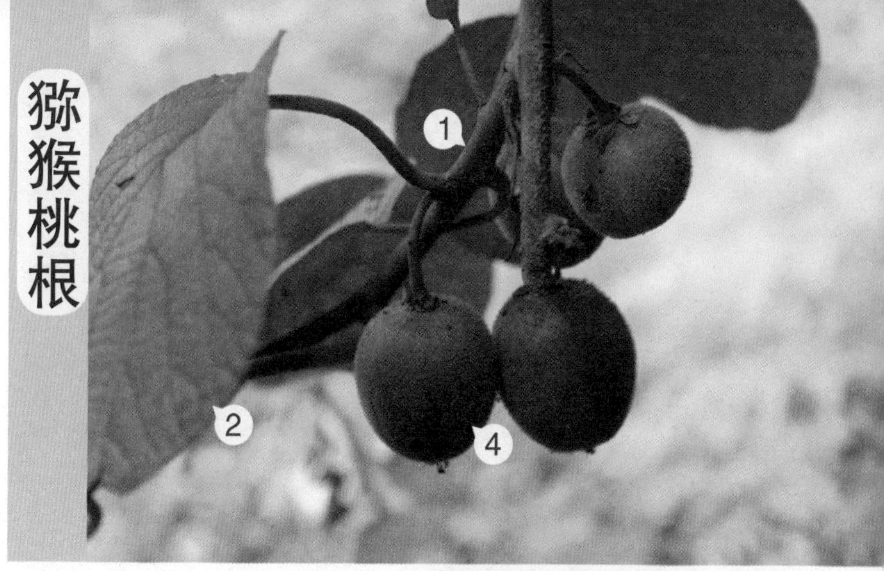

快速识别

①幼枝赤色，同叶柄密生灰棕色柔毛，老枝无毛；髓大，白色，片状。②单叶互生；有叶柄；叶片纸质，圆形、卵圆形或倒卵形，边缘有刺毛状齿。③花单生或数朵聚生于叶腋；单性花，花瓣5，稀4，或多至6～7片。④浆果卵圆形或长圆形，密生棕色长毛。

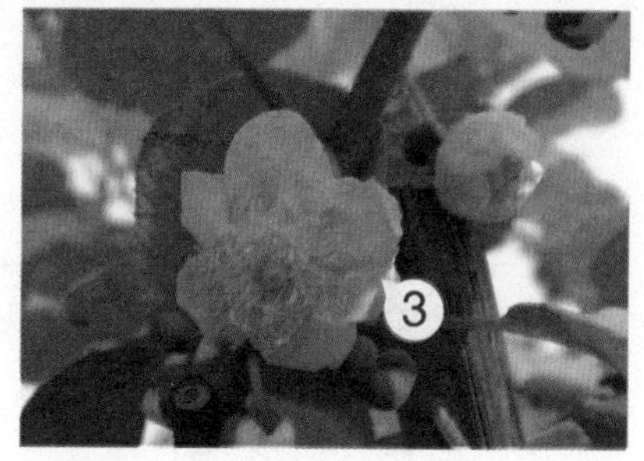

别名 洋桃根。

来源 为猕猴桃科植物中华猕猴桃*Actinidia chinensis* Planch.的根或根皮。

生境 生长于山地林间或灌丛中。主产于中南及陕西、江苏、安徽、浙江、江西、福建、台湾、四川、重庆、贵州、云南等地。

采收 全年均可采，洗净，切段，晒干或鲜用。

功用 甘、涩，凉；有小毒。归心、肾、肝、脾经。清热解毒，祛风利湿，活血消肿。主治肝炎，痢疾，消化不良，尿浊，带下，风湿关节痛，水肿，跌打损伤，疮疖，结核，胃肠道肿瘤及乳腺癌。内服：煎汤，30～60克。外用：捣敷。

验方 **①急性肝炎：**猕猴桃根120克，红枣12枚，水煎当茶饮。**②水肿：**猕猴桃根9～15克，水煎服。**③消化不良、呕吐：**猕猴桃根15～30克，水煎服。**④跌打损伤：**猕猴桃鲜根白皮，加酒糟或白酒捣烂烘热，外敷伤处；同时用根60～90克，水煎服。

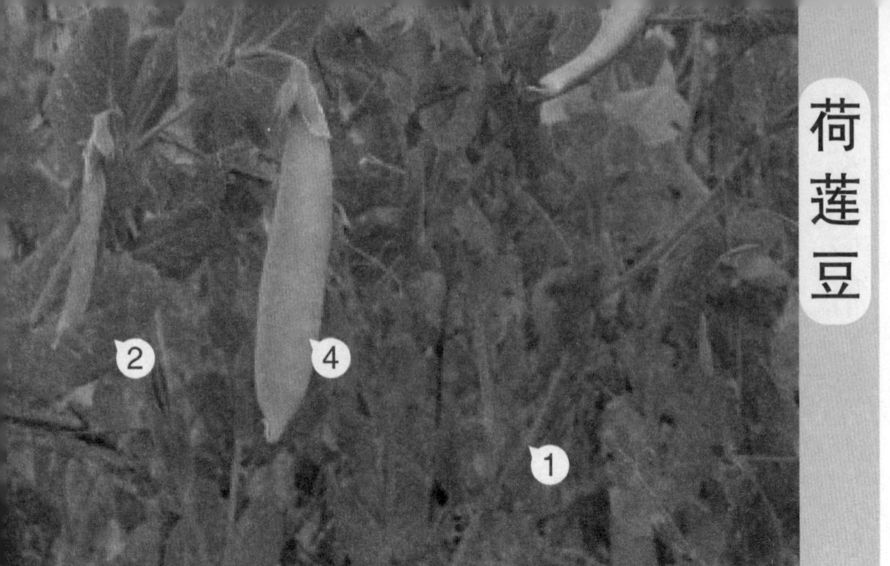

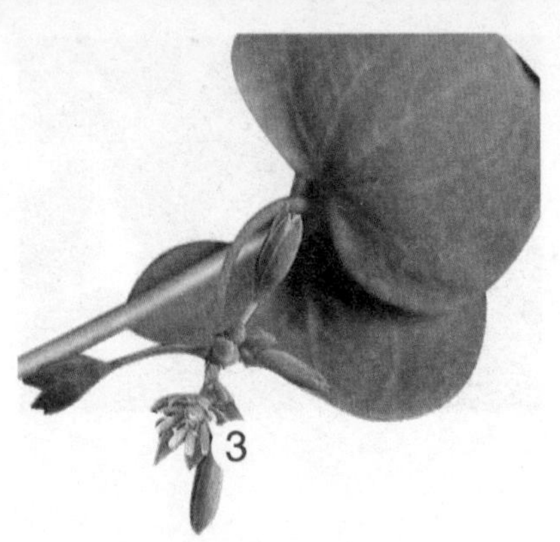

荷莲豆

快速识别

①茎光滑，近基部分枝，枝柔弱。②单叶对生，膜质；叶柄短；托叶刚毛状；叶片卵圆形至圆形。③花呈顶生或腋生的聚伞花序；花小，绿色，花梗纤细，有短柔毛；花瓣5，先端2裂，裂片狭，短于萼片；雄蕊3～5，与萼片对生；花柱短，柱头2裂，基部联合。④蒴果卵圆形，2～3瓣裂。

别名 野雪豆、月亮草、除风草、眼睛草、青蛇儿、龙鳞草、野豌豆草、荷莲豆菜、野豌豆尖。

来源 为石竹科植物荷莲豆草*Drymaria diandra* Bl. Bijdr.的全草。

生境 生长于山野阴湿地带。主产于西南、华南及福建、台湾等地。

采收 夏季采全草，晒干或鲜用。

功用 苦，凉。归肝、胃、膀胱经。清热利湿，活血解毒。主治黄疸，水肿，疟疾，惊风，风湿脚气，疮痈疖毒，小儿疳积，目翳，胬肉。内服：煎汤，6～9克，鲜品15～30克；或泡酒；或绞汁。外用：鲜品捣敷。

验方 ①**黄疸：**荷莲豆、金针花各30克，水煎服。②**风湿脚气：**荷莲豆30克，泡酒服。③**痞块：**荷莲豆捣烂，炒热包患处。

铁线莲

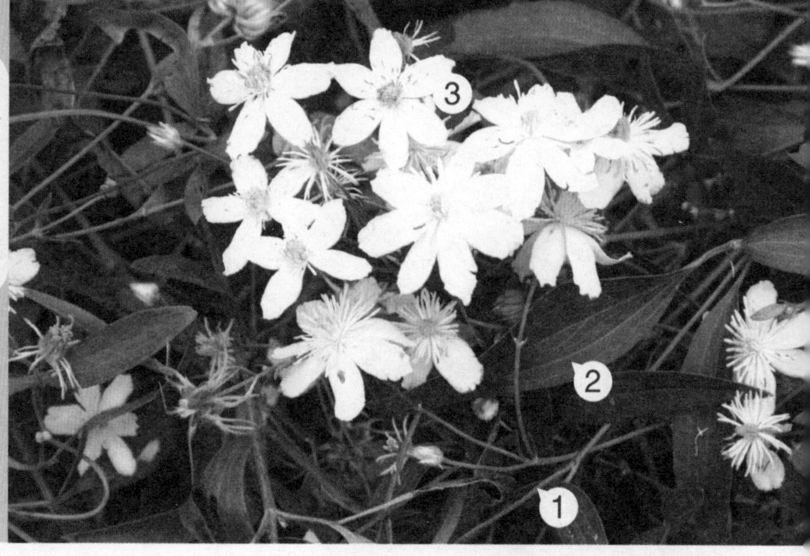

快速识别

①蔓茎瘦长，达4米许，质硬，全体有稀疏短毛。②叶对生，有柄，1或2回3出复叶；叶柄能卷缘它物；小叶卵形或卵状披针形，全缘或2～3缺刻。③花梗生于叶腋，中部生对生的苞叶；梗顶开大型白色花；萼4～6片，卵形，锐头，边缘微呈波状，中央有三粗纵脉，外面的中央纵脉带紫色，并有短毛；无花瓣。

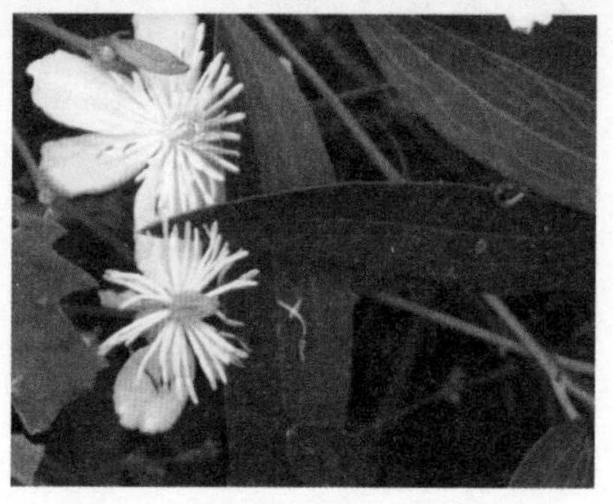

别名 山木通。

来源 为毛茛科植物铁线莲*Clematis florida* Thunb.的根或全草。

生境 野生或栽培。分布于山东、湖北、浙江、福建等地。

采收 全草7～8月采收，切段，鲜用或晒干；根秋、冬季挖，洗净泥土，晒干。

功用 苦、微辛，温；有小毒。归肝、脾、肾经。利尿，通络，理气通便，解毒。主治风湿性关节炎，小便不利，闭经，便秘腹胀，风火牙痛，眼起星翳，虫蛇咬伤，黄疸。内服：煎汤，15～30克；研末吞服，3～5克。外用：鲜草加酒或盐捣烂敷。

验方 ①**虫蛇咬伤：**铁线莲全草，捣烂，敷患处。②**风火牙痛：**鲜铁线莲根，加盐捣烂，敷患处。③**眼起星翳：**鲜铁线莲根，捣烂，塞鼻孔，左目塞右孔，右目塞左孔。

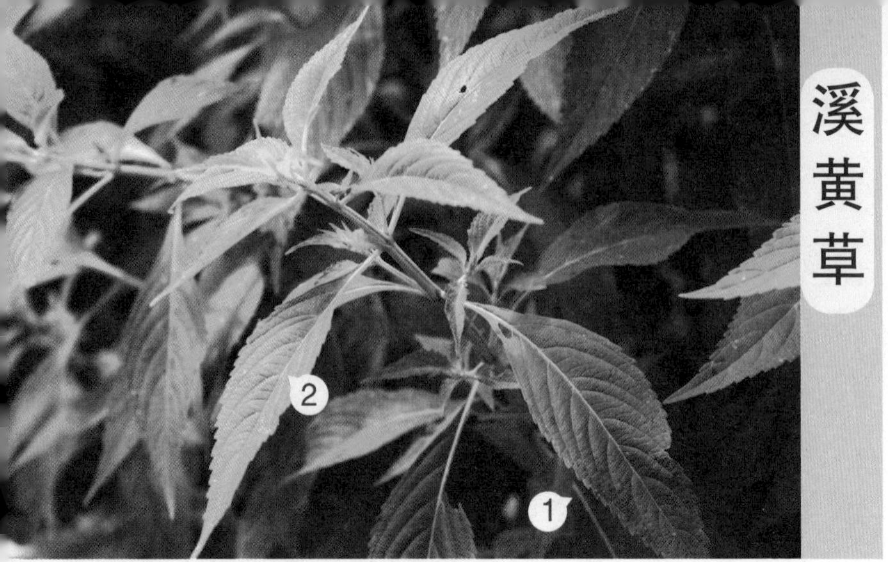

溪黄草

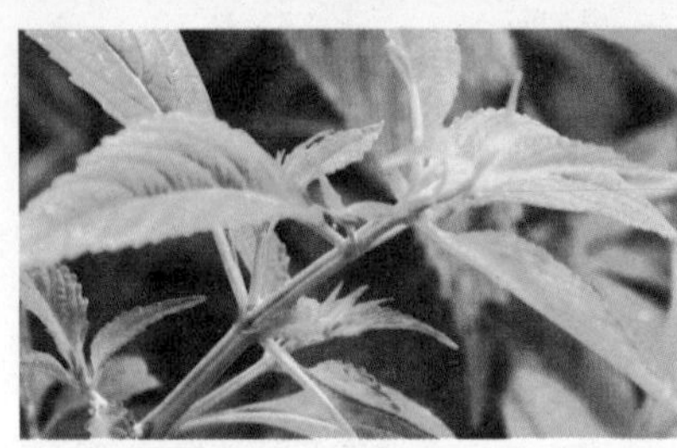

快速识别

①茎直立，四方形，分枝，稍被毛。②叶对生，纸质；叶卵形至卵状椭圆形，先端短尖，基部阔楔形，边缘具粗锯齿，上面被稀疏的短细毛，下面近无毛，有红褐色的腺点；具柄。

别名 熊胆草、山熊胆、风血草、黄汁草。

来源 为唇形科植物线纹香茶菜 *Rabdosia lophanthoides* (Buch.-Ham. ex D. Don) Hara的全草。

生境 生长于溪边、沟旁或山谷湿润处。分布于我国中部、南部和西南部。

采收 夏、秋季采收，晒干；鲜品随时可采。

功用 苦，寒。归肝、胆、大肠经。清热解毒，利湿退黄，散瘀消肿。主治湿热黄疸，胆囊炎，泄泻，疮肿，跌打伤痛。内服：煎汤，15～30克。外用：捣敷或研末搽。

验方 ①**急性黄疸型肝炎：**溪黄草、酢浆草、铁线草各适量，水煎服。②**急性胆囊炎伴黄疸者：**溪黄草、田基黄、茵陈、鸡骨草、车前草各适量，水煎服。③**湿热下痢：**溪黄草鲜叶，捣汁冲服；或溪黄草、天香炉、野牡丹各适量，水煎服。④**少尿、无尿：**鲜溪黄草60克，鲜石韦、鲜车前草各30克，水煎服。

积雪草

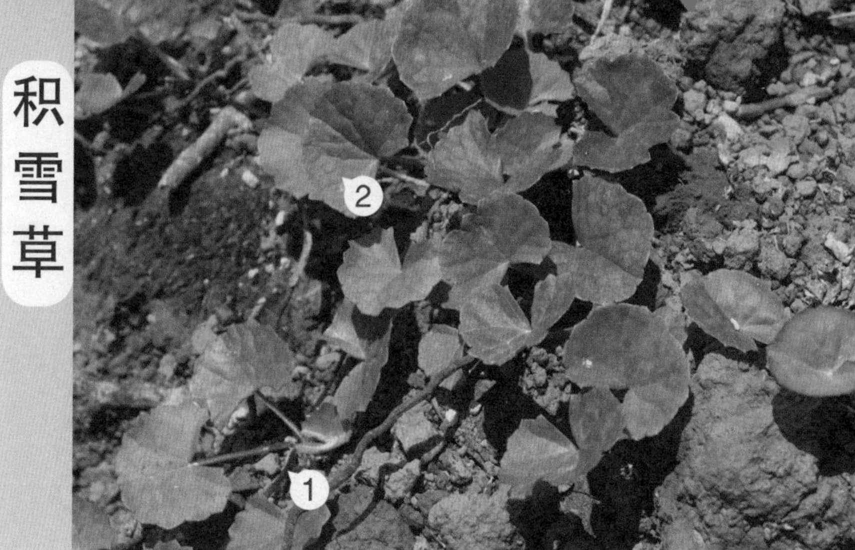

快速识别

①茎光滑或稍被疏毛，节上生根。②单叶互生，叶片圆形或肾形，边缘有钝齿，上面光滑，下面有细毛；叶有长柄。

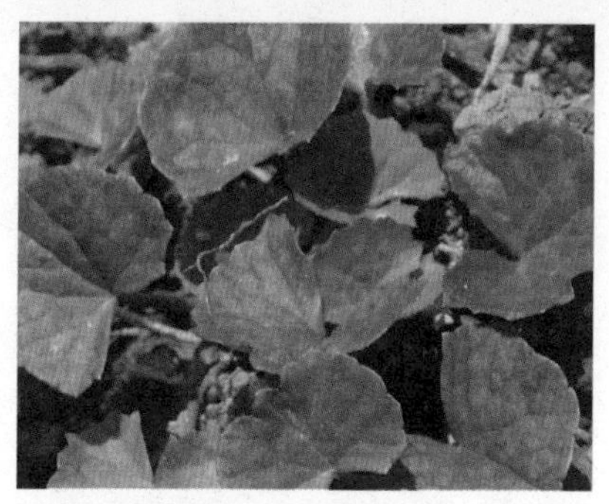

别名 崩大碗、马蹄草、雷公根、蚶壳草、铜钱草、落得打。

来源 为伞形科植物积雪草*Centella asiatica* (L.) Urb.的干燥全草。

生境 生长于阴湿草地、田边、沟边。主产于西南及陕西、江苏、安徽、浙江、江西、福建、台湾、湖北、湖南、广东、广西等地。

采收 夏、秋季采收，除去泥沙，晒干。

功用 苦、辛，寒。归肝、脾、肾经。清热利湿，解毒消肿。主治湿热黄疸，中暑腹泻，尿石尿血，痈肿疮毒，跌打损伤。内服：煎汤，15～30克。

验方 ①**湿热黄疸**：鲜积雪草、冰糖各30克，水煎服。②**中暑腹泻**：积雪草鲜叶搓成小团，嚼细开水吞服一二团。③**尿路结石**：鲜积雪草30克，第二次的淘米水，煎服。④**尿血**：积雪草头、草益根各一把，捣烂绞汁和冰糖30克，一次炖服。⑤**小便不通**：鲜积雪草30克，捣烂贴肚脐，小便通即去药。⑥**麻疹**：鲜积雪草30～60克，水煎服。

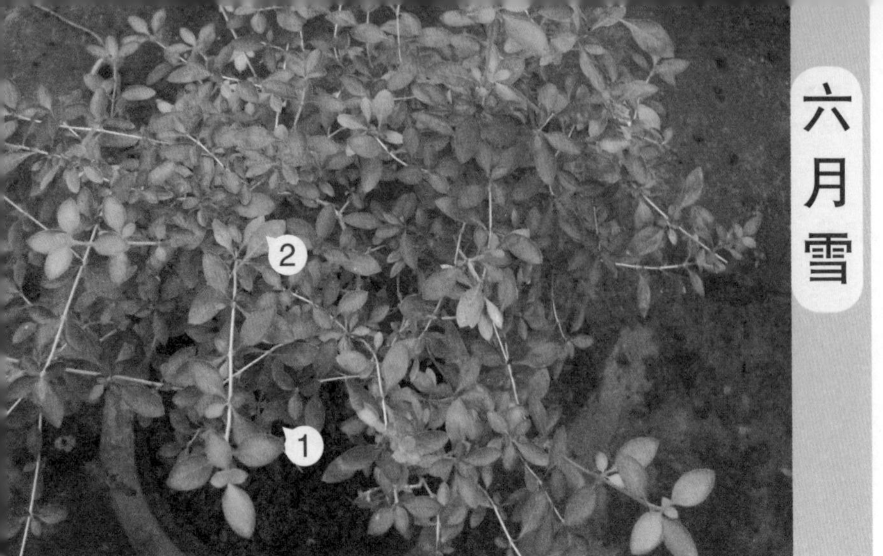

六月雪

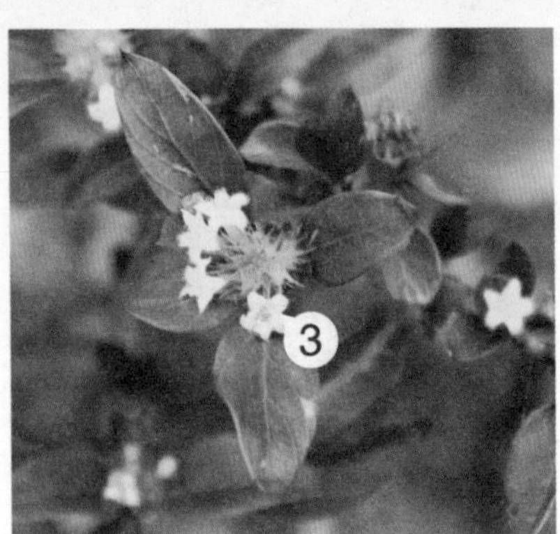

快速识别

①枝粗壮，灰白色或青灰色，嫩枝有微毛，揉之有臭味。②叶对生或丛生于短枝上，近革质，倒卵形、椭圆形或倒披针形。③8月开白色小花。

别名 白马骨、天星木、满天星、路边姜、鸡骨柴。

来源 为茜草科植物白马骨*Serissa serissoides* (DC.) Druce的全株。

生境 多野生于山林之间、溪边岩畔。也有栽培。主产于我国的江苏、浙江、江西、广东等东南及中部各地。

采收 全年可采。洗净鲜用或切段晒干。

功用 淡、微辛，凉。健脾利湿，疏肝活血。主治小儿疳积，急慢性肝炎，闭经，带下病，风湿腰痛。内服：煎汤，15～30克。

验方 ①**通经**：六月雪、仙鹤草、槐花各9～12克，牡丹皮6～9克，水煎，冲黄酒、红糖，经行时早、晚空腹服。②**肝炎**：六月雪根60克，白茅根、山楂根各30克，水煎服，每日1剂，每10日为1个疗程。

卷丹

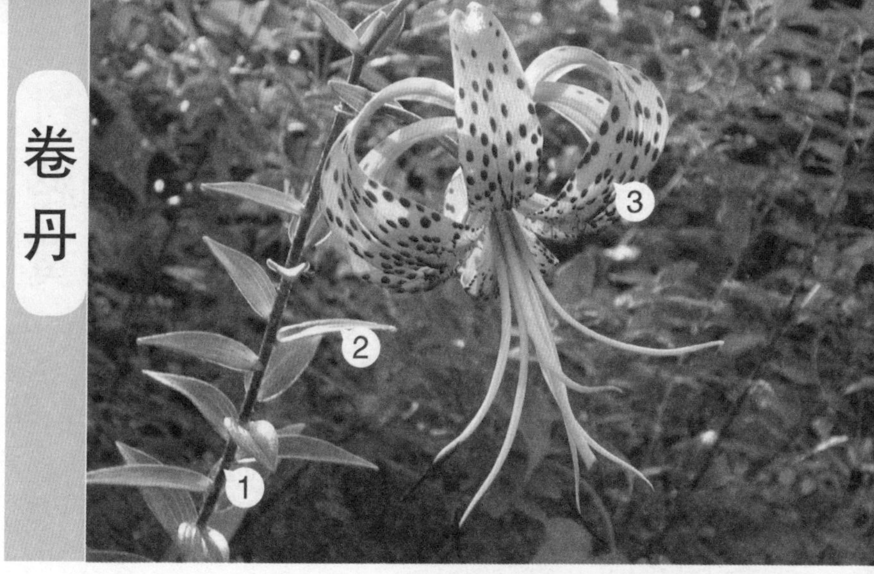

快速识别

①茎直立，常带紫色条纹，具白色毛。②叶互生，长圆状披针形或披针形，两面近无毛；叶缘具乳头状突起，上部叶腋具珠芽。③花3~6朵或更多，苞片叶状，卵状披针形；花下垂，花被片披针形，反卷，橙红色，具紫黑色斑点。

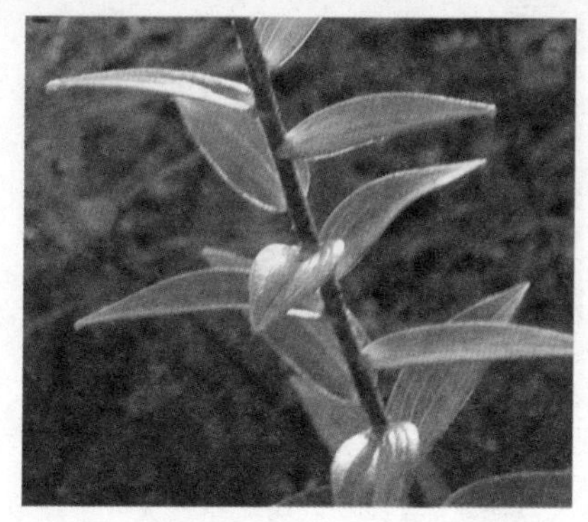

别名 虎皮百合。

来源 为百合科植物卷丹*Lilium lancifolium* Thunb.的鳞茎。

生境 生长于山坡草地、林缘路旁，或有栽培。主产于河北、山西、甘肃、青海、河南、山东及长江以南各地。

采收 7~9月植物枯萎时挖取鳞茎，除去地上部分，洗净，剥取鳞叶，置沸水中稍烫后，晒干、烘干或硫黄熏后晒干。

功用 微苦，平。养阴润肺，清心安神。主治阴虚久咳，痰中带血，虚烦惊悸，失眠多梦，精神恍惚。内服：煎汤，4.5~9克。

验方 ①**阴虚久咳，痰中带血**：卷丹鳞茎、款冬花各等份，研末，每次5克，姜汤咽下。②**肺病吐血**：鲜卷丹鳞茎捣汁，和水饮之，亦可煮食。③**神经衰弱、心烦失眠**：鲜卷丹鳞茎、酸枣仁各15克，远志9克，水煎服。

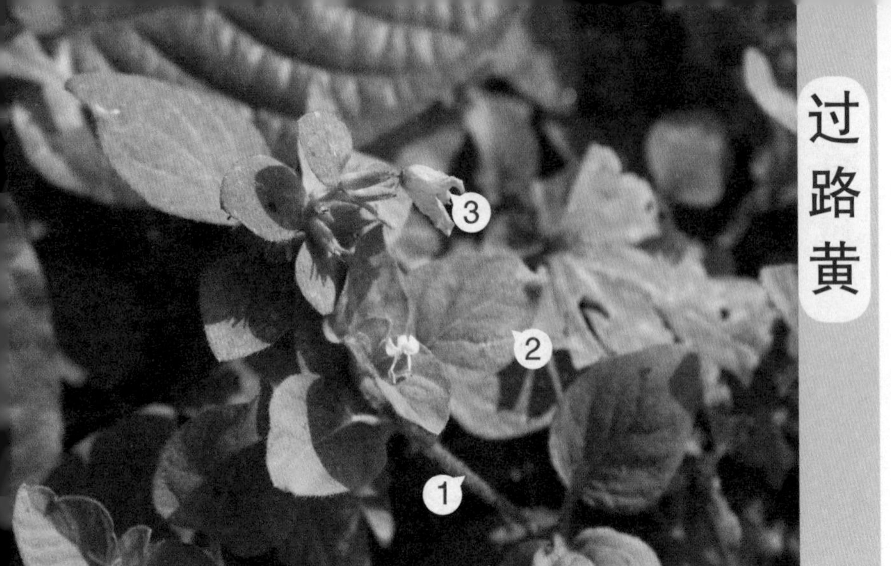

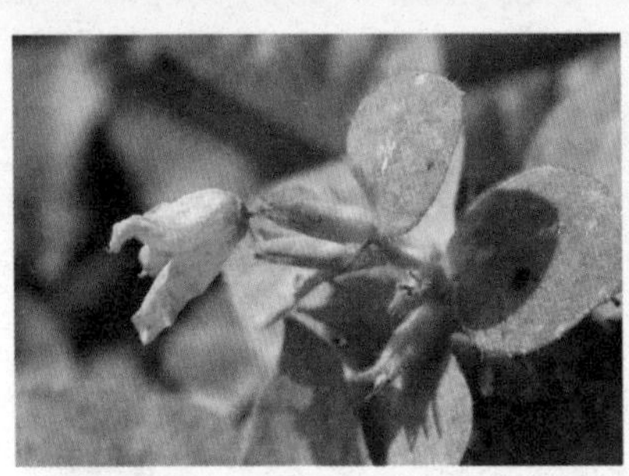

快速识别

①茎细长，绿色或带紫红色，匍匐地面生长。②叶片、花萼、花冠及果实均具点状及条纹状的黑色腺体。单叶对生，叶片心形或卵形，全缘，仅主脉明显。③花黄色，成对腋生。

别名 金钱草、对座草、大叶金钱草、对叶金钱草。

来源 为报春花科植物过路黄*Lysimachia christinae* Hance的干燥全草。

生境 生长于山坡路旁、沟边以及林缘阴湿处。主产于四川、山西、陕西、云南、贵州等地。

采收 夏、秋季采收，除去杂质，晒干。

功用 甘、咸，微寒。归肝、胆、肾、膀胱经。清利湿热，通淋，消肿。主治尿热，尿涩作痛，黄疸尿赤，痈肿疔疮，毒蛇咬伤，肝胆结石，尿路结石。内服：煎汤，15～60克。外用：煎水洗。

验方 ①**小便不利：**过路黄、车前草、龙须草各25克，水煎服。②**热淋：**过路黄30克，黄芩、车前草各15克，甘草5克，水煎服，每日3次。③**胆结石：**过路黄、茵陈、海金沙各30克，郁金15克，枳壳、木香各12克，大黄10～15克（后下），栀子、芒硝各10克，水煎服。④**泌尿系统结石：**鲜过路黄120克，水煎服。⑤**湿疹、稻田性皮炎、瘙痒：**过路黄60克，煎汤外洗。

铃兰

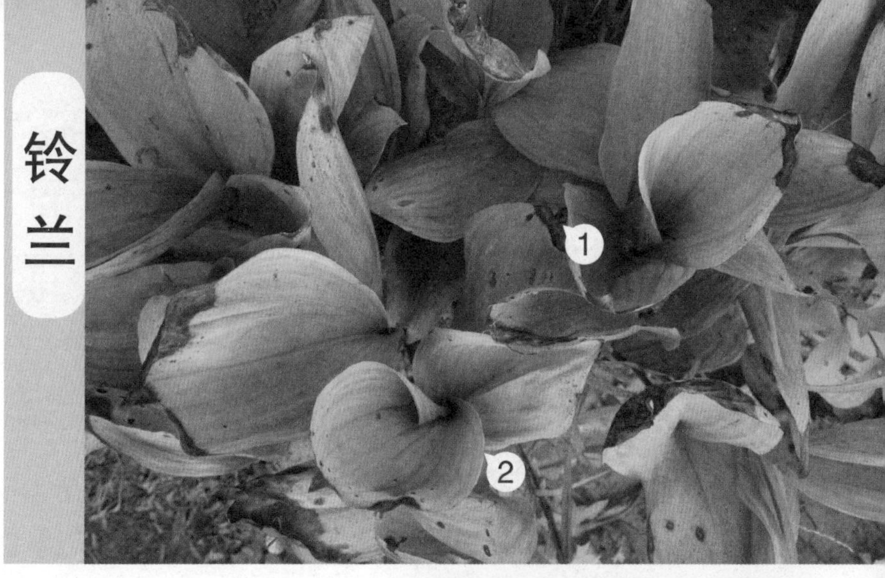

快速识别

①根茎细长，匍匐生长。②叶2枚；叶柄呈鞘状互相抱着，基部有数枚鞘状的膜质鳞片；叶片椭圆形，先端急尖，基部稍狭窄。③小型钟状花，乳白色。

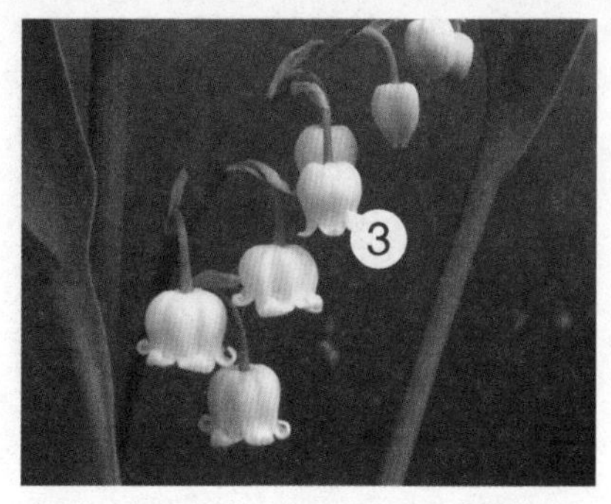

别名 草玉铃、小芦铃、香水花、鹿铃、君影草、草寸香。

来源 为百合科植物铃兰*Convallaria majabs* L.的全草。

生境 生长于山地阴湿地带之林下或林缘灌丛。主产于东北、河北、山东、河南、陕西等地，以东北产者为佳。

采收 6月花开时采收，除去杂质，晒干。

功用 甘、苦，温；有毒。归肝、肾、膀胱经。温阳利水，活血祛风。主治充血性心衰，崩漏带下，跌打损伤；外用治疗疮肿毒。内服：煎汤，3～9克；或研末冲服，每次0.6克，每日1～2次。外用：煎水洗或调敷。

验方 ①**丹毒：**铃兰30克，煎水洗。②**紫癜：**铃兰适量，烧灰研粉，菜油调涂。③**跌打损伤：**铃兰9克，红三七6克，红白二丸1.5克，四块瓦15克，水煎服，黄酒为引。④**崩漏带下：**铃兰、益母草各9克，红白鸡冠花、红毛七各6克，红花4.5克，石泽兰3克，水煎服，黄酒为引。

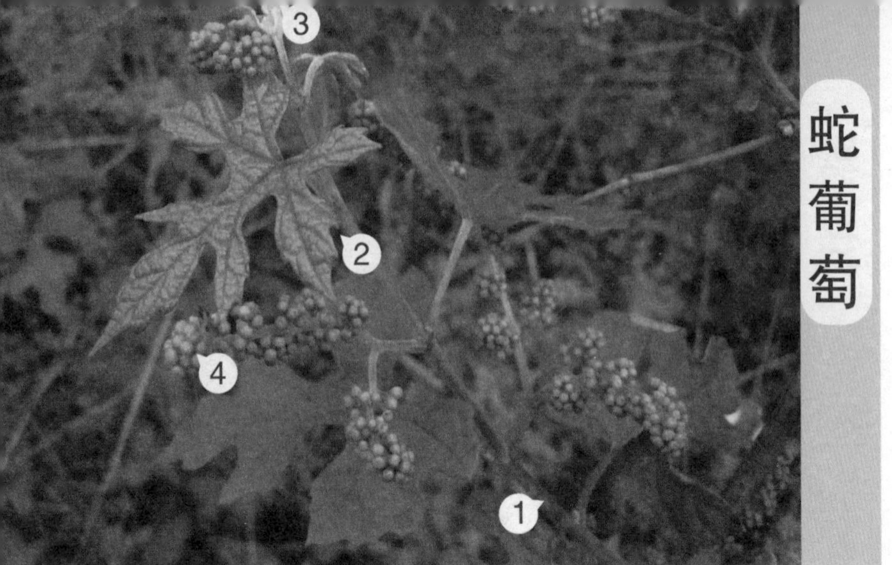

蛇葡萄

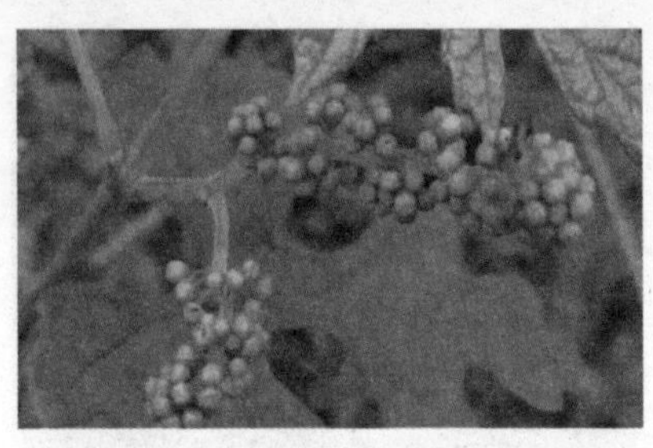

快速识别

①枝条粗壮，嫩枝具柔毛。②叶互生，阔卵形，通常3浅裂，边缘有较大的圆锯齿，上面暗绿色，无毛或具细毛，下面淡绿色，被柔毛。③聚伞花序与叶对生，花序被柔毛；花多数，细小，绿黄色。④浆果近球形或肾形，熟时由深绿色变蓝黑色。

别名 山葡萄、蛇白蔹、假葡萄、绿葡萄、野葡萄、见毒消。

来源 为葡萄科植物蛇葡萄*Ampelopsis brevipedunculata* (Maxim.) Trautv.的茎叶。

生境 生长于灌丛中或山坡上。主产于辽宁、河北、山西、山东、浙江、广东等地。

采收 秋季采收，除去杂质，干燥。

功用 甘，平。归心、肝、肾经。清热解毒，祛风活络，止痛，止血。主治风湿性关节炎，呕吐，腹泻，消化性溃疡；外用治跌打损伤，肿痛，疮疡肿毒，外伤出血，烧烫伤。内服：煎汤，30～60克。外用：适量，煎水洗。

验方 ①**慢性肾炎：**蛇葡萄叶粉15克，放鸭蛋白内搅匀，用茶油煎炒；另取蛇葡萄枝30克煎汤，以一部分代茶，与上述炒蛋白配合内服，另一部分洗擦皮肤。②**风湿性关节炎：**蛇葡萄根100克，木瓜50克，白酒1000毫升，浸泡7日，过滤，每日早、晚各服15～50克。③**外伤出血：**蛇葡萄叶焙干研粉，撒于伤处。④**中耳炎：**鲜蛇葡萄藤一根，洗净，截取一段，一端对患耳，另一端用口吹之，使汁滴入耳内。

石竹

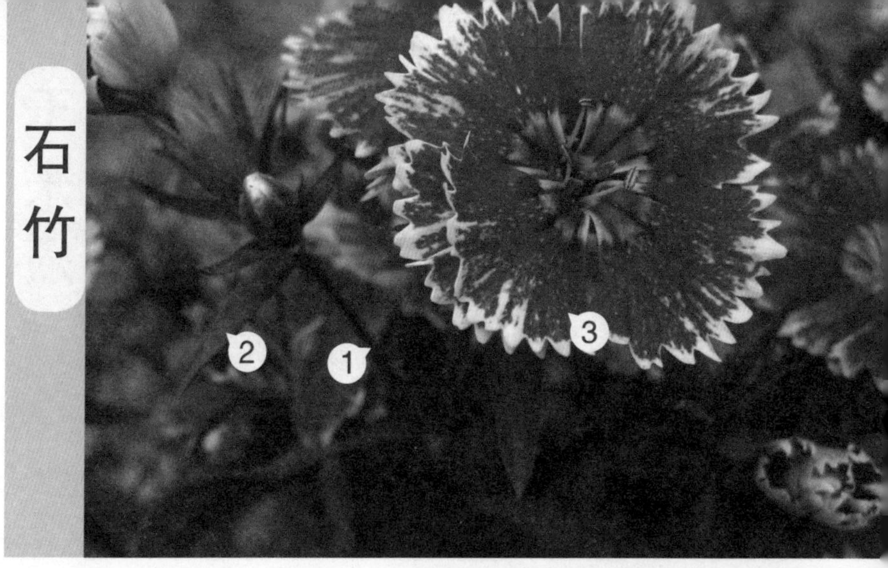

快速识别

①茎直立，有节，多分枝。②叶对生，条形或线状披针形。③花萼筒圆形，花单朵或数朵簇生于茎顶，形成聚伞花序，花色有紫红色、大红色、粉红色、纯白色、红色、杂色；花瓣阳面中下部组成黑色美丽环纹，盛开时瓣面如碟，闪着绒光，绚丽多彩。

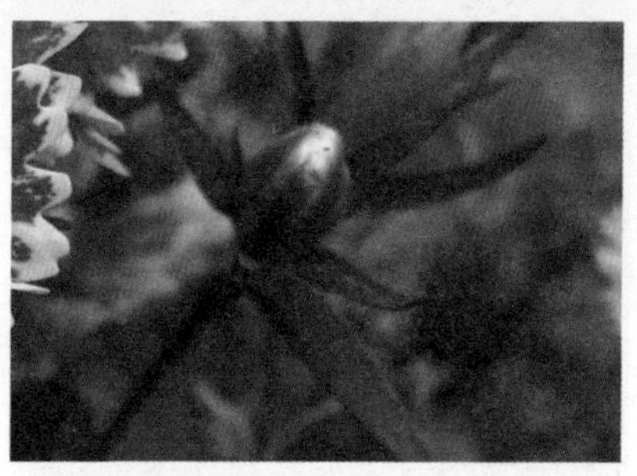

别名 石菊、绣竹、常夏、石柱花、日暮草、瞿麦草、洛阳花、洛阳石竹、十样景花、中国石竹。

来源 为石竹科植物石竹*Dianthus chinesis* L.的地上部分。

生境 生长于山地、田边或路旁，有栽培。分布于全国各地。主产于河北、四川、重庆、湖北、湖南、浙江、江苏等地。

采收 立秋至秋分之间，将根挖出，去掉根茎，剪去须根，洗净晒干。

功用 苦，寒。归心、小肠经。利尿通淋，破血通经。主治尿热，尿路结石，闭经，消化道肿瘤。内服：煎汤，10～15克。

验方 ①**急性尿道炎、膀胱炎：**石竹、赤芍各9克，白茅根30克，生地黄18克，阿胶4.5克（溶化），地骨皮6克，水煎服。②**产后泌尿系统感染而致的血尿：**石竹、蒲黄各适量，水煎服。③**便秘：**石竹、瓜蒌仁各适量，水煎服。④**小便淋沥涩痛、短赤，血淋，砂淋：**石竹、萹蓄、栀子、滑石、木通、车前子、炙甘草、大黄等各适量，水煎服。

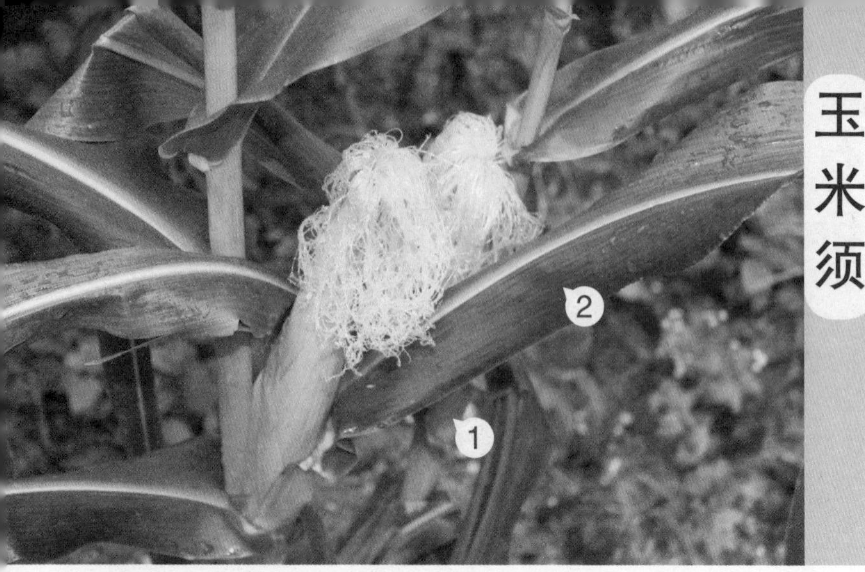

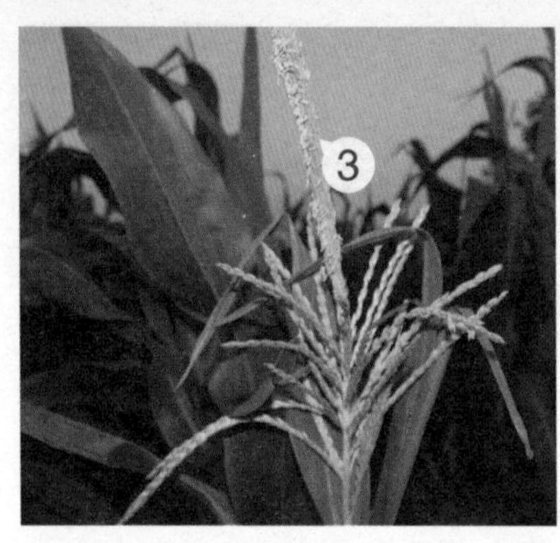

快速识别

①秆粗壮，直立，通常不分枝，基部节处常有气生根。②叶片宽大，线状披针形，边缘呈波状皱折，具强壮之中脉。③秆顶着生雄性开展的圆锥花序。

别名 包谷、苞米、棒子、玉蜀黍。

来源 为禾本科植物玉蜀黍*Zea mays* L.的花柱和花头（玉米须）。

生境 全国各地均有种植。

采收 秋季收获玉米时采收，晒干或烘干。

功用 甘，平。归肝、肾、膀胱经。利水消肿，平肝利胆。主治肾炎水肿，黄疸肝炎，高血压，胆囊炎，胆石症，糖尿病，吐血衄血，鼻窦炎，乳腺炎。内服：煎汤，15～30克；或泡水饮服。

验方 ①**水肿：**玉米须30克，水煎服，忌盐。②**肾炎、初期肾结石：**玉米须分量不拘，煎浓汤，频服。③**肝炎黄疸：**玉米须、满天星、金钱草、郁金、茵陈，水煎服。④**劳伤吐血：**玉米须、小蓟，炖五花肉服。⑤**吐血及红崩：**玉米须，熬水炖肉服。⑥**糖尿病：**玉米须30克，水煎服。

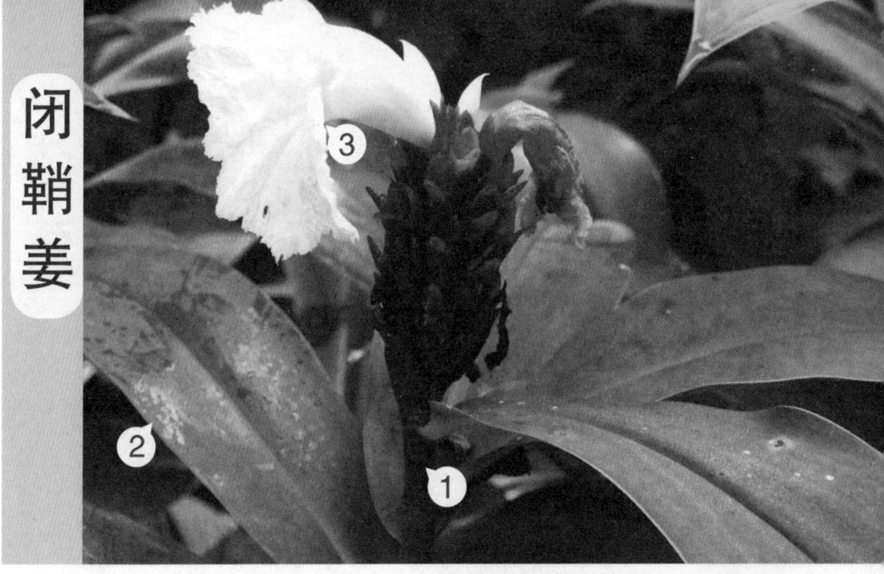

快速识别

①茎基部近木质，上部常分枝。②叶片长圆形或披针形，全缘，平行羽状脉由中央斜出，下面密被绢毛；叶鞘封闭。③穗状花序顶生，椭圆形或卵形；苞片卵形，红色，被短柔毛，具厚而锐利的短尖头；花萼革质，红色，3裂。

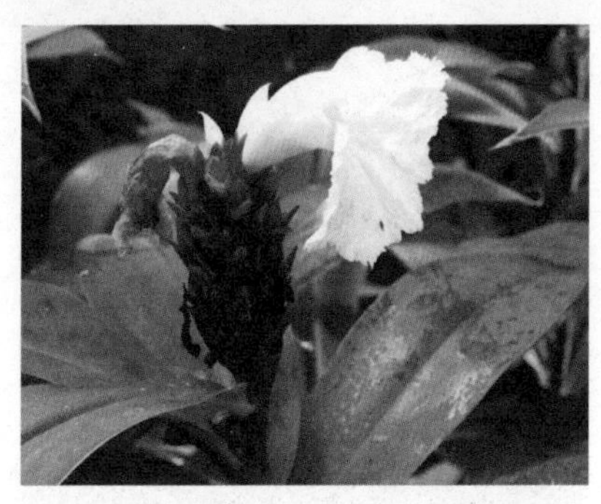

别名 广商陆、山冬笋、水蕉花、白石笋、樟柳头、象甘蔗。

来源 为姜科植物闭鞘姜*Costus speciosus* (Koenig) Smith的根状茎。

生境 生长于疏林下、山谷阴湿地、路边草丛、荒坡、水沟边。主产于福建、台湾、广东、海南、广西、云南等地。

采收 秋季采挖，去净茎叶、须根，晒干或鲜用，或切片晒干。

功用 辛、酸，微寒；有小毒。利水消肿，解毒止痒。主治百日咳，肾炎水肿，尿路感染，肝硬化腹水，小便不利；外用治荨麻疹，疮疖肿毒，中耳炎。内服：煎汤，6～15克。外用：煎水洗或鲜品捣烂敷患处。

验方 ①腹水肿胀：闭鞘姜（赤色者）捣烂绢包，缚脐中。②百子瘀（肝硬化腹水）：闭鞘姜（白色者）30～60克，和猪肝煎服。③白浊及闭口痢：闭鞘姜（白色者）30～60克，和猪瘦肉煎服2次。

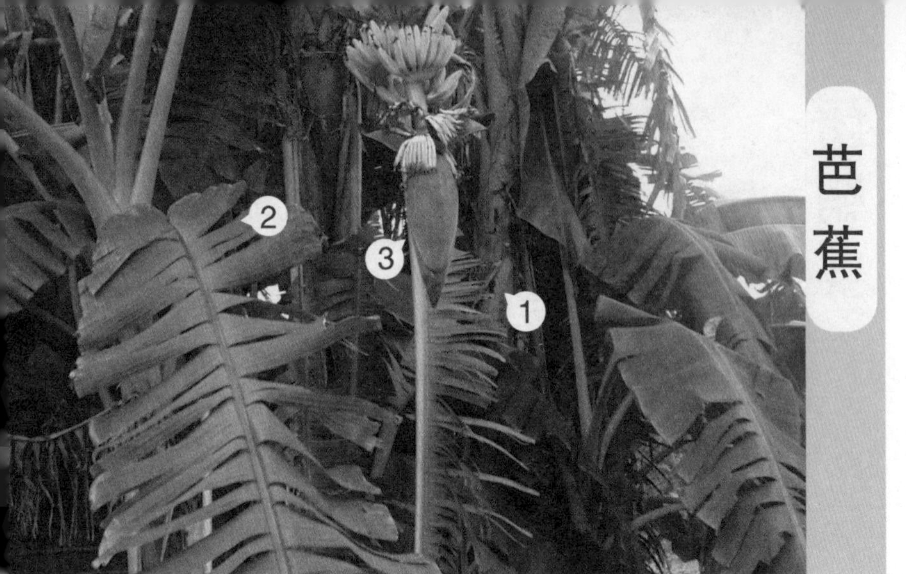

芭蕉

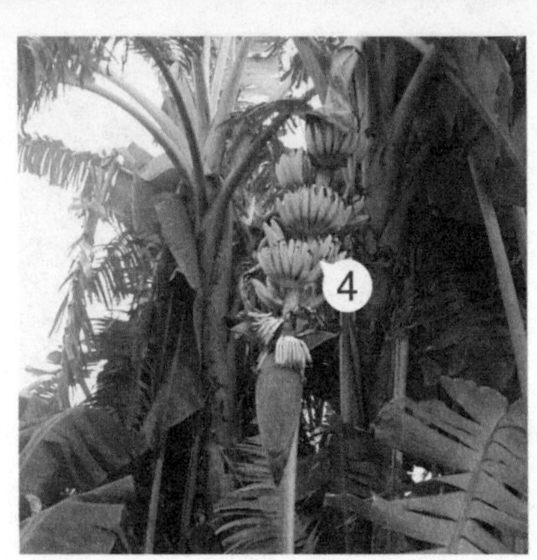

快速识别

①茎短，通常为叶鞘包围而形成高大的假茎。②叶基部圆形或不对称，先端钝，表面鲜绿色，有光泽，中脉明显粗大，侧脉平行；叶柄粗壮。③穗状花序顶生，下垂；苞片佛焰苞状，红褐色或紫色，每苞片有多数小花；花单性，通常雄花生长于花束上部，雌花在下部；花冠近唇形。④浆果三棱状长圆形，肉质。

别名 巴且、天苴、绿天、扇仙、香蕙、甘露树、大叶芭蕉。

来源 为芭蕉科植物芭蕉*Musa basjoo* Sieb. et Zucc的根茎。

生境 多栽培于庭园及农舍附近。分布于山东至长江流域以南各地。

采收 全年可采，采集后洗净晒干生用，或鲜用。

功用 甘，大寒。归脾、肝经。清热，利尿，止渴，解毒。主治一切肿毒，烧烫伤，风火牙痛、糖尿病，尿血，尿痛，心绞痛。内服：煎汤，15～30克。外用：捣汁敷、涂。

验方 ①**肿毒初发：**芭蕉叶研末，和生姜汁涂。②**烫伤：**芭蕉叶适量，研末。水疱已破者，麻油调搽；水疱未破者，鸡蛋清调敷。③**糖尿病：**芭蕉根捣汁饮。④**尿血尿痛：**芭蕉根、旱莲草各等量，水煎汤，每日2次。

赤豆

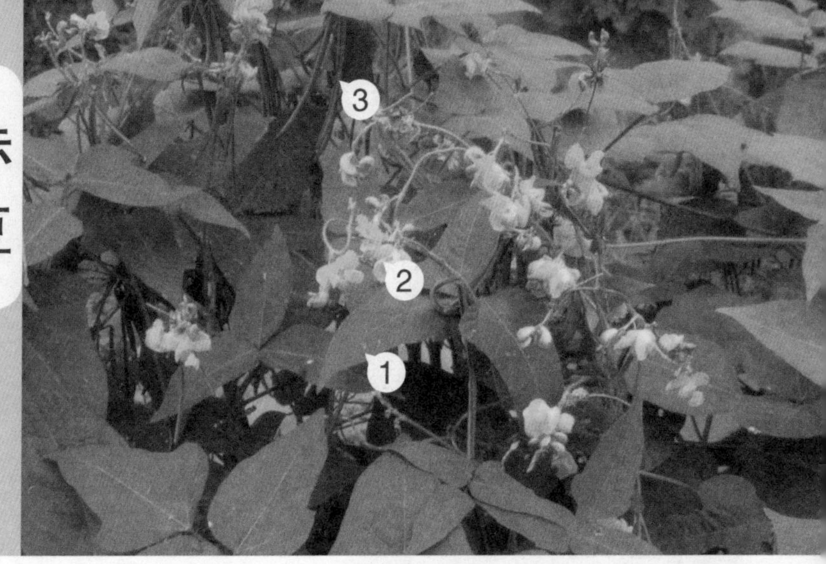

快速识别

①羽状复叶具3小叶，托叶盾状着生，箭头形；小叶卵形至菱状卵形，两面均稍被长毛。②花黄色，约5或6朵生于短的总花梗顶端。③荚果圆柱状，平展或下弯，无毛。

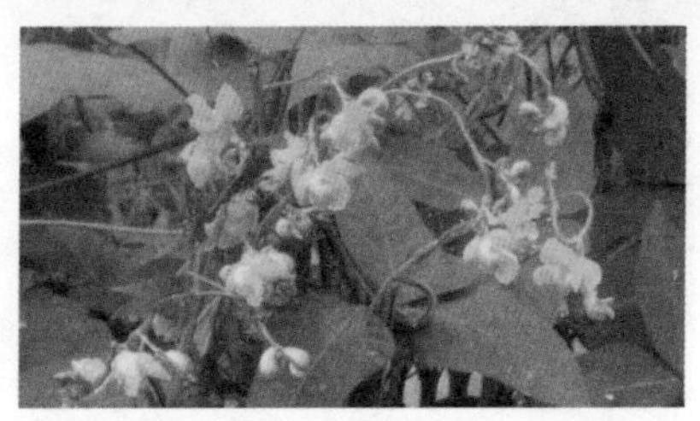

别名 小豆、红豆。

来源 为豆科植物赤豆*Vigna angularis* (Willd.) Ohwi et Ohashi的成熟种子。

生境 栽培或野生。主产于浙江、江西、湖南、广东、广西、贵州、云南等地。

采收 夏、秋季分批采摘成熟荚果，晒干，打出种子，除去杂质，再晒干。

功用 甘、酸，平。归心、肾、小肠、膀胱经。除热毒，散恶血，消胀满，利小便，通乳。主治痈肿脓血，下腹胀满，小便不利，水肿脚气，烦热，干渴，痢疾，黄疸，肠痔下血，乳汁不通；外敷治热毒痈肿，血肿，扭伤。内服：煎汤，9～30克。外用：研末调敷。

验方 ①**利水消肿：**赤豆同鲤鱼（或鲫鱼）煮汤服食。②**水肿：**赤豆200克，煮汤当茶饮。③**乳汁不足：**赤豆半斤，煮粥食。④**产后恶露不下、腹痛：**赤豆微炒，水煎代茶随意饮服。⑤**误吞玻璃碴：**赤豆适量煮熟，尽量饮服然后再服泻剂，赤豆和玻璃同大便排出。⑥**腮腺炎、热疖：**赤豆用水浸软，捣烂，用水或醋或蜂蜜或鸡蛋清适量，调成膏状，外敷患处。

沙姜

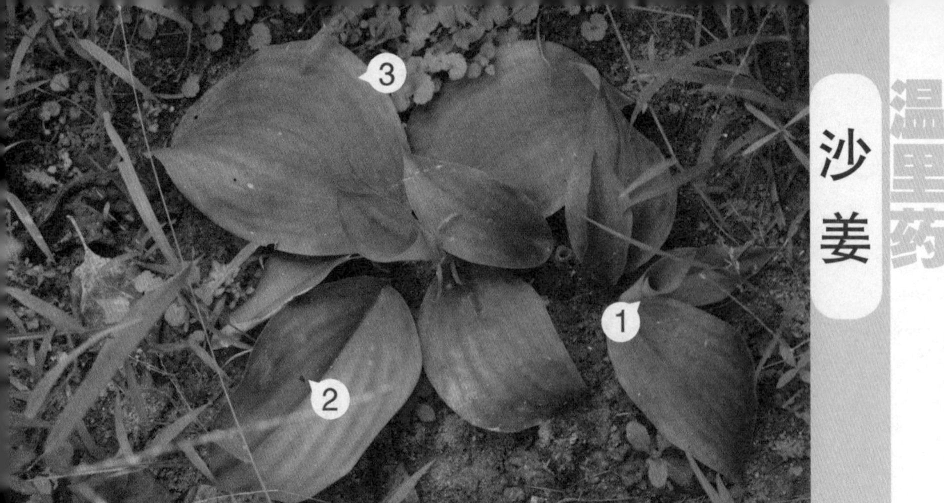

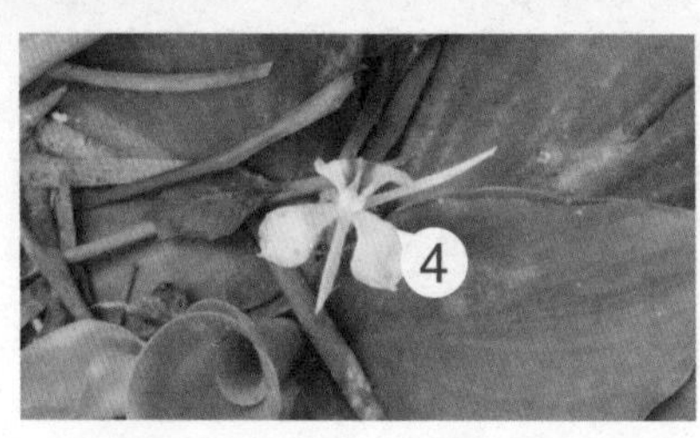

快速识别

①多年生草本，根状茎块状，单生或丛生。②根从根状茎上生出，粗壮，多数。③叶对生，几乎无柄，平卧地上，水平开展，质薄，圆形或宽卵形。④穗状花从两叶间生出，白色，花管筒细长。

别名 三赖、山辣、山柰、三萘子。

来源 为姜科植物山柰*Kaempferia galanga* L.的干燥根茎。

生境 生长于山坡、林下、草丛中，现多为栽培。主产于广东、广西、云南等地。

采收 冬季采挖。洗净，除去须根，切片，晒干。

功用 辛，温。归脾、胃经。行气温中，消食，止痛。主治胸膈胀满，脘腹冷痛，饮食不消。内服：煎汤，6～10克；或入丸、散剂。外用：捣敷、研末调敷或吹鼻。

验方 ①**心腹冷痛**：沙姜、丁香、当归、甘草各等份，共为末，醋糊丸如梧桐子大，每服30丸，酒下。②**感冒食滞、胸腹胀满、腹痛泄泻**：沙姜15克，山苍子根6克，南五味子根9克，乌药4.5克，陈茶叶3克，研末，每次15克，开水泡或水煎数沸后取汁服。③**一切牙痛**：沙姜子6克（用面裹煨熟），麝香1.5克，研为细末，每用1克，口含温水，搽于牙痛处，漱口吐去。

阴香皮

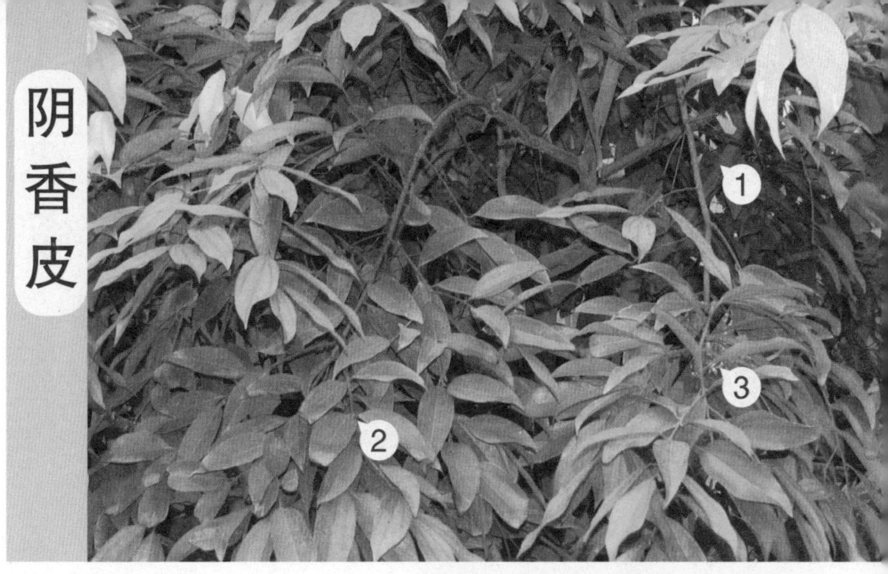

快速识别

①小枝赤褐色，无毛。②叶近于对生或散生，革质，卵形或长椭圆形，上面绿色，有光泽，下面粉绿色。③圆锥花序顶生或腋生；花小，绿白色；花柱细，柱头小。

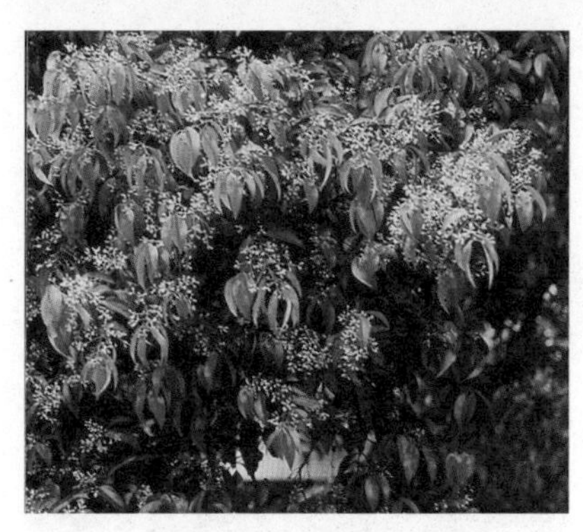

别名 阴草、坎香草、山肉桂、山玉桂。

来源 为樟科植物阴香*Cinnamomum burmannii* (Ness) Blune的树皮。

生境 生长于疏林中有阳光处，或为栽培。主产于广东、广西、江西、浙江、福建等地。

采收 夏季剥取茎皮，晒干。

功用 辛、微甘，温。归脾经。温中，散寒，祛风湿。主治食少腹胀，腹痛泄泻，风寒湿痹，腰腿疼痛，跌打损伤，疮疖肿毒。内服：煎汤，6～9克；或研末服，1.5～3克。外用：研末用酒调敷，或浸酒搽。

验方 ①**跌打损伤：**阴香皮、杨梅树皮各等份，研末，调酒敷患处。②**寒性胃痛：**阴香皮9克，水煎服。③**风湿关节痛：**阴香皮6克，五指毛桃根30克，水煎服。

辣椒

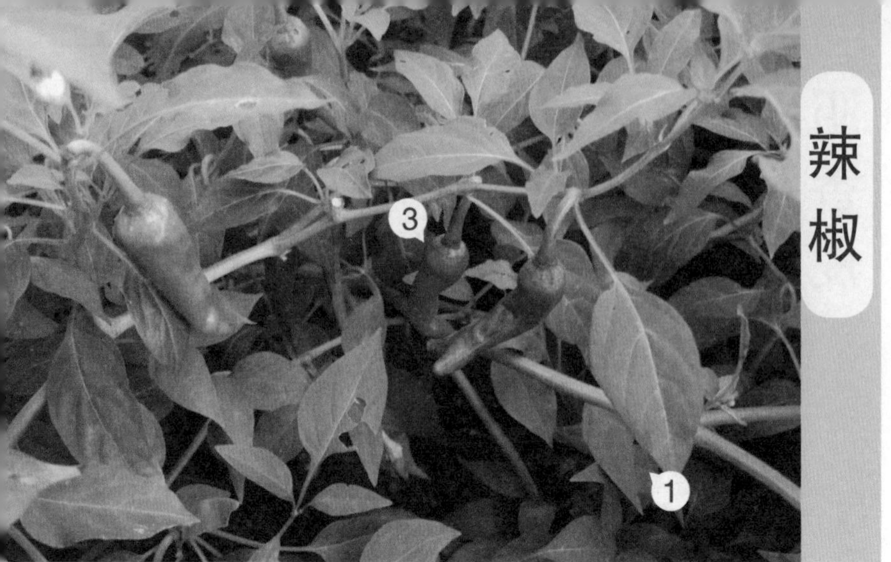

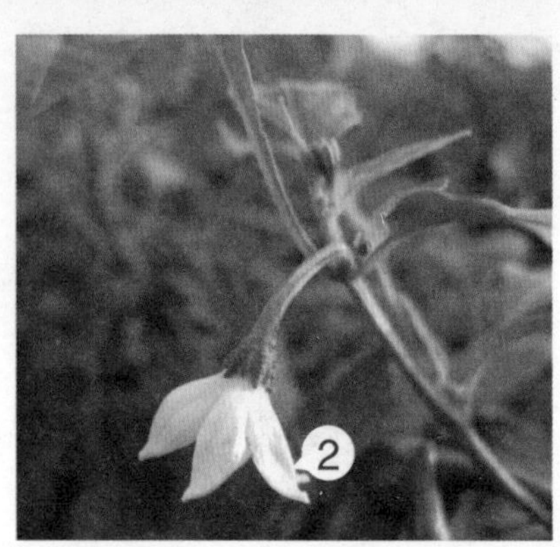

快速识别

①单叶互生；叶片卵状披针形，全缘；叶柄长。②花腋生，白色，萼广钟形，花柱线状。③浆果成熟后变为红色或橙黄色；经栽培后，变异很大，有长圆锥形、灯笼形或球形等。

别名 辣子、辣角、牛角椒、红海椒、海椒、番椒、大椒、辣虎。

来源 为茄科植物辣椒*Capsicum annuum* L.的果实。

生境 全国大部分地区均有栽培。

采收 7～10月间果实成熟时采收。

功用 辛，热。归脾、胃经。温中散寒，下气消食。主治胃寒气滞，脘腹胀痛，呕吐，泻痢，风湿痛，冻疮。内服：入丸、散剂，1～3克。外用：煎水熏洗或捣敷。

验方 ①**痢积水泻：**辣椒1个，为丸，清晨热豆腐皮裹，吞下。②**疟疾：**辣椒子，每岁1粒，20粒为限，每日3次，开水送服，连服3～5日。③**冻疮：**剥辣椒皮，贴上。④**毒蛇咬伤：**辣椒生嚼11～12枚，即消肿定痛，伤处起小疱，出黄水而愈。食此味反甘而不辣。或嚼烂敷伤口。

山鸡椒

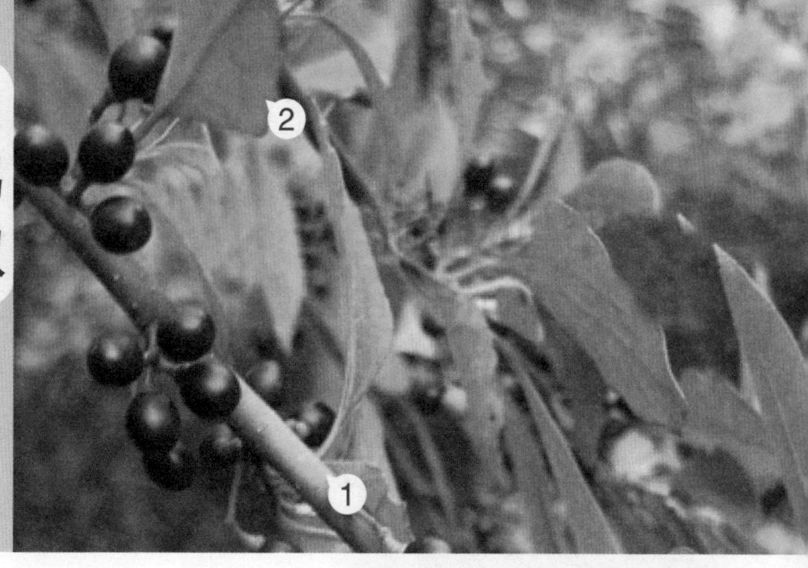

快速识别

①全株无毛。②叶互生，叶片椭圆状卵形或长卵形，先端渐尖。③果近球形，无毛，幼时绿色，成熟时黑色。

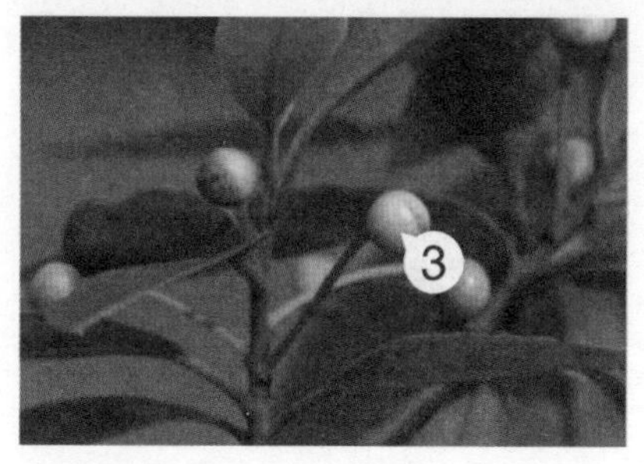

别名 毕茄、澄茄、山苍子、荜澄茄、毗陵茄子。

来源 为樟科植物山鸡椒*Litsea cubeba* (Lour.) Pers.的干燥成熟果实。

生境 生长于向阳丘陵和山地的灌木丛或疏林中。多为野生。主产于广西、浙江、四川、广东、云南等地。

采收 秋季果实成熟时采收，除去杂质，晒干。

功用 辛，温。归脾、胃、肾、膀胱经。温中散寒，行气止痛。主治胃寒呕逆，寒疝腹痛，寒湿郁滞，小便浑浊。内服：煎汤，1.5 ~ 3克。

验方 ①**中暑：**山鸡椒5 ~ 10克，水煎服。②**噎食不纳：**山鸡椒、白豆蔻各等份，为末，干食。③**脾胃虚弱，胸膈不快，不进饮食：**山鸡椒适量，为细末，姜汁打神曲末煮，糊为丸，如梧桐子大，每次70丸，食后淡姜汤下。④**中焦痞塞，气逆上攻，心腹绞痛：**山鸡椒、阿魏（醋、面裹煨熟）各25克，高良姜100克，神曲（炒）、青皮（去白）、肉桂（去皮）各50克，上为末，醋、面糊为丸，如梧桐子大，每次20丸，生姜汤下，不拘时。

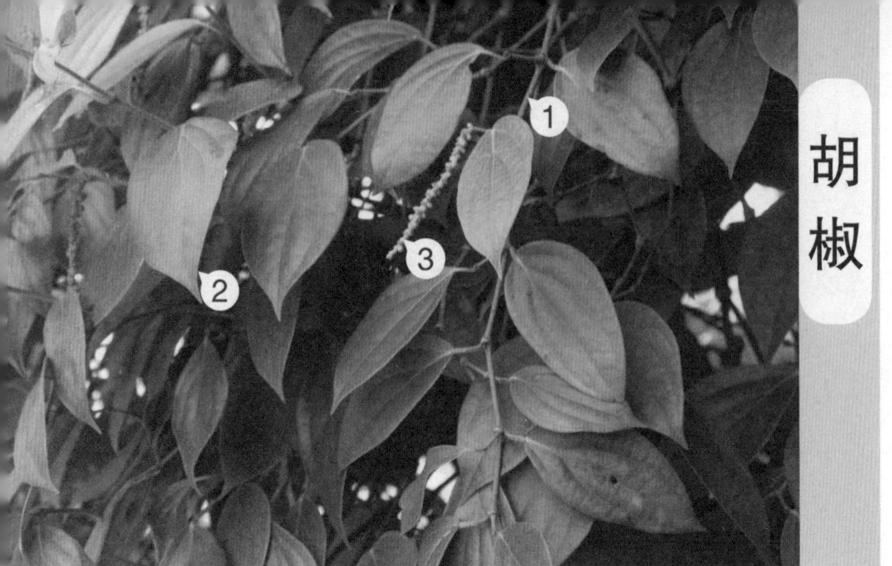

胡椒

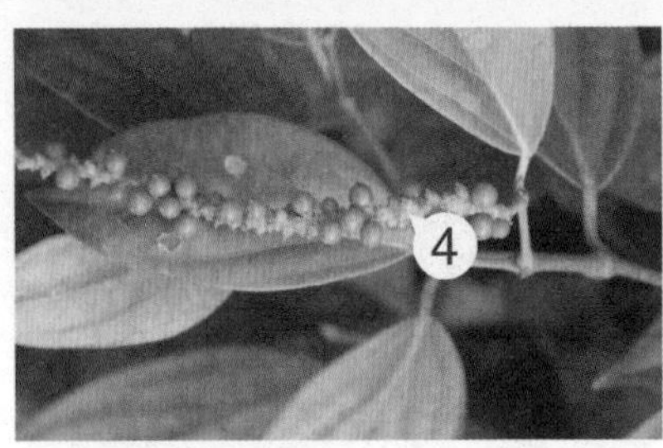

快速识别

①常绿藤本。茎长，多节，节处略膨大，幼枝略带肉质。②叶互生，有柄；叶革质，阔卵形或卵状长椭圆形，全缘，基出脉5～7条，在下面隆起。③穗状花序，侧生于茎节上，每花有一盾状或杯状苞片。④浆果球形，稠密排列，果穗圆柱状，幼时绿色，熟时红黄色。

别名 白胡椒、黑胡椒。

来源 为胡椒科植物胡椒 *Piper nigrum* L.的干燥近成熟或成熟果实。

生境 生长于荫蔽的树林中。分布于热带、亚热带地区，我国华南及西南地区有引种。国内主产于广东、广西、海南、云南等地。

采收 秋末至次春果实呈暗绿色时采收，晒干，为黑胡椒；果实变红时采收，用水浸渍数日，擦去果肉，晒干，为白胡椒。

功用 辛，热。归胃、大肠经。温中止痛，下气消炎。主治寒痰食积，脘腹冷痛，反胃，呕吐清水，泄泻，冷痢，并解食物毒。内服：煎汤，2～4克；或研末服，0.5～1克。外用：适量。

验方 ①**阴囊湿疹**：胡椒10粒，研成粉，加水2000毫升，煮沸，外洗患处，每日2次。②**反胃呕吐**：胡椒1克（末），生姜30克，水煎服，每日3次。③**风虫牙痛**：胡椒、荜拨各等份，为末，蜡丸，麻子大，每次1丸，塞蛀孔中。④**冻伤**：胡椒10%，白酒90%，把胡椒浸于白酒内，7日后过滤使用，涂于冻伤处，每日1次。

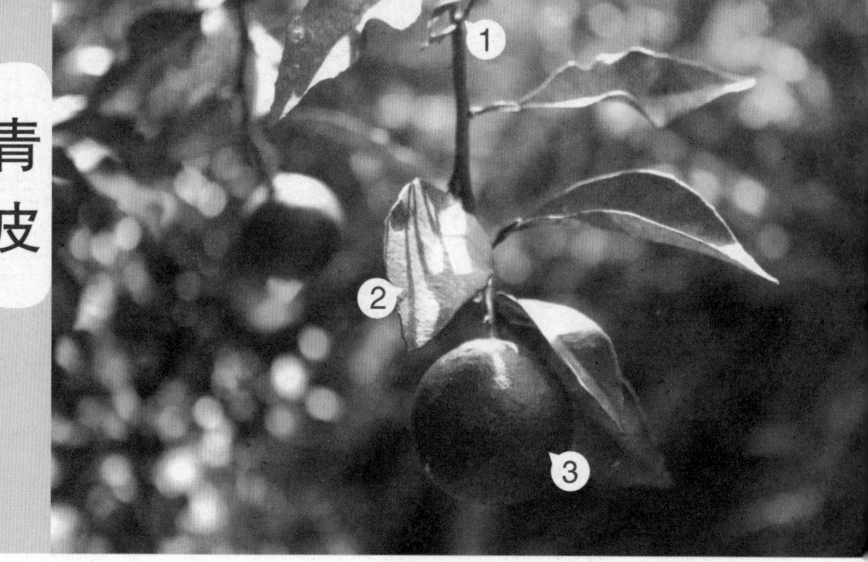

青皮

快速识别

①常绿小乔木或灌木，高约3米；枝柔弱，通常有刺。②叶互生，革质，披针形至卵状披针形，全缘或具细钝齿；叶柄细长，翅不明显。③柑果扁球形，橙黄色或淡红黄色，果皮疏松，肉瓤极易分离。

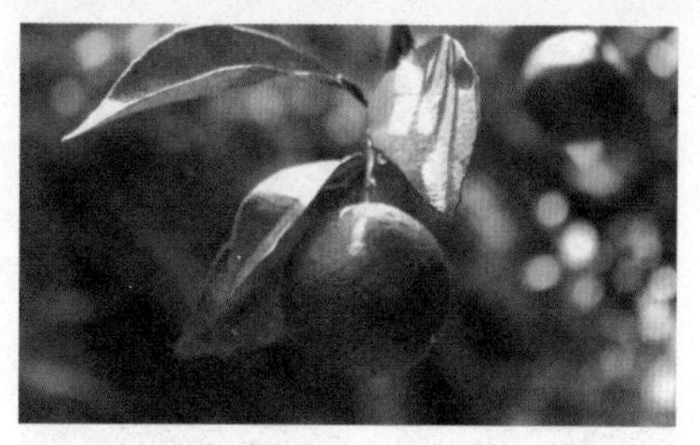

别名 小青皮、花青皮。

来源 为芸香科植物橘*Citrus reticulata* Blanco及其变种的幼果或未成熟果实的果皮。

生境 栽培于丘陵、低山地带、江河湖泊沿岸或平原。主产于广东、福建、四川、浙江、江西等地。

采收 5～6月收集幼果，晒干，习称“个青皮”；7～8月采收未成熟的果实，在果皮上纵剖成四瓣至基部，除尽瓤瓣，晒干，习称“四花青皮”。

功用 苦、辛，温。归肝、胆、胃经。疏肝理气，消积化滞。主治胸胁胀痛，疝气，乳腺炎，食积腹痛，月经不调。内服：煎汤，3～10克。醋炙疏肝止痛力强。

验方 ①**消化不良和术后腹胀**：青皮、山楂、麦芽、神曲各等份，水煎服。②**心胃久痛**：青皮10克，延胡索（以醋拌炒）6克，甘草2克，大枣3枚，水煎服。③**月经不调**：青皮10克，生山楂30克，粳米100克，共煮成粥，早晚分服。

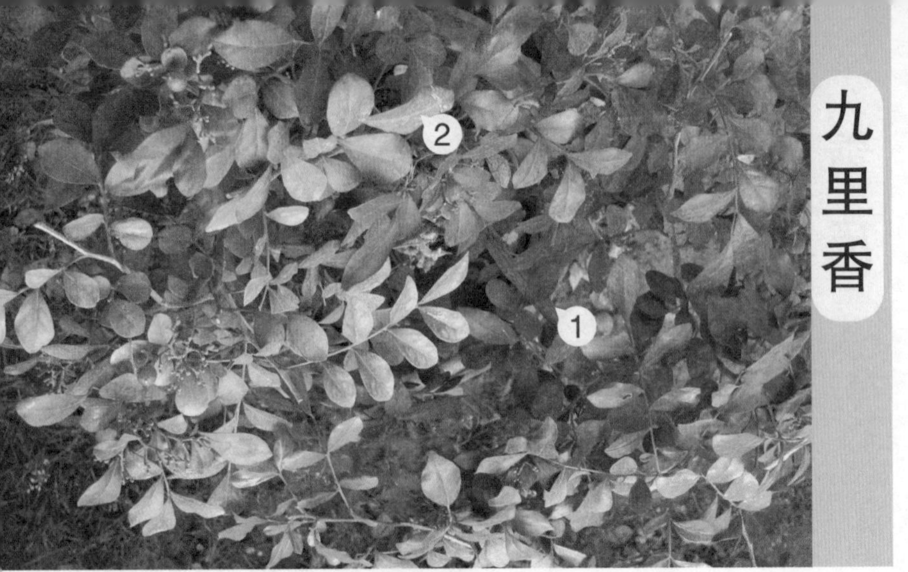

九里香

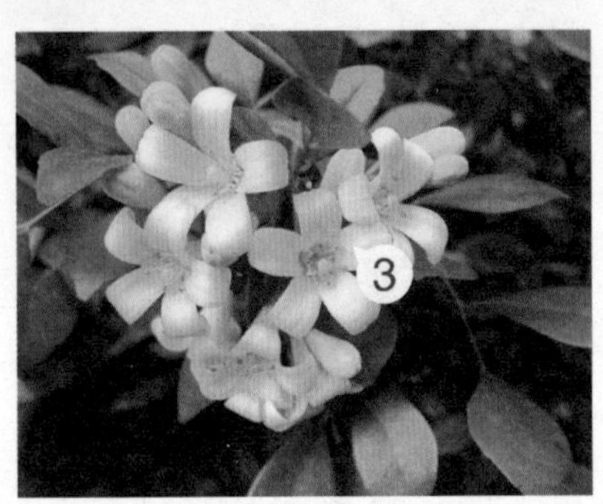

快速识别

①灌木或乔木，高3~8米，秃净或幼嫩部被小柔毛。②奇数羽状复叶，小叶互生，变异大，由卵形、匙状倒卵形、椭圆形至近菱形，全缘。③伞房花序短，顶生或生于上部叶腋内，花白色，花柱柔弱，柱头头状。

别名 千里香、满山香、七里香、七路香。

来源 为芸香科植物九里香*Murraya exotica* L. Mant.的干燥叶和带叶嫩枝。

生境 生长于山野，亦有栽培者。分布于我国南部。主产于广东、广西、福建等地。

采收 全年可采，叶阴干；枝和根切段，晒干或阴干。

功用 辛、苦，温；有小毒。归心、肝、肺经。行气止痛，活血散瘀。主治胃痛，风湿痹痛；外治牙痛，跌打肿痛，虫蛇咬伤。内服：煎汤，6~12克。外用：鲜品捣烂敷患处。

验方 ①**皮肤湿疹**：九里香鲜枝叶，水煎，擦洗患处。②**跌打肿痛**：鲜九里香叶、鲜地耳草、鲜水茴香、鲜山栀叶各等量，共捣烂，酒炒敷患处。③**胃痛**：九里香3克，香附9克，水煎服。④**慢性腰腿痛**：九里香15克，续断9克，水煎服。

八月札

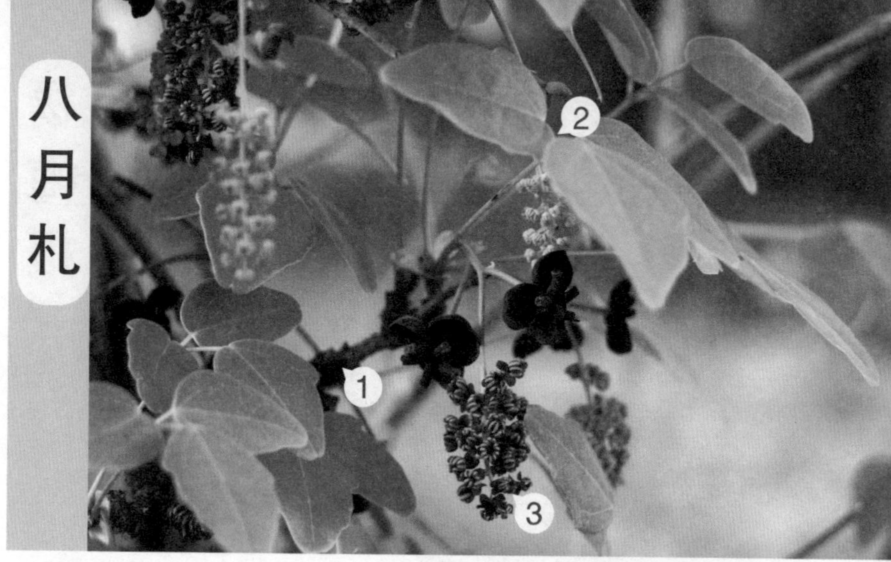

快速识别

①落叶木质藤本，茎、枝均无毛。②三出复叶，小叶卵圆形，先端钝圆、微凹或具短尖，基部圆形或宽楔形，微呈心形，边缘浅裂或呈波状。③花序总状，腋生，花单性，雌雄同株。

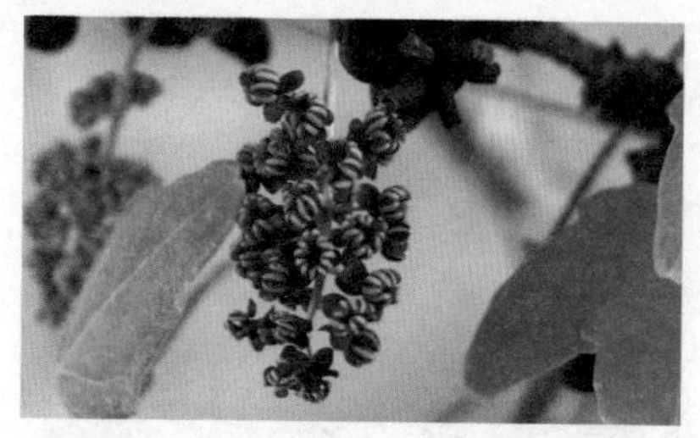

别名 畜葍子、桴棪子、覆子、八月楂、木通子、压惊子、八月瓜、预知子、八月炸、百日瓜。

来源 为木通科植物三叶木通*Akebia trifoliata* (Thunb.) Koidz.的成熟果实。

生境 生长于山坡、山沟、溪旁等处的乔木与灌木林中。主产于河北、陕西、山西、甘肃、山东、河南和长江流域各地。

采收 8～9月间果实成熟时采摘，晒干，或用沸水泡透后晒干。

功用 微苦，平。归肝、胃、膀胱经。疏肝和胃，活血止痛，软坚散结，利小便。主治肝胃气滞，脘腹、胁肋胀痛，饮食不消，下痢便泄，疝气疼痛，腰痛，经闭痛经，瘿瘤瘰疬，恶性肿瘤。内服：煎汤，9～15克，大剂量可用至30～60克；或浸酒。

验方 ①**淋巴结结核：**八月札、金樱子、海金沙根各12克，天葵子24克，水煎服。②**睾丸肿痛：**八月札1个，金樱子30克，猪小肠120克，炖服。③**输尿管结石：**八月札、薏苡仁各30克，水煎服。④**子宫脱垂：**八月札、益母草、棕树根各30克，升麻9克，水煎服。

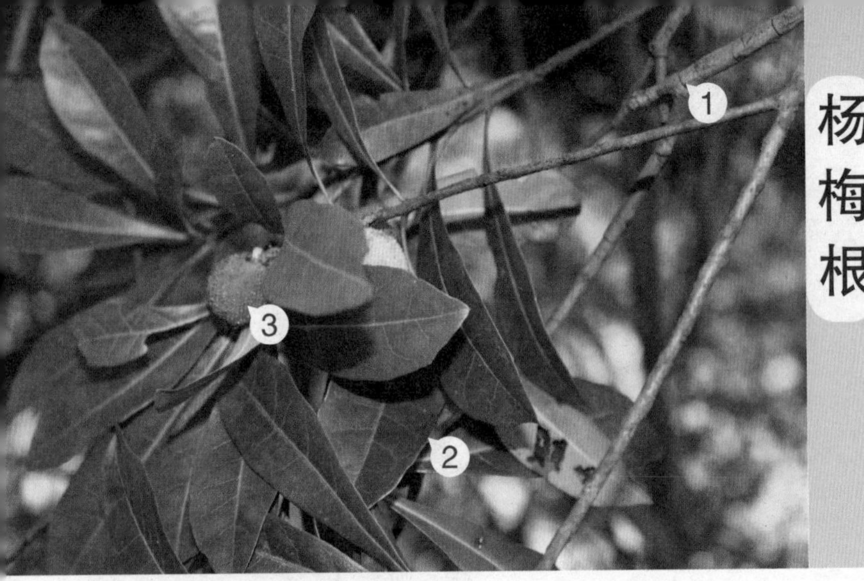

杨梅根

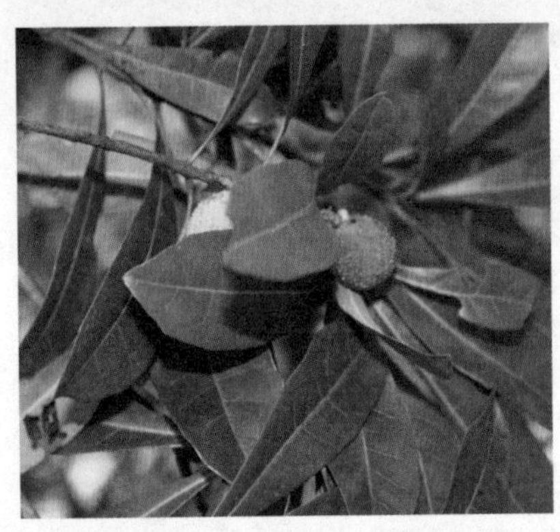

快速识别

①常绿乔木，树冠球形。②单叶互生；叶长椭圆形或倒披针形，革质，上部狭窄，先端稍钝，基部狭楔形，全缘或先端有少数钝锯齿。③核果球形，外果皮暗红色，由多数囊状体密生而成，内果皮坚硬。

别名 树梅根、珠红根。

来源 为杨梅科植物杨梅*Myrica rubra* (Lour.) Sieb. et Zucc.的树根。

生境 生长于低山丘陵向阳山坡或山谷中。分布于我国东南各地。

采收 根全年可采，去粗皮，切片，晒干备用。

功用 辛，温。理气，止血，化瘀。主治胃痛，膈食呕吐，疝气，吐血，血崩，痔血，外伤出血，跌打损伤，牙痛，烫火伤，恶疮，疥癞。内服：煎汤，鲜品10～20克；或研末。外用：煎水含漱、熏洗或烧存性研末调敷。

验方 ①**胃气痛**：杨梅根（白种）30克，洗净切碎，和鸡一只（去头、脚、内脏），水酌量，炖2小时服。②**膈食呕吐**：杨梅鲜根60克，水煎服。③**吐血、血崩**：杨梅根皮120克，猪肉250克，炖熟吃。④**痔疮出血**：杨梅根皮120克，炖一只老鸭子吃。⑤**外伤出血**：杨梅根皮研细末，敷伤处。

橙皮

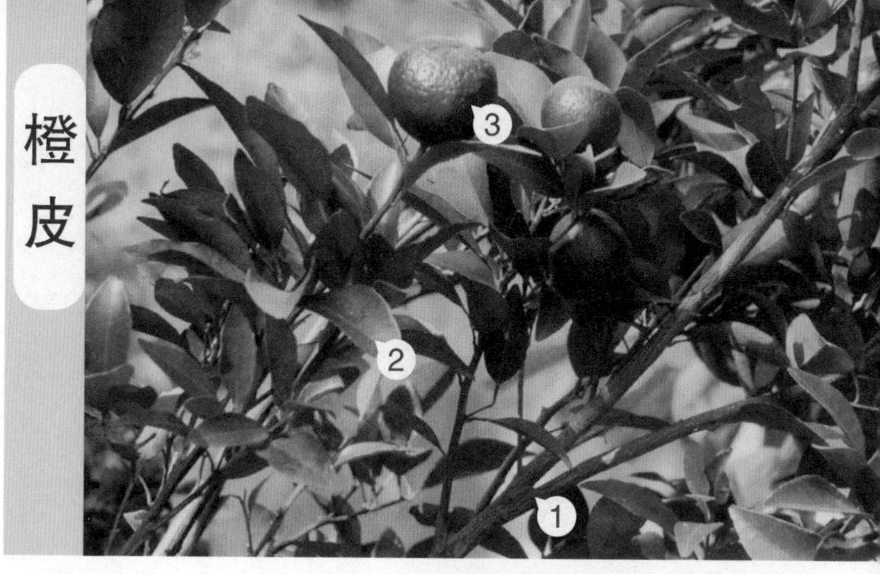

快速识别

①常绿小乔木，树冠圆形，分枝多，无毛，幼枝有棱角。②叶互生，单生复叶；叶柄长，叶翼狭窄，顶端有关节；叶片质较厚，椭圆形或卵圆形，先端短尖或渐尖。③柑果扁圆形或近球形，橙黄色或橙红色，果皮较厚，不易剥离。

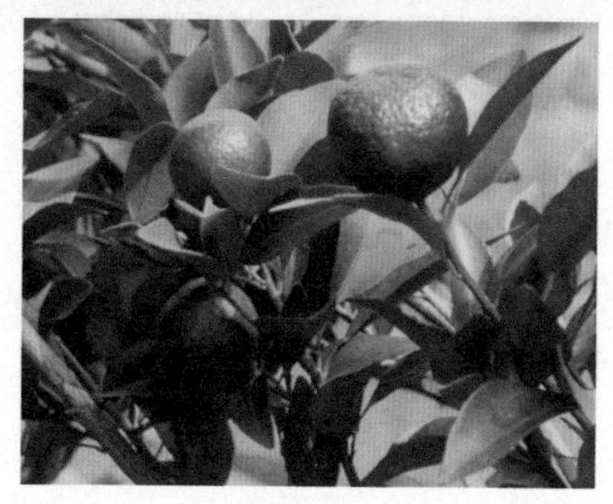

别名 黄果皮、理陈皮。

来源 为芸香科植物甜橙*Citrus sinensis* (L.)Osbeck的果皮。

生境 栽培于丘陵、低山地带和江河湖泊的沿岸。分布于长江以南各地。

采收 冬季或春初，收集剥下的果皮，晒干或烘干。

功用 辛、微苦，温。归脾、肺经。理气，化痰，健脾，导滞。主治感冒咳嗽，食欲不振，胸腹胀痛，肠鸣便泻，乳腺炎。内服：煎汤，3~10克；或研末。外用：煎水熏洗。

验方 ①**感冒咳嗽有痰**：橙皮、法半夏、茯苓、木香、紫菀、前胡各适量，水煎服。②**痰结于咽喉，吐咳不出，咽之不下，因肝气不舒，忧思气郁结成梅核气者**：橙皮（去白）、土白芍、紫苏子各6克，桔梗3克，引用竹叶煎汤服。

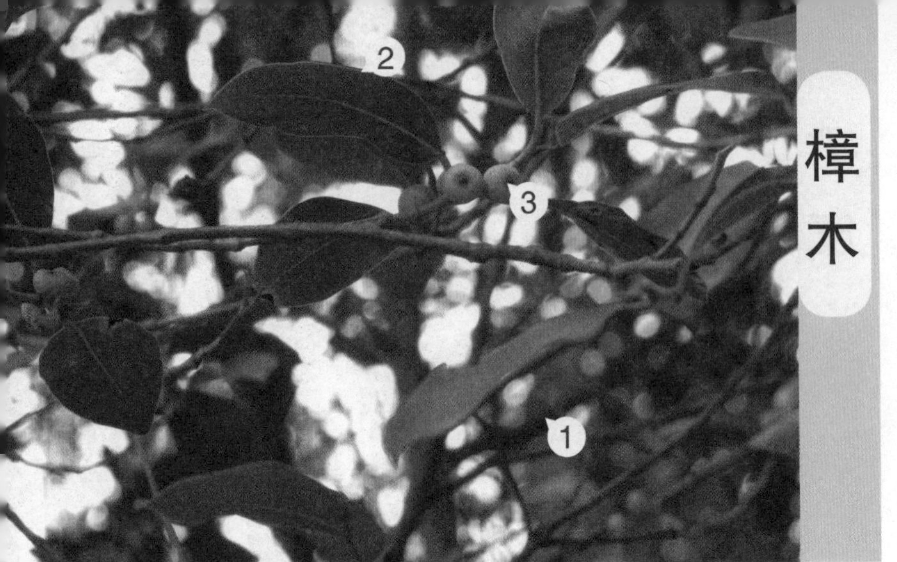

樟木

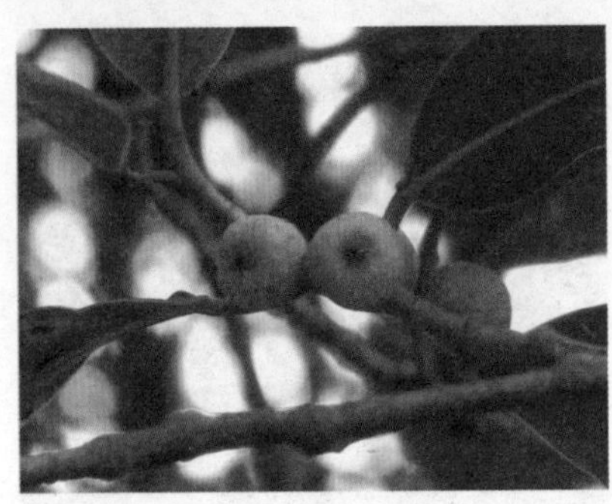

快速识别

①常绿乔木，有香气。②叶互生，革质，卵状椭圆形以至卵形，全缘,有光泽，脉腋有腺点。③核果球形，紫黑色，基部有膨大花托。

别名　樟树、香樟木、吹风散。

来源　为樟科植物樟*Cinnamomum camphora* (L.) Presl的木材。

生境　栽培或野生于河边或湿润地。主产于长江以南各地。

采收　定植5～6年成材后，通常于冬季砍收树干，锯段，劈成小块，晒干。

功用　辛，温。归肝、脾经。祛风湿，行气血，利关节。主治心腹胀痛，脚气，痛风，疥癣，跌打损伤。内服：煎汤，10～20克；研末，3～6克；或泡酒饮。外用：煎水洗。

验方　①**胃痛**：樟木15克，水煎服。②**脚气、痰壅呕逆、心胸满闷、不下饮食**：樟木15克，涂生姜汁炙令黄，捣筛为散。每服不计时候，以粥饮送下3克。③**蜈蚣咬伤**：鲜樟树枝15克，水煎服。④**解酒**：樟树皮2小块，洗净，置口中咀嚼1分钟；或用樟木100克，加水同煎饮服。⑤**血热身痒**：樟木叶90克，水葫芦、大薸、银花藤、过塘蛇各120克，地稔、土荆芥各160克（均鲜用），煎水洗。

白屈菜

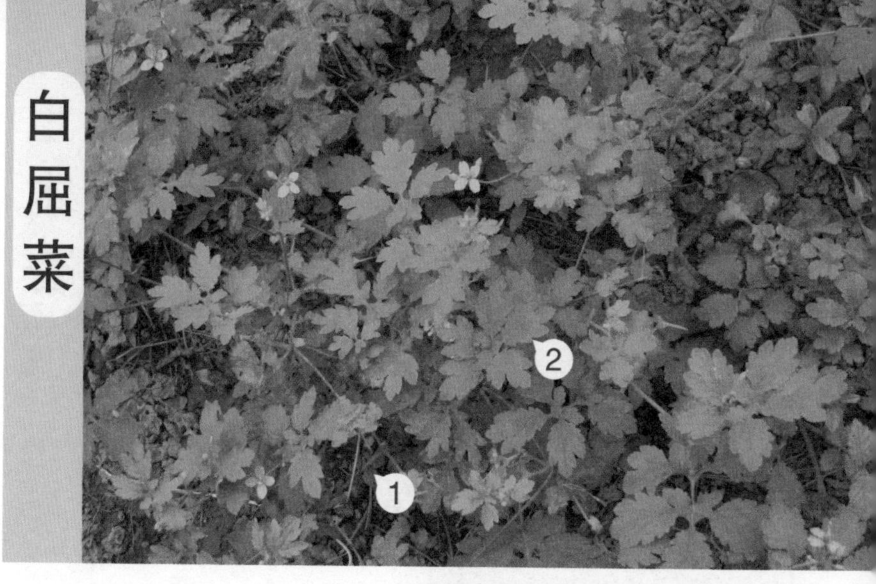

快速识别

①多年生草本。茎直立，全草含黄色液汁。②叶互生；叶1～2回羽状分裂，裂片近对生，先端钝，边缘具不整齐的缺刻，上表面黄绿色，下表面绿灰色，具白色柔毛，脉上尤多。③花瓣4片，卵圆形，黄色，雄蕊多数，雌蕊1个。

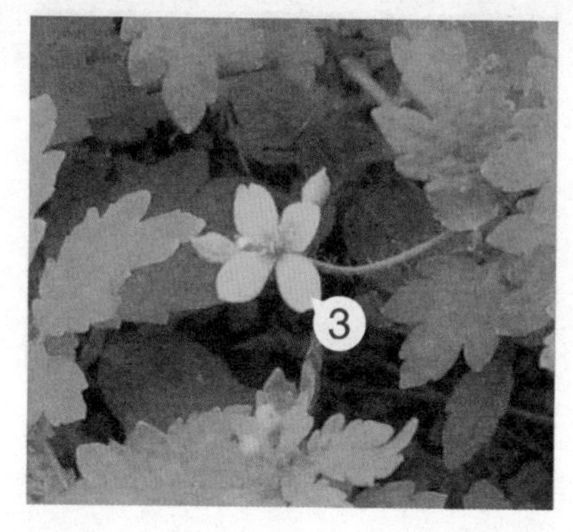

别名 地黄连、土黄连、断肠草、山黄连。

来源 为罂粟科植物白屈菜*Chelidonium majus* L.的带花全草。

生境 生长于山坡、水沟旁、林缘草地或草丛中。主产于东北、内蒙古、河北、河南、山东、山西、江苏、江西、浙江等地。

采收 5～7月开花时采收地上部分，置通风处干燥。

功用 苦、辛，寒；有毒。归脾、胃、肺经。理气止痛，止咳，利水消肿，解疮毒。主治胃肠疼痛，黄疸，水肿，疥癣疮肿，虫蛇咬伤。内服：煎汤，3～6克。外用：捣汁涂。

验方 ①**胃炎、胃溃疡、腹痛：**白屈菜9克，水煎服。②**肠炎、痢疾：**白屈菜15克，水煎服。③**顽癣：**鲜白屈菜用50%乙醇浸泡，擦患处。④**疮肿：**鲜白屈菜捣烂敷患处。⑤**百日咳：**白屈菜适量，水煎服。

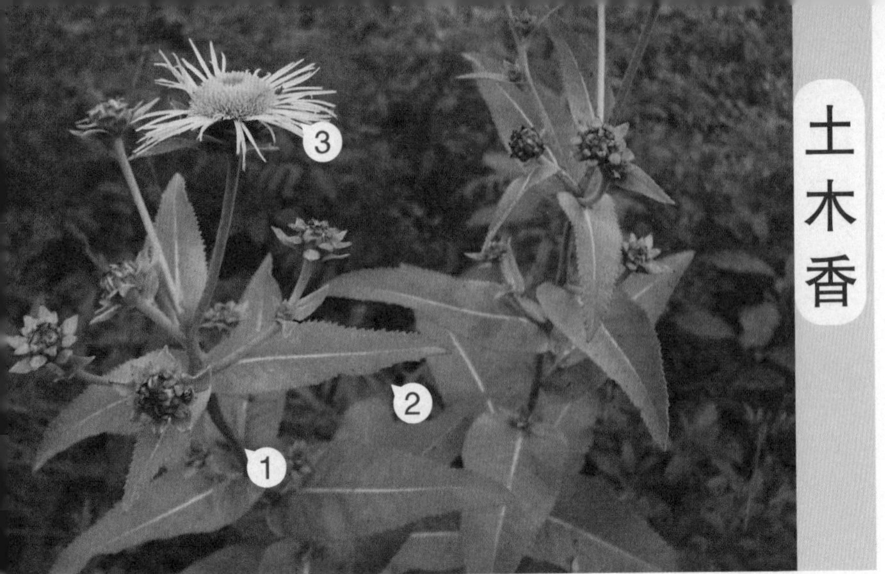

土木香

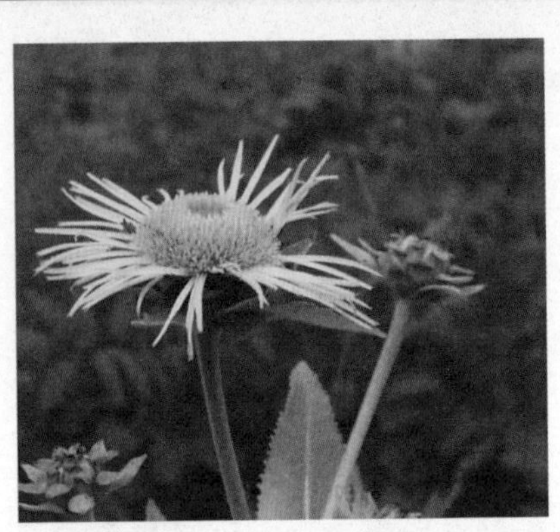

快速识别

①多年生草本，高达1.8米，全株密被短柔毛。②基生叶有柄，阔大，广椭圆形，边缘具不整齐齿牙；茎生叶无柄，半抱茎，长椭圆形，基部心形，先端锐尖，边缘具不整齐齿牙。③腋生头状花序排成伞房状，总苞半球形；花黄色，边缘舌状花雌性，先端3齿裂。

别名 青木香、祁木香、藏木香。

来源 为菊科植物土木香*Inula helenium* L.的干燥根。

生境 生长于河边、田边等潮湿处。主产于东北、华北及西北，在河北、山西、浙江、河南、湖北、四川等地有栽培。

采收 霜降后叶枯时采挖，除去茎叶、须根及泥土，截段，较粗的纵切成瓣，晒干。

功用 辛、苦，温。归肺、肝、脾经。健脾和胃，行气止痛。主治胸腹胀满疼痛，呕吐泄泻，痢疾，疟疾。内服：煎汤，3~9克；或入丸、散剂。

验方 ①**胃痛：**土木香6克，川楝子、杭白芍各9克，神曲、谷芽、麦芽、蒲公英各15克，水煎服。②**慢性肠炎：**土木香6克，神曲、凤尾草、马齿苋各15克，水煎服。③**痢疾：**土木香6克，地榆、隔山消各9克，水煎服。

橘

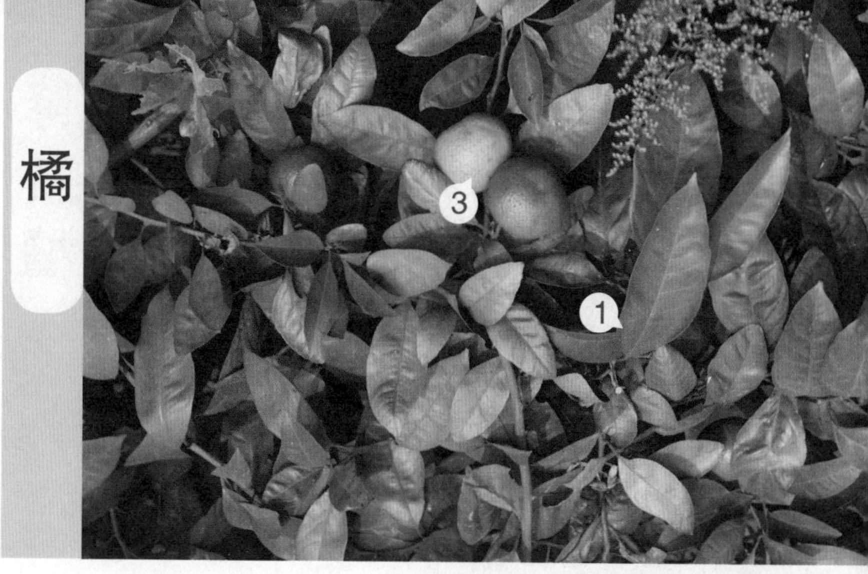

快速识别

①叶互生，叶片菱状长椭圆形，全缘或有浅锯齿。②花丛生或单生，黄白色，花瓣5。③果实扁圆形，红色、橙黄色或淡红黄色。

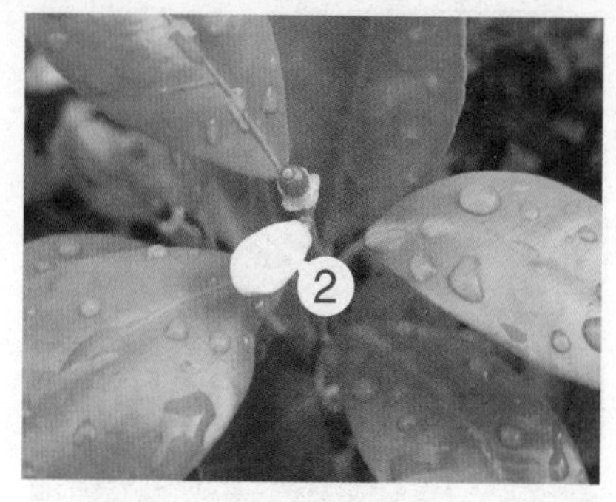

别名 黄橘。

来源 为芸香科植物橘*Citrus reticulata* Blanco的成熟果实或种子。

生境 栽培于丘陵或低山地带。主产于安徽、浙江、江西、湖北、四川、福建等地。

采收 10～12月果实成熟时摘下，鲜用或冷藏备用。橘皮：剥去果皮，晒干；橘核：收集种子，晒干。

功用 甘、酸，平。归肺、胃经。润肺生津，理气和胃。主治胸痞作呕，感冒咳嗽，乳腺炎，腰痛。内服：做食品；亦可蜜煎、酱菹，或配制成药膳。外用：搽涂。

验方 ①**胸痞作呕：**橘皮、半夏、茯苓各9克，甘草3克，水煎服。②**风寒感冒，咳嗽痰多：**橘皮、前胡、杏仁各9克，紫苏叶4.5克，水煎服。③**腰痛：**橘核、杜仲各等份，炒研末，每次6克，盐酒送下。

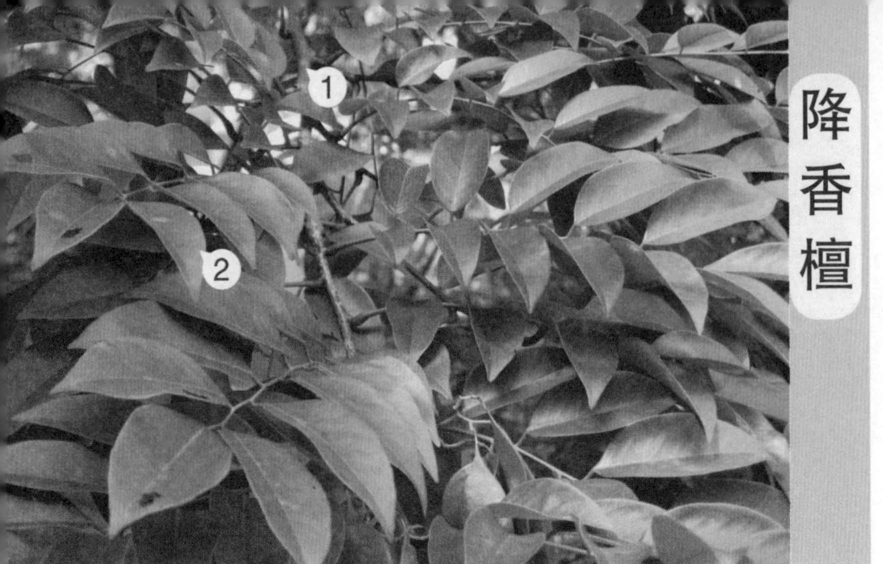

降香檀

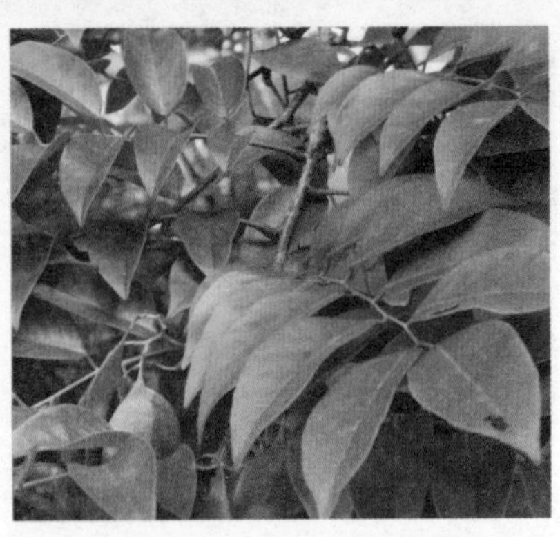

快速识别

①乔木。树皮褐色，粗糙；小枝近平滑，具密集的苍白色皮孔。②羽状复叶互生；小叶9~13，近革质，卵形或椭圆形，基部小叶较小，阔卵形，侧脉和网脉于两面略凸起。

别名 降真香、紫降香、花梨母。

来源 为豆科植物降香檀*Dalbergia odorifera* T. Chen 树干和根的心材。

生境 生长于中海拔地区的山坡疏林中、林边或村旁。主产于广东、广西、云南等地。

采收 全年采收，除去边材，阴干。

功用 辛，温。归肝、脾经。理气止痛，化瘀止血。主治脘腹疼痛，肝郁胁痛，胸痹刺痛，跌打损伤，外伤出血。内服：煎汤，3~6克，宜后下；或研末服，每次1~2克。外用：适量。

验方 ①**跌打损伤、血出不止：**降香檀末、五倍子末、铜末各等份或随间加减用之，上拌匀敷。②**外伤性吐血：**降香檀、花蕊石各3克，没药、乳香各1.5克，共研极细末，每服0.3克，黄酒1杯送服。

绿萼梅

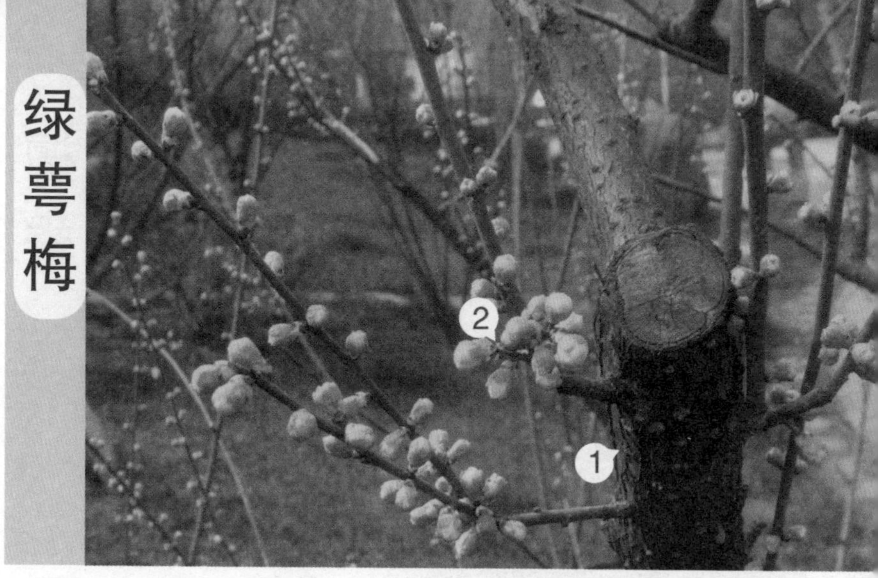

快速识别

①落叶小乔木，高达10米。树干紫褐色，多纵驳纹。常有枝刺，小枝绿色或以绿色为底色。

②花着生于一年生枝的叶腋，单生或两朵簇生，单瓣或重瓣，有暗香。

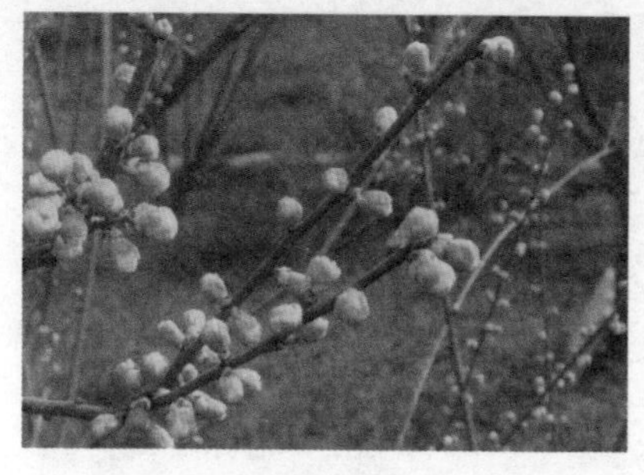

别名 白梅花、绿梅花。

来源 为蔷薇科植物绿萼梅*Prunus mume* Sieb. et Zucc. var. *viridicalyx* Makino的花。

生境 生长于阳光充足、通风良好的环境。主产于四川、湖北、江西等地。

采收 冬末至次年早春采摘初开放的花朵，晒干。

功用 苦、微甘，平。归肝、胃、肺经。主治胸胁胀痛，胃痛，消化不良，神经衰弱。内服：煎汤，3~5克；或入丸、散剂。外用：敷贴。

验方 ①**淋巴结炎**：鸡蛋1个，一端开孔，放入绿萼梅7朵，封口，饭上蒸熟，去梅花食蛋，每日1个，连服7日。②**咽部梗塞感（但无阳性体征）**：绿萼梅6克，橘饼2个，水煎服。③**唇上生疮**：白梅瓣贴之，如开裂出血者即止。④**痘疹**：每年腊月清晨，摘带露绿萼梅蕊100朵，加上白糖，捣成小饼，令食之。

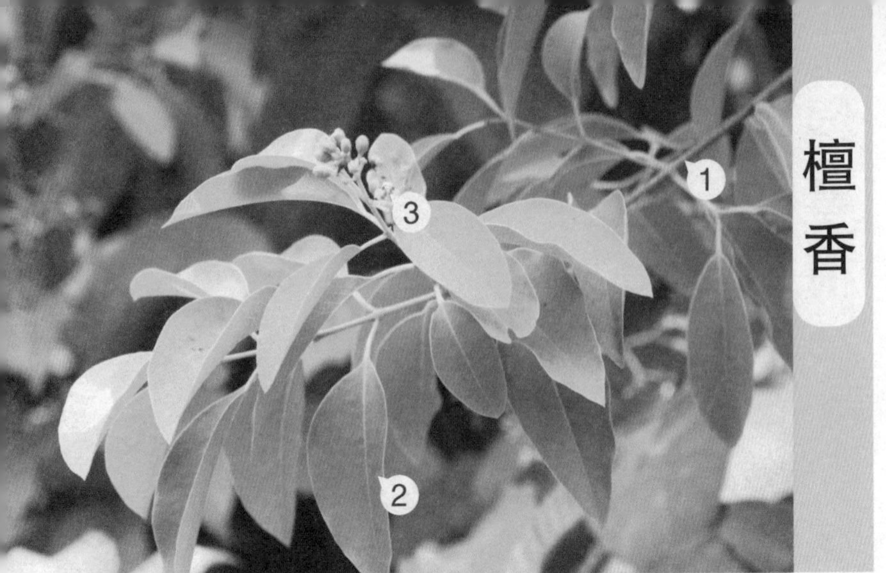

檀香

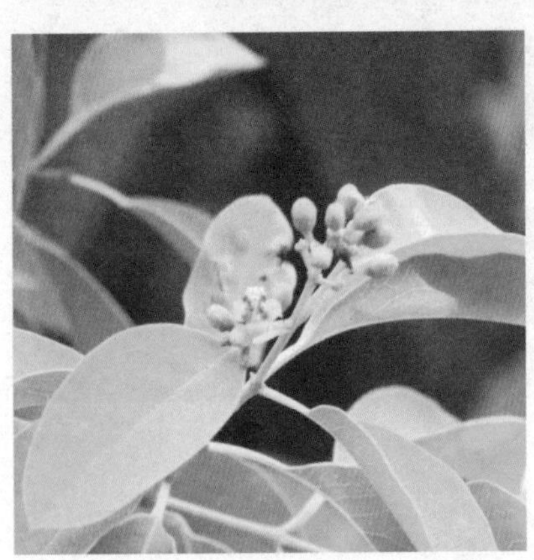

快速识别

①树皮褐色，粗糙或有纵裂；多分枝，幼枝光滑无毛。②叶对生，革质，叶片椭圆状卵形或卵状披针形，全缘，无毛；叶柄光滑无毛。③花腋生和顶生，为三歧式的聚伞状圆锥花序；花梗对生，长约与花被管相等。

别名 白檀、白檀木。

来源 为檀香科植物檀香*Santalum album* L.树干的心材。

生境 野生或栽培。主产于印度、马来西亚、澳大利亚及印度尼西亚等地。我国台湾等地有栽培。

采收 采伐木材后，切成段，除去树皮和边材即得。

功用 辛，温。归脾、胃、心、肺经。行气温中，开胃止痛。主治寒凝气滞，胸痛，腹痛，胃痛食少，冠心病，心绞痛。内服：煎汤，2～5克；或入丸、散剂。

验方 ①**心腹冷痛**：檀香9克，干姜15克，开水泡饮。②**噎膈饮食不入**：檀香4.5克，茯苓、橘红各6克，研极细末，用人参汤调服。

荠菜

快速识别

①基生叶，宽卵形至倒卵形，边缘有缺刻或锯齿，或近于全缘，叶两面生有单一或分枝的细柔毛，边缘疏生白色长睫毛。②花多数，总状花序顶生或腋生，花瓣倒卵形，有爪。

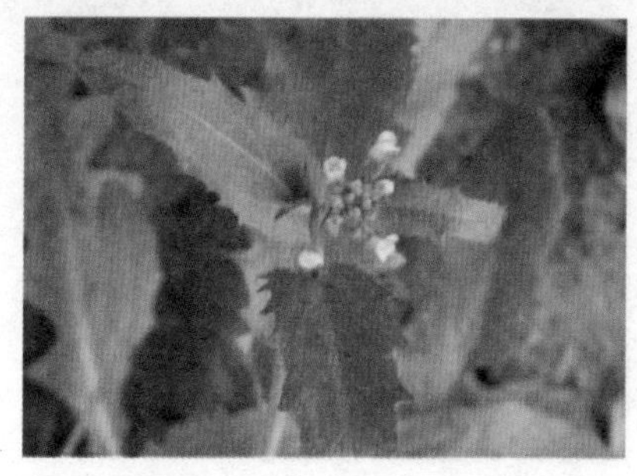

别名 枕头草、粽子菜、三角草、荠荠菜、菱角菜、地菜。

来源 为十字花科植物荠*Capsella bursa-pastoris* (L.) Medic.的带根全草。

生境 生长于田野、路边及庭园。全国均有分布，江苏、安徽及上海郊区有栽培。

采收 春末夏初采集，晒干。

功用 甘，凉。归肝、胃经。清热利水，凉血止血。主治痢疾，水肿，尿路感染，乳糜尿，吐血便血，月经过多，目赤疼痛。内服：煎汤，15～30克，大剂量可用至30～60克。外用：绞汁。

验方 ①**痢疾**：荠菜60克，水煎服。②**阳症水肿**：荠菜根、车前草各30克，水煎服。③**内伤吐血**：荠菜、蜜枣各30克，水煎服。④**崩漏及月经过多**：荠菜、龙芽草各30克，水煎服。⑤**暴赤眼，疼痛砭涩**：荠菜根，捣绞取汁，以点目中。

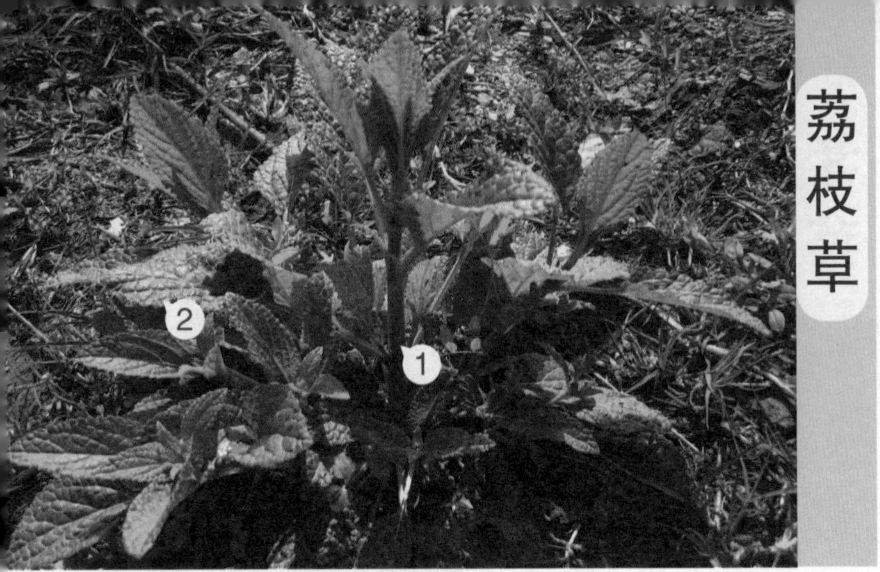

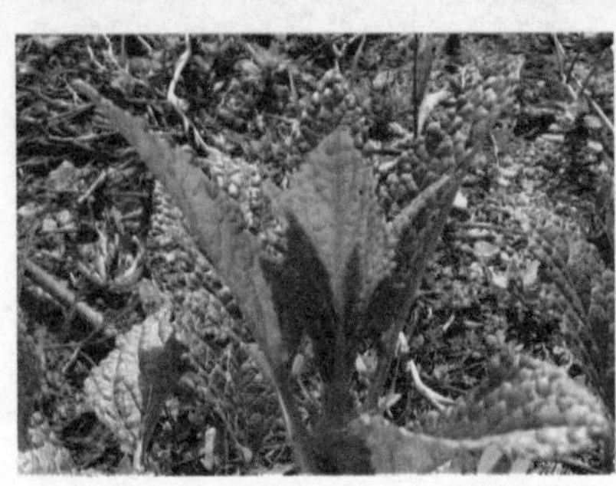

荔枝草

快速识别

①二年生直立草本，被有短柔毛。②叶长圆形或披针形，边缘有圆锯齿，下面有金黄色腺点。

别名 荠宁、雪见草、雪里青、癞子草、癞团草、癞疙宝草、蛤蟆草、猪婆草。

来源 为唇形科植物荔枝草*Salvia plebeia* R. Brown的全草。

生境 生长于河边荒地或路边。主产于山东、河南、江苏、安徽、湖北、四川、重庆、贵州、浙江、江西、福建、广东、广西、云南、台湾等地。

采收 6~7月采收，洗净，切细，鲜用或晒干。

功用 苦、辛，凉。归肺、胃经。清热解毒，凉血散瘀，利水消肿。主治咽喉肿痛，肺结核咯血，痔疮出血，痢疾，痈肿疮毒，跌打损伤，虫蛇咬伤。内服：煎汤，9~30克；或捣绞汁饮。外用：捣敷，或绞汁含漱及滴耳，亦可煎水外洗。

验方 **①阴道炎、宫颈炎：**荔枝草50克，洗净切碎，煮沸过滤，冲洗阴道。**②慢性支气管炎：**鲜荔枝草适量，水煎服。**③咯血、吐血、尿血：**荔枝草30克，猪瘦肉适量，炖汤服。**④跌打损伤：**鲜荔枝草50克，捣烂取汁，以甜酒冲服，其渣杵烂，敷伤处。

血见愁

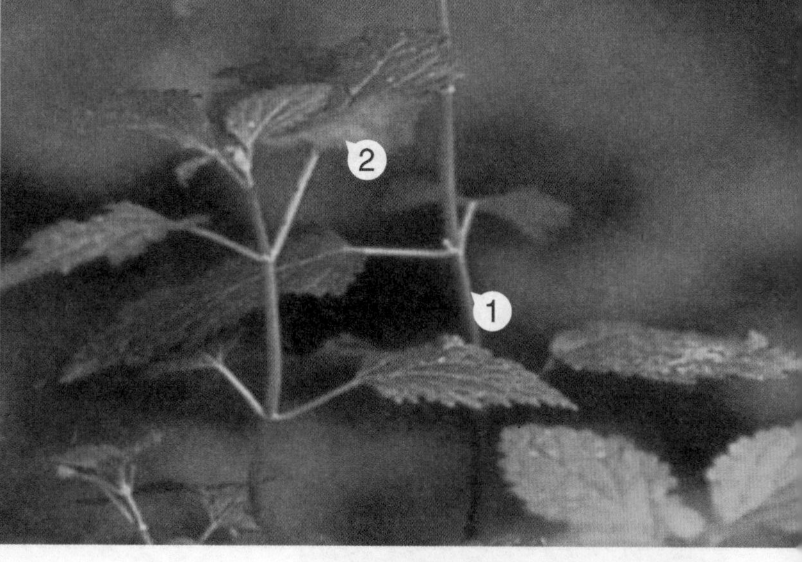

快速识别

①一年生草本。茎直立，具5条锐棱，秃净，绿色，有时具紫色条纹。②叶互生，大形；叶片三角状卵形或卵形，先端锐尖，基部稍心形，边缘弯缺状，两面光滑无毛。③花序大，为疏散的圆锥状，顶生或腋生。

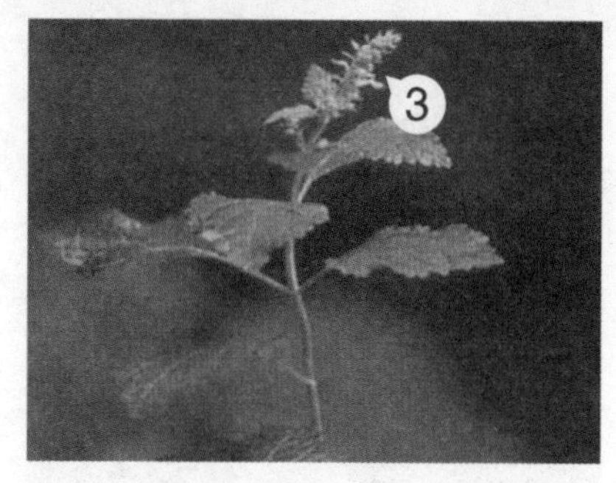

别名 大叶藜、山藿香、杂配藜、杂灰藜、大叶灰菜、八角灰菜。

来源 为藜科植物杂配藜*Chenopodium hybridum* L.的地上部分。

生境 生长于林缘或荒地。主产于东北及内蒙古、河北、河南、山东、山西、陕西、甘肃、青海等地。

采收 6~8月采收，切碎，晒干。

功用 辛、苦，凉。归肺、大肠经。主治衄血，便血，痛经，产后瘀血腹痛，跌打损伤，痈肿疔疮，毒蛇咬伤。内服：15~30克。外用：适量，煎水洗或鲜品捣烂敷患处。

验方 ①**跌打损伤：**血见愁、九层塔、透骨消、黑心姜各适量，水煎服。②**关节风湿痛、流火（丝虫病引起淋巴管炎）：**血见愁煎汤，先熏后洗。③**肺脓肿、咯血、吐血、衄血：**血见愁（鲜品）10~20克，冰糖10克，水煎服。④**狂犬咬伤：**血见愁（鲜品）250克，加少许开水捣烂绞汁，一次炖服。

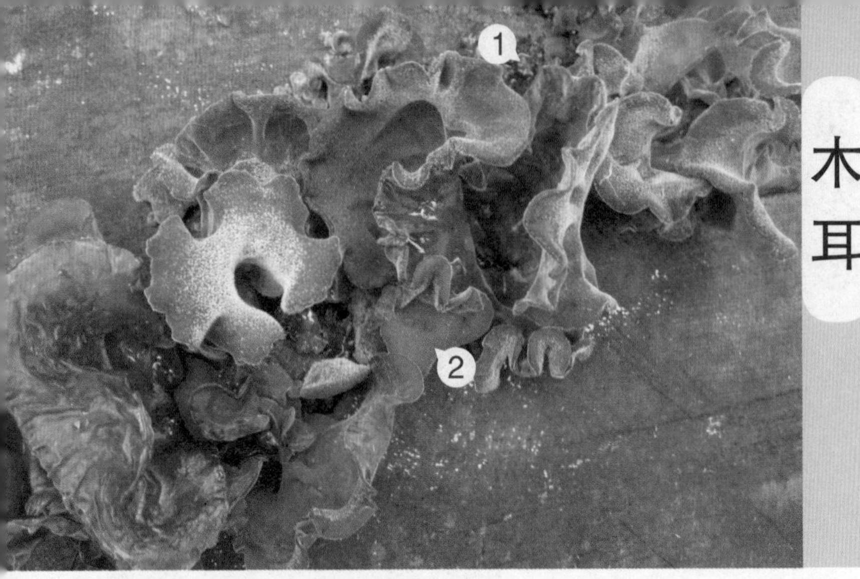

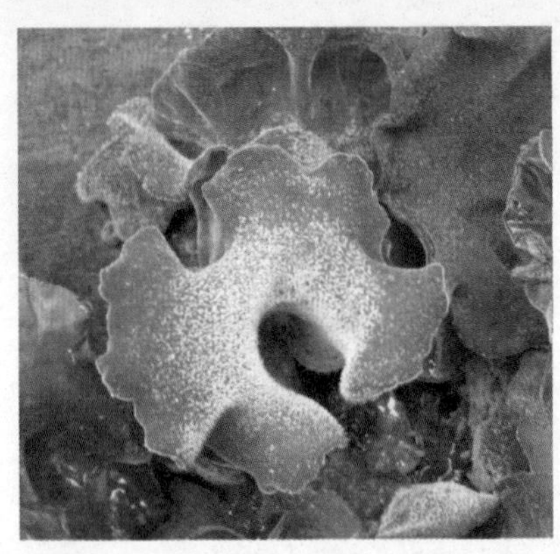

快速识别

①干燥的木耳呈不规则的片状，多卷缩，表面平滑，黑褐色或紫褐色；底面色较淡。质脆易折断。②以水浸泡则膨胀，色泽转淡，呈棕褐色，柔润而微透明，表面有润滑的黏液。气微香。

别名 黑木耳、光木耳。

来源 为木耳科植物木耳*Auricularia auricula* (L. ex Hook.) Underm的子实体。

生境 生长于阴湿、腐朽的树干上，可人工栽培。主产于黑龙江、吉林、河北、陕西、甘肃、河南及长江以南各地。

采收 夏、秋季采收，晒干。

功用 甘，平。归胃、肝、大肠经。凉血止血，润燥。主治肠风下血，血痢，尿血，崩漏，痔疮。内服：煎汤，6～30克；或研末服。外用：捣敷。

验方 **①高血压、血管硬化、眼底出血：**木耳3克，清水浸泡一夜，蒸1～2个小时，加适量冰糖，水煎服。**②痔疮出血、大便干结：**木耳3～6克，柿饼30克，同煮烂做点心吃。**③月经过多、淋漓不止，赤白带下：**木耳焙干研末，以红糖汤送服，每日3～6克，每日2次。

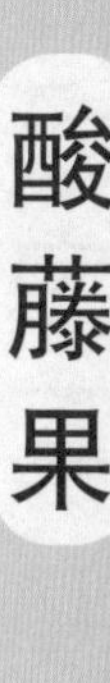

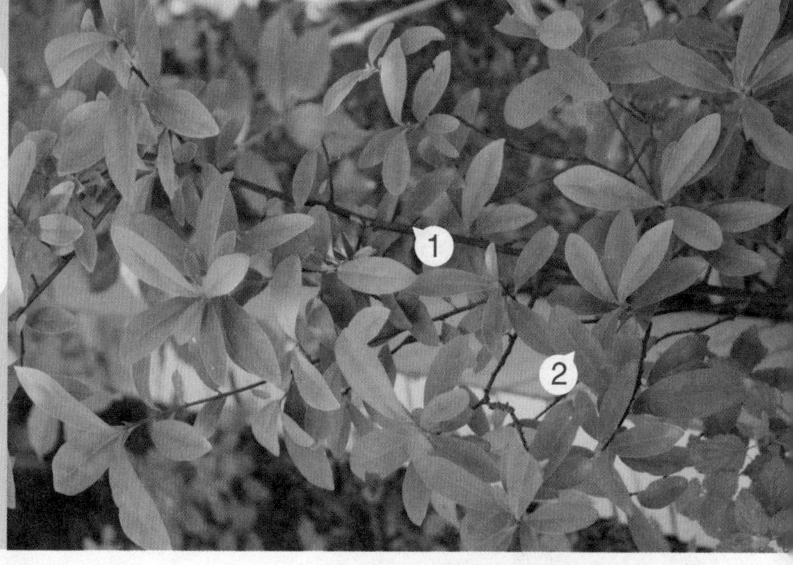

快速识别

①落叶藤状灌木或藤本。枝灰色或褐红色，秃净。②单叶互生，纸质；叶倒卵形至狭矩圆形，先端钝或浑圆，基部楔尖，全缘，两面秃净。③小浆果球形，熟时暗红色。

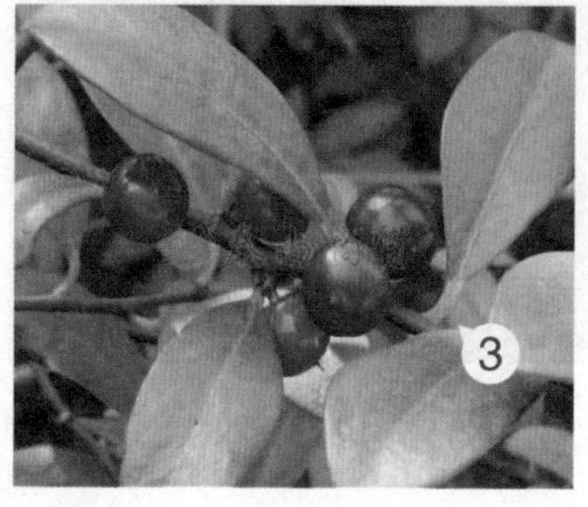

别名 酸蕴子、酸藤头。

来源 为紫金牛科植物酸藤子*Embelia laeta* (L.) Mez的果实。

生境 生长于山野或村旁。主产于我国南部。

采收 夏季采收，蒸熟，晒干备用。

功用 酸、甘，平。强壮补血。主治胃酸缺乏，食欲不振。内服：煎汤，6～9克。

验方 ①**胃酸缺乏、齿龈出血：**鲜酸藤果6～9克，水煎服。②**食欲不振：**酸藤果9克，水煎服。

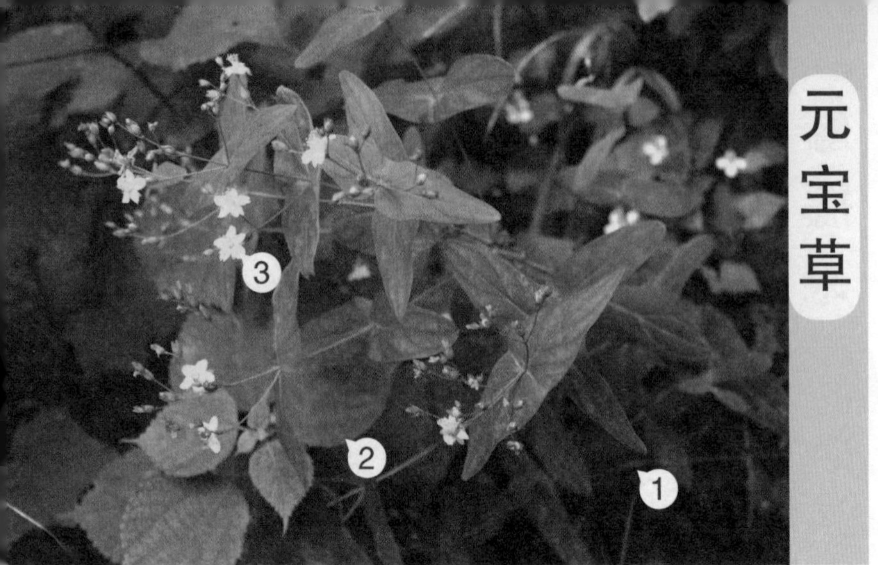

元宝草

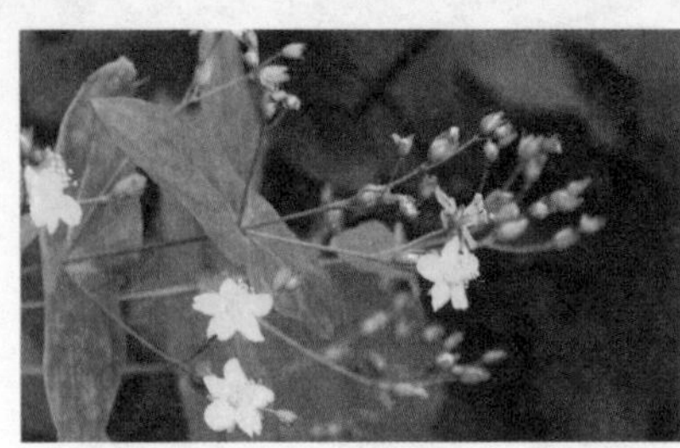

快速识别

①茎圆柱形，有分枝，通体光滑无毛。②单叶交互对生，二叶基部完全合生一体似船形，而茎贯穿中间，叶片长椭圆形状披针形。③秋季茎顶抽聚伞花序，花梗纤细，花瓣5，卵形，黄色。

别名 合掌草、上天梯、帆船草、叶抱枝、对月草、对月莲、大叶对口莲。

来源 为金丝桃科植物元宝草*Hypericum sampsonii* Hance的全草。

生境 生长于山坡、路旁。长江流域以南至台湾等地均有分布。主产于江苏、浙江、四川等地。

采收 6～7月采收，拔取全草，除去泥沙杂质，晒干。

功用 辛、苦，寒。归肝、脾经。活血，止血，解毒。主治吐血，衄血，月经不调，跌打闪挫，痈肿疮毒。内服：煎汤，9～15克，鲜品30～60克。外用：鲜品洗净捣敷，或干品研末外敷。

验方 ①**阴虚咳嗽**：元宝草30～60克，红枣7～14枚，同煎服。②**咳嗽出血**：鲜元宝草60克（干者30克），与猪肉炖服，连服5～7次。③**月经不调**：元宝草、月月开、益母草各30克，白酒一杯，加水煎，分3次服。④**赤白下痢，里急后重**：元宝草煎汁冲蜂蜜服。

黄药子

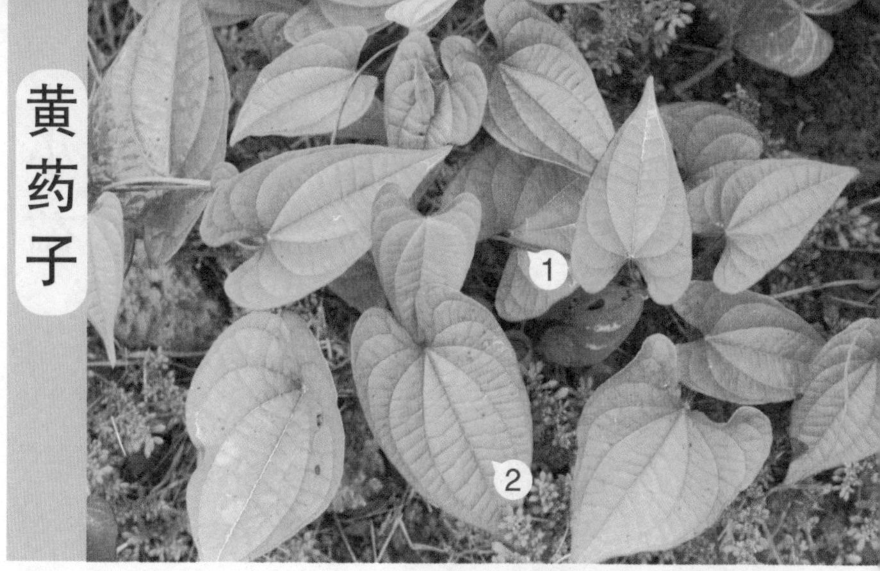

快速识别

①草质缠绕藤本。茎圆柱形，绿色或紫色，光滑无毛。②叶腋内有紫棕色的球形或卵形的珠芽。叶互生；叶片广心状卵形，先端尾状，基部宽心形，全缘；叶柄扭曲，与叶等长。③蒴果下垂，长椭圆形，有翅。

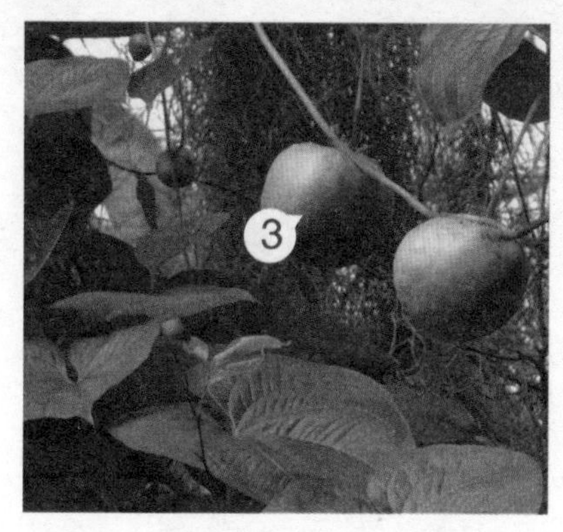

别名 黄独、香芋、零余薯、黄狗头、金线吊虾蟆。

来源 为薯蓣科植物黄独*Dioscorea bulbifera* L.的干燥块茎。

生境 生长于山谷、河岸、路旁或杂林边缘。主产于全国大部分地区。

采收 夏末至冬初均可采挖，以9～11月产者为佳，晒干。

功用 苦，寒。归肺、肝经。消痰软坚散结，清热解毒，凉血止血。主治甲状腺肿大，淋巴结炎，咽喉肿痛，吐血咯血，百日咳，肿瘤；外用治疮疖。内服：煎汤，10～15克。外用：捣敷或研末调敷。

验方 **①甲状腺肿大：**黄药子200克，白酒1000毫升浸泡7日，每日100毫升，分3～4次服。**②慢性支气管炎：**黄药子注射液，肌内注射。**③食管癌：**黄药子10克，白鲜皮、败酱草各15克，草河车、夏枯草、山豆根各30克，共研细面，炼蜜为丸，每丸重9克，每日3次，每次1～2丸。

小蓟

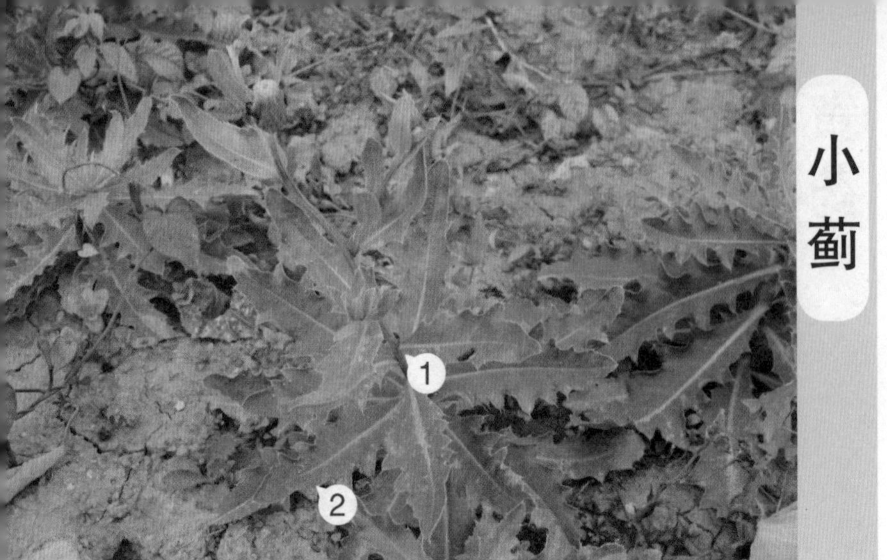

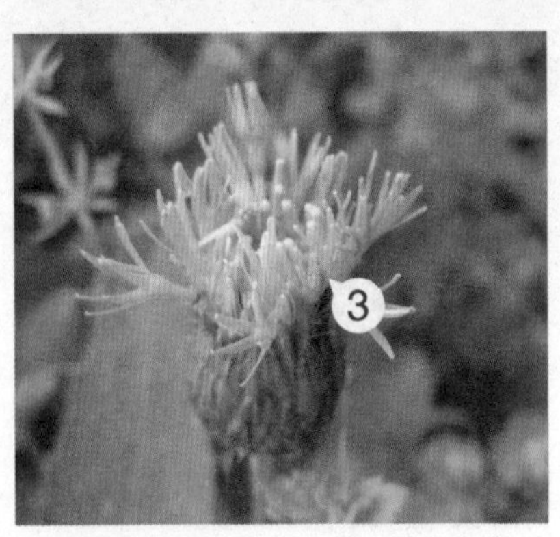

快速识别

①茎基部生多数须根。②叶互生，无柄；长椭圆形或椭圆状披针形，全缘或微齿裂，边缘有金黄色小刺，两面均被有棉毛，开花后下部叶凋落。③头状花序顶生，雌雄异株，管状花，紫红色。

别名 刺儿菜、刺菜、青青菜、荠荠菜、刺角菜、小牛扎口、野红花、白鸡角刺。

来源 为菊科植物刺儿菜*Cirsium setosum* (Willd.) MB.的地上部分。

生境 生长于荒地、田间和路旁。分布于全国各地。

采收 夏、秋季花开时采割，除去杂质，晒干。

功用 苦、甘，凉。归心、肝经。凉血止血，散瘀解毒消痈。主治吐血衄血，尿血便血，肝炎创伤出血，疔疮肿毒。内服：煎汤，10～15克，鲜品可用至30～60克。外用：捣敷患处。

验方 ①**传染性肝炎：**鲜小蓟根状茎60克，水煎服。②**吐血、衄血、尿血：**鲜小蓟60克，捣烂绞汁，冲蜜或冰糖炖服。③**高血压：**鲜小蓟60克，榨汁，冰糖炖服。④**肠炎、腹泻：**小蓟、番石榴叶各12克，水煎服。

水苦荬

快速识别

①叶对生，长圆状披针形或卵圆形，全缘或具波状齿，基部呈耳廓状微抱茎上，无柄。②总状花序簇生，花萼4裂，花冠淡紫色或白色，具淡紫色的线条。

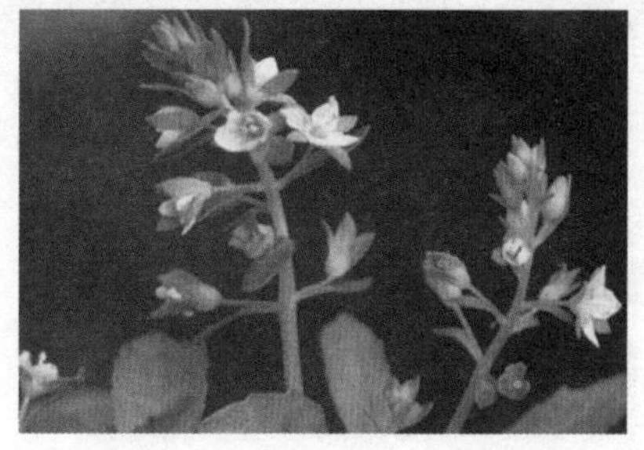

别名 水仙桃草、仙桃草、水接骨丹、接骨仙桃草、虫虫草、水莴苣、水对叶莲。

来源 为玄参科植物水苦荬*Veronica undulata* Wall.的全草。

生境 生长于水田或溪边。主产于河北、江苏、安徽、浙江、四川、云南、广西、广东等地。

采收 春、夏季采收，洗净，晒干。

功用 苦，凉。归肝经。化瘀止血，消肿止痛。主治感冒，喉痛，劳伤咯血，痢疾，尿血，月经不调，疝气，疔疮，跌打损伤。内服：煎汤，10～15克。

验方 ①**妇女产后感冒：**水苦荬煎水，加红糖服。②**闭经：**水苦荬、血巴木根各10克，泡酒温服。③**扁桃体炎：**水苦荬阴干，研成细末，吹入喉内。④**痈肿、无名肿毒：**水苦荬、蒲公英各适量，共捣烂外敷；或水苦荬配独角莲、生地黄，加鸡蛋清捣如泥状，敷患处。

冬青

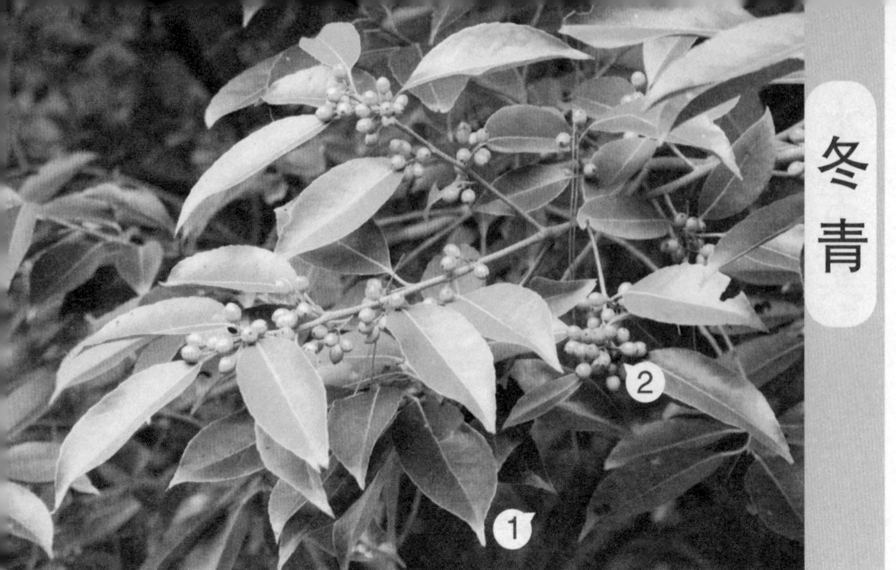

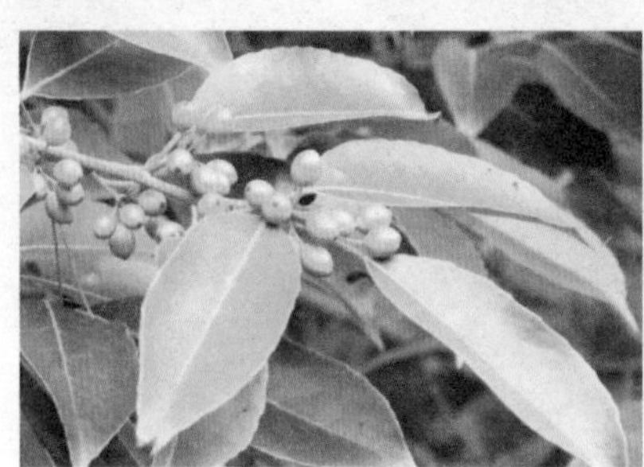

快速识别

①叶互生，革质，通常狭长椭圆形，先端渐尖，基部楔形，很少圆形，边缘疏生浅锯齿，上面深绿色而有光泽，冬季变紫红色，中脉在下面隆起。②核果椭圆形，成熟时红色。

别名 大叶黄杨。

来源 为冬青科植物冬青*Ilex chinensis* Sims 的果实或叶。

生境 常生长于疏林中。主产于我国长江以南各地。

采收 冬季果实成熟时采摘，晒干。

功用 甘、苦，凉。归肝、肾经。补肝肾，祛风湿，止血敛疮。主治须发早白，风湿痹痛，消化性溃疡出血，痔疮，溃疡不敛。内服：煎汤，4.5 ~ 9克；或浸酒。

验方 ①**痔疮**：冬至日取冬青子，盐、酒浸一夜，九蒸九晒，瓶收，每日空心酒吞70粒，卧时再服。②**肺火咯痰血**：冬青30克，水煎后加适量蜂蜜服。③**风热感冒、流感**：冬青、板蓝根各30克，水煎温服。④**血栓闭塞性脉管炎**：冬青30克，水煎浓汤，加适量白糖服。⑤**烧伤灼痛**：冬青60克，水煎浓汤，浓缩后作创面涂布剂，干后则再涂，每日3 ~ 6次。⑥**菌痢、下赤白脓血**：冬青30克，水煎浓汤，空腹温服。

龙芽草

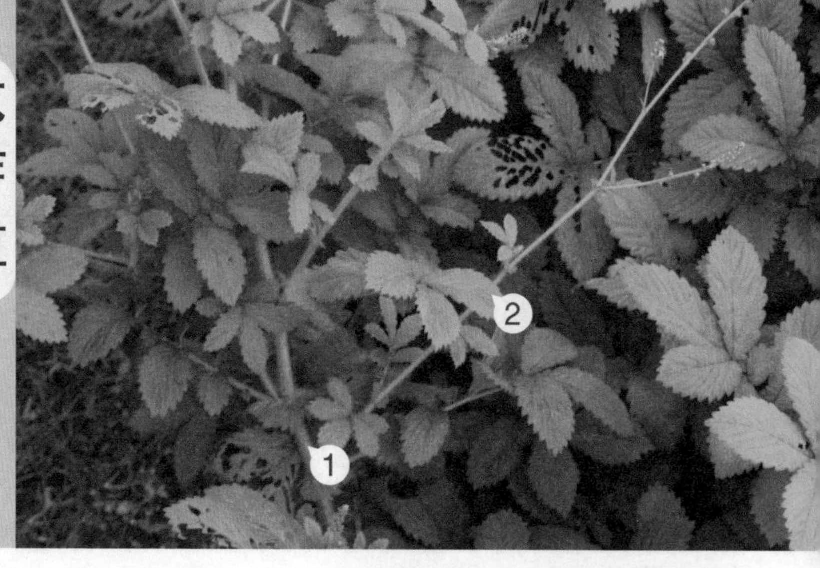

快速识别

①全株具白色长毛，茎直立。②奇数羽状复叶互生，小叶大小不等，间隔排列，卵圆形至倒卵形，托叶卵形，叶缘齿裂。③穗状花序顶生或腋生，花小，黄色。

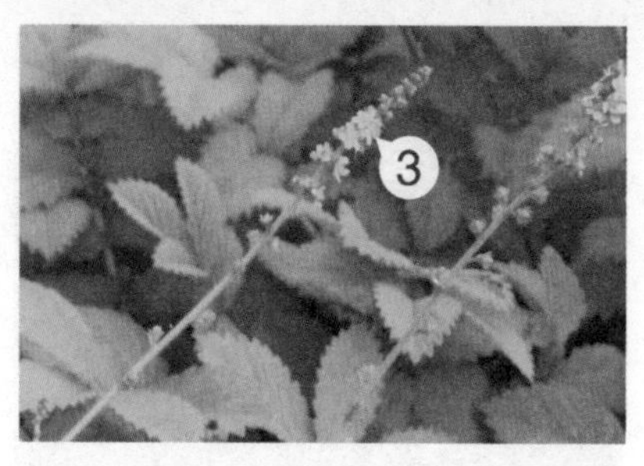

别名 龙头草、刀口药、狼牙草、黄龙草。

来源 为蔷薇科植物龙芽草*Agrimonia pilosa* Ldb.的干燥地上部分。

生境 生长于路旁、山坡或水边，也有栽培。分布于全国各地。

采收 夏、秋季茎叶茂盛时采割，除去杂质，干燥。

功用 苦、涩，平。归心、肝经。收敛止血，截疟，止痢，解毒。主治咯血，吐血，崩漏下血，疟疾，血痢，脱力劳伤，痈肿疮毒，阴痒带下。内服：煎汤，6～12克。外用：煎水洗。

验方 ①**细菌性痢疾：**龙芽草40克，地锦草30克，水煎，脓多加红糖，血多加白糖，分3次服。②**妇女阴痒：**龙芽草60克，苦参30克，蛇床子10克，枯矾6克，每日1剂，煎汤外洗2次。③**小儿多汗症：**龙芽草30～50克，大枣5～10枚，水煎，取煎液频饮，每日1剂，7日为1个疗程。④**鼻出血或齿龈出血：**龙芽草、白茅根各15克，焦山栀9克，水煎服。⑤**滴虫阴道炎：**龙芽草鲜品200克（干品100克），煎汤外洗，每晚1次。

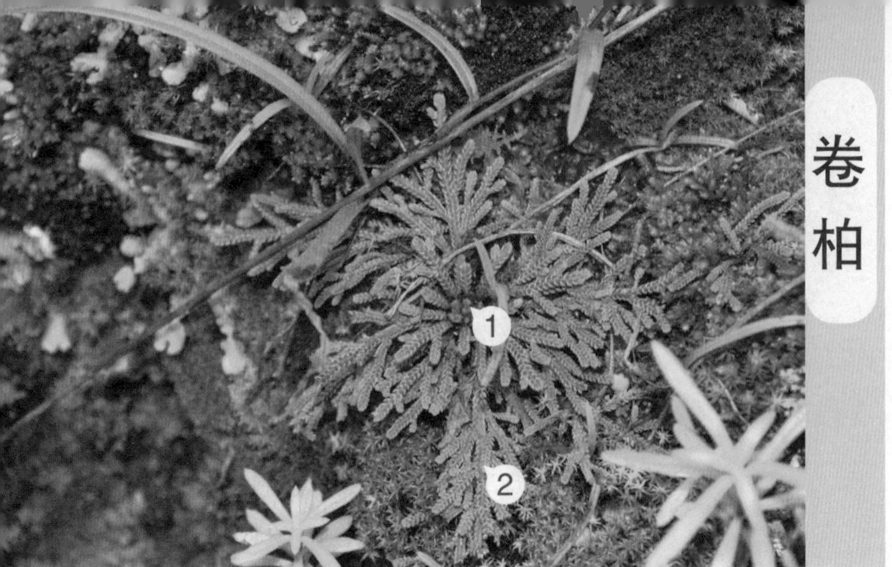

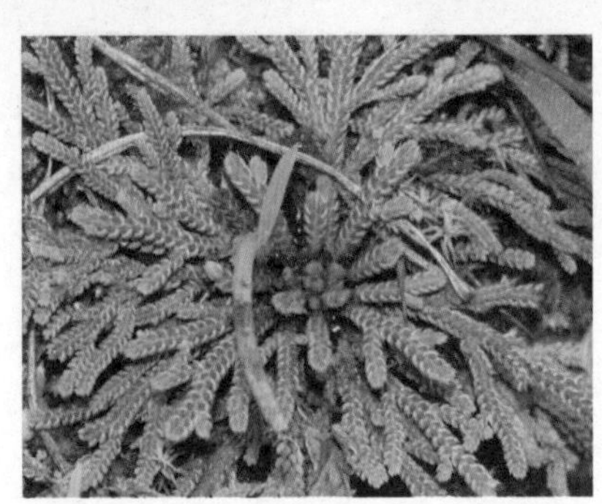

快速识别

①多年生草本。各枝丛生，直立，干后拳卷。2～3回羽状分枝。②叶二形，侧叶披针状钻形，先端具长芒，外缘向下面反卷，有微锯齿；中叶两行，斜向排列，内缘不形成二平行线，斜卵状披针形。

别名 一把抓、老虎爪、长生草、万年松。

来源 为卷柏科植物卷柏*Selahinella tamariscina* (P. Bcanv.) Spring的全草。

生境 生长于向阳山坡或岩石缝内。分布于全国大部分地区。

采收 全年均可采收，去根洗净，晒干。

功用 辛，平。归肝、心经。化瘀止血，活血通经。主治经闭痛经，癥瘕痞块，跌打损伤，面皯，头风；外用可治刀伤。内服：煎汤，3～10克。外用：捣敷或研末撒。

验方 ①**消化性溃疡**：卷柏60克，切碎，猪肚1个，共炖，煮熟备用。1个猪肚分3次吃，每日1个，连用2～3日。②**婴儿断脐止血**：取卷柏叶洗净，烘干研末，高压消毒后，贮瓶固封。在血管钳的帮助下断脐，断端撒上药粉0.5～1克，1～3分钟后松开血管钳，即能达到止血的目的。③**宫缩无力、产后流血**：卷柏15克，开水浸泡后，去渣1次服。

金线草

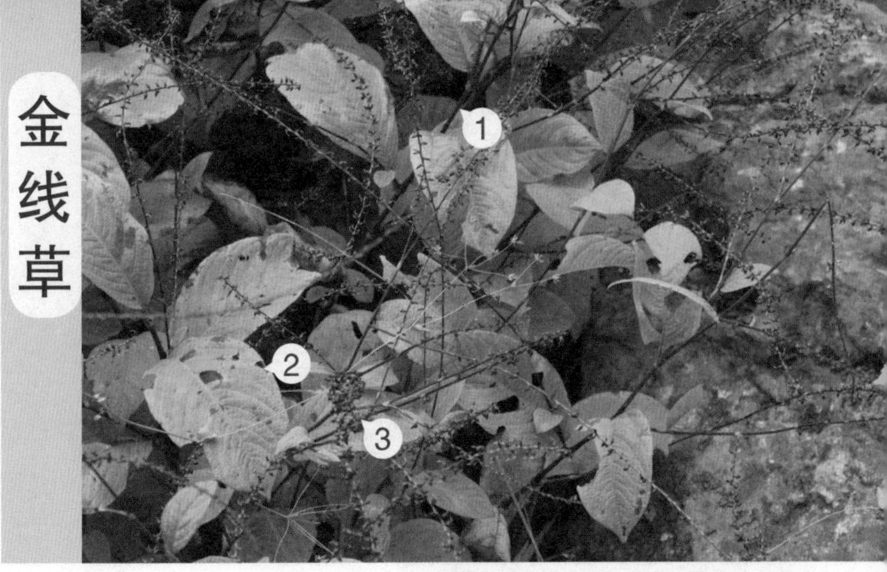

快速识别

①多年生草本。②叶互生，椭圆形或长矩圆形，全缘，两面均有长糙伏毛，散布棕色斑点。③穗状花序腋生或顶生；花小，红色。

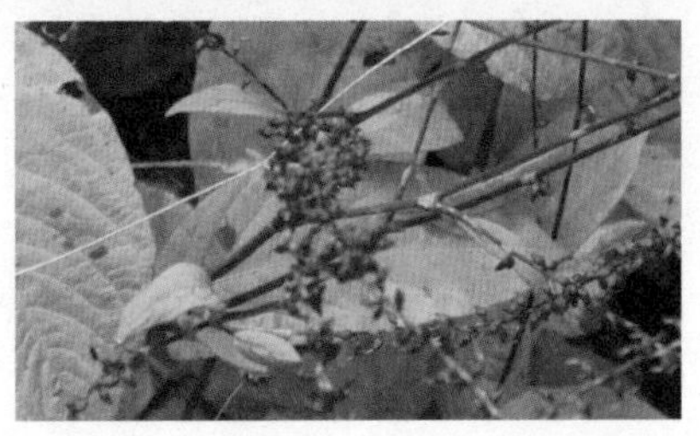

别名 毛蓼、山蓼、一串红、铁拳头、红花铁菱角、蓼子七、鸡心七、九龙盘。

来源 为蓼科植物金线草*Antenoron filiforme* (Thunb.) Roberty et Vautier 的全草。

生境 生长于山地林缘、路旁阴湿处。主产于西南及陕西、甘肃、山东、江苏、安徽、浙江、江西、湖北、河南等地。

采收 秋季采全草，割下茎叶，分别晒干备用。

功用 辛、苦，凉；有小毒。凉血止血，祛瘀止痛。主治吐血，肺结核咯血，子宫出血，淋巴结结核，胃痛，痢疾，跌打损伤，骨折，风湿痹痛，腰痛。内服：煎汤，9～30克。外用：煎水洗或捣敷。

验方 ①**经期腹痛、产后瘀血腹痛：**金线草、甜酒各30克，加水同煎，红糖冲服。②**初期肺结核咯血：**金线草茎叶30克，水煎服。③**风湿骨痛：**金线草、白九里明各适量，煎水洗浴。④**皮肤糜烂疮：**金线草茎叶水煎洗患处。⑤**胃痛：**金线草茎叶水煎服。

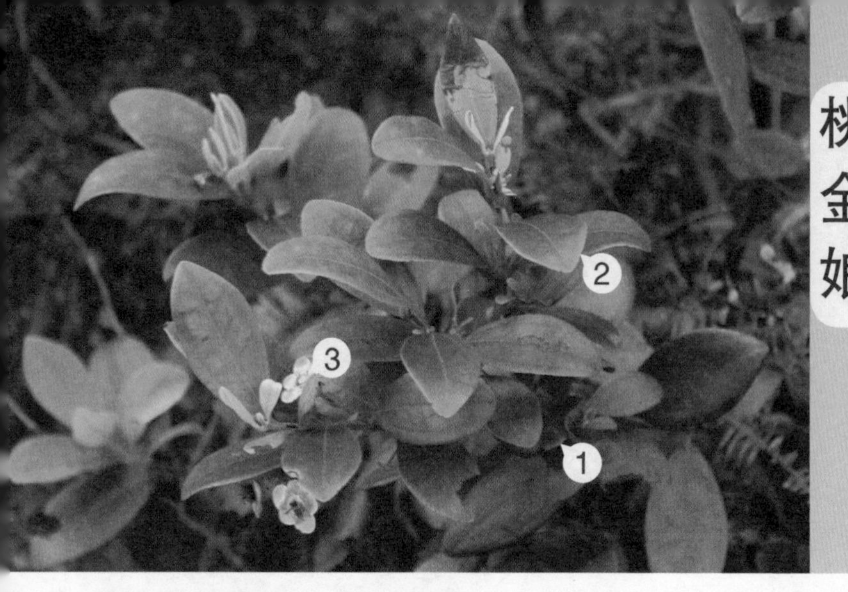

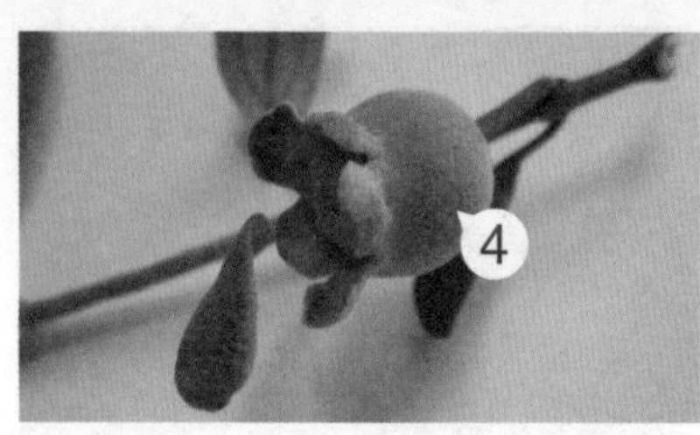

快速识别

①灌木，嫩枝有灰白色柔毛。②叶对生，叶片革质，椭圆形或倒卵形，全缘；离基3出脉，直达先端且相结合。③花单生，紫红色，有长梗。④浆果卵状壶形，熟时紫黑色。

别名 岗稔、山稔、多莲、当梨根、山旦仔、稔子树、豆稔。

来源 为桃金娘科植物桃金娘*Rhodomyrtus tomentosa* (Ait.) Hassk.的根、叶和果。

生境 生长于丘陵坡地。主产于福建、台湾、湖南、广东、海南、广西、贵州、云南等地。

采收 果实于秋季成熟时采收，晒干。秋季挖根，洗净，切片，晒干。

功用 甘、涩，平。归肝、脾经。根养血止血，涩肠固精；主治急慢性肠胃炎，胃痛，消化不良，肝炎，痢疾，风湿性关节炎，腰肌劳损，功能性失调性子宫出血，脱肛；外用治烧烫伤。叶收敛止泻，止血；主治急性胃肠炎，消化不良，痢疾；外用治外伤出血。果补血，滋养，安胎；主治贫血，病后体虚，神经衰弱，耳鸣，遗精。内服：煎汤，根、叶、果5～10克。外用：根、叶捣敷。

验方 ①**小儿消化不良**：桃金娘根、南天竹根各3～6克，水煎服。②**孕妇贫血、病后体虚、神经衰弱**：桃金娘果15克，水煎服。③**鼻出血**：桃金娘果15克，塘虱鱼2条，以清水3碗，煎至大半碗服。④**便血**：桃金娘果15克，水煎服，每日1次，连服数次。⑤**痢疾**：桃金娘果9～18克，洗净，水煎，调蜜服。

檵木

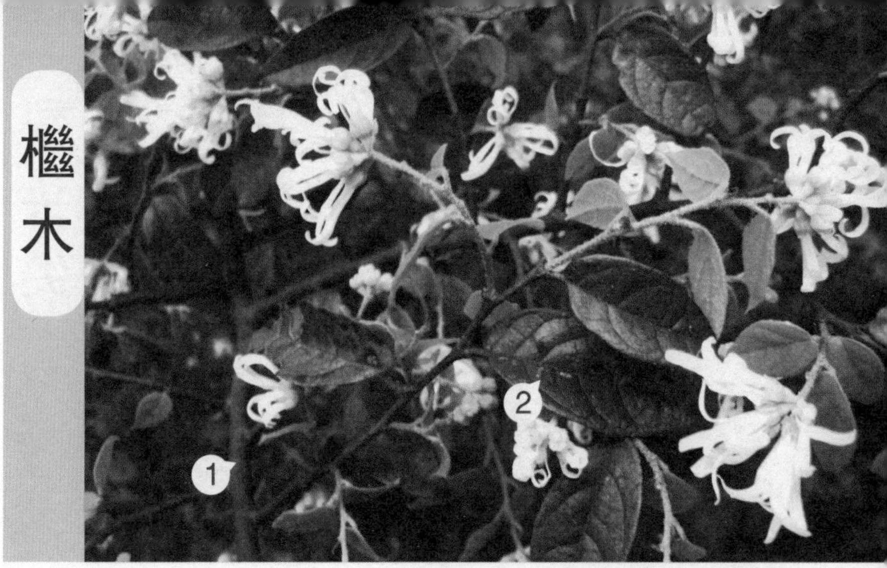

快速识别

①灌木，稀为小乔木。②叶革质，卵形，顶端锐尖，基部偏斜而圆，全缘，下面密生星状柔毛。③总状花序，花瓣白色，线形。

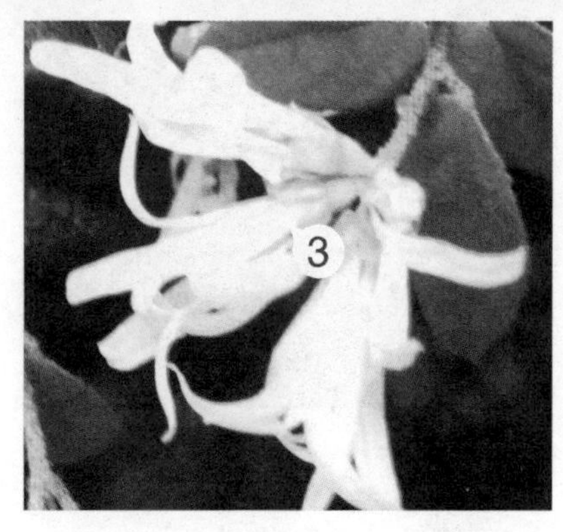

别名 白花檵木。

来源 为金缕梅科植物檵木*Loropetalum chinensis* (R. Br.) Oliv. 的叶和花。

生境 生长于山坡、疏林下或灌木丛中。主产于长江以南各地。

采收 叶、花夏季采收，鲜用或晒干用。

功用 甘、涩，平。归脾、大肠经。收敛止血，解毒涩肠。叶主治吐血，咯血，崩漏下血，泄泻，痢疾，烧烫伤。花主治肺热咳嗽，咯血鼻衄，便血，痢疾，泄泻，崩漏。内服：煎汤，叶15～30克，花6～10克。外用：研末撒，或鲜品揉团塞鼻。

验方 ①**子宫出血：**檵木叶、大血藤各30克，水煎服。②**外伤出血：**檵木花适量，研末敷患处。③**急慢性痢疾、腹泻：**檵木叶制成抗泻痢片，每片重0.27克，每日3～4次，每次5片。

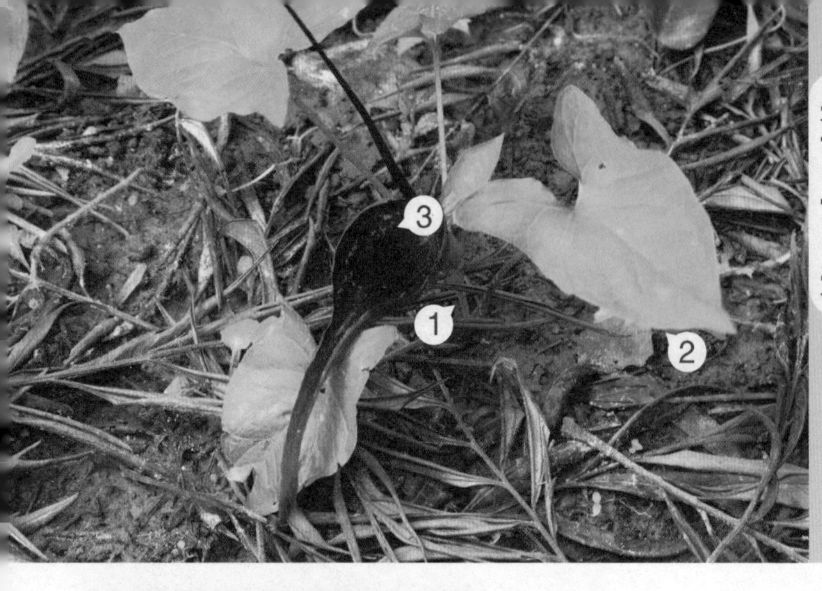

犁头尖

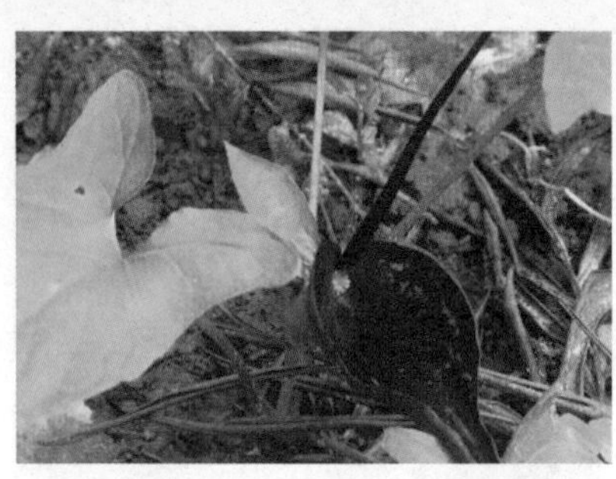

快速识别

①多年生草本。块茎近球形。②叶具长柄，戟形或深心状戟形，先端渐尖，基部裂片卵状披针形至矩圆形，广歧，边全缘或近3裂。③佛焰苞下部绿色，管状，上部扩大成卵状披针形、深紫色的苞片，上部极狭，有时旋扭；肉穗花序深紫色。

别名 坡芋、犁头草、土半夏、三角蛇、小野芋、老鼠尾、野附子、小独角莲。

来源 为天南星科植物犁头尖*Typhonium divaricatum* (L.) Decne.的全草。

生境 生长于空旷的湿地或林下、草丛中。主产于长江以南各地。

采收 夏季采挖，洗净，晒干或鲜用。

功用 辛、苦，温；有毒。归肝、脾经。解毒消肿，散结，止血。主治毒蛇咬伤，痈疖肿毒，血管瘤，跌打损伤，外伤出血。不作内服。外用：捣烂敷患处。

验方 **①跌打损伤、毒蛇咬伤、创伤出血：**犁头尖适量，捣烂敷患处。**②带状疱疹、甲沟炎：**犁头尖捣烂取汁，调雄黄末，搽患处。**③蛇头疔：**犁头尖鲜块茎，调雄黄少许捣烂，敷患处。**④外伤出血：**犁头草适量，捣烂，敷伤处。**⑤蛇咬伤：**鲜犁头草全草洗净，捣烂敷。**⑥面颈生癣：**犁头草适量，用醋磨涂患处。**⑦胼胝：**鲜犁头草块茎，捣烂敷之。

棕榈

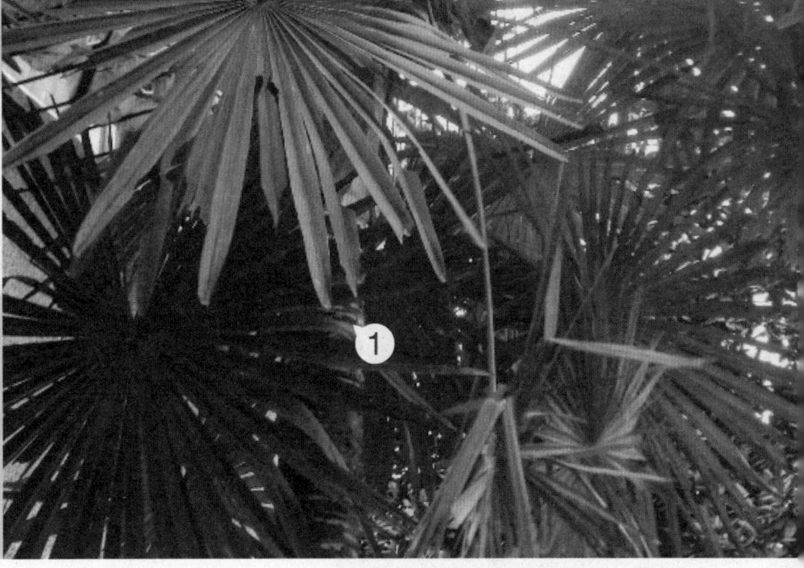

快速识别

①叶簇生于茎顶，叶柄坚硬，边缘有小齿，基部具褐色纤维状叶鞘；叶片圆扇形，革质，具多数皱褶，掌状分裂至中部，先端再浅2裂。②肉穗状花序，短，自叶丛中抽出，花小，多数，淡黄色。

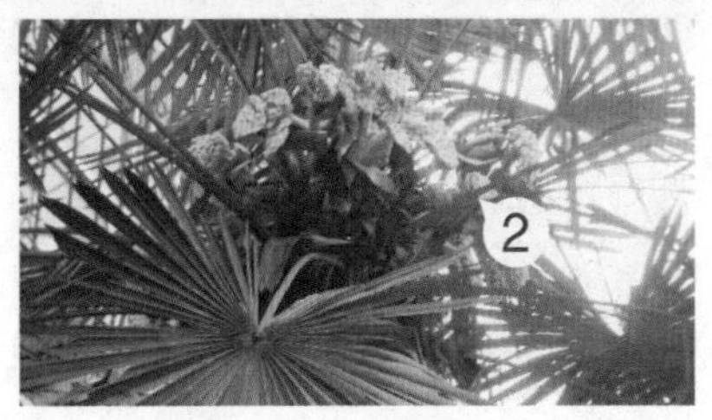

别名 陈棕、棕树、棕板、棕骨、棕皮、棕衣树。

来源 为棕榈科植物棕榈*Trachycarpus fortunei* (Hook.) H. Wendl.的干燥叶柄和皮。

生境 生长于向阳山坡与林间，常栽培于村边或庭园中。分布于长江流域以南各地。

采收 采棕时割取旧叶柄下延部分及鞘片，除去纤维状的棕毛，晒干。

功用 苦、涩，平。归肺、肝、大肠经。收涩止血。主治吐血，衄血，尿血，便血，崩漏下血。内服：煎汤，3～9克，一般炮制后用。

验方 ①**小便不通：**棕榈皮烧存性，水酒送服，每次6克。②**呕血、咯血、吐血：**棕榈皮、大蓟、小蓟、荷叶、侧柏叶、白茅根、茜草根、大黄、山栀、牡丹皮各等份，烧灰存性，研极细末，白萝卜汁或白藕汁磨京墨半碗，食后调服15克。③**血崩不止：**棕榈皮烧存性，空心服9克，淡酒送上。④**赤白带下、崩漏、胎气久冷、脐腹疼痛：**棕榈皮（烧存性）、蒲黄（炒）各等份，每服9克，空心酒调服。⑤**便血：**棕榈皮250克，栝楼1个，共烧成灰，每服6克，米汤调下。⑥**鼻血不止：**棕榈烧灰，吹入流血的鼻孔内。

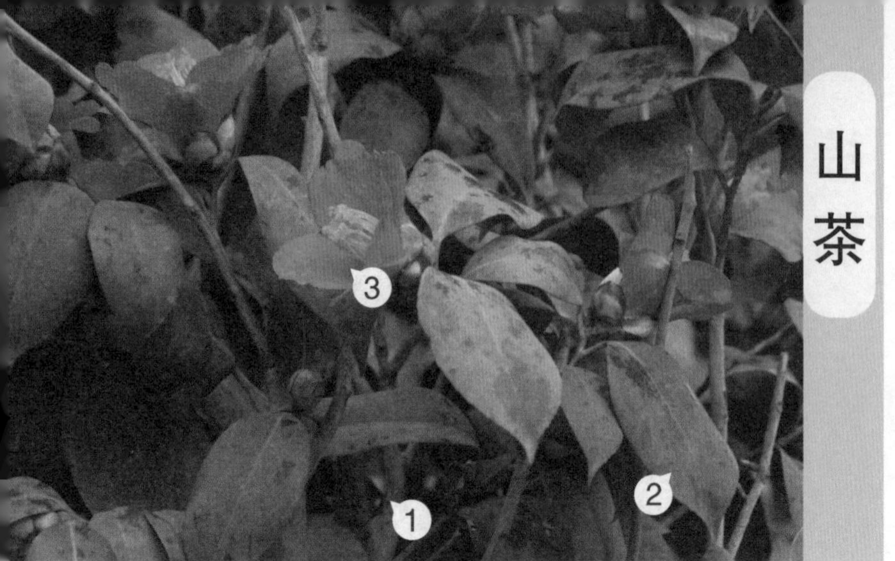

山茶

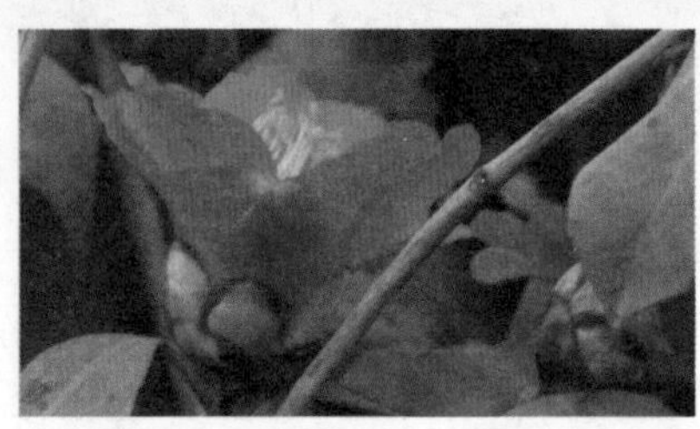

快速识别

①常绿灌木或小乔木。②单叶互生，革质，卵形至椭圆形，先端钝，基部圆形至阔楔形，边缘具软骨质细锯齿。③花单生于叶腋或顶生，红色，花萼5，绿色；花瓣5～7，近圆形。

别名 薮春、山椿、茶花、洋茶、耐冬、晚山茶、曼佗罗树。

来源 为山茶科植物山茶*Camellia japonica* L. 的花。

生境 生长于湿度较大的山地，喜肥沃、疏松的微酸性土壤。分布于我国长江流域以南各地。全国各地多有栽培。

采收 花含苞待放时采摘，晒干或烘干。

功用 甘、苦、辛，凉。归心、肝经。凉血止血，散瘀消肿。主治吐血，衄血，便血，血崩；外用治烧烫伤，创伤出血。内服：煎汤，5～10克。外用：研末调敷。

验方 ①**咳嗽吐血**：山茶花、红花、白及、红枣各3克，水煎服。②**赤痢**：山茶花研末，加白糖拌匀，蒸后服。③**痔疮出血**：山茶花5克，研末冲服。④**跌打损伤、烫伤**：山茶花焙研为末，麻油调搽敷。⑤**烫伤、灼伤**：山茶花焙干研末，麻油调匀，搽患处。⑥**乳头皲裂疼痛**：山茶焙干研末，用麻油调搽，治愈为止。⑦**大便出血**：山茶花焙干研末，每日5克，也可用鲜山茶叶或开水冲泡，当茶饮。

地涌金莲

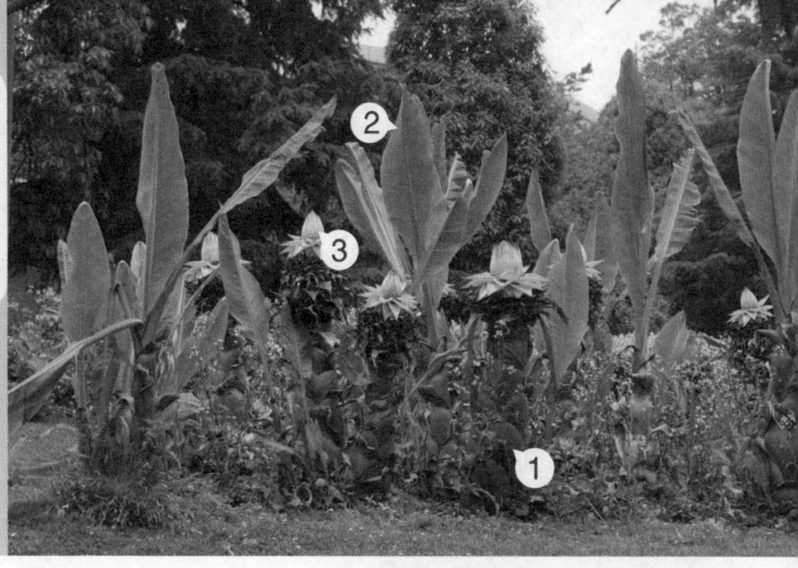

快速识别

①高大草本，高约1米。茎厚而粗，由叶鞘复叠而成。②巨形叶，长椭圆形，有白粉，全缘。③花4~6朵，簇生于花茎上鲜黄色的苞叶内，黄色；苞叶形如莲花。

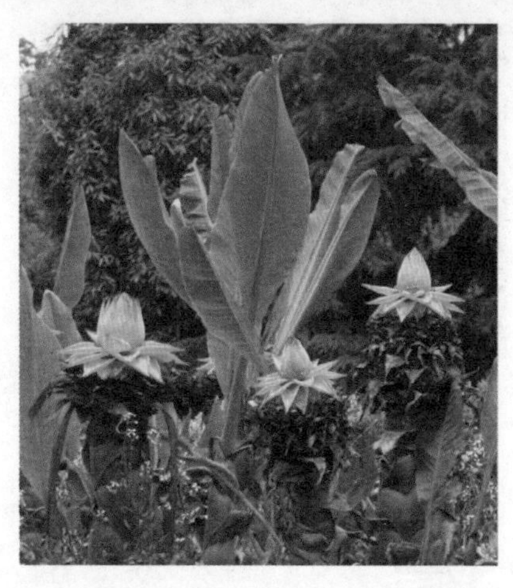

别名 地金莲、地涌莲。

来源 为芭蕉科植物地涌金莲*Musella lasiocarpum* (Fr.) C. Y. Wu ex H. W. Li 的花。

生境 生于海拔1500~2500米的山间坡地或栽于庭园。主产于云南。

采收 夏、秋季花期采收，晒干或鲜用。

功用 苦、涩，寒。归大肠经。收敛止血，解酒，解毒。主治红崩，带下病，便血，醉酒，中毒。内服：煎汤，10~15克。

验方 ①**带下病：**地涌金莲10克，水煎汤。②**解醉酒：**地涌金莲茎10克，榨汁服。③**解草乌毒：**地涌金莲茎10克，取汁服。

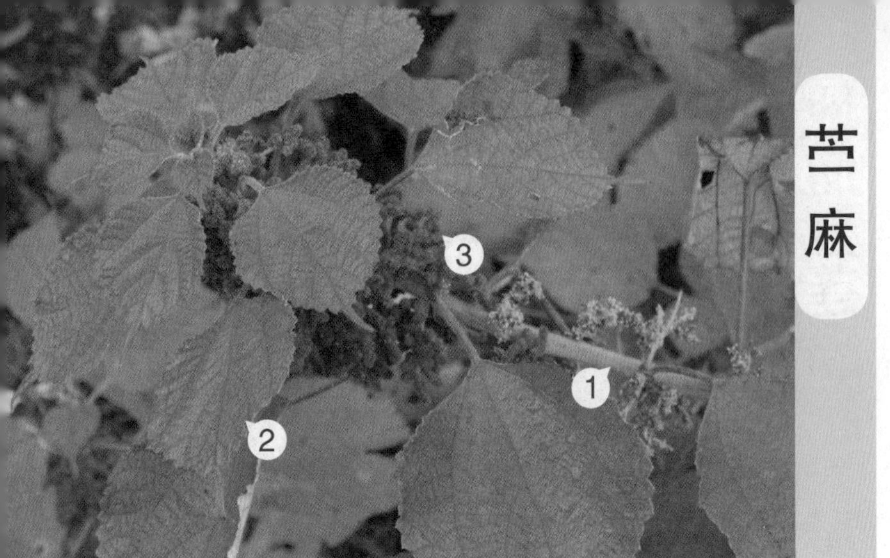

苎麻

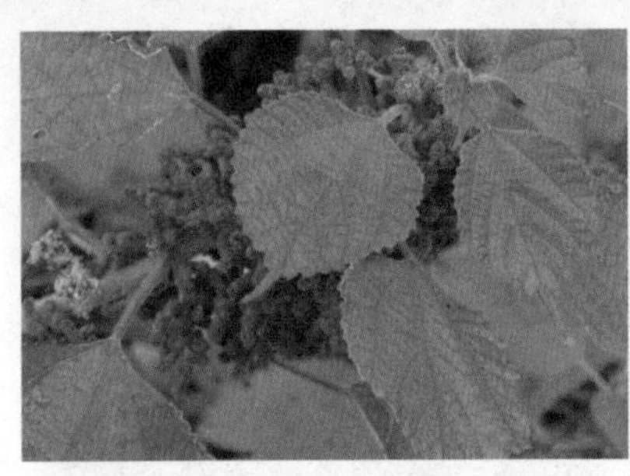

快速识别

①多年生草本或亚灌木，全体密被长绒毛。
②叶互生，阔卵形或近圆形，边缘具粗齿。
③花单性同株，花序圆锥形；雄花序在雌花序下，雄花黄白色；雌花淡绿色，簇生成球形。

别名 家苎麻、白麻、圆麻。

来源 为荨麻科植物苎麻*Boehmeria nivea* (L.) Gaud.的根和叶。

生境 生长于荒地或山坡上。分布于全国各地。主产于江苏、山东、陕西等地。

采收 冬初挖根；秋季采叶，洗净，切碎晒干或鲜用。

功用 甘，寒。归心、肝经。凉血止血。根清热利尿，凉血安胎；主治感冒发热，麻疹高烧，尿路感染，肾炎水肿，孕妇腹痛，胎动不安，先兆流产；外用治跌打损伤，骨折，疮疡肿毒。叶止血，解毒；外用治创伤出血，虫蛇咬伤。内服：煎汤，10～30克。外用：研末敷。

验方 ①**跌打损伤：**苎麻根、野麻草各30克，水煎服。②**胎动不安：**苎麻根、白葡萄干各15克，莲子30克，水煎服。③**金疮折损：**苎麻叶（五月收取）适量，和石灰捣作团，晒干，研末敷。④**外伤出血：**苎麻叶、地衣毛各适量，晒干研粉撒敷。

月季花

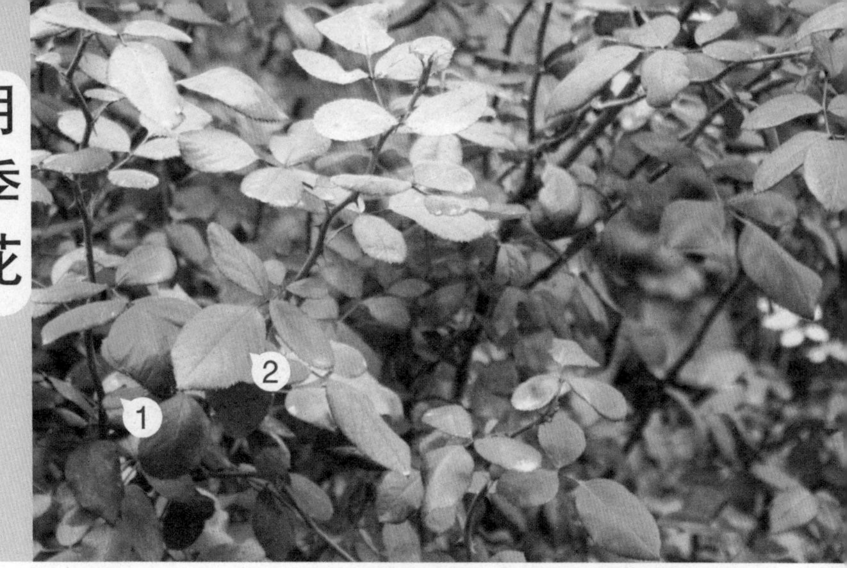

快速识别

①矮小直立灌木。枝具钩状皮刺。②羽状复叶，小叶宽卵形或卵状长圆形，边缘有锐锯齿；叶柄及叶轴疏生皮刺及腺毛。③花单生或数朵聚生成伞房状；花瓣红色或玫瑰色，重瓣；花柱外伸。

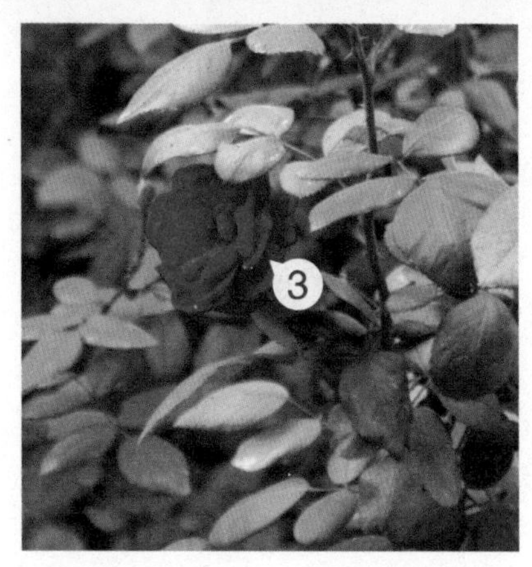

别名 月月红。

来源 为蔷薇科植物月季花*Rosa chinensis* Jacq.的干燥花。

生境 生长于山坡或路旁。全国各地普遍栽培。

采收 全年均可采收，花微开时采摘，阴干或低温干燥入药。

功用 甘，温。归肝经。活血调经，消肿止痛。主治月经不调，痛经，闭经，跌打损伤，瘀血肿痛，淋巴管炎，痈肿，烫伤。内服：煎汤，3～5克；也可泡服，或研末服。外用：适量。

验方 ①**月经不调、痛经**：月季花、益母草各9克，水煎服。②**肺虚咳嗽咯血**：月季花同冰糖炖服。③**气滞血瘀型大便燥结**：月季花3克，当归、丹参各9克，水煎服。④**跌打瘀肿**：月季花适量，捣烂，外敷。

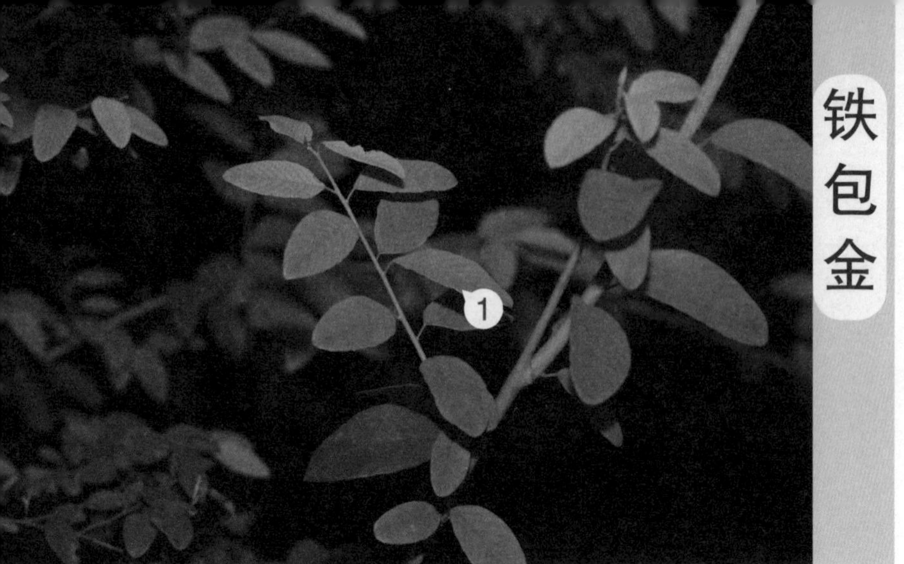

铁包金

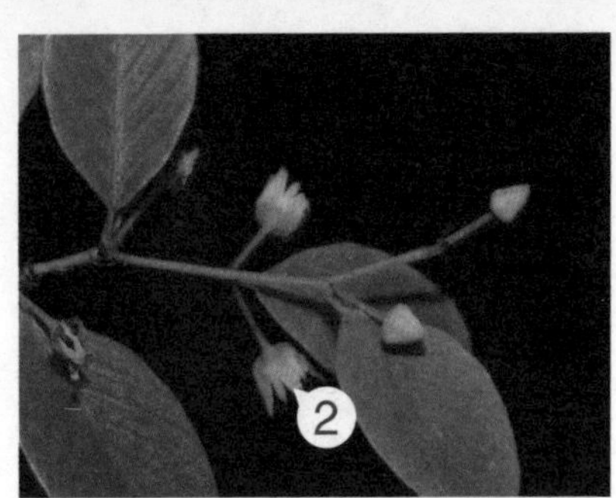

快速识别

①叶互生；托叶披针形，略长于叶柄，宿存；叶片卵形至卵状椭圆形，全缘，无毛，上面深绿色，下面灰绿色。②花簇生长于叶腋或枝顶，呈聚伞总状花序，花序轴被毛；花瓣5，匙形，白色。

别名 鼠乳根、老鼠耳、鸭公青、乌龙根。

来源 为鼠李科植物铁包金*Berchemia lineata* (L.) DC.的根。

生境 生长于山野、矮林或杂草丛中、路旁、坡地、小丘陵。主产于我国南部。

采收 全年可采，洗净切片，晒干。

功用 微苦、涩，平。归心、肺经。化瘀止血，镇咳止痛。主治肺结核咯血，胃及十二指肠溃疡出血，精神分裂症，跌打损伤，风湿骨痛，疔疮疖肿，颈淋巴结肿大，睾丸肿痛。内服：煎汤，15～30克。外用：捣敷。

验方 ①**鼠疣（鼠痣）**：铁包金水煎，常洗。②**虫蛇咬伤**：铁包金捣烂，调米粉敷贴伤口。③**肺结核、肺燥咳嗽、肝炎**：铁包金30～60克，水煎服。

活血丹

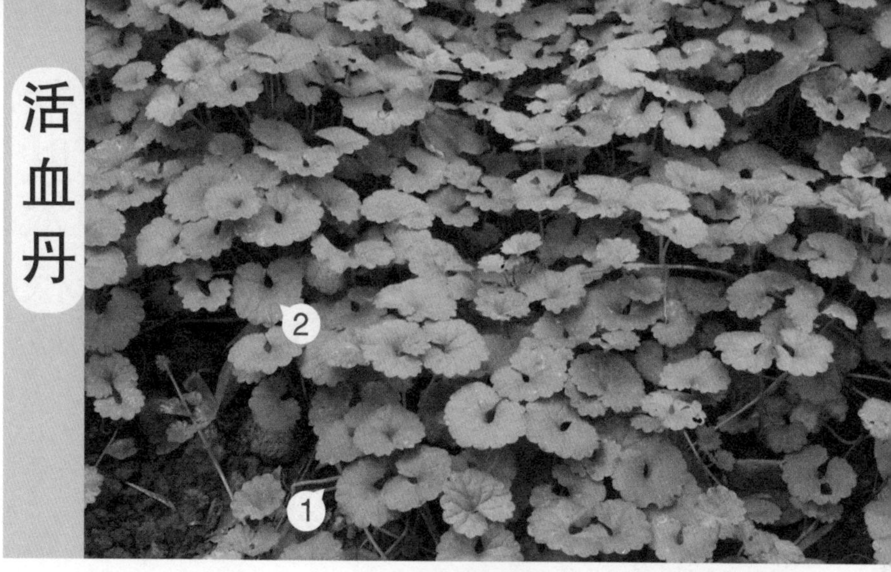

快速识别

① 多年生匍匐草本。② 叶对生，叶片心形或近肾形，边缘具粗钝圆齿。③ 花萼钟状，轮状花序，紫色或蓝色，具短梗，单生于叶腋。

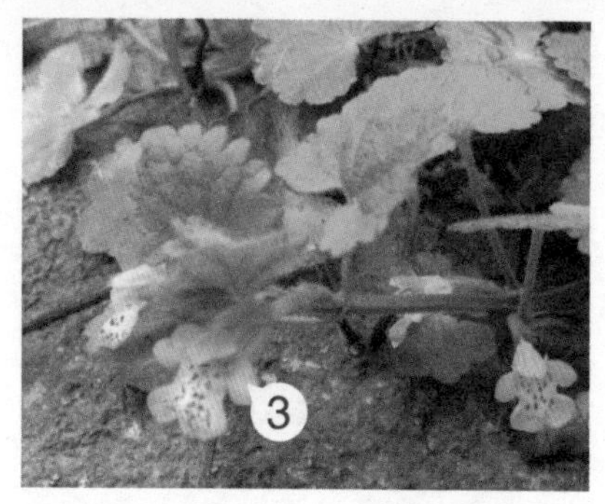

别名 连钱草、铜钱草、透骨消、肺风草。

来源 为唇形科植物活血丹*Glechoma longituba* (Nakai) Kupr.的全草。

生境 生长于林缘、疏林下、草地上或溪边等阴湿处。主产于除甘肃、青海、新疆外的全国各地。

采收 4～5月采收全草，晒干或鲜用。

功用 苦、辛，凉。归肝、胆、膀胱经。利湿通淋，清热解毒，散瘀消肿。主治尿热尿石，湿热黄疸，疮痈肿痛，跌打损伤。内服：煎汤，15～30克；或浸酒，或捣汁。外用：捣敷或绞汁涂敷。

验方 ①**跌打扭伤、骨折：**鲜活血丹30克，捣烂敷患处，并取汁调白糖内服。②**风湿骨痛：**活血丹适量，研末，酒调敷患处。③**急性肾炎：**活血丹、地菍、海金沙藤、马兰各30克，水煎服。④**肾及膀胱结石：**活血丹30克，水煎服。

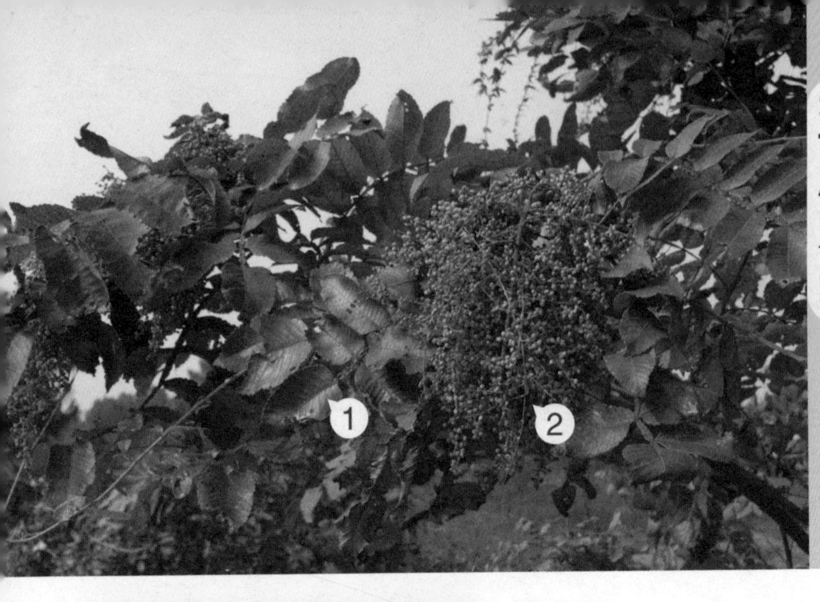

盐肤木根

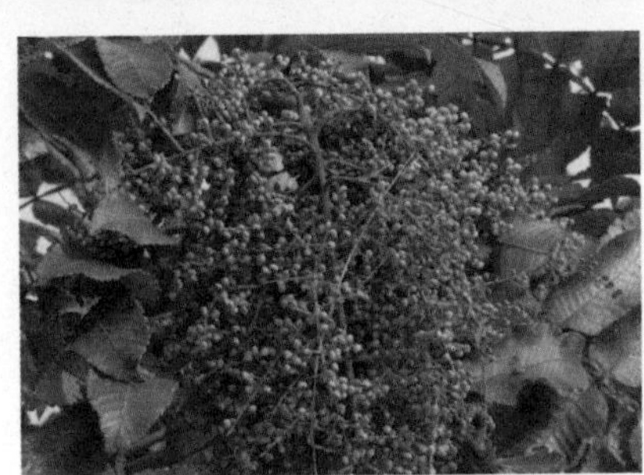

快速识别

①奇数羽状复叶互生，小叶5～13，常为卵形或椭圆状卵形或长圆形，边缘具粗锯齿。②核果扁球形。

别名 文蛤根、五倍根、泡木根、耳八蜈蚣、盐麸子根、五倍子根。

来源 为漆树科植物盐肤木*Rhus chinensis* Mill.的树根。

生境 生长于山坡上、荒野、灌丛中。主产于除新疆、青海外的全国各地。

采收 全年均可采，鲜用或切片晒干。

功用 酸、咸，平。祛风湿，利水消肿，活血散毒。主治风湿痹痛，水肿，咳嗽，跌打肿痛，乳腺炎，癣疮。内服：煎汤，9～15克，鲜品30～60克。外用：研末调敷，或煎水洗，或鲜品捣敷。

验方 ①**咳嗽出血**：盐肤木根15克，与猪肉炖服。②**毒蛇咬伤**：盐肤木鲜根60克，水煎，加醋少许内服，余下的药液洗伤口。③**淋巴结炎**：盐肤木根、破凉伞、凌霄根、酒糟等量，共捣烂敷。④**水肿**：盐肤木根15克，水煎服。⑤**腰骨酸痛、风湿性关节痛**：盐肤木鲜根50克，猪脊椎骨或脚节不拘量，酌加水、酒各半炖服。

排钱草根

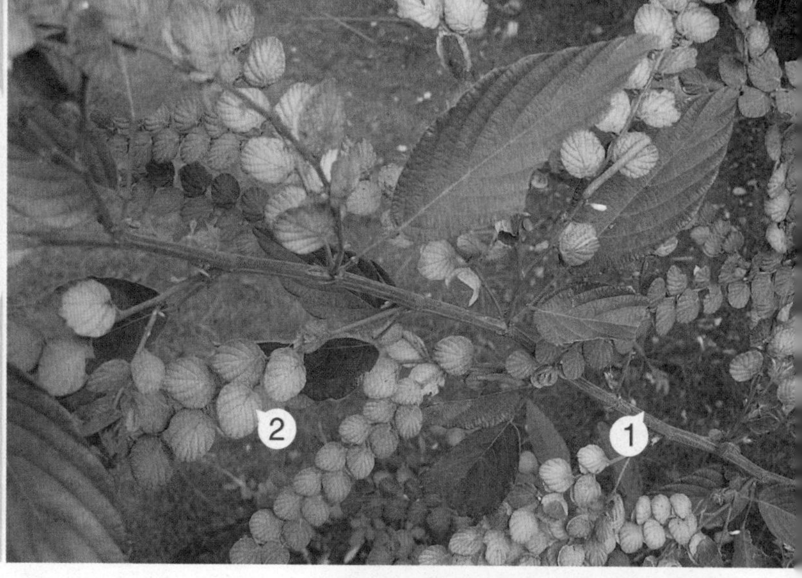

快速识别

①直立亚灌木。枝圆柱形，被柔毛。②3出复叶，具柄；叶片革质，顶端小叶长圆形。③荚果长圆形，无毛或有柔毛，边缘具睫毛。

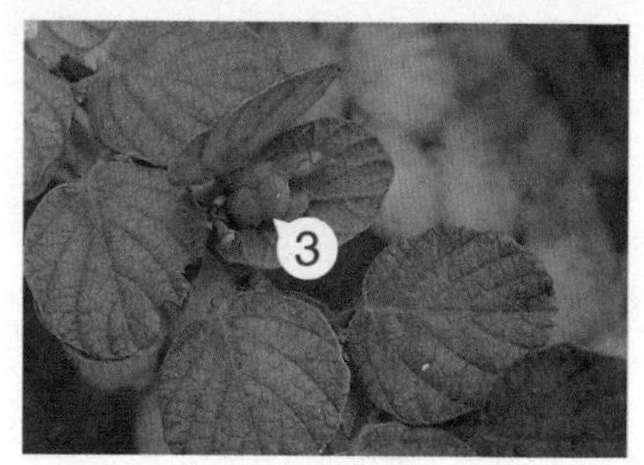

别名 叠钱草、午时灵根、阿婆钱根。

来源 为豆科植物排钱树*Phyllodium pulchelum* (L.) Desv.的根。

生境 生长于山坡、路旁、荒地或灌木丛中。主产于江西、福建、台湾、广东、海南、广西、贵州、云南等地。

采收 全年均可采，洗净，切片，晒干或鲜用。

功用 淡、涩，凉；有小毒。归脾、肝经。清热利水。主治胁痛，黄疸，腹水腹胀，风湿性关节炎，月经不调，闭经，痈疽疔疮，跌打肿痛。内服：煎汤，15～30克，鲜品60～90克。

验方 ①**风湿性关节炎：**鲜排钱草根60～90克，洗净，捣碎，和瘦猪肉120克同炖，饭前服，连服数次。②**月经不调、闭经：**鲜排钱草根60～90克，老母鸡一只，酒少许，同炖，饭前服。③**子宫脱垂：**排钱草根30克，炖鸡或猪蹄，服至见效。④**跌打损伤：**鲜排钱草根60～90克，洗净，和酒适量炖服，每日2次。

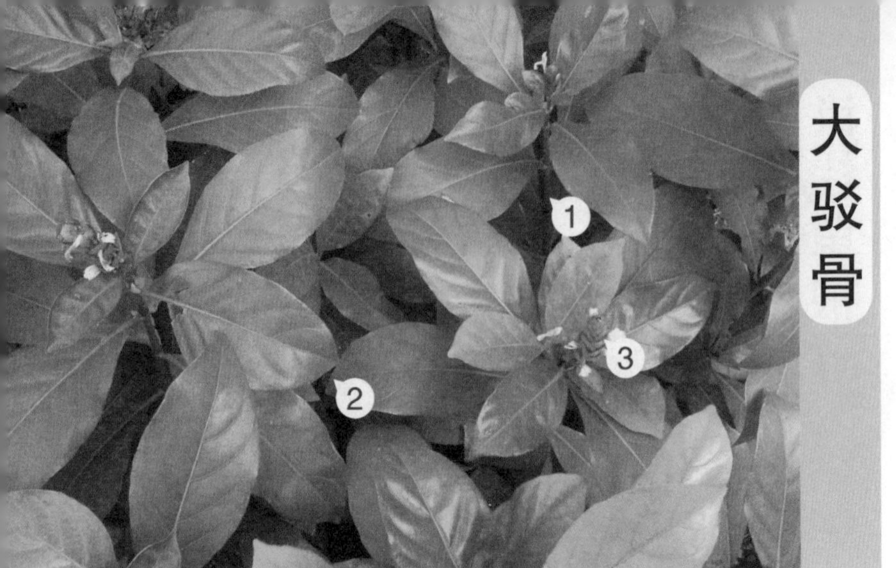

大驳骨

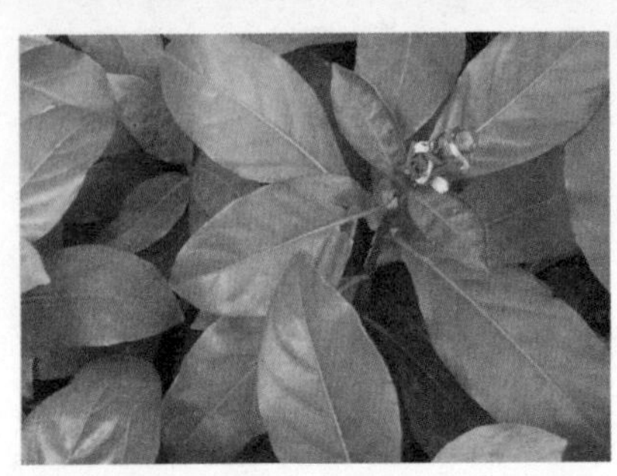

快速识别

①常绿灌木。茎直立，粗壮，圆柱形。②叶对生，厚纸质，具短柄；叶片椭圆形，先端钝，基部渐窄，全缘。③穗状花序顶生及枝端腋生，花密集，每朵花都有一对卵形的叶状外苞片和一对窄小的内苞片；花冠二唇形，白色而有红色斑点。

别名 大接骨、黑叶爵床。

来源 为爵床科植物大驳骨*Adhatada ventricosa* (Wall.) Nees. 的全株。

生境 生长于山地、水边、坡地、路旁灌木丛或林下湿润地，常为栽培绿篱。主产于华南各地。

采收 全年可采，洗净，切段，晒干。

功用 辛、微酸，平。归肝、脾经。活血散瘀，祛风除湿。主治骨折，跌打损伤，风湿性关节炎，腰腿疼，外伤出血。内服：煎汤，10～30克；或浸酒。外用：鲜品捣敷，或研末调敷，或煎水洗。

验方 ①**骨折：**大驳骨、小驳骨、酢浆草、两面针根（皆鲜）各30克，捣烂，加黄酒少许，骨折复位后外敷患处，小夹板固定，每日换药1次。②**接骨、风湿痹痛：**大驳骨、小驳骨各100克，泽兰、透骨消各50克，双飞蝴蝶15克，肉郎伞150克，鸡骨香25克，共捣烂，酒炒热外敷。

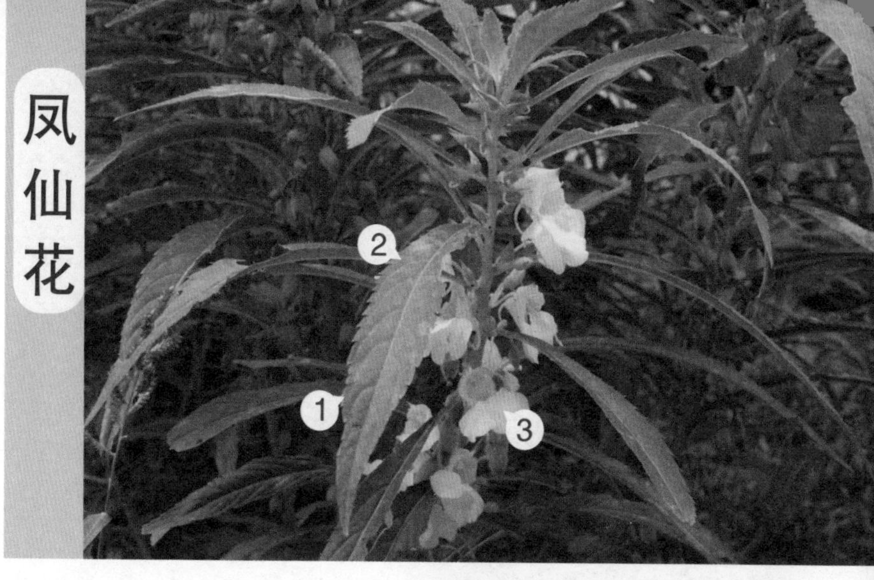

快速识别

①茎肉质，直立，粗壮。②叶互生，叶柄两侧有数个腺体；叶片披针形，边缘有锐锯齿，侧脉5～9对。③花梗短，单生或数枚簇生叶腋，密生短柔毛；花大，粉红色或杂色，单瓣或重瓣；萼片2，宽卵形，有疏短柔毛。

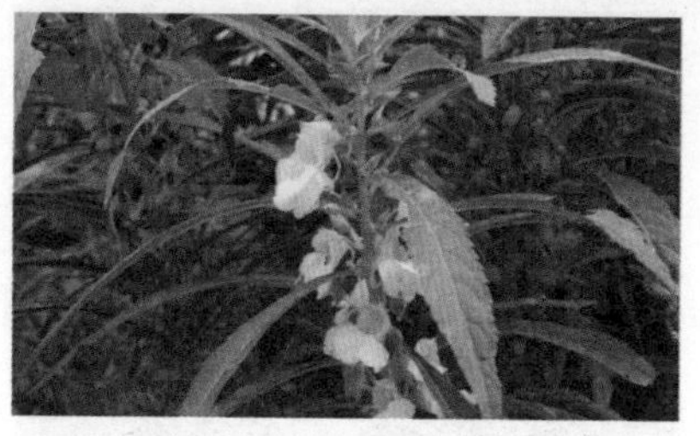

别名 金凤花、灯盏花、好女儿花、指甲花、海莲花、指甲桃花、金童花、竹盏花。

来源 为凤仙花科植物凤仙花*Impatiens balsamina* L. 的干燥花。

生境 各地均有栽培，以湖北、江苏、河北、江西、浙江较多。

采收 立秋后采下花朵，晒干。

功用 甘、微苦，温。归肝、肺经。活血祛风，消肿止痛。主治闭经，跌打损伤，瘀血肿痛，风湿性关节炎，痈疖疔疮，蛇咬伤，手癣。内服：煎汤，1.5～3克；或研末或浸酒。外用：捣敷或煎水洗。

验方 ①**风湿卧床不起**：凤仙花、柏子仁、朴硝、木瓜，煎汤洗浴，每日2～3次，内服独活寄生汤。②**妇女经闭腹痛**：凤仙花3～5朵，泡茶频饮。③**水肿**：凤仙花根每次4～5个，炖猪肉吃。④**百日咳**：凤仙花10朵，冰糖少许，炖食。⑤**带下病**：凤仙花15克（或凤仙花根30克），墨鱼30克，煮汤食，每日1剂。⑥**腰胁疼痛**：凤仙花9克，晒干，研末，空腹服。⑦**骨折疼痛**：凤仙花3克，泡酒，内服。⑧**跌打损伤**：凤仙花根适量，晒干研末，每次9～15克，水酒冲服，每日1剂。

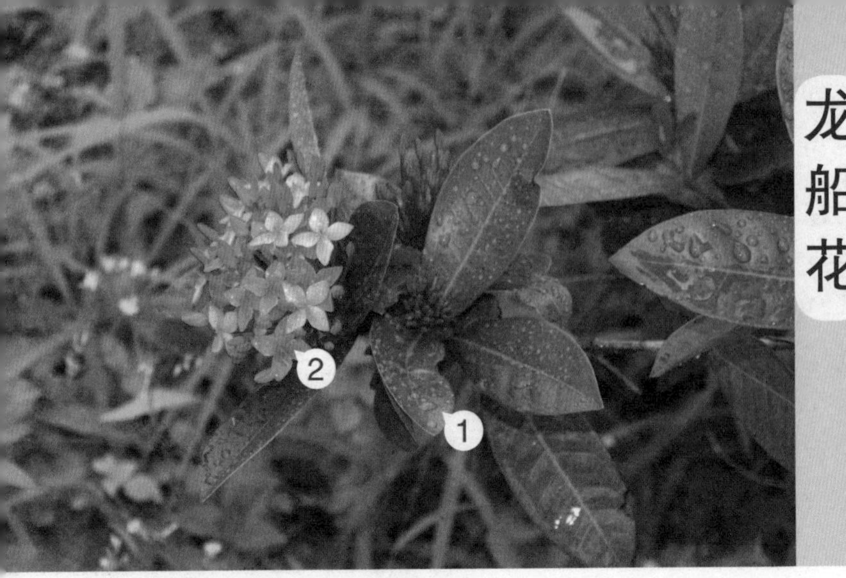

龙船花

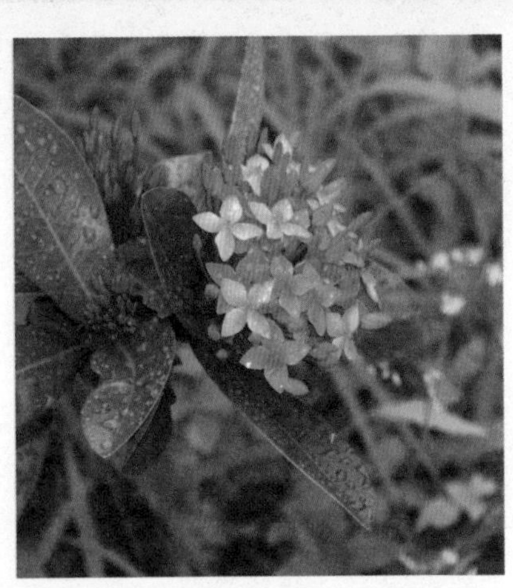

快速识别

①叶对生，薄革质，椭圆形或倒卵形；叶柄短，托叶生长于两叶柄间，绿色，抱茎，先端具软刺状突起。②聚伞花序顶生，密聚成伞房状，花序柄深红色，花冠高脚盆状，略带肉质，红色，裂片4，近圆形。

别名 百日红、映山红、红缨树。

来源 为茜草科植物龙船花*Ixora chinensis* Lam.的花。

生境 野生或栽培。分布于广东、广西、台湾、福建等地。

采收 夏季采花，晒干。

功用 苦、微涩，凉。归肝经。清热凉血，散瘀止痛。主治高血压，月经不调，闭经，跌打损伤，疮疡疖肿。内服：煎汤，10～15克。外用：适量，捣烂敷。

验方 ①**高血压**：龙船花9～15克，水煎服。②**月经不调、闭经**：龙船花9～15克，水煎服。

白花丹

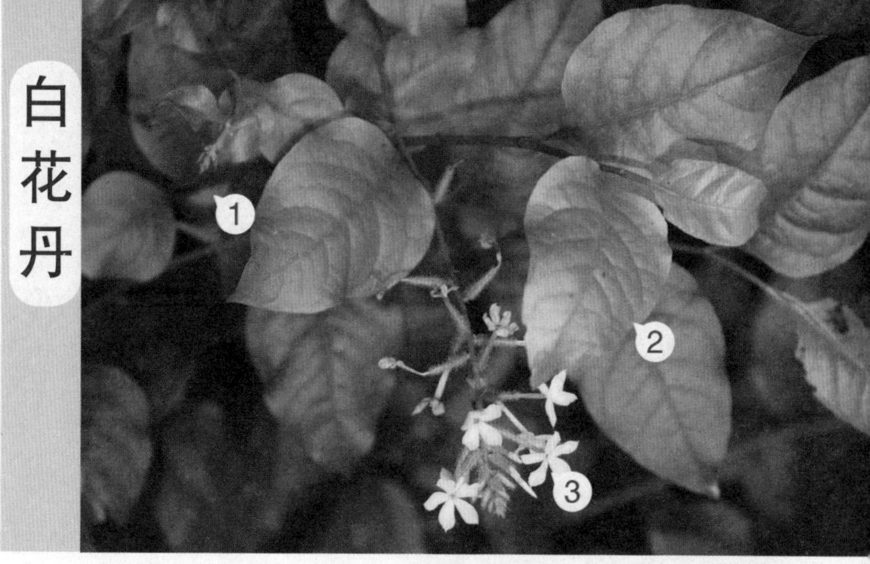

快速识别

①茎细弱，基部木质，分枝多，光滑无毛，有棱槽，绿色。②单叶互生；叶片卵圆形至卵状椭圆形，叶柄基部扩大而抱茎。③穗状花序顶生或腋生，花萼管状，绿色；花冠白色或白而略染蓝，高脚碟状，管狭而长。

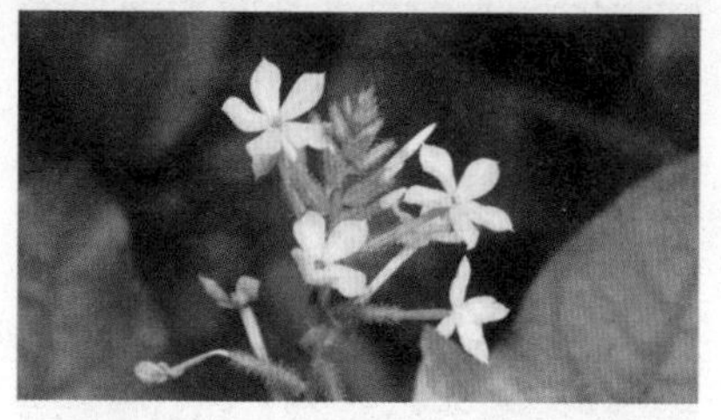

别名 白雪花、白皂药、山波苓、一见消、乌面马、火灵丹、假茉莉、猛老虎、白花岩陀。

来源 为白花丹科植物白花丹*Plumbago zeylanica* L.的根和叶。

生境 野生或栽培。主产于广东、广西、台湾、福建、四川、重庆、云南等地。

采收 秋季采集，根晒干后入药，鲜叶仅供外用。

功用 辛、苦、涩，温；有毒。祛风除湿，行气活血，解毒消肿。主治风湿痹痛，心胃气痛，肝脾肿大，血瘀经闭，跌打损伤，痈肿瘰疬，疥癣瘙痒，毒蛇咬伤。内服：煎汤，9～15克。外用：煎水洗，或捣敷，或涂擦。

验方 ①**血瘀经闭：**白花丹根30克，或加猪瘦肉60克，水煎服。②**跌打损伤：**白花丹鲜叶一握，捣烂，酌加热红酒，摩擦伤口周围。③**脾脏肿大：**白花丹根浸酒服，重症并取叶和糯米捣烂，制成汤丸大，蒸熟，晚间睡醒服一丸。④**疟疾：**白花丹鲜叶7～8片，揉烂，于疟疾未发前2小时敷在手脉上（待有烧灼感时取去）。

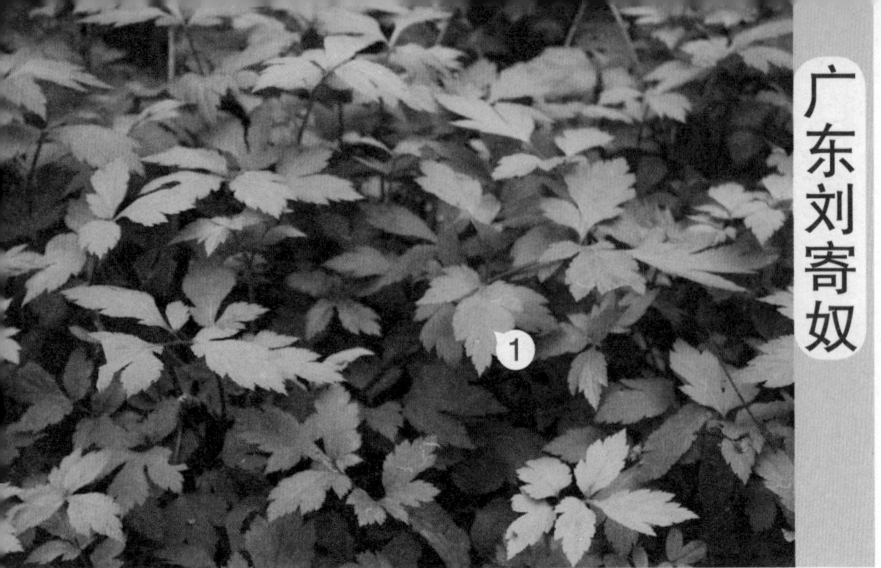

广东刘寄奴

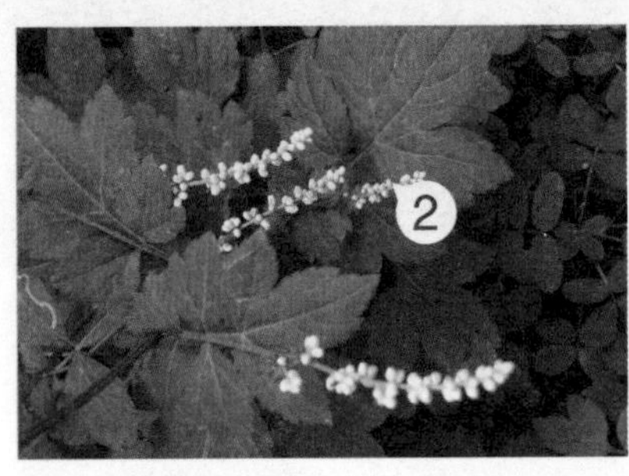

快速识别

①叶卵状椭圆形，先端渐尖，基部渐狭成短柄，边缘有密锯齿。②头状花序钟状，密集成圆锥花序；总苞棕黄色，膜质；花为管状。

别名 金寄奴、六月雪、乌藤菜、斑枣子、千粒米、九牛草、苦连婆、细白花草。

来源 为菊科植物奇蒿*Artemisia anomala* S. Moore的带花全草。

生境 生长于林缘、灌丛中、河岸旁。主产于我国中部至南部各地。

采收 夏、秋季花开时采收，晒干，防止变黑。

功用 辛、微苦，温。归心、肝、脾经。破瘀通经，止血消肿，消食化积。主治经闭，痛经，产后瘀滞腹痛，风湿痹痛，便血，尿血，痈疮肿毒，烫伤，食积腹痛，泄泻痢疾。内服：煎汤，5~10克。外用：适量，捣敷或研末撒。

验方 ①**被打伤破，腹中有瘀血：**广东刘寄奴、延胡索、骨碎补各30克，上三味细切，以水2000毫升，煎取700毫升，复纳酒及小便各100毫升，热温顿服。②**敛金疮口，止疼痛：**广东刘寄奴一味为末，掺金疮口，裹。③**风入疮口肿痛：**广东刘寄奴为末，掺之。④**赤白下痢：**广东刘寄奴、乌梅、白姜各等份，水煎服，赤加梅，白加姜。

蒲葵

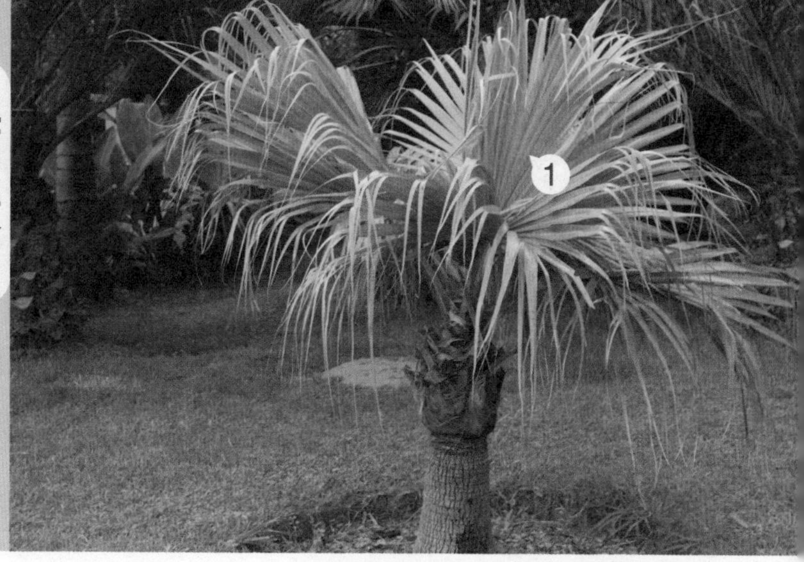

快速识别

①叶大，阔肾状扇形，深裂至中部以下为多数2裂的裂片，裂片披针形，先端下垂；叶柄长，平凸状，下部有逆刺2列。②核果椭圆形或矩圆形，状如橄榄，熟时黑色。

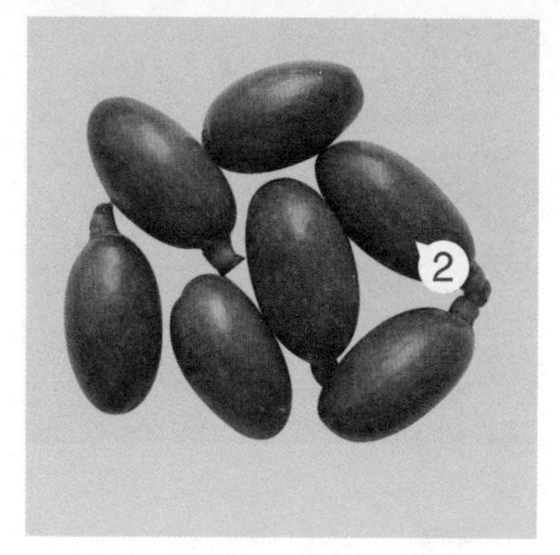

别名 扇叶葵、葵扇叶。

来源 为棕榈科植物蒲葵*Livistona chinensis* (Jacq.) R. Br.的叶。

生境 栽于庭园或宅旁。分布于我国南部。

采收 全年均可采，剪下叶片，切碎晒干。

功用 甘、涩，平。收敛止血，止汗。主治咯血，吐血，衄血，崩漏，外伤出血，自汗，盗汗。内服：煎汤，6~9克；或煅存性研末，3~6克。外用：煅存性研末撒。

验方 ①**各种癌症**：蒲葵树子（干品）30克，水煎1~2小时服；或与猪瘦肉炖服。②**血崩**：蒲葵叶柄15克，炒香，水煎服。③**外伤出血**：蒲葵叶及柄适量，煅存性，研末撒伤口处。

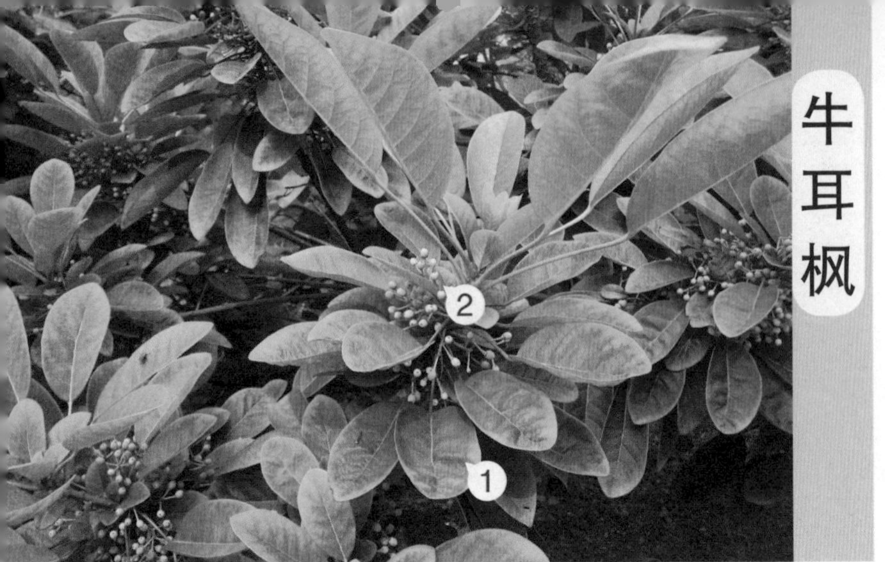

牛耳枫

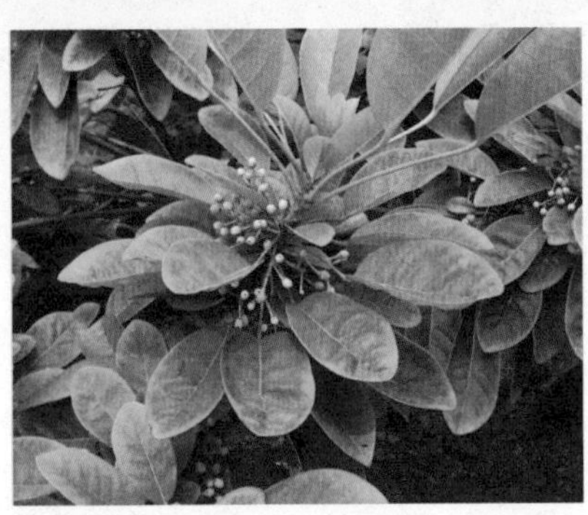

快速识别

①单叶近轮生；革质，长圆状椭圆形或长圆状倒卵圆形，基部钝或圆形，先端钝或近短尖，边缘背卷；叶柄长短不一，通常愈至上部的柄愈短。②核果卵状，具突起，基部有萼宿存。

别名 老虎耳、假楠木、牛耳铃、猪颔木、南岭虎皮楠、岭南虎皮楠。

来源 为虎皮楠科植物牛耳枫*Daphniphyllum calycinum* Benth.的根和叶。

生境 生长于平原、丘陵的疏林下和灌木丛中。分布于江西、广东、广西等地。

采收 全年可采，鲜用或晒干。

功用 辛、苦，凉。归大肠经。清热解毒，活血舒筋。主治感冒发热，扁桃体炎，风湿关节痛；外用治跌打肿痛，骨折，毒蛇咬伤，疮疡肿毒。内服：煎汤，12～18克。外用：鲜叶捣烂外敷患处或煎水洗患处。

验方 ①**跌打肿痛、骨折：**鲜牛耳枫叶适量，捣烂外敷患处。②**疮疡肿毒：**鲜牛耳枫叶适量，煎水洗患处。③**毒蛇咬伤：**鲜牛耳枫全草适量，捣烂取汁敷伤处。

红丝线

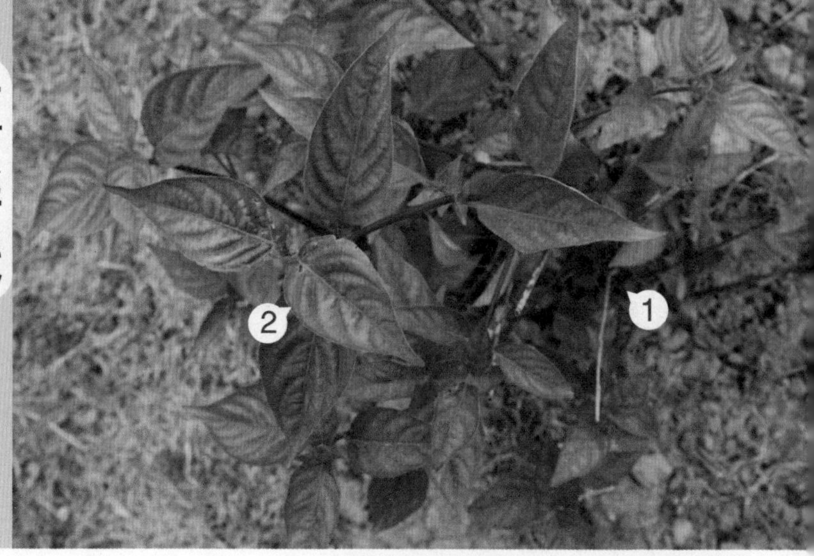

快速识别

①茎多分枝，下部匍匐生根，节稍膨大，呈膝屈状；嫩枝被柔毛。②叶对生，阔卵形或卵形，两面被毛。③花紫红色，聚伞花序腋生或顶生，花冠二唇形，下唇3裂。

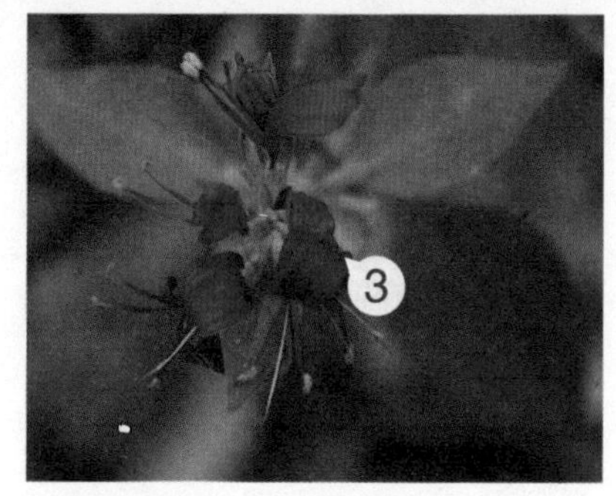

别名 山蓝、红蓝、青丝线、四川草、红丝线草。

来源 为爵床科植物观音草*Peristrophe baphica* Merr.的全草。

生境 多为栽培，亦有野生于山坡、荒地、路旁。分布于我国南部。主产于江西、福建、广西、广东等地。

采收 全年可采，洗净，鲜用或晒干。

功用 甘、淡，凉。清肺止咳，散瘀止血。主治肺结核咯血，肺炎，糖尿病；外用治跌打损伤肿痛。内服：煎汤，5～10克。外用：鲜品捣烂敷患处。

验方 ①**急性支气管炎、肺热咳嗽：**红丝线、石仙桃各15克，石斛、麦冬各10克，水煎服。②**痰火咳嗽、吐血：**鲜红丝线60克，瘦肉120克，煲烂后服汤食肉。③**肺结核咯血：**红丝线10～15克，水煎服。④**跌打肿痛：**鲜红丝线适量，捣烂，酒炒外敷痛处。⑤**外伤出血：**鲜红丝线适量，捣烂敷患处。

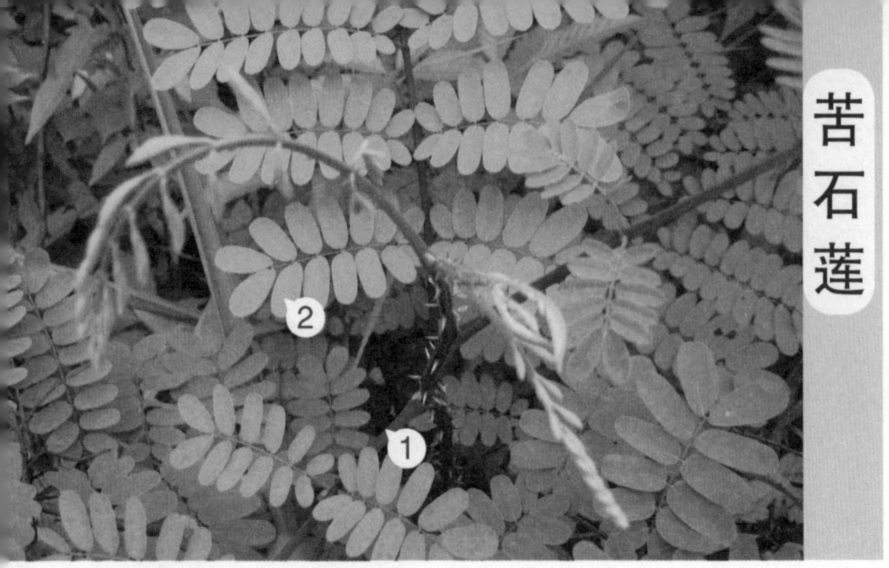

苦石莲

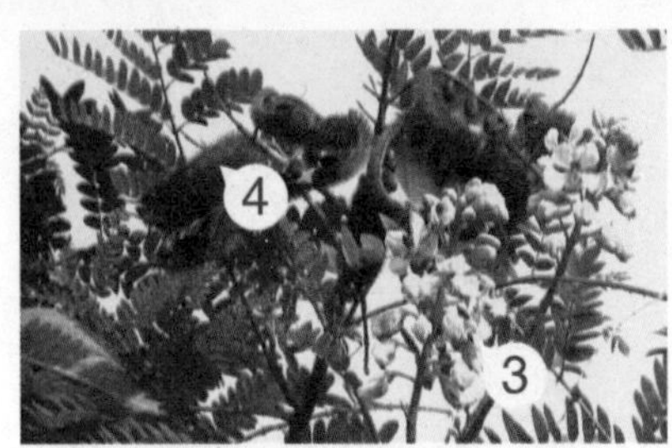

快速识别

①茎和叶轴上均有散生钩刺。②2回羽状复叶，互生，托叶锥状而硬；小叶椭圆形或长圆形，两面沿中脉被短柔毛，小叶柄甚短，其下有1枚小倒钩刺。③总状花序或圆锥花序顶生，花冠蝶形，白色，有紫色斑点。④荚果长圆形，先端圆钝而有喙，果瓣外面密生针状刺。

别名 石莲子、老鸦枕头、土石莲子、青蛇子、猫儿核、广石莲子、石花生、盐棒头果。

来源 为豆科植物喙荚云实*Caesalpinia minax* Hance的种子。

生境 生长于山沟、溪旁或灌丛中。主产于广东、广西、四川、贵州、云南，福建也有栽培。

采收 8~9月间采成熟果实，敲破，除去果壳，取出种子，晒干。

功用 苦，寒。归心、脾、肾经。清热化湿，散瘀止痛。主治风热感冒，痢疾，尿路感染，哕逆，痈肿，疮癣，跌打损伤，毒蛇咬伤。内服：煎汤，6~9克。外用：煎水洗，或捣敷。

验方 ①**感冒**：苦石莲、茅莓根、磨盘草各12克，香附15克，青蒿、马鞭草各10克，水煎服。②**高热**：苦石莲、功劳叶各15克，穿心莲、马鞭草、淡竹叶各10克，水煎服。③**子宫下垂**：苦石莲30克，五指毛桃根、羊耳菊根各20克，同鸡肉煲服。④**脱肛**：苦石莲适量，烧存性研末与适量香油调成膏状，涂搽脱出部分，以鲜海桐皮叶托着。

驳骨丹

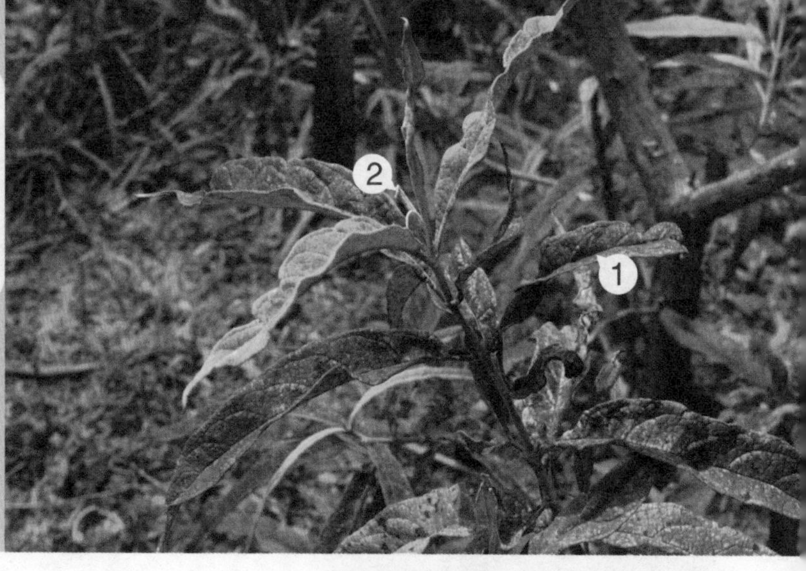

快速识别

①叶互生，有短柄，披针形，全缘，先端渐尖。②穗状花序顶生或生于上部叶腋内，往往成圆锥状；花冠唇形，白色或粉红色，有紫斑。

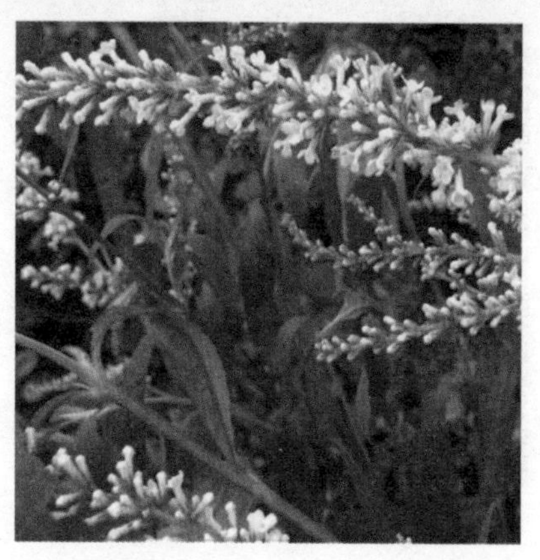

别名 小驳骨、细叶驳骨兰、臭黄藤。

来源 为爵床科植物小驳骨*Gendarssa vulgaris* Nees的全株。

生境 生长于山地阴湿处、沟谷间，常栽培作绿篱。主产于广东、台湾、广西等地。

采收 7～8月采，洗净，切段，晒干。

功用 辛、苦，平。归肝、肾、肺经。祛风湿，散瘀血，续筋骨。主治风湿痹痛，月经不调，产后腹痛，跌打肿痛，骨折。内服：煎汤，15～30克；或研末；或泡酒。外用：鲜品捣敷，或研末调敷，或煎汤熏洗。

验方 **①骨折、无名肿毒：**驳骨丹鲜草捣烂或干草研末，用酒、醋调敷患处。**②跌打扭伤、风湿性关节炎：**驳骨丹15～30克，水煎服。

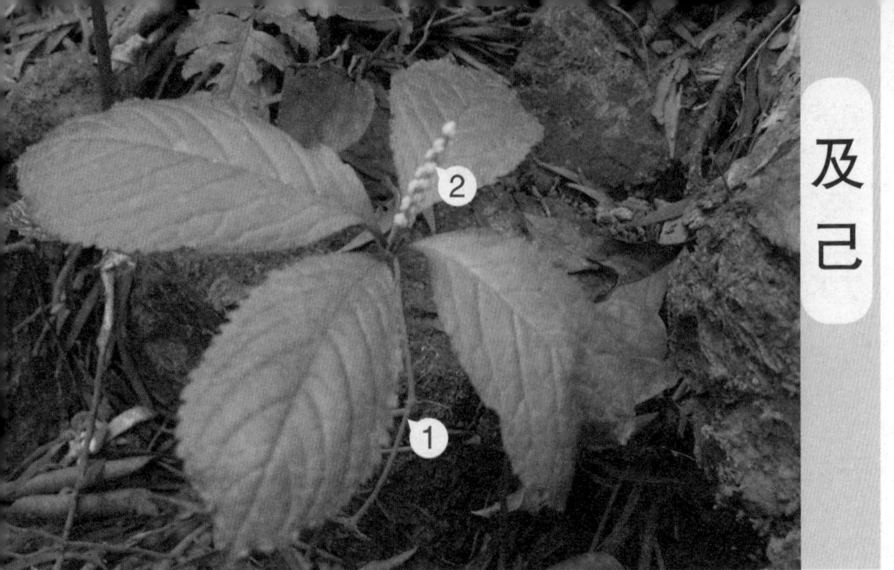

及己

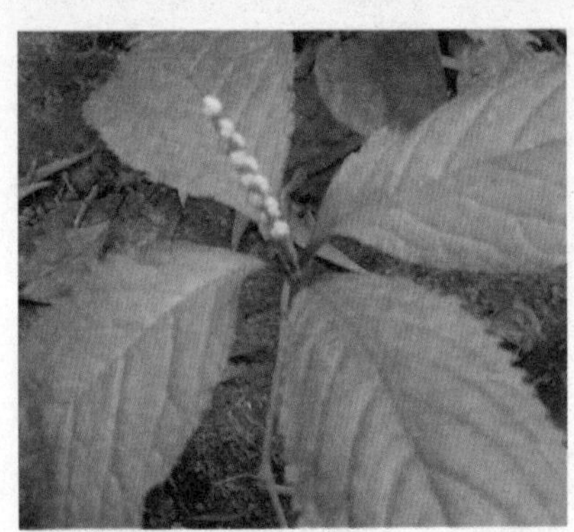

快速识别

①根状茎横生，粗短，须根密集，状如细辛。茎单一或数个自根抽出，具明显的节，无毛，单叶对生，常4片生于茎顶，椭圆形或卵状椭圆形。②穗状花序单一或2～3生于茎顶，无花梗及花被。

别名 四叶对、四皮风、獐耳细辛、四角金、对叶四块瓦。

来源 为金栗兰科植物及己*Chloranthus serratus* (Thunb.) Roem. et Schult.的根或全草。

生境 生长于阴湿树林中。分布于江苏、安徽、湖北、福建、广东、广西、贵州等地。

采收 夏、秋季采挖全草，洗净，晒干；或将根砍下，分别晒干。

功用 辛，温；有毒。舒筋活络，祛风止痛，消肿解毒。主治跌打损伤，风湿腰腿痛，疔疮肿毒，毒蛇咬伤。内服：煎汤，1.5～3克；或泡酒；或入丸、散剂。外用：捣敷或煎水熏洗。

验方 **①头疮白秃：**及己研末，以槿木煎油调搽。**②跌伤、扭伤、骨折：**鲜及己根加盐少许捣烂，烘热敷伤处；另取根0.6～1克，水煎冲黄酒服。

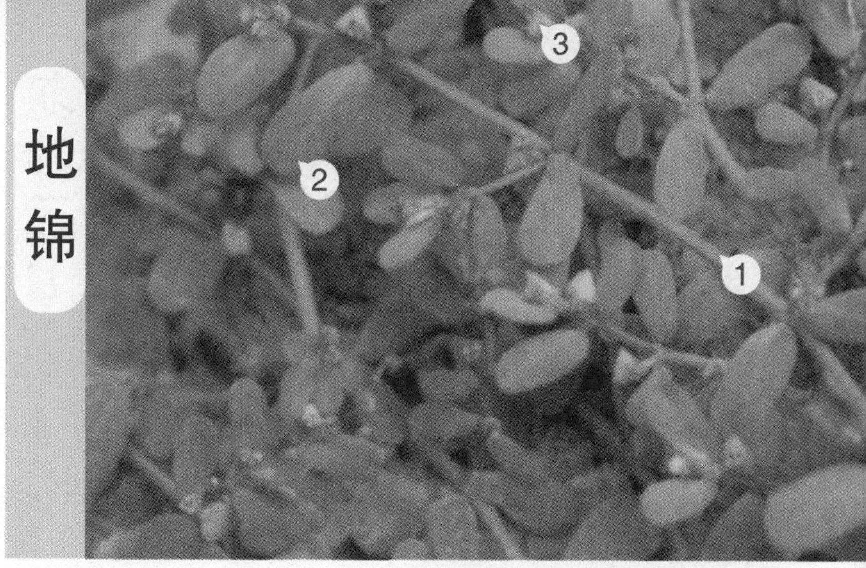

地锦

快速识别

①茎细带紫红色，多分枝，平卧。②叶对生，长圆形，先端钝圆，基部偏斜，边缘具小锯齿或呈微波状。③杯状聚伞花序腋生，细小。

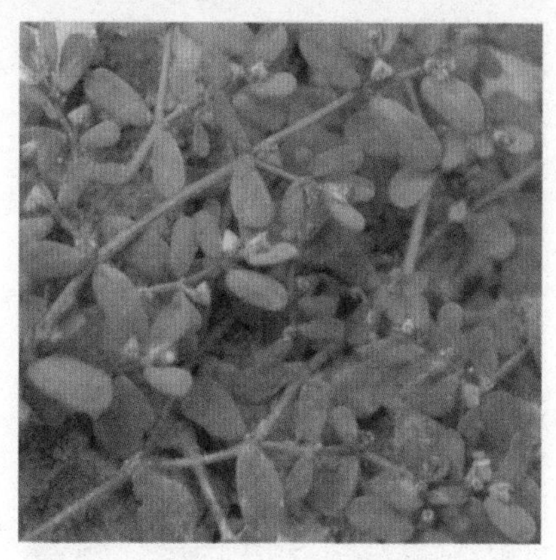

别名 常春藤、土鼓藤、红葡萄藤、红葛、大风藤、过风藤。

来源 为大戟科植物地锦*Euphorbia humifusa* Willd.的干燥全草。

生境 生长于荒地、路旁、田间。主产于全国大部分地区。

采收 夏、秋季采集，洗净，晒干，切段用。

功用 苦、辛，平。归肝、胃、大肠经。清热解毒，凉血止血。主治痢疾，黄疸，血崩，血尿，创伤出血，风疮癣疥，鸡眼。内服：煎服，15～30克。外用：捣烂敷。

验方 ①**痢疾、肠炎及肠道传染病：**鲜地锦草100克，水煎服。②**慢性支气管炎、咯血、吐血、崩漏：**地锦草9克，水煎服。③**鸡眼：**地锦捣烂敷患处。

羽叶三七

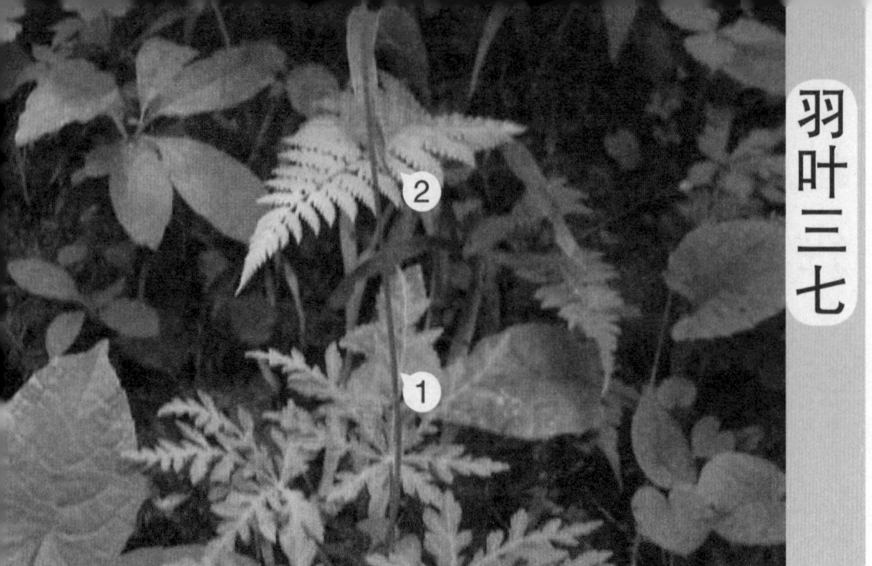

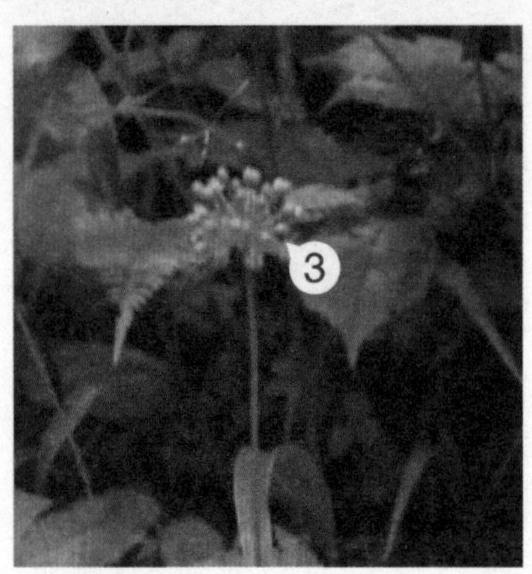

快速识别

①根状茎的节膨大呈疙瘩状或串珠状。茎上疏生刺毛。②掌状复叶3～5枚，轮生茎端，有长柄；小叶5～7片，矩状披针形，羽状分裂，边缘具锯齿。③伞形花序单一，顶生；总花柄远较叶柄为长，表面近于光滑无毛，有纵条纹；花柄丝状。

别名 竹根三七、扭子七、黄连三七、花叶三七。

来源 为五加科植物羽叶三七*Panax bipinnatifidus* Seem.的根茎。

生境 野生于山坡森林下。分布于云南、四川、甘肃、陕西等地。

采收 9～10月挖取根茎，去净须根及泥土，晒干。

功用 苦、甘，微寒。滋补强壮，散瘀止痛，止血。主治病后虚弱，肺结核咯血，衄血，闭经，产后血瘀腹痛，寒湿痹痛，跌打损伤。内服：煎汤，9～15克，或入丸、散剂；或浸酒。外用：研末敷。

验方 ①**小儿惊风：**羽叶三七0.5克，研末，水冲服。②**肺结核吐血、咯血：**羽叶三七、白茅根、茜草根、麦冬、天冬各9克，水煎服。③**跌打损伤：**羽叶三七、当归、川芎各9克，红花、桃仁各6克，水煎服。

齿瓣延胡索

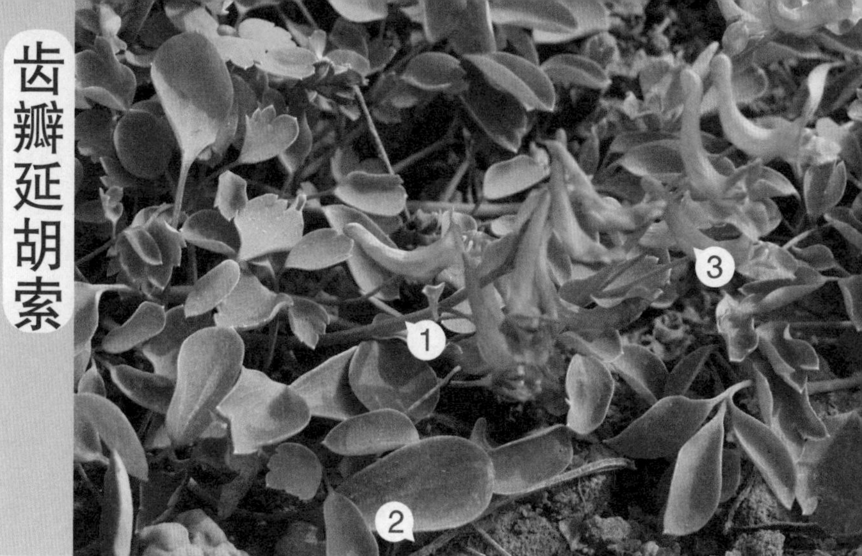

快速识别

①茎稍粗，生长于鳞片叶腋处，鳞叶较大。②茎上部生2～3叶；叶片2回3出全裂，小叶片披针形或狭倒卵形，全缘。③总状花序顶生；花瓣4，蓝紫色。

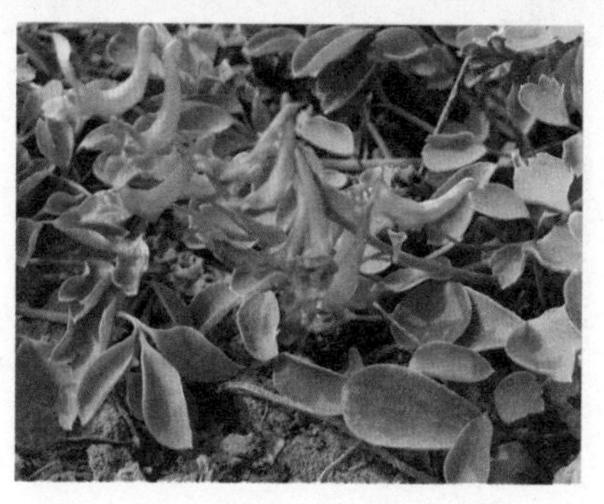

别名 元胡、蓝花菜、蓝雀花。

来源 为罂粟科植物齿瓣延胡索*Corydalis turtschaninovii* Bess.的块茎。

生境 生长于疏林下或林缘灌丛、山坡稍湿地。主产于东北。

采收 5月上旬茎叶枯萎时采挖。

功用 辛、苦，温。归肝、胃经。活血散瘀，行气止痛。主治心腹腰膝诸痛，痛经，产后瘀阻腹痛，跌打肿痛。内服：煎汤，3～10克；研末，1.5～3克；或入丸、散剂。

验方 ①**麻风神经痛：**齿瓣延胡索9克，酒炒研末煎服，7日为1个疗程。②**咳喘：**醋制齿瓣延胡索、枯矾7∶3，共研细粉，每日3次，每次3克。③**疝气：**齿瓣延胡索（盐炒）、全蝎（去毒，生用）各等份为末，每服1.5克，空心服，盐酒送下。④**尿血：**齿瓣延胡索50克，朴硝25克，共研为末，每次12克，水煎服。⑤**跌打损伤：**齿瓣延胡索炒黄研细，每次3克，开水送服。

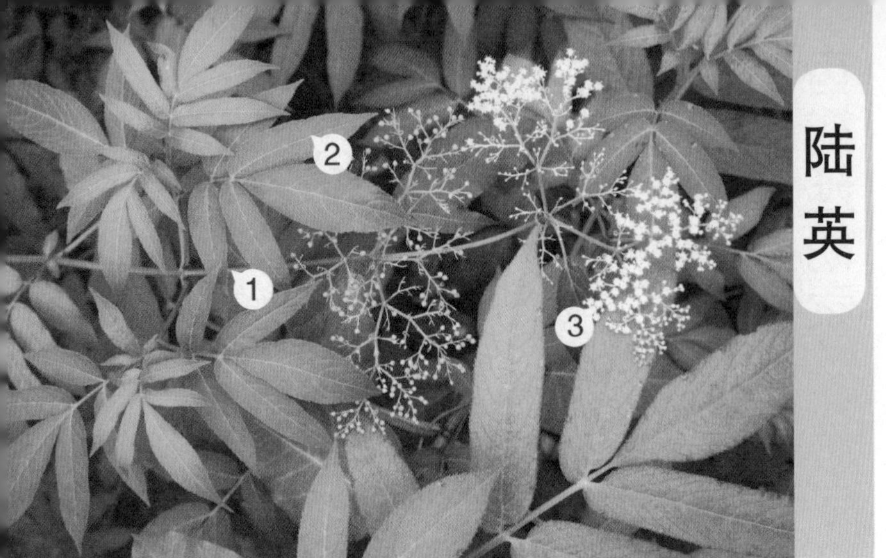

陆英

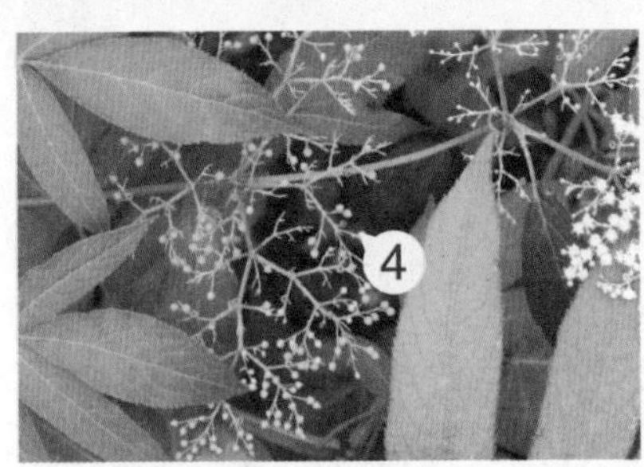

快速识别

①茎有棱条，髓部白色。②奇数羽状复叶对生；小叶片披针形，两侧常不对称，边缘具细锯齿，小叶柄短。③大型复伞房花序顶生；各级总梗和花梗无毛至多少有毛，具由不孕花变成的黄色杯状腺体。④浆果状核果卵形，成熟时红色至黑色，果核表面有小瘤状突起。

别名 蒴藋、臭草、苛草、走马前、八棱麻、走马风、八里麻、七叶金。

来源 为忍冬科植物接骨草*Sambucus chinensis* Lindl.的根、茎及叶。

生境 生长于林下、沟边或山坡草丛，也有栽种。分布于全国大部分地区。

采收 全年可采，洗净切碎，晒干或鲜用。

功用 甘、微苦，平。祛风，利湿，舒筋，活血。主治风湿痹痛，腰腿痛，水肿，黄疸，跌打损伤，产后恶露不行，风疹瘙痒，丹毒，疮肿。内服：煎汤，9～15克，鲜品60～120克。外用：捣敷，或煎水洗，或研末调敷。

验方 ①**风湿性关节炎：**陆英根、虎刺根、野荞麦根各15克，南五味子根6克，每日1剂，水煎3次，白酒为引，每6日为1个疗程。②**腰椎劳损：**陆英根、大血藤根、臭牡丹根、苦参根各300克，制草乌200克，皆洗净烘干，共研细末，红糖为丸，每次10～15克，每日2次。③**跌打损伤：**陆英叶100克，捣碎成泥外敷伤处，又将陆英根20克酒水各半煎服，白糖为引，每日1剂。

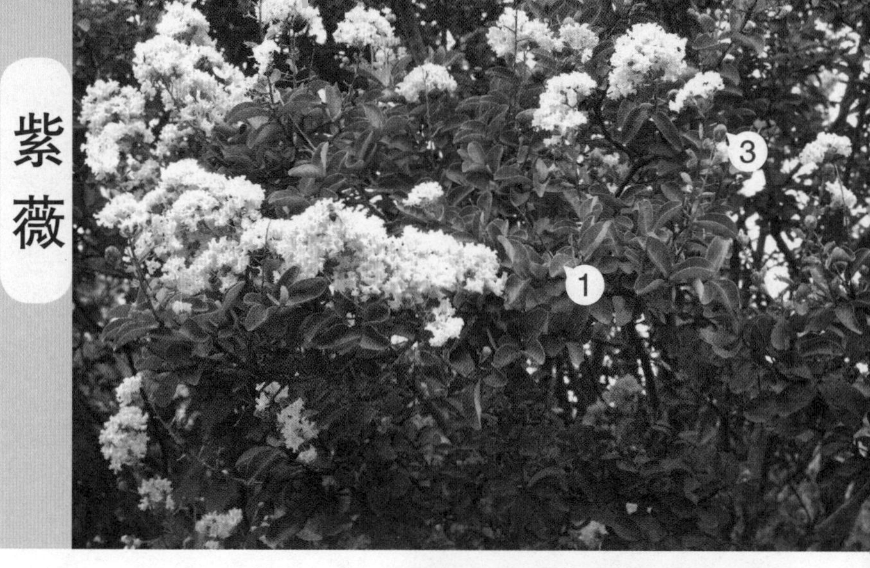

快速识别

①叶对生或近于对生，上部的互生，纸质，椭圆形至倒卵形，平滑无毛，或下面沿主脉上有毛。②圆锥状花序顶生，花淡红色或紫色，被绒毛。③蒴果圆球形。

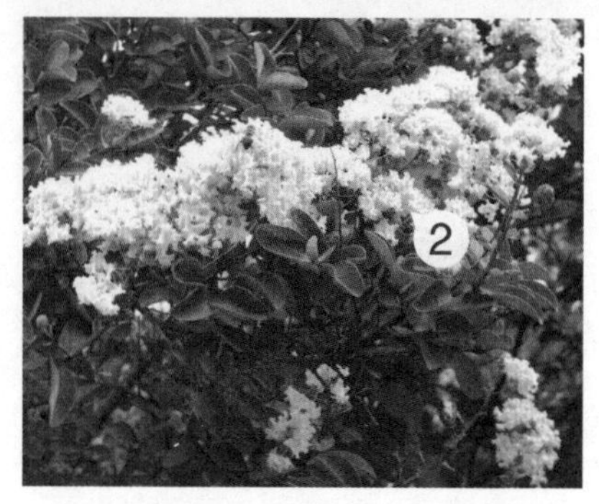

别名 搔痒树、紫荆皮、紫金标。

来源 为千屈菜科植物紫薇*Lagerstroemia indica* L.的根和树皮。

生境 多为栽培，少有野生。生长于山野丘陵地或灌木丛中。主产于河北、陕西及华东、中南、西南各地。

采收 夏、秋季采剥落的树皮，晒干；根随时可采。

功用 微苦、涩，平。活血，止血，解毒，消肿。主治各种出血，骨折，乳腺炎，湿疹，肝炎，肝硬化腹水。内服：煎汤，根15～30克。外用：研末或捣烂外敷。

验方 ①**咯血、吐血、便血：**紫薇30克，加水180毫升，蒸至80毫升，每日2次，每次30～40毫升。②**骨折：**紫薇、枇杷树根皮各30克，鲜白及、川续断各15克，煅自然铜10克，共研细粉，每日2次，每次3克。③**乳腺炎：**鲜紫薇叶适量，捣烂外敷。

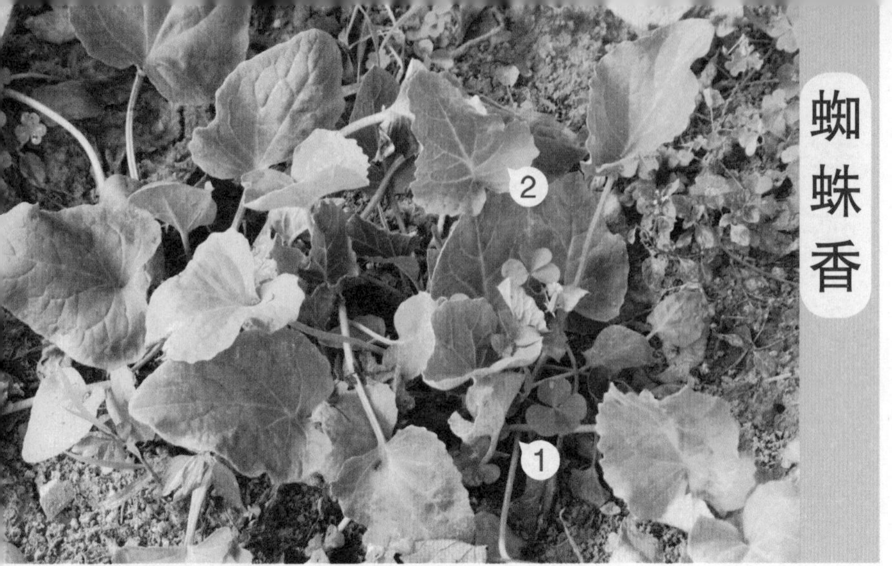

蜘蛛香

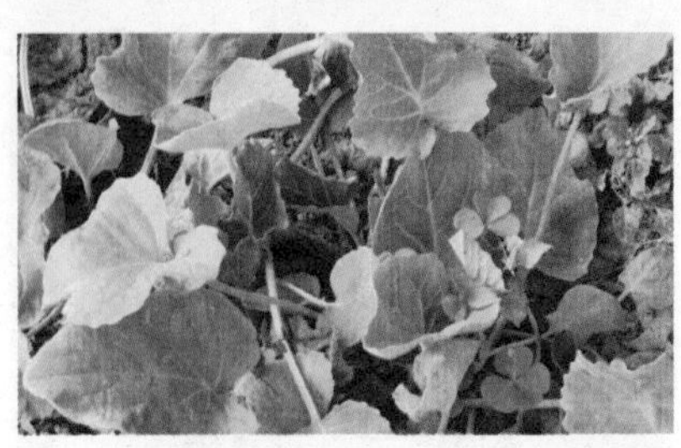

快速识别

①根状茎横走，肥厚，节间紧密，黄褐色，有特异香气。②基生叶发达，卵状心形，先端短尖，基部心形，边缘锯齿或波状；茎生叶宽卵形或3出复叶状。

别名 香草、乌参、臭药、马蹄香、土细辛、养血莲、养心莲、猫儿屎、老虎七、心叶缬草。

来源 为败酱科植物蜘蛛草*Valeriana jatamansi* Jones的根状茎及根。

生境 生长于疏林或溪边。主产于陕西、河南、湖北、湖南、四川、重庆、贵州、云南和西藏。

采收 秋、冬季采挖，去残叶，洗净晒干。

功用 辛、微苦，温。消食健胃，理气止痛，消炎止泻，祛风除湿。主治腹胀腹痛，呕吐泄泻，小儿疳积，风寒湿痹，下肢水肿，月经不调；外用治跌打损伤，疮疖。内服：煎汤，3～9克。外用：磨汁涂，或捣敷。

验方 **①跌打损伤、筋骨痛、咳嗽：**蜘蛛香9克，泡酒服。**②毒疮：**蜘蛛香磨醋，外擦患处。**③感冒：**蜘蛛香15克，生姜9克，煨水服。**④胃气痛：**蜘蛛香3克，切细，开水吞服；或蜘蛛香9克，煨水服。**⑤呕泻腹痛：**蜘蛛香、石菖蒲根各适量，用瓦罐炖酒服。**⑥风湿麻木：**蜘蛛香50克，煨水服，并用药渣搽患处。**⑦咳嗽：**蜘蛛香、猪獠参、猪鬃草、岩白菜各适量，炖猪心肺服。

魔芋

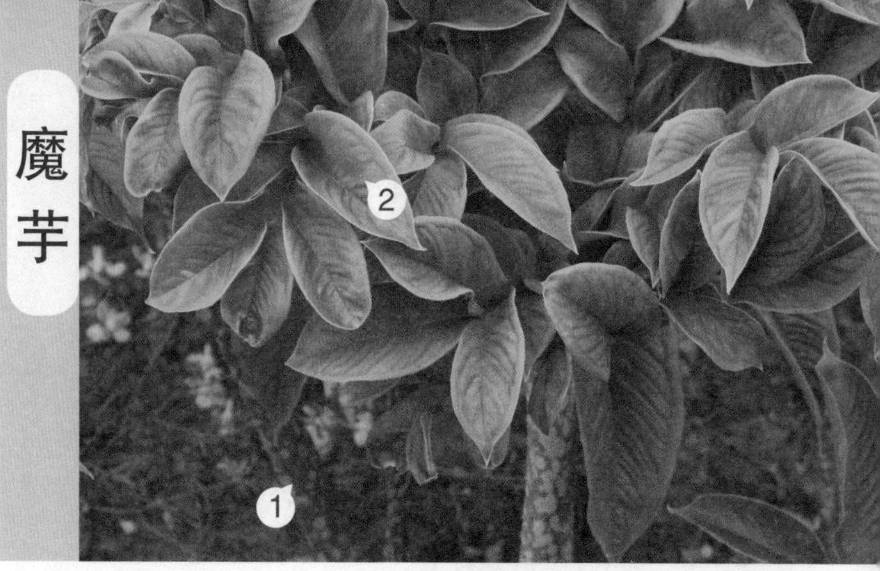

快速识别

①块茎扁球形，巨大。②叶柄粗壮，具暗紫斑块；掌状复叶，小叶又羽状全裂，小裂片披针形，先端尖，基部楔形。③佛焰苞大，广卵形，下部筒状，暗紫色，具绿纹。

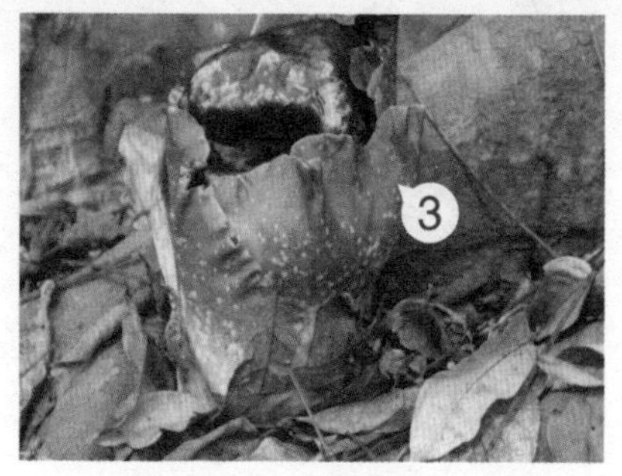

别名 蒟蒻、花杆莲、麻芋子、花伞把、花杆南星。

来源 为天南星科植物魔芋*Anorphophallus konjac* K. Koch的块茎。

生境 生长于疏林下、林缘、溪边，或栽培于庭院。主产于我国东南至西南各地。

采收 夏、秋季采挖，除去地上茎叶及须根，洗净，阴凉处风干。

功用 辛，寒；有毒。化痰消积，解毒散结，行瘀止痛。主治痰嗽，积滞，疟疾，淋巴结结核，癥瘕，跌打损伤，痈肿，疔疮，丹毒，烫火伤，蛇咬伤。内服：煎汤，9～15克（需久煎2小时以上）。外用：捣敷或磨醋涂。

验方 ①**脑肿瘤：**魔芋30克，苍耳草、贯众各20克，蒲黄、重楼各15克，水煎服，每日1剂，连服10～30剂。②**宫颈癌：**魔芋30克，阿魏10克，芙蓉叶20克，穿心莲12克，水煎服，每日1剂，连服30～60剂。

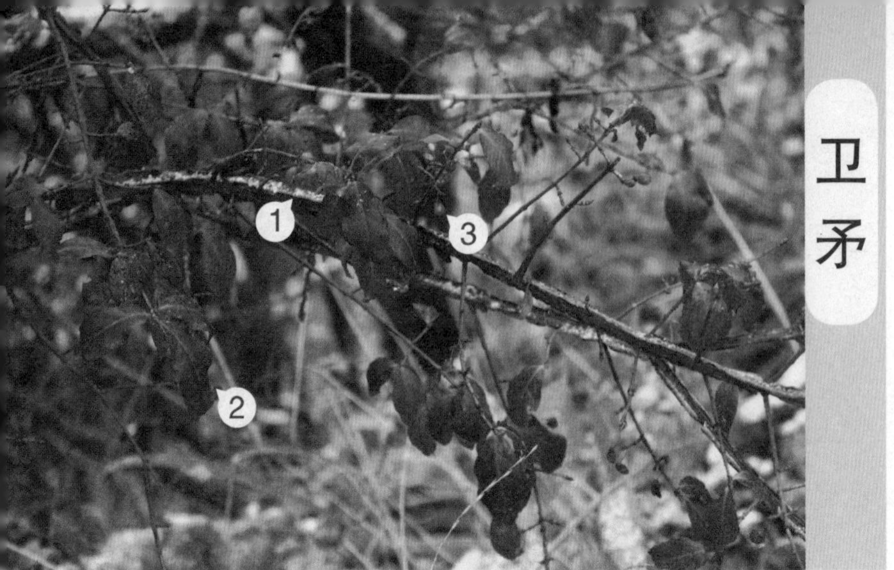

卫矛

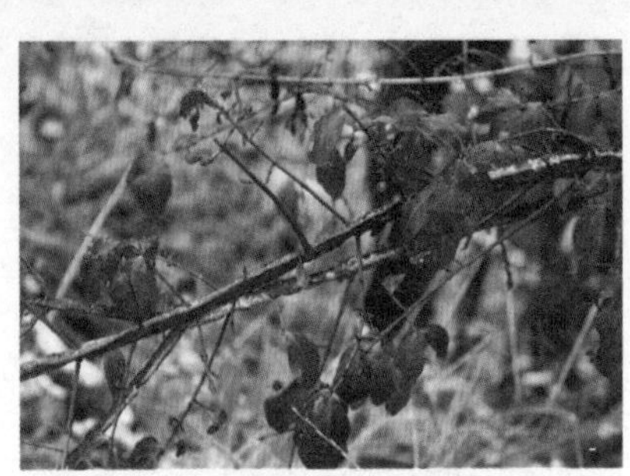

快速识别

①小枝四棱形，有2～4排木栓质的阔翅。②叶对生，叶片倒卵形至椭圆形，两头尖，很少钝圆，边缘有细尖锯齿；早春初发时及初秋霜后变紫红色。③蒴果棕紫色，4深裂。

别名 鬼箭羽、麻药、八树、篦梳风。

来源 为卫矛科植物卫矛*Euonymus alatus* (Thunb.) Sieb.的根、带翅的枝及叶。

生境 生长于山间杂木林下、林缘或灌丛中。分布于长江下游至吉林、黑龙江。多为庭园栽培植物。

采收 全年采根，夏、季秋采带翅的枝及叶，晒干。

功用 苦，寒。归肝、脾经。行血通经，散瘀止痛。主治月经不调，产后瘀血腹痛，跌打损伤肿痛。内服：煎汤，6～15克；或浸酒；或入丸、散剂。外用：煎水洗。

验方 ①**腹内包块**：卫矛6克，赤芍、红花各9克，赤木3克，水煎服。②**经闭、瘀血腹痛**：卫矛9克，丹参15克，赤芍12克，益母草30克，香附9克，水煎服。③**月经不调**：卫矛茎枝15克，水煎，兑红糖服。④**血崩**：卫矛、当归、甘草各10克，水煎，日服2次。

苏木

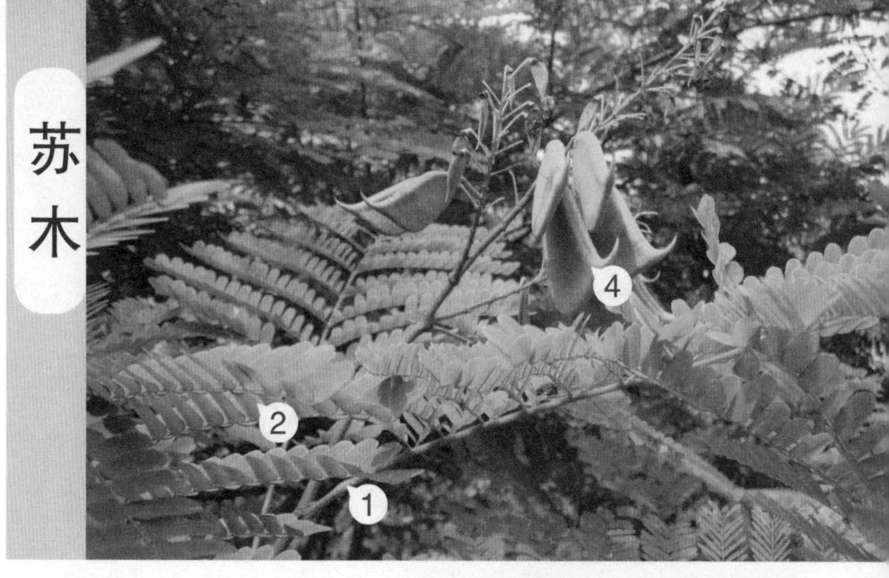

快速识别

①小枝灰绿色，具圆形凸出的皮孔。②叶为2回偶数羽状复叶；羽片对生，叶轴被柔毛。③圆锥花序，顶生，宽大多花，花黄色。④荚果长圆形，偏斜，扁平，厚革质，顶端一侧有尖喙，成熟后暗红色。

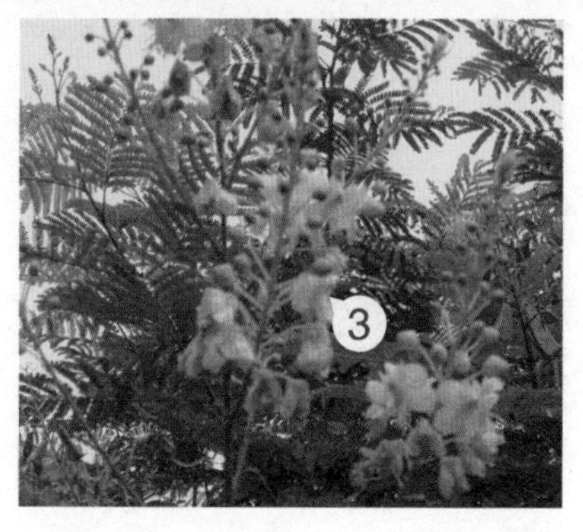

别名 苏枋、赤木、苏方、棕木、红柴、红苏木、苏方木、落文树。

来源 为豆科植物苏木*Caesalpinia sappan* L.的干燥心材。

生境 生长于山谷丛林中或栽培。主产于台湾、广东、广西、云南等地。

采收 多于秋季采伐，除去白色边材，取其中间红棕色的心材，干燥。

功用 甘、咸、辛，平。归心、肝、脾经。活血疗伤，祛瘀通经。主治经闭痛经，产后瘀阻，胸腹刺痛，外伤肿痛。内服：煎汤，3～10克。外用：适量。

验方 ①**产后气滞作喘**：苏木、人参、麦冬各适量，水煎服。②**跌打损伤**：苏木（槌烂，研）100克，用酒2000毫升，煎取1000毫升，分3服，空心、午时、夜卧各1服。③**偏坠肿痛**：苏木100克，好酒一壶，煮熟频饮。④**血晕**：苏木15克，水煎，加童便一杯，顿服。

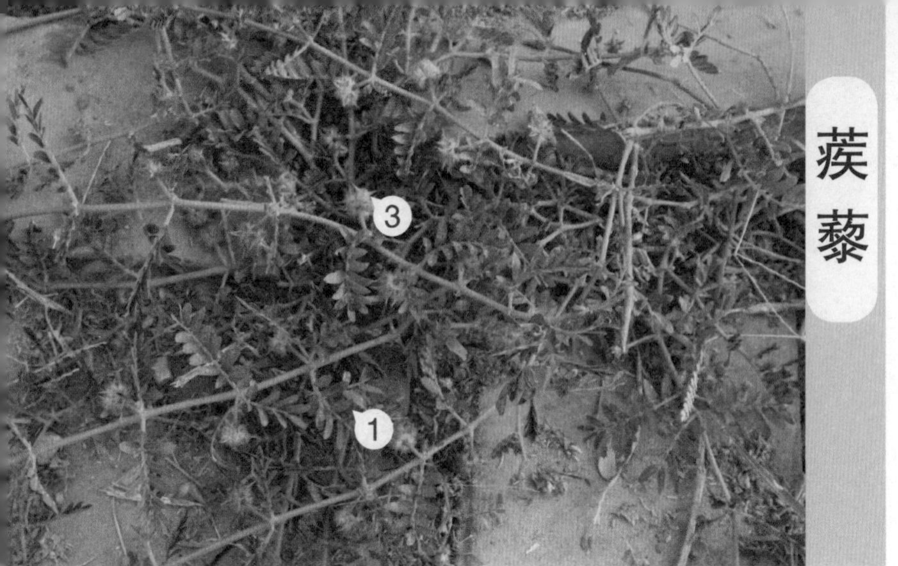

蒺藜

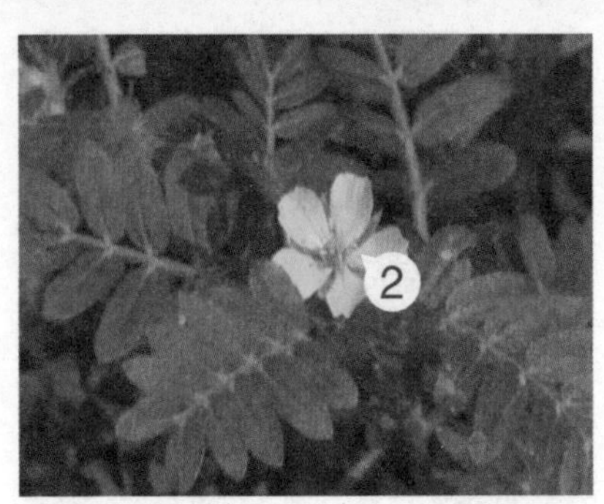

快速识别

①羽状复叶互生或对生；小叶长椭圆形，基部常偏斜，有托叶。②花腋生，萼片5；花瓣5，黄色，早落；③果实由5个分果瓣组成，无毛或被毛，中部边缘及下部各有锐刺2枚。

别名 刺蒺藜、白蒺藜、硬蒺藜。

来源 为蒺藜科植物蒺藜*Tribulus terrestris* L.的干燥成熟果实。

生境 生长于田野、路旁及河边草丛。分布于全国各地。主产于河南、河北、山东、安徽、江苏、四川、山西、陕西。

采收 秋季果实成熟时采割植株，晒干，打下果实，除去杂质。

功用 辛、苦，微温。归肝经。平肝解郁，活血祛风，明目，止痒。主治头痛眩晕，胸胁胀痛，乳闭乳痈，目赤翳障，风疹瘙痒。内服：煎汤，6～9克。

验方 ①**老年慢性支气管炎：**蒺藜，制糖浆服。②**风疹瘙痒：**蒺藜、防风、蝉蜕各9克，白鲜皮、地肤子各12克，水煎服。③**急性结膜炎：**蒺藜12克，菊花6克，青葙子、木贼、决明子各9克，水煎服。④**高血压、目赤多泪：**蒺藜15克，菊花12克，决明子30克，甘草6克，水煎服。

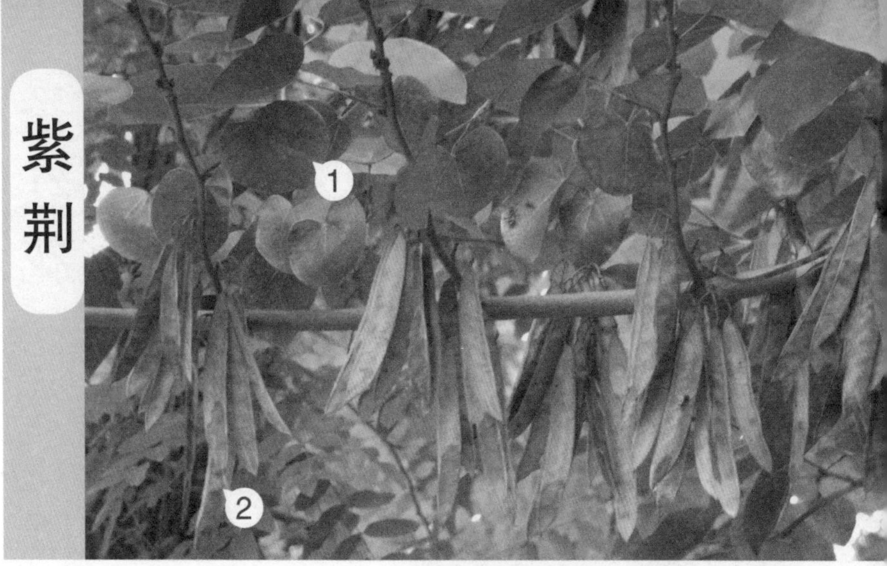

快速识别

①单叶互生，叶片近圆形，先端急尖或骤尖，基部深心形，上面无毛，下面叶脉有细毛，全缘。②荚果狭长方形，扁平，沿腹缝线有狭翅，暗褐色。

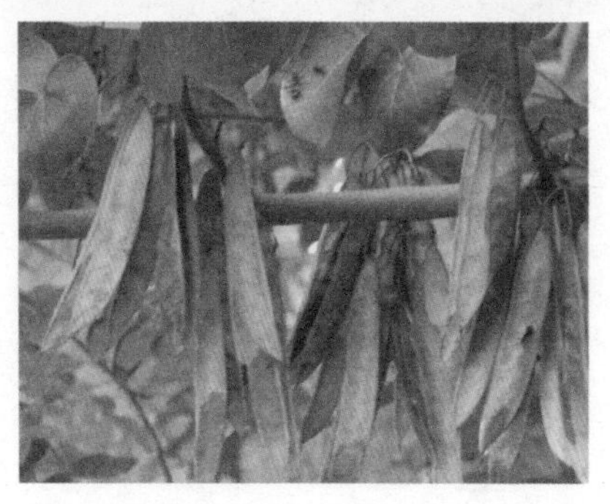

别名 乌桑、箩筐树、紫金盘、扁头翁。

来源 为豆科植物紫荆*Cercis chinensis* Bunge的树皮及叶。

生境 生长于山野或栽培于庭园。分布于全国大部分地区。主产于四川、河南、湖南、湖北、江西等地。

采收 4～5月采花，晒干；7～8月采收树皮，刷去泥沙，晒干。

功用 苦，平。归肝、脾经。活血通经，消肿解毒。主治风寒湿痹，闭经，尿路感染，痈肿癣疥，跌打损伤，虫蛇咬伤。内服：煎汤，树皮6～15克，叶3～6克。外用：研末敷。

验方 ①**鼻中疳疮：**紫荆花阴干为末，贴之。②**鹤膝风挛：**紫荆皮适量，老酒煎，候温常服。③**妇人血气：**紫荆皮为末，醋糊丸，如樱桃大，每酒化服1丸。④**伤眼青肿：**紫荆皮适量，小便浸7日，晒研，用生地黄汁、姜汁调敷，不肿用葱汁。

番红花

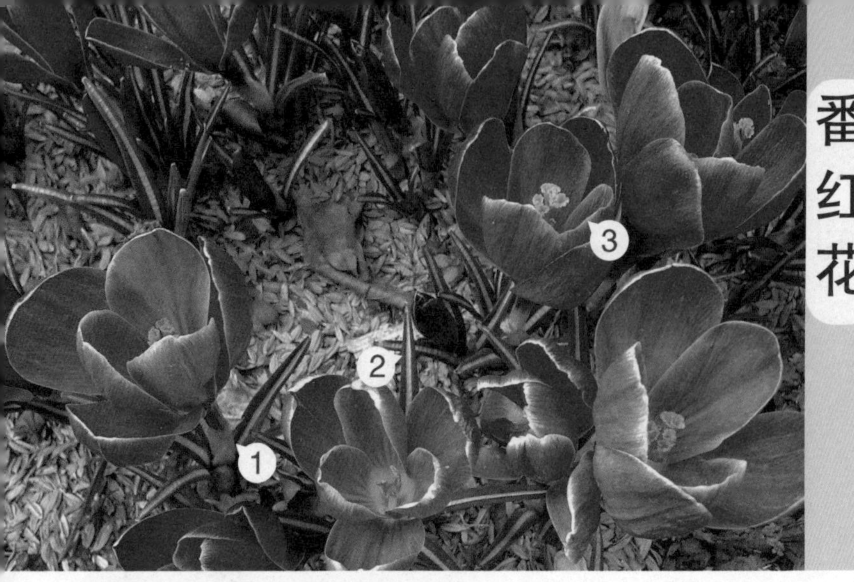

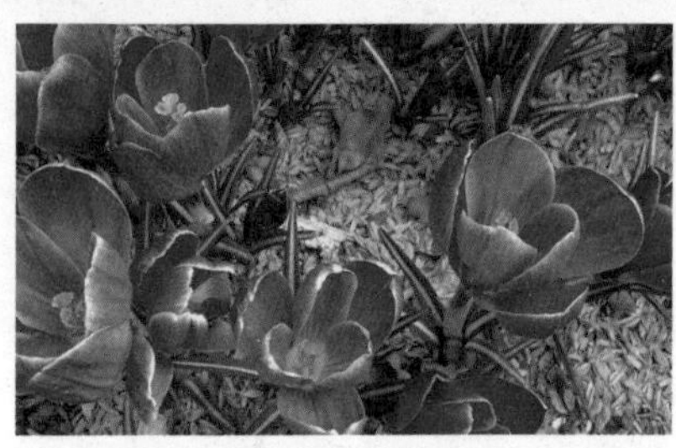

快速识别

①鳞茎扁球形，外被褐色膜质鳞叶。②叶基生，线形，先端尖，边缘反卷，具细毛。③花顶生,花被片6，倒卵圆形，淡紫色，花筒细管状；雄蕊花药黄色；雌蕊子房下位。

别名 藏红花、西红花。

来源 为鸢尾科植物番红花*Crocus sativus* L.的干燥花柱头。

生境 主产于欧洲及中亚地区。以往多由印度、伊朗经西藏或香港输入，现我国也有栽培。

采收 11月选晴天早晨采收花柱，摘下柱头，晒干或烘干。

功用 甘，寒。归心、肝经。活血祛瘀，通经，凉血解毒。主治妇女经闭、产后瘀血腹痛，跌打肿痛，尤宜于斑疹大热、疹色不红活及温热病热入血分之证。内服：煎汤，1.5～3克。

验方 ①**砸伤、扭伤、跌打肿痛：**番红花，乙醇浸，敷患处。②**痛经、闭经：**番红花、苏木、当归各适量，水煎服。③**月经不调：**番红花3克，黑豆150克，红糖90克，水煎服。④**产后瘀血：**番红花2克，牡丹皮、荷叶、当归各6克，大黄4.5克，共研末调服，每日3次，每次6克，开水送服。⑤**经闭、痛经：**番红花2克，丹参15克，益母草30克，香附12克，水煎服。⑥**跌打损伤：**番红花3克，煎汁，加白酒少许，外洗患处。

繁缕

1

2

快速识别

①匍茎纤细平卧，节上生出多数直立枝，枝圆柱形。②单叶对生；上部叶无柄，下部叶有柄；叶片卵圆形或卵形，全缘或呈波状，两面均光滑无毛。③花单生于枝腋或成顶生的聚伞花序，花瓣5，白色。

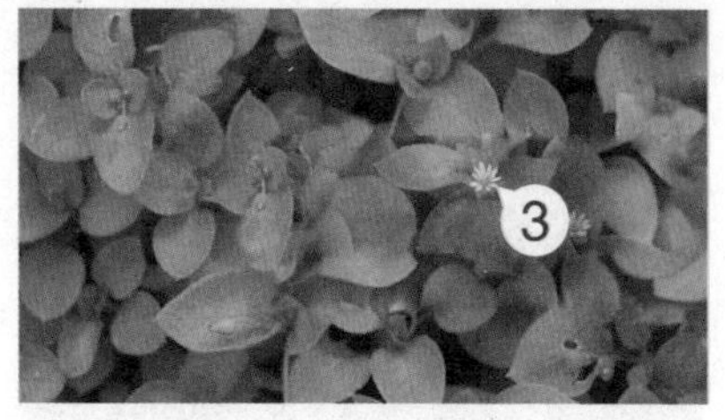

别名 繁蒌、滋草、鹅儿肠、鸡肠菜、合筋草、园酸菜、小被单草、鹅儿肠菜。

来源 为石竹科植物繁缕*Stellaria media* (L.) Cyr.的茎和叶。

生境 全国各地均有分布。

采收 4～7月花开时采收，晒干。

功用 甘、微咸，平。归脾、胃经。活血祛瘀，下乳，解毒消疮。主治痢疾，肠脓肿，肺脓肿，乳腺炎，疔疮肿毒，痔疮肿痛，出血，跌打伤痛，产后瘀滞腹痛，乳汁不下等。内服：煎汤，30～60克；或捣汁。外用：捣敷；或烧存性，研末调敷。

验方 ①**中暑呕吐：**鲜繁缕21克，檵木叶、腐婢、白牛膝各12克，水煎，饭前服。②**乌髭发：**繁缕为齑，经常食用。③**肠脓肿：**新鲜繁缕65克，洗净，切碎，捣烂煮汁，加黄酒少许，每日2次，温热饮服。④**产妇有块作痛：**繁缕草满手两把，以水煮服之，可经常饮用。⑤**痈肿、跌打损伤：**鲜繁缕120克，捣烂，甜酒适量，水煎服；跌打损伤加瓜子金根9克。外用鲜繁缕适量，酌加甜酒酿，同捣烂敷患处。

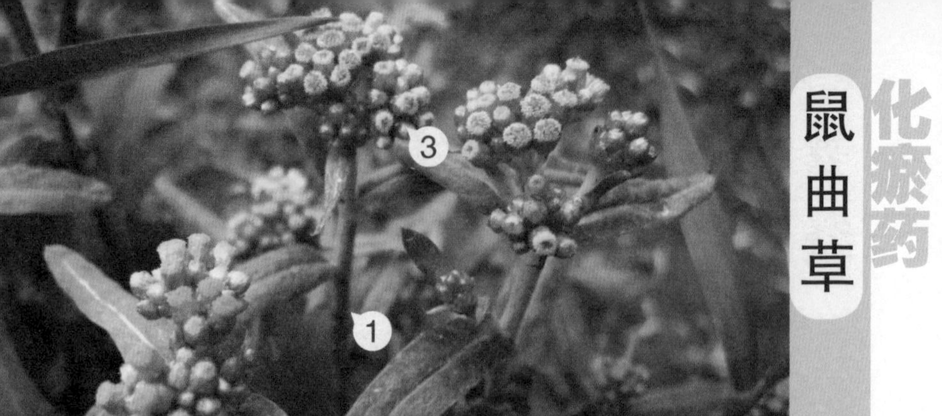

鼠曲草

化瘀药

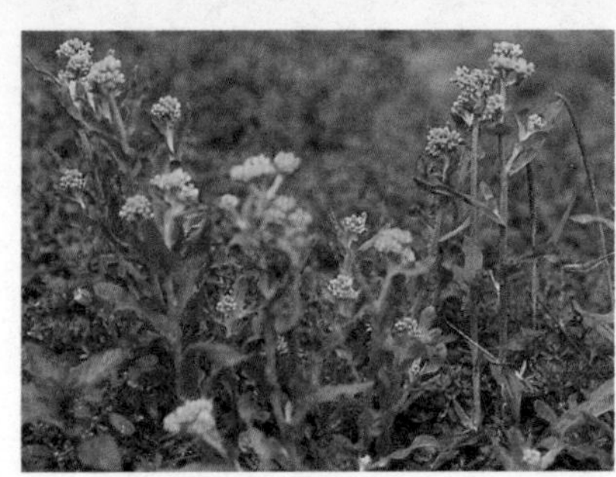

快速识别

①茎直立，密被白绵毛，通常自基部分枝。②叶互生；下部叶匙形，上部叶匙形至线形，全缘，无柄，质柔软，两面均有白色绵毛，花后基部叶凋。③头状花序顶生，排列成伞房状；总苞球状钟形，苞片多列，金黄色，干膜质；花全部管状，黄色。

别名 田艾、酒曲绒、佛耳草、清明菜、土茵陈、黄花曲草。

来源 为菊科植物鼠曲草*Gnaphalium affine* D. Don的全草。

生境 野生于田边、山坡及路边。分布于全国大部分地区。主产于江苏、上海郊区及浙江等地。

采收 春、夏季采收，洗净鲜用或晒干。

功用 甘、微酸，平。归肺经。化痰止咳，祛风除湿，解毒。主治咳喘痰多，风湿痹痛，泄泻，水肿，蚕豆病，赤白带下，痈肿疔疮，阴囊湿痒，荨麻疹，高血压。内服：煎汤，6～15克；或研末；或浸酒。外用：煎水洗或捣敷。

验方 ①**蚕豆病：**鼠曲草60克，车前草、凤尾草各30克，茵陈15克，加水1200毫升，煎成800毫升，加白糖当茶饮。②**筋骨病、脚膝肿痛、跌打损伤：**鼠曲草30～60克，水煎服。③**脾虚浮肿：**鲜鼠曲草60克，水煎服。④**无名肿痛、对口疮：**鲜鼠曲草30～60克，水煎服；另取鲜叶调米饭捣烂，敷患处。

蚌兰花

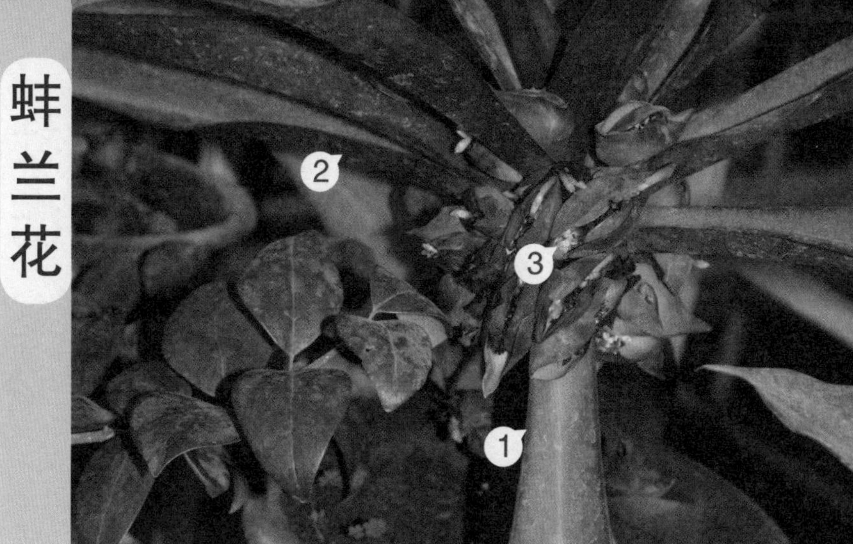

快速识别

①茎粗壮，多肉质，不分枝。②叶互生而紧贴，披针形，先端渐尖，基部鞘状，上面绿色，下面紫色。③花白色，腋生，具短柄，多数，聚生，包藏于苞片内；苞片2，蚌壳状，大而压扁，淡紫色；萼片3，长圆状披针形，分离，花瓣状；花瓣3，分离。

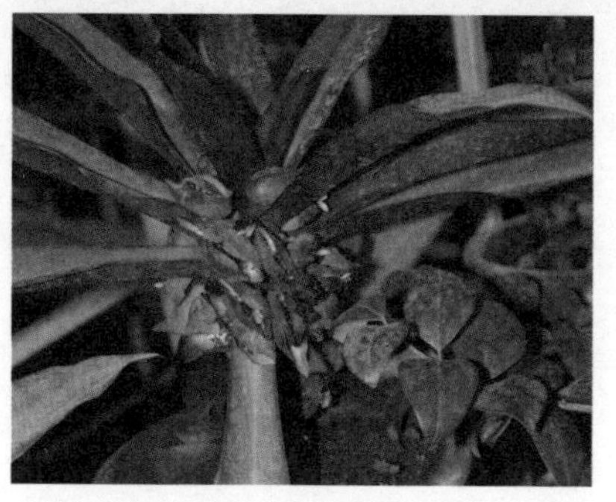

别名 蚌花、菱角花、红蚌兰花。

来源 为鸭跖草科植物紫背万年青*Rhoeo discolor* Hance的带有苞片的花序。

生境 人工栽培于庭园、花圃。我国南方各地可露天种植，其他地区多温室栽培。

采收 全年可采，鲜用或晒干；或将花蒸约10分钟，晒干。

功用 甘、淡，凉。归肺、脾经。清热化痰，凉血止痢。主治肺燥咳嗽，咯血，百日咳，淋巴结结核，痢疾，便血。内服：煎汤，20～30朵。

验方 ①**肺热燥咳、咳痰带血、百日咳、鼻衄、菌痢**：蚌兰花20～30朵，水煎服。②**跌打损伤**：蚌兰花15克，水煎服。③**肺结核咳嗽、痰中带血、颈淋巴结炎、痔疮出血**：鲜蚌兰花30克，猪瘦肉150克，水煎汤，熟后加食盐调味，饮汤食肉。

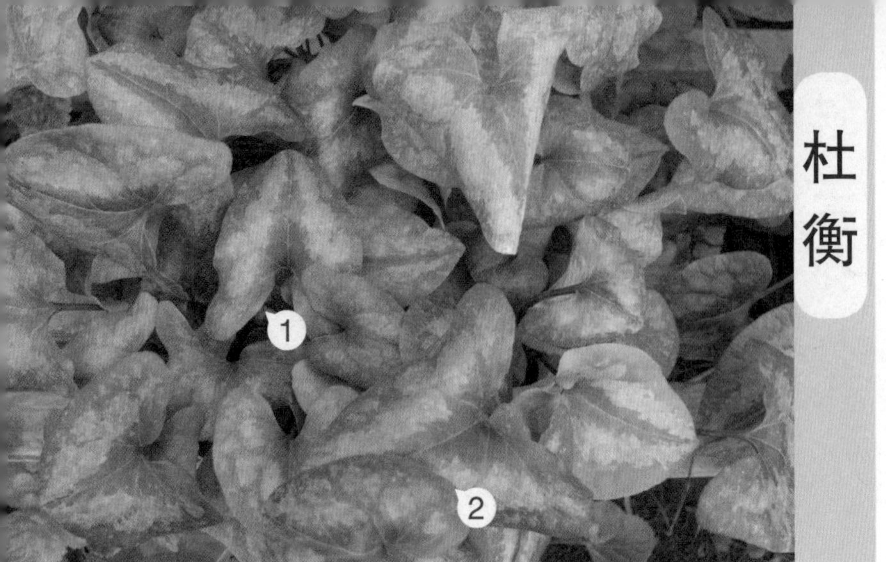

杜衡

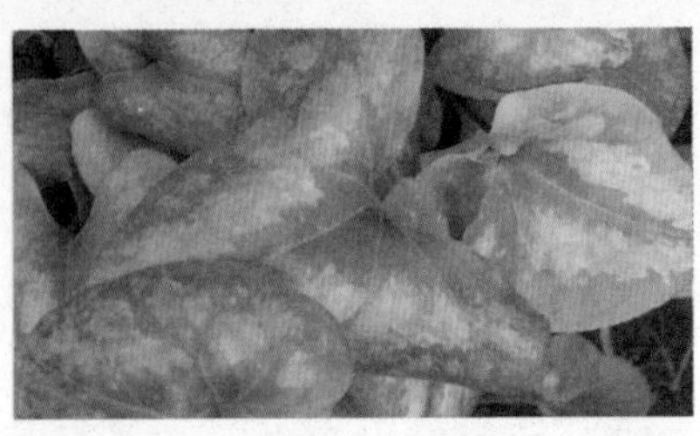

快速识别

①根状茎的节间短，下端集生多数肉质根。②叶宽心形至肾状心形，先端钝或圆，基部心形，两面略被毛，边缘及脉上密被细柔毛。

别名 土卤、杜蘅、杜葵、土杏、马蹄香、杜衡葵、土细辛、蘅薇香、南细辛。

来源 为马兜铃科植物杜衡*Asarum forbesii* Maxim.的全草。

生境 生长于阴湿有腐殖质的林下或草丛中。主产于江苏、浙江、安徽、江西、湖南等地。

采收 春、夏季采挖收集全草，洗去泥土，晒干。

功用 辛，温。归肺、肝、肾、膀胱经。散风逐寒，消痰行水，活血，平喘，定痛。主治风寒感冒，痰饮喘咳，水肿，风湿，跌打损伤，头疼，龋齿痛，痧气腹痛。内服：煎汤，1.5～6克；研末，0.6～3克；或浸酒。外用：研末吹鼻，或鲜品捣敷。

验方 ①**疮毒：**杜衡根、青蓬叶各3～6克，捣烂敷患处。②**蛀齿疼痛：**杜衡鲜叶捻烂，塞入蛀孔中。③**哮喘：**杜衡，焙干研为细末，每服6～9克，如正发时，用淡醋调下，少时吐出痰涎为效。④**暑天发疹：**杜衡根适量，研粉，开水吞服。⑤**损伤疼痛及蛇咬伤：**杜衡研末，每次吞服0.5克；外用鲜杜衡，捣敷患处。

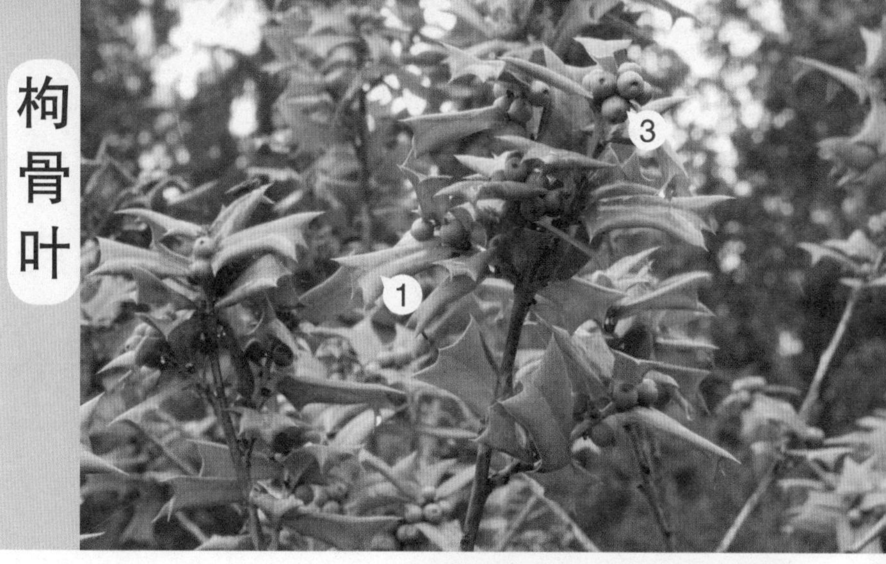

快速识别

①单叶互生，硬革质，长椭圆状直方形，先端具3个硬刺，中央的刺尖向下反曲，基部各边具有1刺，有时中间左右各生1刺，老树上叶有短柄。②伞形花序腋生，花小，黄绿色。③核果椭圆形，鲜红色。

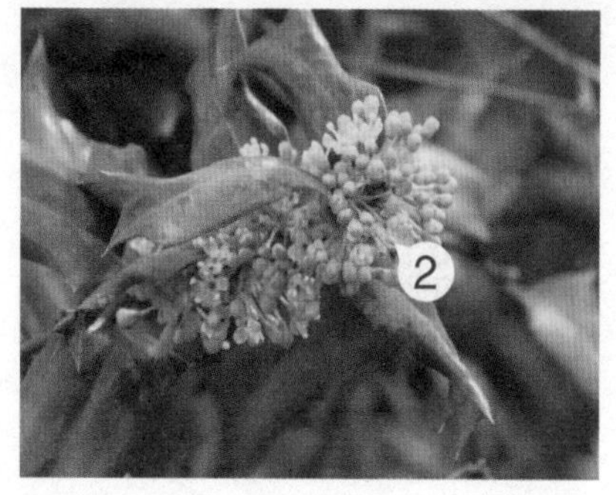

别名 功劳叶、八角刺、苦丁茶、鸟不宿。

来源 为冬青科植树枸骨*Ilex cornuta* Lindl. et Paxt.的干燥叶。

生境 生长于山坡、溪间、路旁的杂木林或灌木林。多有栽培。主产于河南、湖北、安徽、江苏等地。

采收 8~10月采收，拣去细枝，晒干。

功用 苦，凉。归肝、肾经。补肝肾，养气血，祛风湿，滋阴，清热生津。主治肺结核咯血，肝肾阴虚，头晕耳鸣，腰膝酸痛。内服：煎汤，9~15克；或浸酒或熬膏。外用：捣汁或煎膏涂敷。

验方 ①**头痛**：枸骨叶制成茶，泡饮。②**风湿性关节炎**：鲜枸骨叶120克，浸酒饮。③**肺结核**：枸骨嫩叶50克，烘干，开水泡，代茶饮。④**肺结核咯血**：枸骨叶、沙参、麦冬、桑白皮各9~15克，水煎服。⑤**神经性头痛**：枸骨叶15克，水煎代茶饮。

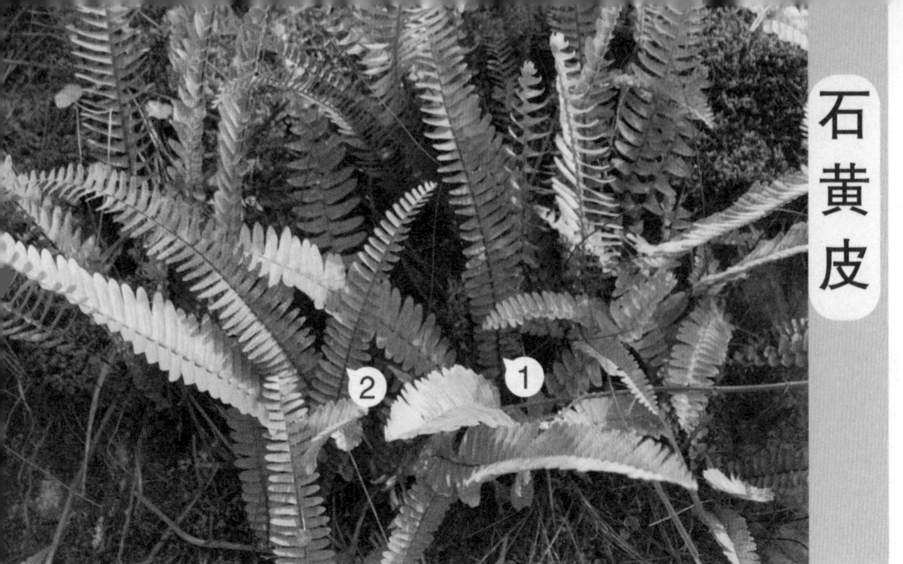

石黄皮

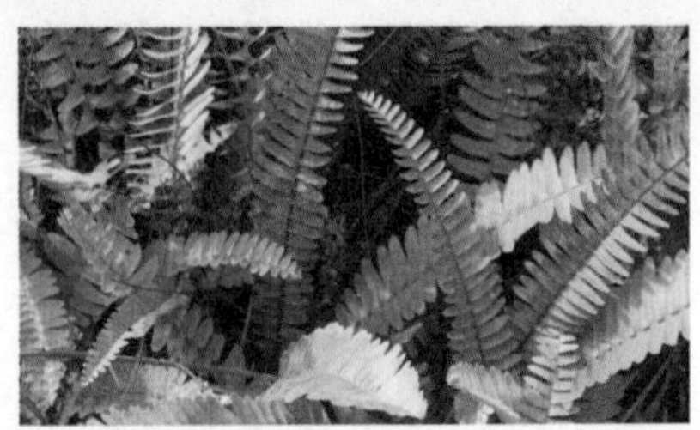

快速识别

①根茎近直立，主轴与根茎上密被钻状披针形鳞片，匍匐茎、叶柄和叶轴疏生钻形鳞片。②叶簇生，有叶柄；叶片革质，光滑无毛，披针形，基部渐变狭，1回羽状；羽片无柄，互生。

别名 肾蕨、圆羊齿。

来源 为骨碎补科植物肾蕨*Nephrolepis cordifolia* (L.) Presl的叶或全草。

生境 生长于山岩、溪边等阴湿处。主产于西南及广东、广西、海南、福建、台湾等地。

采收 全年可采，除去鳞片，洗净鲜用或晒干备用。

功用 甘、淡、微涩，微凉。归肝、肾、胃、小肠经。清热利湿，通淋止咳，消肿解毒。主治感冒发热，肺热咳嗽，黄疸，淋浊，小便涩痛，泄泻，痢疾，带下，疝气，乳腺炎，淋巴结结核，烫伤，刀伤，体癣，睾丸炎。内服：煎汤，6～15克，鲜品30～60克。外用：鲜全草或根茎捣敷。

验方 ①**睾丸炎**：鲜石黄皮30克，或加牛筋草鲜根30克，荔枝干10粒，酒水煎服。②**乳腺炎**：石黄皮全草适量，捣敷患处。③**小儿疳积**：鲜石黄皮、粳米各50克，同煮成稀粥，随量食用。④**泌尿系统感染**：鲜石黄皮50克，拍碎，煎水饮用。⑤**咳嗽**：石黄皮、罗汉果、杏仁各适量，水煎代茶服。

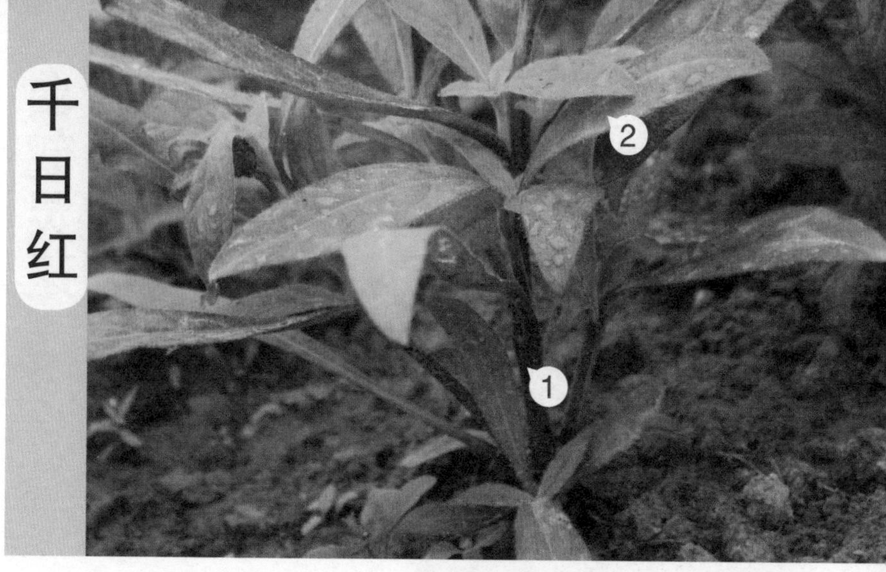

快速识别

①茎粗壮，有毛，枝微有四棱，节部较膨大，略呈紫红色。②叶对生，具短柄，椭圆形至倒卵形，先端尖或钝，基部楔形，全缘，上面粗糙具毛，下面有白软毛，边缘有纤毛。③头状花序顶生，淡紫色、深红色或白色，球形。

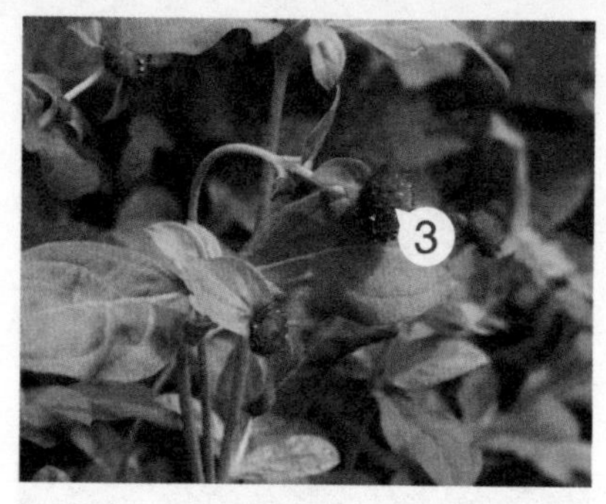

别名 百日红、千日白、千年红、蜻蜓红。

来源 为苋科植物千日红*Gomphrena globosa* L.的花或全草。

生境 全国各地均有栽培。主产于江苏、福建、四川、广西等地。

采收 夏、秋季采摘花序，晒干。

功用 甘、微咸，平。归肺、肝经。止咳平喘，清肝明目，解毒。主治咳嗽，哮喘，百日咳，小儿夜啼，目赤肿痛，肝热头晕，头痛，痢疾，疮疖。内服：煎汤，花3～9克，全草15～30克。外用：适量，捣敷；或煎水洗。

验方 ①**头风痛**：千日红花9克，马鞭草21克，水煎服。②**气喘**：千日红的花头10个，水煎，黄酒少量送服，连服3次。③**白痢**：千日红花序10个，水煎，黄酒少量送服。④**小便不利**：千日红花序3～6克，水煎服。⑤**小儿风痫**：千日红花10朵，蚱蜢干7个，加开水炖服。⑥**小儿肝热**：千日红鲜花序7～14朵，水煎服。⑦**小儿夜啼**：千日红鲜花序5朵，蝉蜕3个，菊花2克，水煎服。

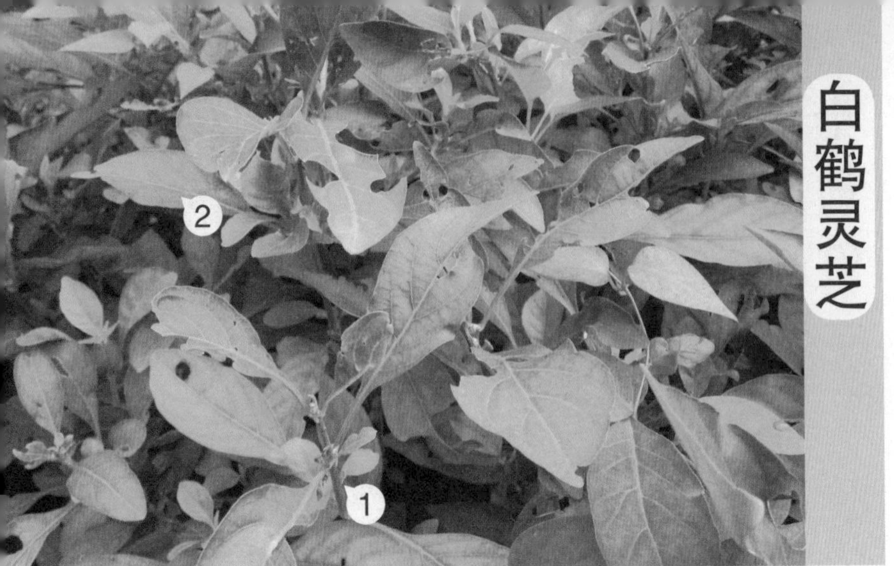

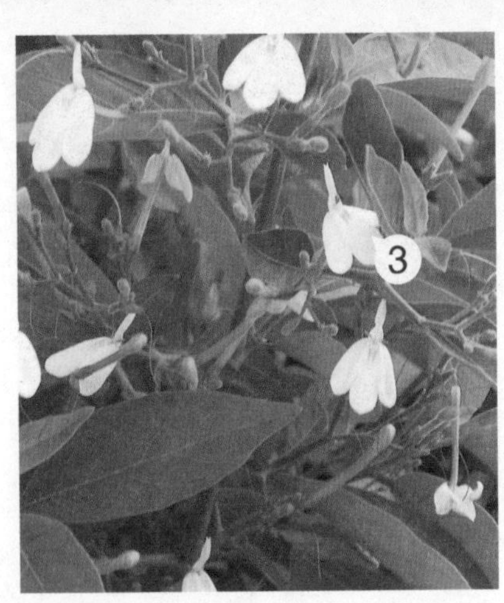

快速识别

①茎圆柱形，被毛，节稍膨大。②叶对生，椭圆形，先端稍钝，全缘，下面叶脉明显，两面有毛；有短柄。③花单生无柄，白色，二唇形。

别名 癣草、灵枝草。

来源 为爵床科植物灵枝草*Rhinacanthus nasutus* (L.) Kurz的枝和叶。

生境 栽培或野生。主产于广东、广西。

采收 全年可采，鲜用或晒干。

功用 甘、微苦，微寒。归肺、肝、胃、大肠、小肠经。清热润肺，杀虫止痒。主治劳嗽，疥癣，湿疹。内服：煎汤，10～15克。外用：捣敷。

验方 ①**早期肺结核：**鲜白鹤灵芝枝叶10克，加冰糖水煎服。②**各种体癣、湿疹：**鲜白鹤灵芝叶适量，加煤油或75%乙醇，共捣烂，涂患处。

吉祥草

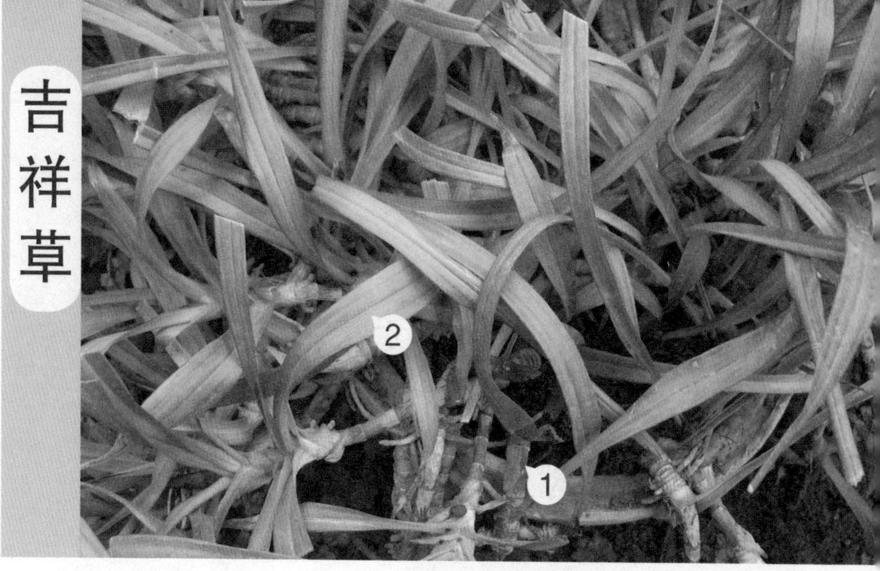

快速识别

①茎匍匐于地上，绿色，多节，节上生须根。
②叶簇生于茎顶或茎节，叶片条形至披针形，先端渐尖，向下渐狭成柄。

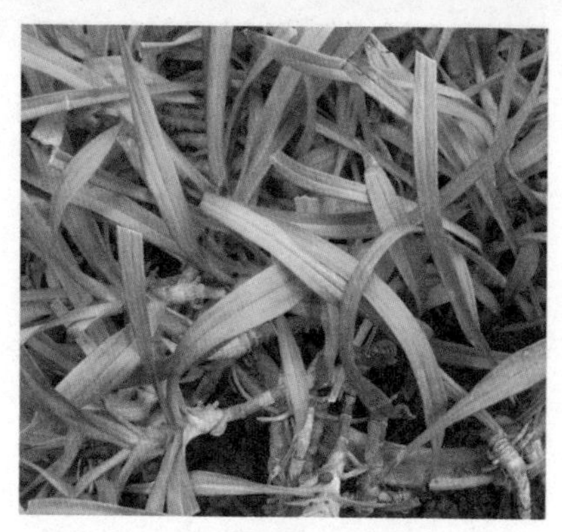

别名 小青胆、玉带草、观音草、小叶万年青。

来源 为天门冬科植物吉祥草*Reineckea carnea* (Andrews) Kunth的带根全草。

生境 生长于阴湿山坡、山谷或密林下，或栽培。主产于云南、贵州、广东、广西、四川、福建等地。

采收 全年可采，晒干。

功用 甘，凉。归肺、肝经。凉血止血，清肺止咳，解毒。主治肺结核，咳嗽咯血，慢性支气管炎，哮喘，风湿性关节炎；外用治跌打损伤，骨折。内服：煎汤，6～10克，鲜品15～30克；或捣汁、浸酒。外用：捣敷。

验方 ①**吐血、咯血：**吉祥草30克，煨水服。②**黄疸：**吉祥草30克，蒸淘米水吃。③**跌打损伤或骨折：**吉祥草、水冬瓜根皮、凤仙花秆各适量，捣绒，加酒炒热，包伤处。

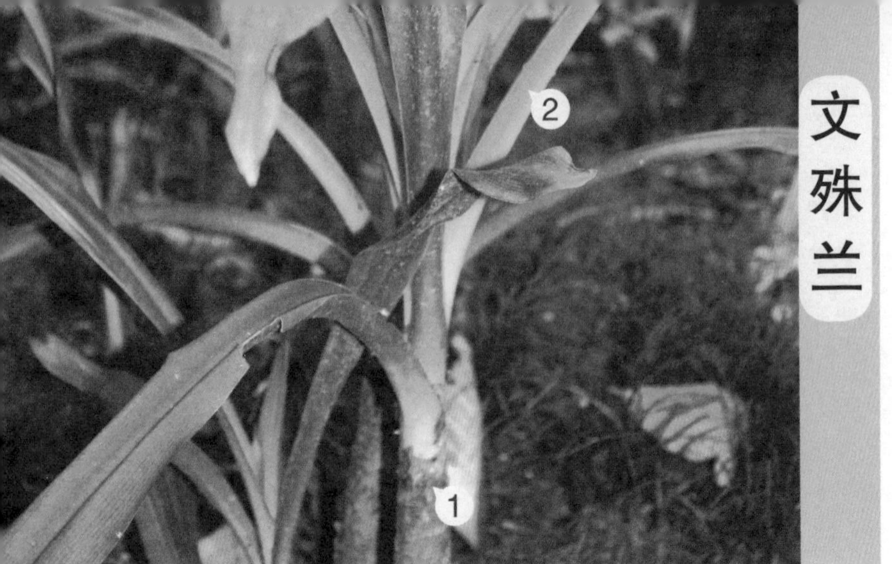

文殊兰

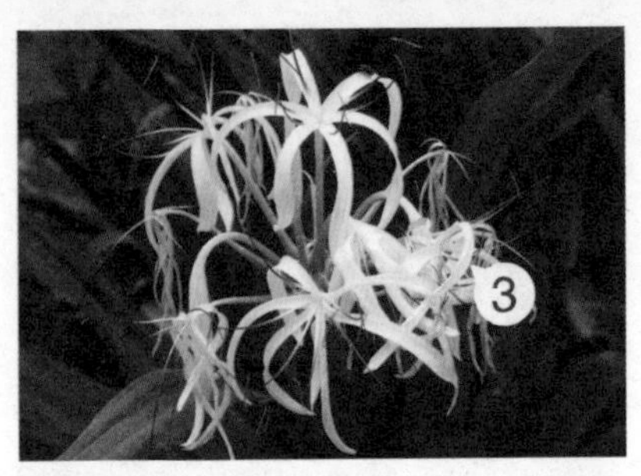

快速识别

①茎粗大，肉质。②叶多枚，肉质，舌状披针形或带状披针形，反曲下垂，有草腥味。③夏季从叶腋间生出直立的肉质花葶，伞形花序顶生。

别名 水蕉、海蕉、朱兰叶、罗裙带、白花石蒜。

来源 为石蒜科植物文殊兰*Crinum asiaticum* L. var. *sinicum* (Roxb. ex Herb.) Baker的叶和鳞茎。

生境 生长于滨海或河旁沙地以及山涧林下阴湿处。主产于福建、台湾、广东等地。

采收 全年可采，多用鲜品或洗净晒干备用。

功用 辛，凉；有小毒。解毒散瘀，消肿止痛。叶主治痈疖肿痛，跌打骨折，头痛，关节痛。鳞茎主治咳嗽，喉痛，跌打损伤。外用：鲜品捣烂敷患处。

验方 ①**皮肤溃疡：**文殊兰叶捣烂取汁，擦敷患处。②**跌扭伤筋、瘀血凝肿作痛：**文殊兰叶炒软，红酒淬入，趁微热包扎在肿处，每日换2次。③**跌打损伤、骨折：**文殊兰叶200克，水冬瓜、圆麻根各100克，捣烂包患处。④**关节酸痛：**文殊兰切碎捣烂，调麻油，烘热贴患处。

胡颓子

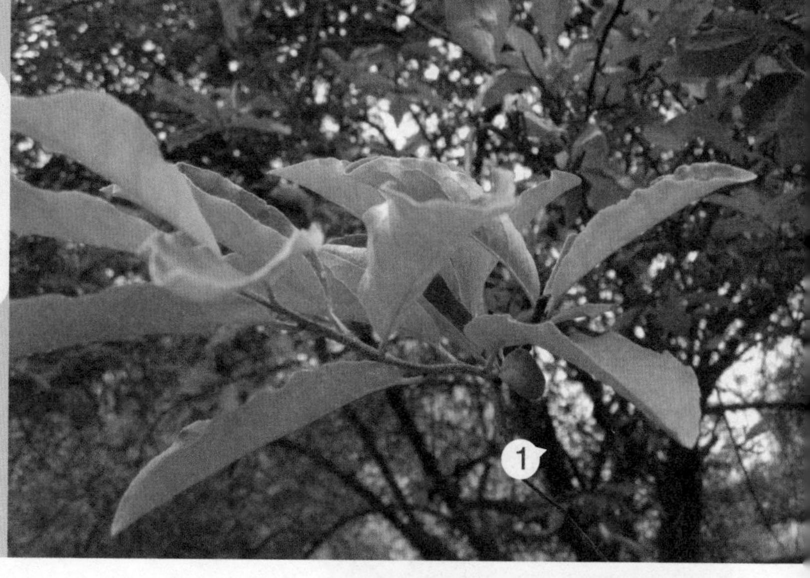

快速识别

①叶厚革质，椭圆形至长圆形，全缘或微波状，下面被银白色星状毛。②花1～5朵腋生，无花瓣；雄蕊4；子房上位，花柱无毛，柱头不裂。

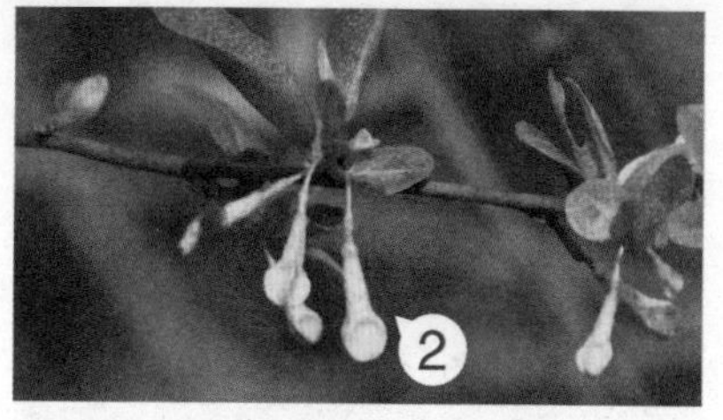

别名 四枣、柿模、半春子、半含春、羊奶奶、石滚子、甜棒锤、牛奶子根。

来源 为胡颓子科植物胡颓子*Elaeagnus pungens* Thunb.的根、叶及果实。

生境 生长于向阳山坡或路旁。分布于江苏、浙江、安徽、江西、福建、湖南、湖北、四川、重庆、贵州、陕西等地。

采收 夏季采叶，四季采根，立夏果实成熟时采果，分别晒干。

功用 酸、涩，平。归肺、胃、大肠经。根祛风利湿，行瘀止血；主治传染性肝炎，小儿疳积，风湿关节痛，咯血，吐血，便血，崩漏，带下病，跌打损伤。叶止咳平喘；主治支气管炎，咳嗽，哮喘。果消食止痢；主治肠炎，痢疾，食欲不振。内服：煎汤，9～15克。外用：煎水洗。

验方 ①**慢性支气管炎：**胡颓子叶、鬼针草各15克，水煎服。②**虚寒咳嗽、哮喘：**胡颓子叶研粉，小火炒至微黄，热米汤送服。③**肺结核咯血：**鲜胡颓子24克，冰糖15克，开水炖服。④**慢性支气管炎、支气管哮喘：**胡颓子叶、枇杷叶各15克，水煎服。

酢浆草

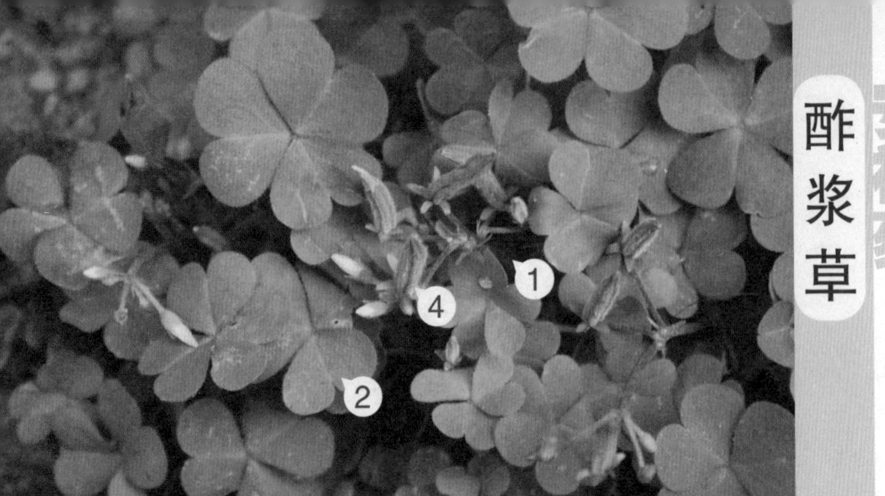

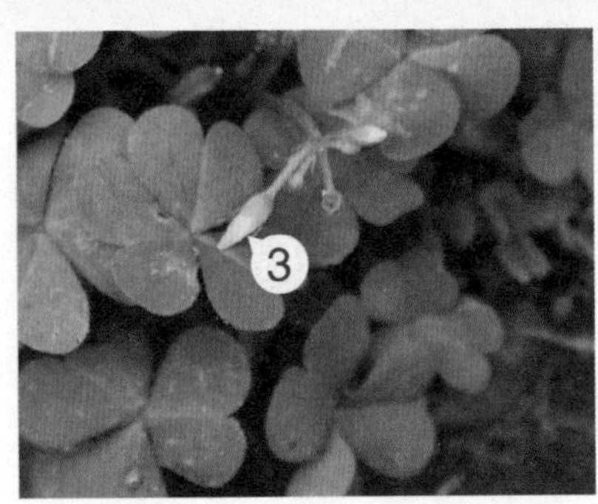

快速识别

①茎匍匐或斜升，多分枝，上被疏长毛。②叶互生，掌状复叶；托叶与叶柄连生，形小。③花1至数朵成腋生的伞形花序。④蒴果近圆柱形，有5棱，被柔毛。

别名 酸浆草、酸酸草、斑鸠酸、三叶酸。

来源 为酢浆草科植物酢浆草*Oxalis corniculata* L.的全草。

生境 生长于耕地、荒地或路旁。全国各地均有分布。

采收 四季可采，以夏、秋季有花果时采药效较好，除去泥沙，晒干。

功用 酸，寒。归大肠、小肠经。清热利湿，凉血散瘀，消肿解毒。主治感冒发热，肠炎，尿路感染，尿路结石，神经衰弱；外用治跌打损伤，毒蛇咬伤，痈肿疮疖，脚癣，湿疹，烧烫伤。内服：煎汤，6～12克，鲜品30～60克。外用：捣敷或绞汁。

验方 ①**尿血尿热：**酢浆草取汁，入蜜同服。②**尿结石：**酢浆草、甜酒各60克，水煎服，每日3次。③**鼻衄：**鲜酢浆草杵烂，揉作小丸，塞鼻腔内。④**齿龈腐烂：**鲜酢浆草和盐少许，捣烂绞汁，用消毒棉花蘸汁，擦洗患处，每日3～5次。

白千层

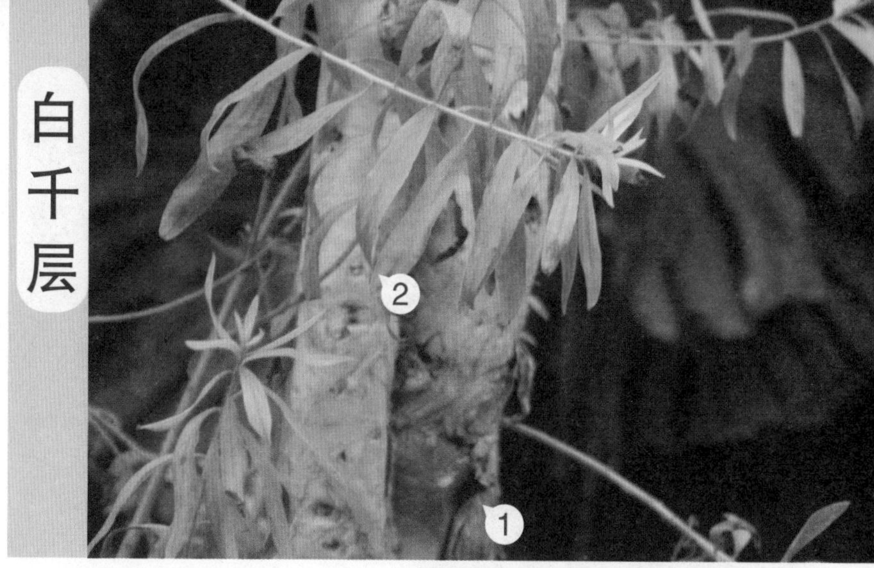

快速识别

①树皮灰白色，厚而疏松，可层层剥落。②单叶互生，有时对生，狭椭圆形或披针形，两端渐尖。

别名 玉树、千层皮。

来源 为桃金娘科植物白千层*Melaleuca leucadendron* L.的树皮。

生境 生长于较干燥的沙地上，多为栽培。主产于福建、台湾、广东、广西等地。

采收 全年可采，阴干。

功用 淡，平。安神镇静，芳香解表，祛风止痛。主治感冒发热，风湿关节痛，神经痛，肠炎腹泻；外用治过敏性皮炎，湿疹。内服：煎汤，9～15克。外用：适量，鲜叶煎水洗患处。

验方 **神经衰弱、失眠：**白千层干皮6～9克，水煎服。

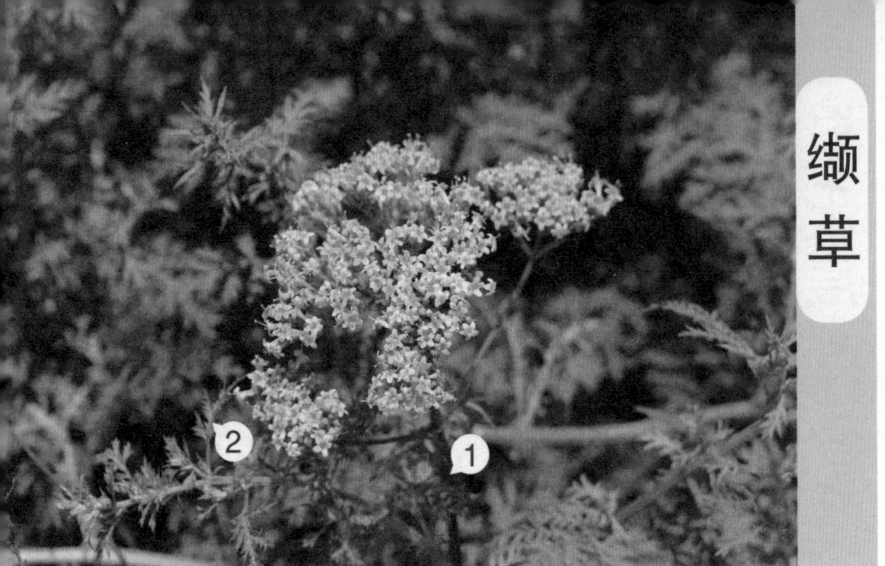

缬草

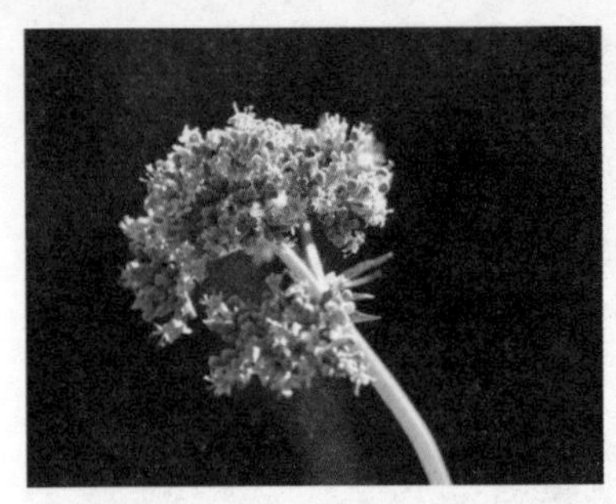

快速识别

①茎直立，有纵条纹，具纺锤状根茎或多数细长须根。②基生叶丛出，长卵形，为奇数羽状复叶或不规则深裂；茎生叶对生，无柄抱茎，奇数羽状全裂，全缘或具不规则粗齿。

别名 臭草、拔地麻、鹿子草、小救驾。

来源 为败酱科植物缬草*Valeriana officinalis* L.的干燥根及根茎。

生境 生长于山坡草地，适于酸性肥沃土壤。主产于陕西、甘肃、青海、新疆、四川、重庆、河北、河南、山东、山西、福建、台湾、湖北等地。

采收 秋季采集，去净秧苗及泥土，晒干。

功用 辛、苦，温。归心、肝经。安心神。主治心神不安，心悸失眠，癫狂，神经官能症，风湿痹痛，痛经，经闭，跌打损伤。内服：煎汤，3～9克；或研末；或浸酒。外用：适量，研末调敷。

验方 ①**神经衰弱及神经病：**缬草、五味子各适量，水煎服或浸酒服。②**腰痛、腿痛、腹痛、跌打损伤、心悸、神经衰弱：**缬草3克，研为细末，水冲服。③**神经官能症：**缬草10克，五味子、合欢皮各3克，酒125毫升，浸泡7日，每次10毫升，每日3次。

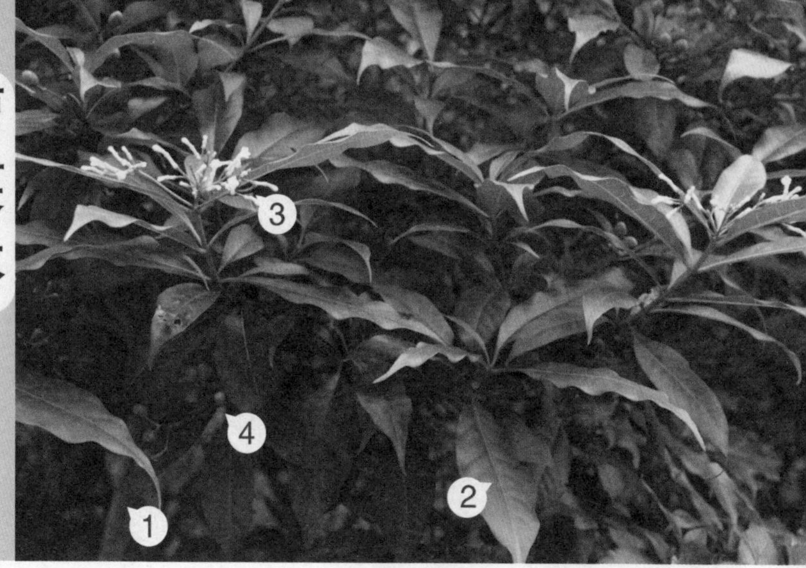

快速识别

①小枝淡灰褐色，疏生圆点状的皮孔。②叶3~4片轮生，稀对生，长椭圆状披针形，先端长尖，基部楔形，全缘或略带波状。③聚伞花序呈三叉状分歧，腋生或顶生；花小，白色。④核果卵圆形至椭圆形，熟后黑色。

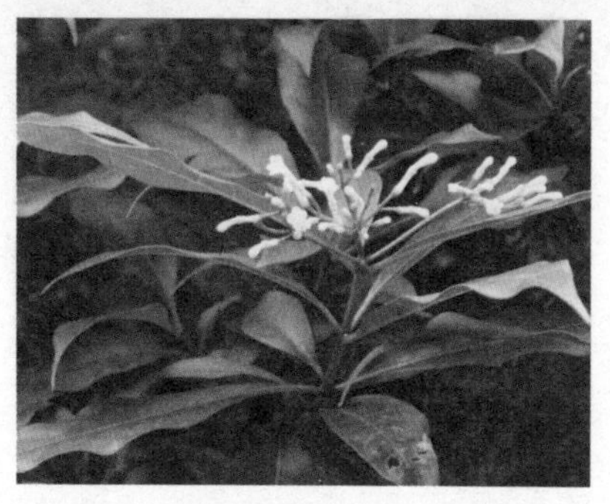

别名 十八爪、山辣椒、萝芙藤、鱼胆木、火烙木、通骨消、甘榕木、三叉虎、地郎伞。

来源 为夹竹桃科植物萝芙木*Rauvolfia verticillata* (Lour.) Baill.的根。

生境 生长于低山区丘陵地或溪边的灌木丛及小树林中。主产于广西、广东、福建、台湾、云南、贵州等地。

采收 秋、冬季采根，洗净泥土，切片晒干。

功用 苦、微辛，凉。清热，降压，宁神。主治感冒发热，头痛身疼，咽喉肿痛，高血压，眩晕，失眠。内服：煎汤，10~30克。外用：鲜品捣敷。

验方 ①**感冒头痛、身骨疼**：萝芙木根9~15克，水煎服。②**高血压**：萝芙木根15~30克，水煎冲酒服。③**腰痛**：萝芙木根30克，泡酒服。④**喉痛**：萝芙木根适量，切细，含嚼。

千斤拔

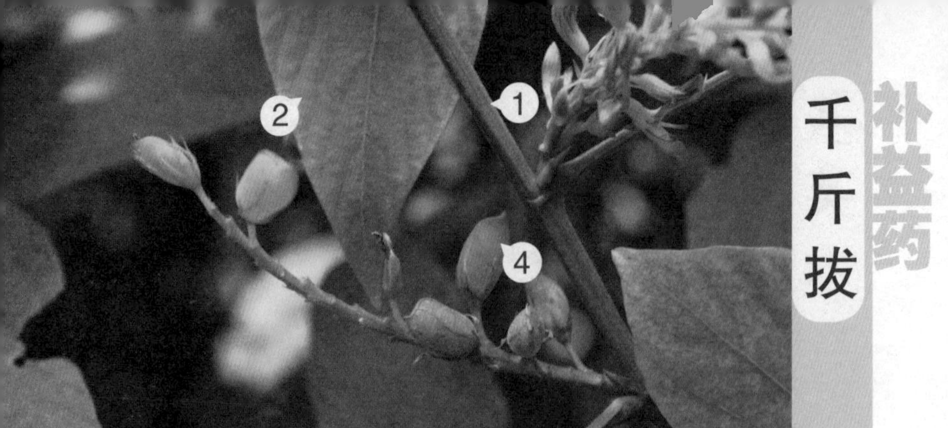

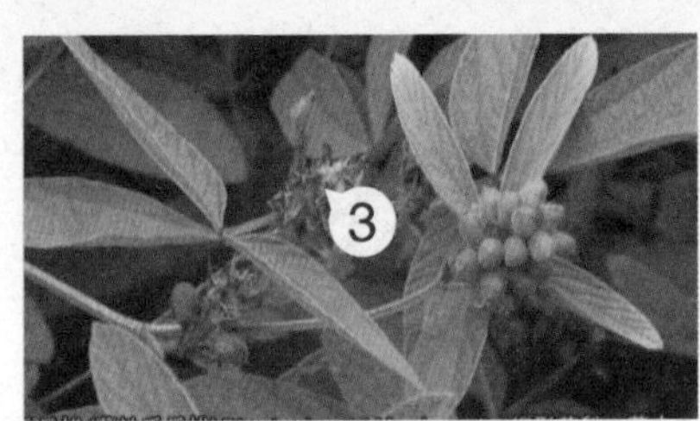

快速识别

①茎多枝而被短毛，幼时四棱形。② 3出复叶互生。③秋季叶腋抽出总状花序，蝶形花冠红紫色。④荚果矩圆形，浅黄色。

别名 一条根、老鼠尾、吊马墩、吊马桩、金牛尾、箭根、钉地根、土黄芩。

来源 为豆科植物千斤拔*Fleminga prostrata* C. Y. Wu的根。

生境 生长于山坡草丛中。分布于福建、台湾、广西、广东、湖北、贵州、江西等地。主产于广东、广西、四川等地。

采收 春、秋季采挖，洗净切片晒干，也可鲜用。

功用 甘，微温。祛风湿，强腰膝。主治风湿性关节炎，腰腿痛，腰肌劳损，带下病，跌打损伤。内服：煎汤，15～30克。外用：磨汁涂或研末调敷。

验方 ①**风湿筋骨痛及产后关节痛**：千斤拔每次20～30克，同猪蹄1具，以酒、水各半炖烂，去渣，食肉及汤。②**慢性肾炎**：千斤拔30～60克，水煎服。③**咳嗽**：千斤拔鲜根30～60克，水煎服。④**跌打损伤**：千斤拔20～30克，酒、水各半煎服。⑤**妇人带下病**：千斤拔20～30克，同猪瘦肉30～60克，宽水同炖，去渣，食肉及汤。⑥**肿毒**：千斤拔适量，酒磨搽患处。

牛大力

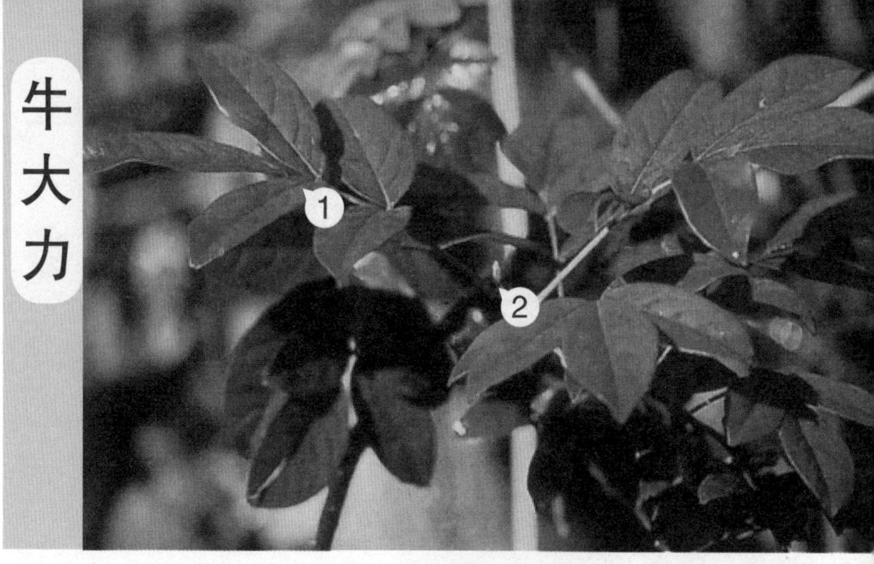

快速识别

①叶互生，三角状，具疏茸毛；小叶矩圆形至卵状披针形。②花两性，腋生，短总状花序稠密，萼披针形，花冠略长于萼，粉红色。

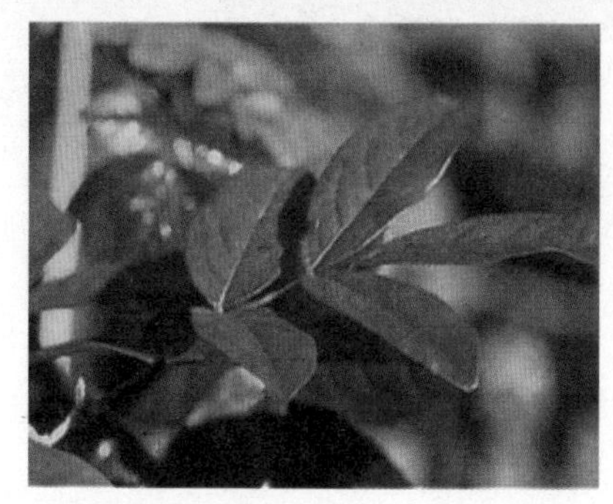

别名 猪脚笠、山莲藕、金钟根、大力薯、倒吊金钟。

来源 为豆科植物美丽崖豆藤*Millettia speciosa* Champ.的根。

生境 生长于山坡草丛中。主产于福建、台湾、广西、广东、湖北、贵州、江西等地。

采收 全年可采，以秋季挖根为佳，洗净，切片晒干或先蒸熟再晒。

功用 甘，平。归肺、肾经。补虚润肺，强筋活络。主治腰肌劳损，风湿性关节炎，肺热，肺虚咳嗽，肺结核，慢性支气管炎，慢性肝炎，遗精，带下病。内服：煎汤，30～60克。

验方 **①慢性肝炎：**牛大力藤根30克，十大功劳9克，甘草3克，水煎服。**②胸膜炎：**牛大力藤根15克，穿心莲3克，水煎服。**③喉炎：**牛大力、龙吐珠各100克，瘦肉250克，加水5碗，慢火煎取1碗服。**④高血压、高脂血症：**牛大力、千斤拔、桑寄生、鸡血藤各15克，蜜枣2粒，与猪瘦肉同炖服。

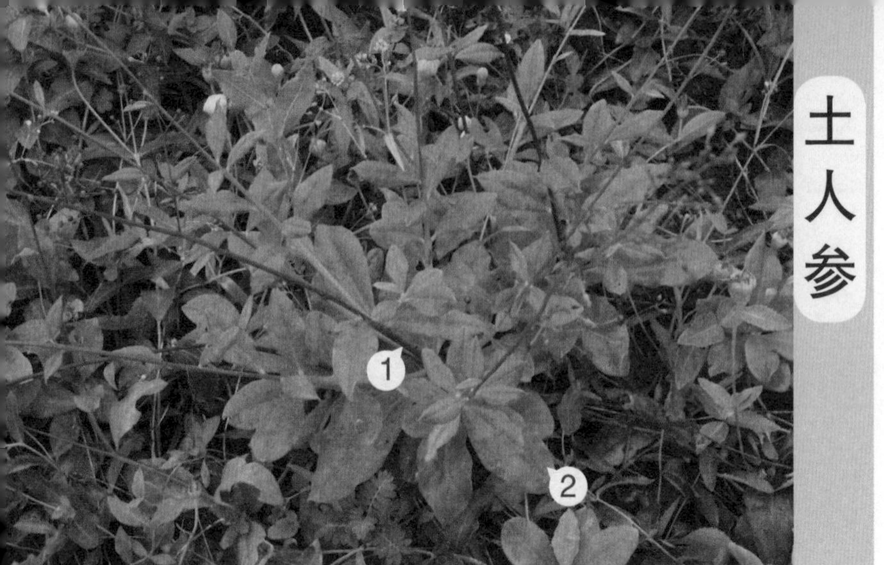

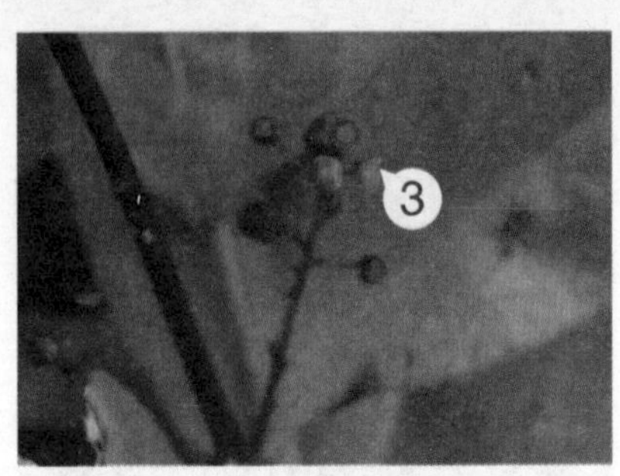

快速识别

①茎直立，下部分枝，基部稍木质化。②单叶互生。③夏季开淡紫红色小花，集成顶生或侧生疏散的圆锥花序。

土人参

别名 栌兰、锥花、桃参、土参、参草、紫人参、土洋参、土红参、土高丽参。

来源 为马齿苋科植物土人参*Talinum paniculatum* (Jacq.) Gaertn.的根。

生境 生长于田野、路边、墙脚石旁、山坡沟边等阴湿处。主产于江苏、安徽、浙江、福建、河南、广东、广西、四川、重庆、贵州、云南等地。

采收 秋、冬季挖根，洗净，晒干或蒸后晒干。

功用 甘，平。归脾、肺、肾经。健脾润肺，止咳，调经。主治脾虚劳倦，泄泻，肺劳咳痰带血，眩晕潮热，盗汗自汗，月经不调，带下。内服：煎汤，30～60克。外用：捣敷。

验方 ①**虚劳咳嗽**：土人参、隔山撬、通花根、冰糖各适量，炖鸡服。②**多尿症**：土人参30～60克，金樱根60克，共煎服，每日2～3次。③**盗汗、自汗**：土人参60克，猪肚1个，炖服。④**劳倦乏力**：土人参15～30克，加墨鱼干一只，酒水炖服。⑤**脾虚泄泻**：土人参15～30克，大枣15克，水煎服。

土党参

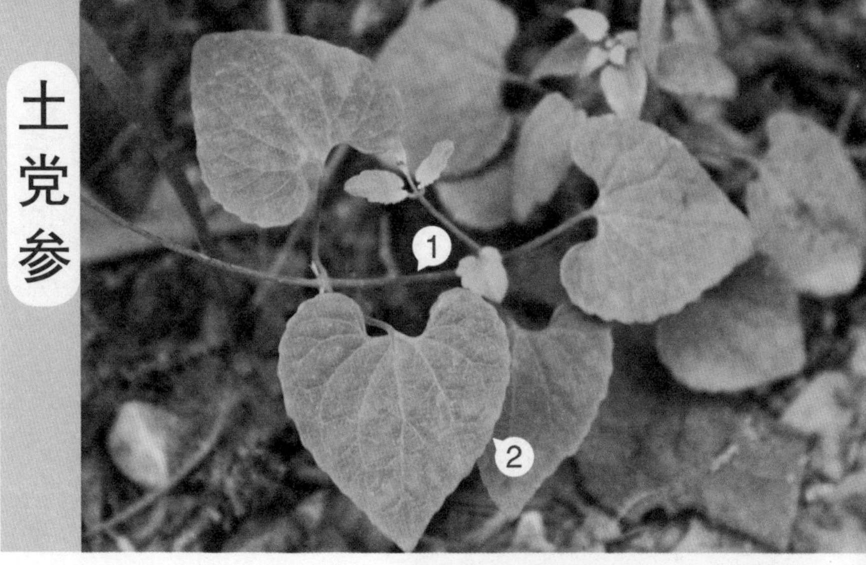

快速识别

①茎细弱，浅绿色，光滑无毛。②单叶对生，卵圆状心形，先端尖，边缘有钝锯齿，基部深心形，两面无毛。③花钟状，单生于花腋，花冠淡黄绿色。

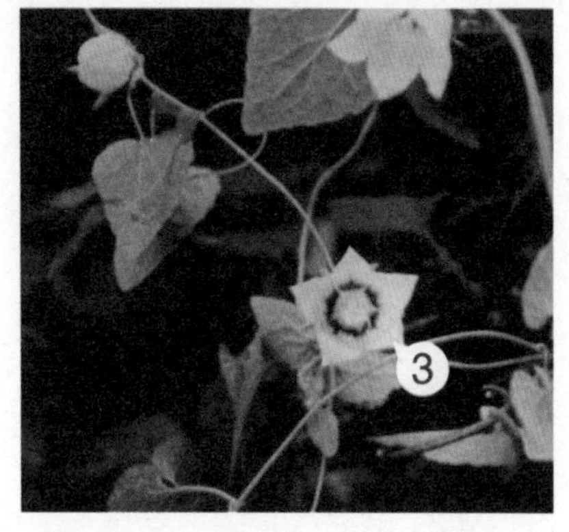

别名 奶参、土羊乳、白洋参、对月参、野党参、浮萍参、土人参、土沙参。

来源 为桔梗科植物金钱豹*Campanumoea javanica* Bl.的根。

生境 生长于低山向阳坡地上。主产于我国南部和西南部。

采收 秋季挖取根部，洗净，除去须根，晒干。

功用 甘，平。归脾、肺经。健脾益气，补肺止咳，下乳。主治虚劳内伤，气虚乏力，心悸，多汗，脾虚泄泻，带下病，乳汁不足，小儿疳积，遗尿，肺虚咳嗽。内服：煎汤，15～30克。外用：鲜品捣烂敷。

验方 ①**肺虚咳嗽：**土党参、百合、尖贝、百部、莲米、甜杏仁各适量，炖五花肉服。②**乳汁不足：**土党参、黄芪、党参、当归各适量，炖鸡服。

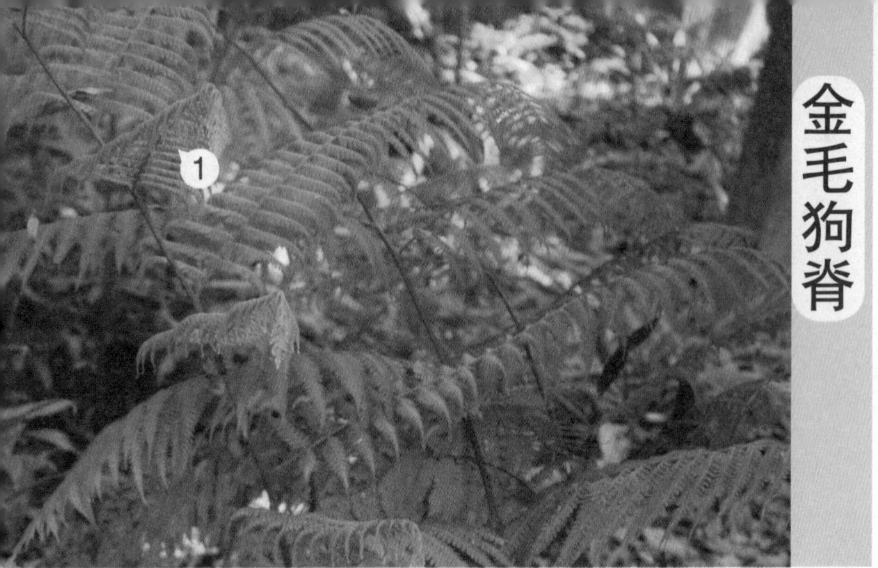

金毛狗脊

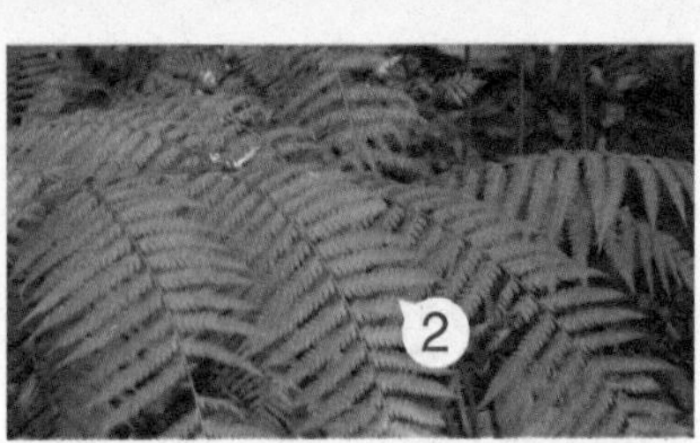

快速识别

①顶端有叶丛生。②叶宽卵状三角形，3回羽裂；末回裂片镰状披针形，边缘有浅锯齿，侧脉单一或在不育裂片上为二叉。

别名 苟脊、扶筋、狗青、黄狗头、金狗脊。

来源 为蚌壳蕨科植物金毛狗*Cibotium barometz* (L.) J. Sm.的干燥根茎。

生境 生长于山脚沟边及林下阴处酸性土上。主产于四川、重庆、广东、贵州、浙江、福建等地。均为野生。

采收 秋、冬季采挖，除去泥沙，干燥；或去硬根、叶柄及金黄色绒毛，切厚片，干燥，为“生狗脊片”；蒸后晒至六七成干，切厚片，干燥，为“熟狗脊片”。

功用 苦、甘，温。归肝、肾经。补肝肾，强腰膝，祛风湿。主治腰膝酸软，下肢无力，风湿痹痛。内服：煎汤，6～12克；或入丸、散剂。

验方 ①**骨质增生症：**金毛狗脊、熟地黄、枸杞子、川牛膝、补骨脂、桑寄生各15克，杜仲、菟丝子各12克，淫羊藿9克，水煎服。②**腰痛、脚膝痿软：**金毛狗脊、萆薢各100克，菟丝子500克，共研粉，炼蜜为丸，每次9克，每日2次。③**腰肌劳损、腰膝酸软无力：**金毛狗脊、地龙、威灵仙、穿山甲各15克，独活10克，骨碎补、补骨脂各12克，水煎服。④**风湿痹痛、手足麻木：**金毛狗脊、牛膝、木瓜、海风藤各9克，桑枝、桂枝、松节、秦艽、炒续断各6克，水煎服。

萝藦

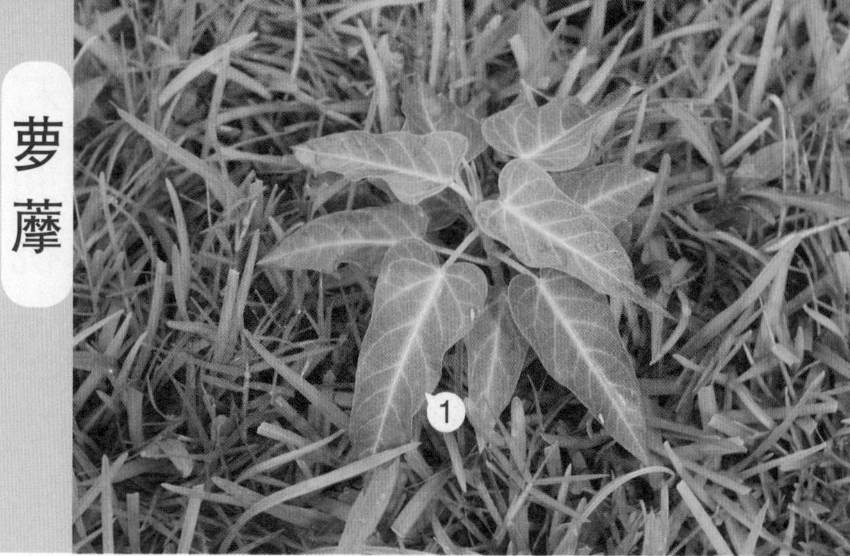

快速识别

①叶对生，卵状心形，顶端渐尖，背面粉绿色，无毛；叶顶端有丛生腺体。②总状聚伞花序腋生；花萼有柔毛；花冠白色，近辐状，内面有柔毛。

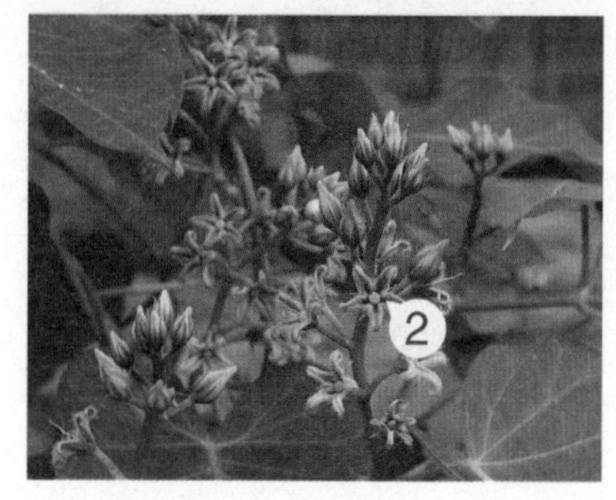

别名 白环藤、奶浆藤、天浆壳、青小布、婆婆针线包。

来源 为萝藦科植物萝藦*Metaplexis japonica* (Thunb.) Makino的全草或根。

生境 生长于山坡及路旁。主产于河北、河南、山东、陕西、江苏、浙江、湖北、福建、四川、重庆、辽宁等地。

采收 夏季采块根及全草，晒干。

功用 甘、辛，平。补精益气，通乳，解毒。主治虚损劳伤，阳痿，遗精，带下病，乳汁不足，丹毒，淋巴结炎，疔疮，蛇虫咬伤。内服：煎汤，15～60克。外用：鲜品捣敷。

验方 ①**吐血虚损**：萝藦、地骨皮、柏子仁、五味子各60克，上为细末，空心米饮下。②**肾炎水肿**：萝藦根30克，水煎服，每日1剂。③**丹火毒遍身赤肿不可忍**：萝藦草，捣绞取汁敷之，或捣敷上。

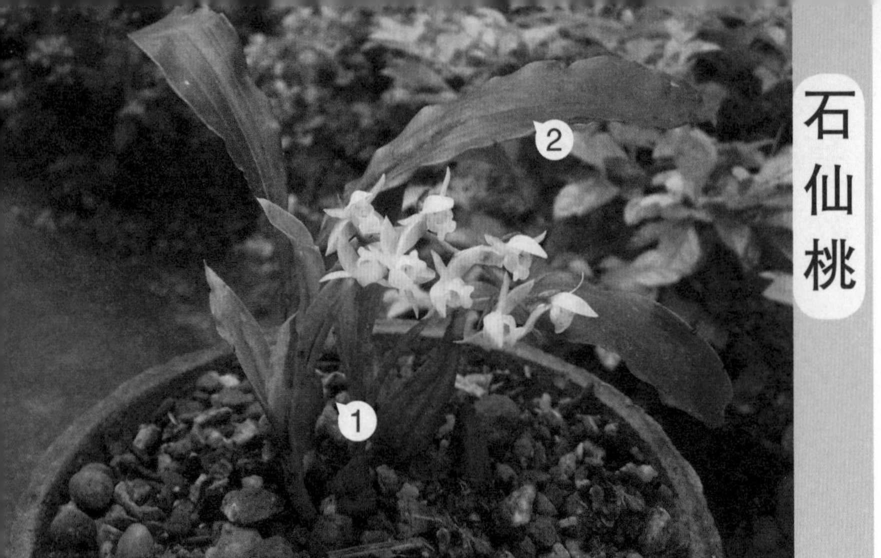

石仙桃

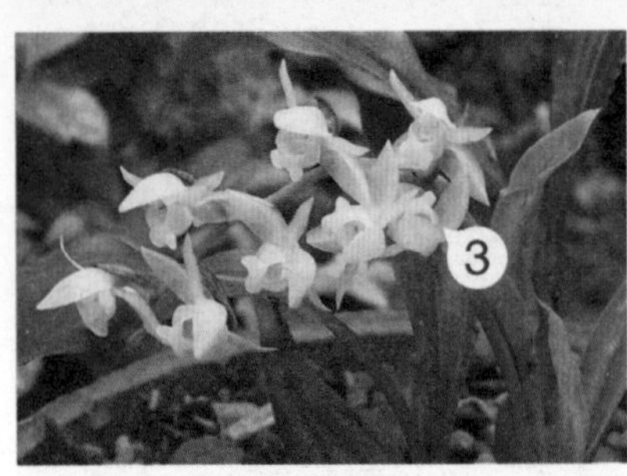

快速识别

①根茎粗壮，匍匐。假鳞茎卵形、圆柱形或狭圆锥形，肉质，顶生2叶。②叶椭圆形或倒披针形，先端渐尖，基部收狭成柄，具明显的纵脉。③花葶从被鳞片包住的幼小假鳞茎顶端抽出；总状花序直立或下垂，花白色、绿白色或带黄色。

别名 石莲、石橄榄、石上仙桃。

来源 为兰科植物石仙桃*Pholidota chinensis* Lindl.的假鳞茎或全草。

生境 生长于山林下岩石上或附生于他树上。主产于福建、广东、广西、云南等地。

采收 全年可采，鲜用或开水烫后晒干备用。

功用 甘、微苦，凉。归肺、肾经。养阴润肺，清热解毒，利湿，消瘀。主治肺热咳嗽，咯血，吐血，眩晕，头痛，梦遗，咽喉肿痛，风湿疼痛，湿热浮肿，痢疾，带下病，疳积，淋巴结炎，跌打损伤。内服：煎汤，15～30克。外用：鲜品捣敷。

验方 ①**热痹、腰酸痛**：石仙桃鲜假鳞茎60～120克，酒水煎服。②**外伤出血**：石仙桃叶干粉外敷；或鲜品捣敷。③**尿热**：石仙桃鲜全草30～60克，水煎服。

波罗蜜

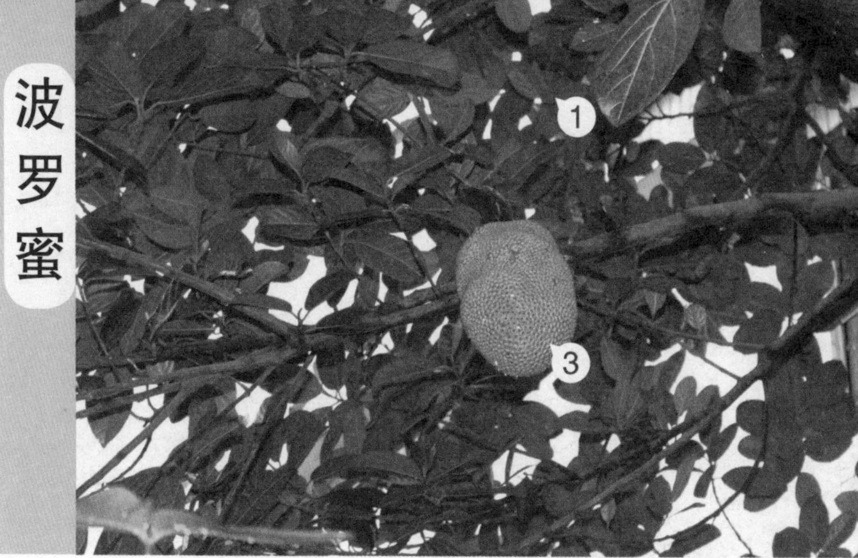

快速识别

①叶互生，厚革质，椭圆形至倒卵形，先端钝而短尖，基部楔形，全缘，幼枝上的叶有时3裂，两面无毛。②花单性，雌雄同株；雄花序顶生或腋生，圆柱形；雌花序圆柱形或矩圆形，生于干上或主枝上的球形花托内。③聚花果外皮有稍作六角形的瘤状突起。

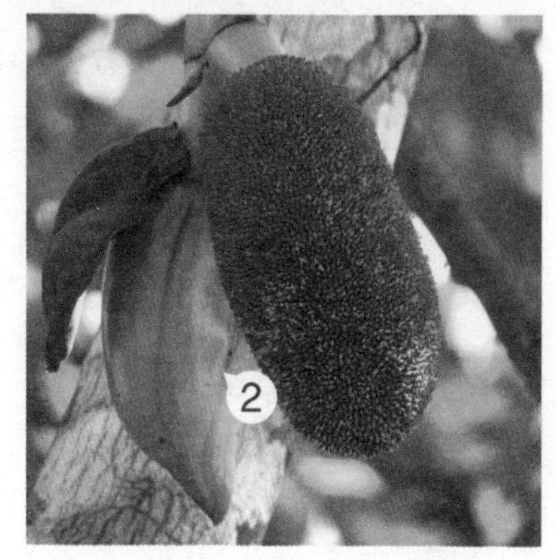

别名 包密、天罗、婆那娑、天婆罗、曩加结、优珠昙、婆罗密、树波萝、密冬瓜、牛肚子果。

来源 为桑科植物波罗蜜*Artocarpus heterophyllus* Lam.的果实。

生境 生长于热带地区。我国广东、广西、云南、台湾等地有栽培。

采收 夏、秋间成熟时采收。

功用 甘、微酸，平。生津除烦，解酒醒脾。主治胃阴不足，口中干渴。内服：多用鲜品生食，50～100克。

验方 ①**烦渴：**鲜波罗蜜果肉60～120克，嚼食。②**解酒：**波罗蜜果肉60克，水煎服。③**乳汁不通：**波罗蜜果仁6～12克，炖猪肉服或水煎服，并食果仁。

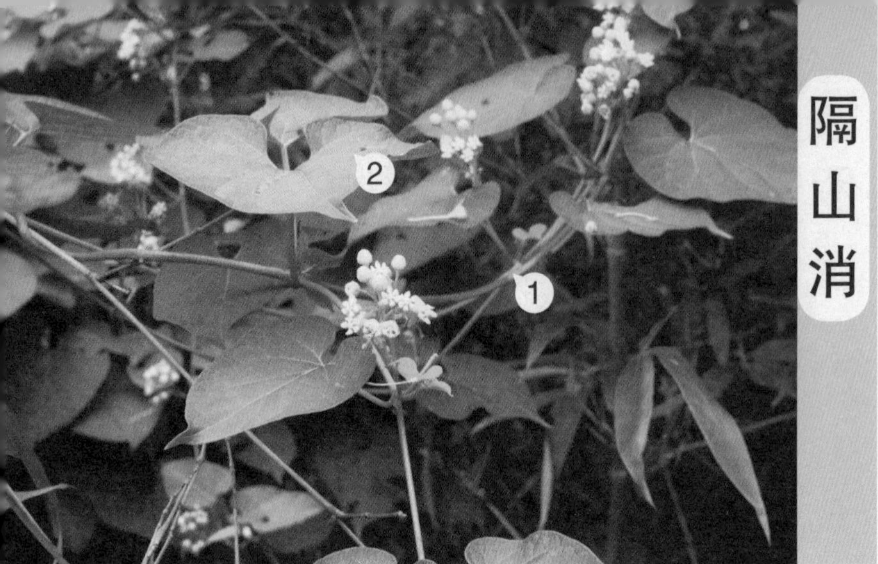

隔山消

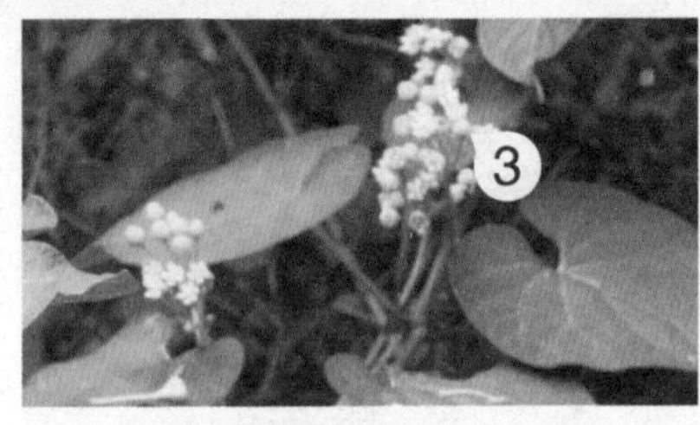

快速识别

①茎被单列毛。②叶对生；叶片薄纸质，卵形，先端短渐尖，基部耳状心形，两面被微柔毛。③近伞房状聚伞花序半球形，花序梗被单列毛；花萼外面被柔毛；花冠淡黄色。

别名　过山瓢、无梁藤、隔山撬。

来源　为萝藦科植物隔山消*Cynanchum wilfordii* (Maxim.) Hook. F.的块根。

生境　生长于山谷、山坡、灌木丛中或路边草地。主产于辽宁、甘肃、江苏、安徽、湖南、湖北、四川、重庆等地。

采收　秋季采收，洗净，切片，晒干。

功用　甘、微苦，微温。归脾、胃、肾经。补肝肾，强筋骨，健脾胃，解毒。主治肝肾两虚，头昏眼花，失眠健忘，须发早白，阳痿，遗精，脾虚不运，脘腹胀满，泄泻，产后乳少，鱼口疮毒。内服：煎汤，6～12克。外用：捣敷。

验方　①**催乳：**隔山消50克，炖肉吃。②**多年老胃病：**隔山消50克，鸡屎藤25克，炖猪肉服。③**小儿痞块：**隔山消50克，煎水加白糖当茶喝，每日3～5次。④**痢疾：**隔山消根50克，水煎服，每日1剂。⑤**食积饱胀：**隔山消5克，打成粉，用开水送服，每日1次。⑥**毒蛇咬伤、疔疮：**鲜隔山消根，捣烂敷患处。

薯蓣

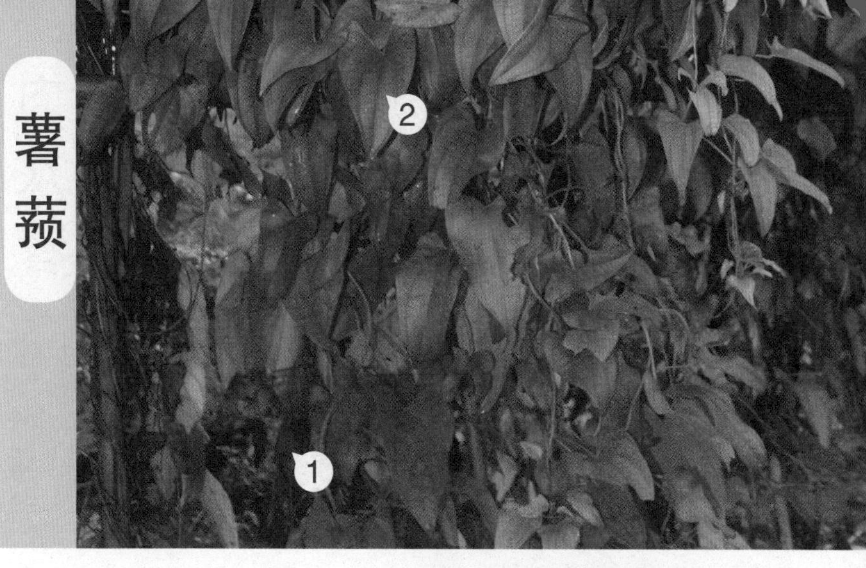

快速识别

①多年生缠绕性宿根草质藤本。块茎长而粗壮，外皮灰褐色，有须根，茎常带紫色。②单叶在茎下部互生，中部以上对生，少数为三叶轮生，叶片三角形至宽卵形或戟形，变异大。

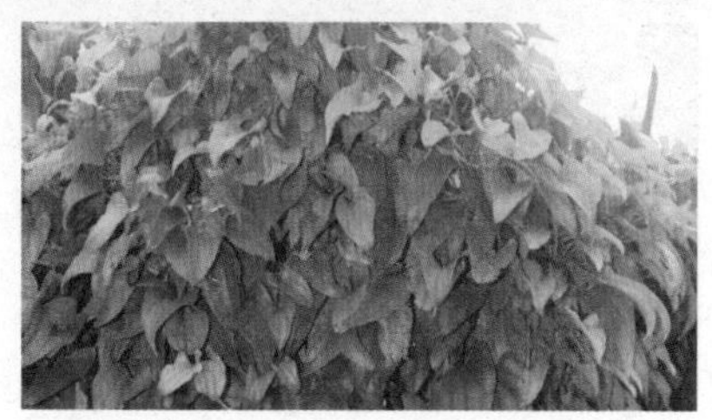

别名 山药、山薯、土薯、玉延、怀山药、淮山药。

来源 为薯蓣科植物薯蓣*Dioscorea opposita* Thunb.的根茎。

生境 生长于排水良好、疏松肥沃的壤土中。全国各地均有栽培。主产于河南、山西等地。

采收 冬季茎叶枯萎后采挖，切去根头，洗净，除去外皮及须根，干燥。也有选择肥大顺直的干燥山药，置清水中，浸至无干心，闷透，切齐两端，用木板搓成圆柱状，晒干，打光，习称"光山药"。

功用 甘，平。归脾、肺、肾经。补脾养胃，生津益肺，补肾涩精。主治脾虚食少，久泻不止，肺虚喘咳，肾虚遗精，带下，尿频，虚热消渴。麸炒山药补脾健胃；主治脾虚食少，泄泻便溏，白带过多。内服：15～30克。

验方 ①**久病咳喘，痰少或无痰，咽干口燥**：鲜山药60克，切碎，捣烂，加甘蔗汁半碗和匀，火上炖熟服用。②**健脾益肾、补肺定喘、润肤养颜**：山药50克，核桃仁20克，大枣10克，小米30～50克，加水适量，煮至米烂汤黏，代粥佐餐。③**遗尿**：山药（炒）研末，每次10克，每日3次，开水冲服。④**白带过多、腰痛**：生山药、生薏苡仁、芡实各30克，加水适量煮至米烂汤黏，分2次服下。

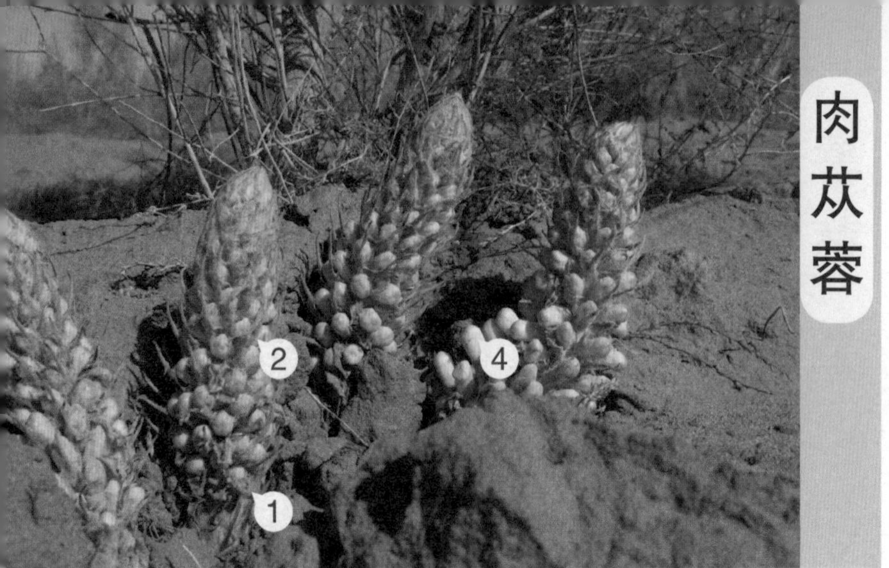

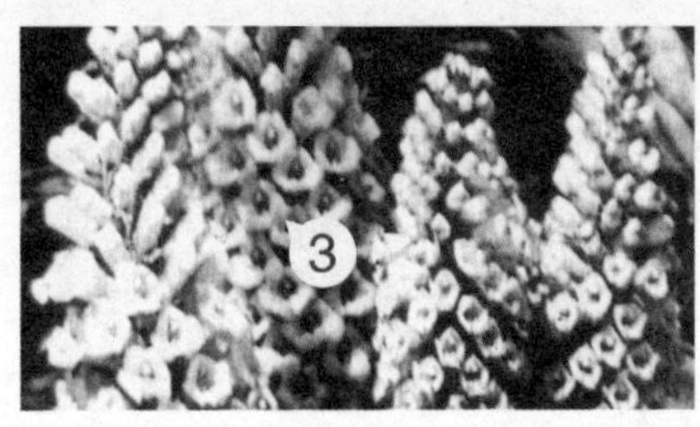

快速识别

①茎肉质肥厚，圆柱形，黄色。②被多数肉质鳞片状叶，覆瓦状排列，卵形至长圆状披针形，黄褐色，在茎下部者较短且排列较紧密。③穗状花序圆柱形，密生多花；苞片卵状披针形，花萼钟形；花冠顶端5裂。④蒴果椭圆形。

别名 苁蓉、大芸、淡大芸、咸苁蓉。

来源 为列当科植物肉苁蓉*Cistanche deserticola* Y. C. Ma的干燥带鳞叶的肉质茎。

生境 生长于荒漠中，寄生在藜科植物梭梭、白梭梭等植物的根上。主产于内蒙古、陕西、宁夏、甘肃、青海、新疆等地。

采收 春、秋季均可采收，但以3~5月间采者为好，过时则中空。

功用 甘、咸，温。归肾、大肠经。补肾阳，益精血，润肠通便。主治阳痿，不孕，腰膝酸软，筋骨无力，肠燥便秘。内服：煎汤，10~20克。

验方 ①**阳痿、遗精、腰膝痿软：**肉苁蓉、韭菜子各9克，水煎服。②**神经衰弱、健忘、听力减退：**肉苁蓉、枸杞子、五味子、麦冬、黄精、玉竹各适量，水煎服。③**肾虚不孕：**肉苁蓉、山药各30克，鹿茸18克，原蚕蛾4.5克，炼蜜为丸，每服10克，每日2次。④**男子肾虚精亏、阳痿尿频：**肉苁蓉240克，熟地黄180克，五味子120克，菟丝子60克，研为细末，酒煮山药糊为丸，每次9克，每日2次。⑤**便秘：**肉苁蓉30克，水煎服，每日1剂。⑥**肾阳虚闭经：**肉苁蓉、附子、茯苓、白术、桃仁、白芍各15克，干姜10克，水煎服，每日1剂。

胡桃

快速识别

①树皮灰褐色，幼枝有密毛。②奇数羽状复叶，椭圆状卵形至长椭圆形，全缘，背面沿侧脉腋内有一簇短柔毛。③果序短，下垂，有核果1~3个。

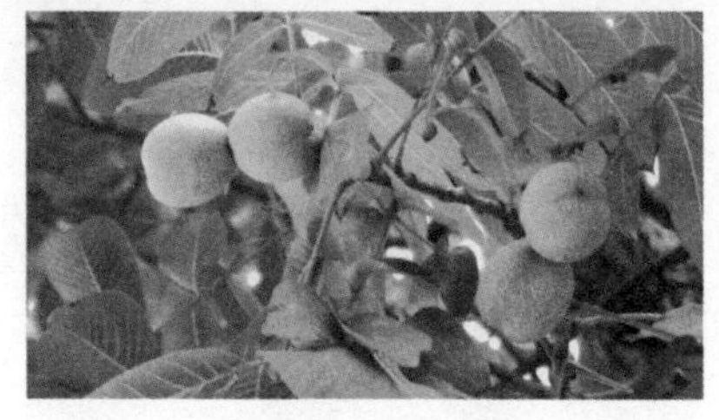

别名 核桃、核桃仁。

来源 为胡桃科植物胡桃 *Juglans regia* L.的种子。

生境 各地均有栽培。主产于华北、东北、西北等地。

采收 9~10月果实成熟时采收，除去果皮，敲破果核（内果皮），取出种子。

功用 甘，温。归肾、肺、大肠经。补肾益精，补肺定喘，润肠通便。主治虚寒喘咳，腰脚重疼，心腹疝痛，血痢肠风，肾虚腰痛，遗精，健忘，耳鸣，尿频，大便溏泻，五更泻，神经衰弱，高血压，冠心病，肺气肿，胃痛等。内服：煎汤，9~30克；或入丸、散、膏剂及煮粥等。

验方 ①**腰痛：**核桃仁（炒熟）150~180克，捣烂冲酒服。②**虚喘：**核桃肉1000克，捣烂，蜂蜜1000毫升和匀，用瓶装好，每次食1匙，每日2次，开水送下。③**神经衰弱、健忘、失眠、梦多、食欲不振：**核桃肉、黑芝麻、桑叶各30克，捣如泥状，作丸，每服10克，每日2次。④**胆结石：**核桃肉、冰糖、麻油各500克，同蒸熟，在7~10日内食完。⑤**百日咳及慢性支气管炎：**核桃肉，每次3个，早晚各1次，连续半个月。⑥**孕妇胎气上逆：**核桃10个，打破，连壳煎汤服。

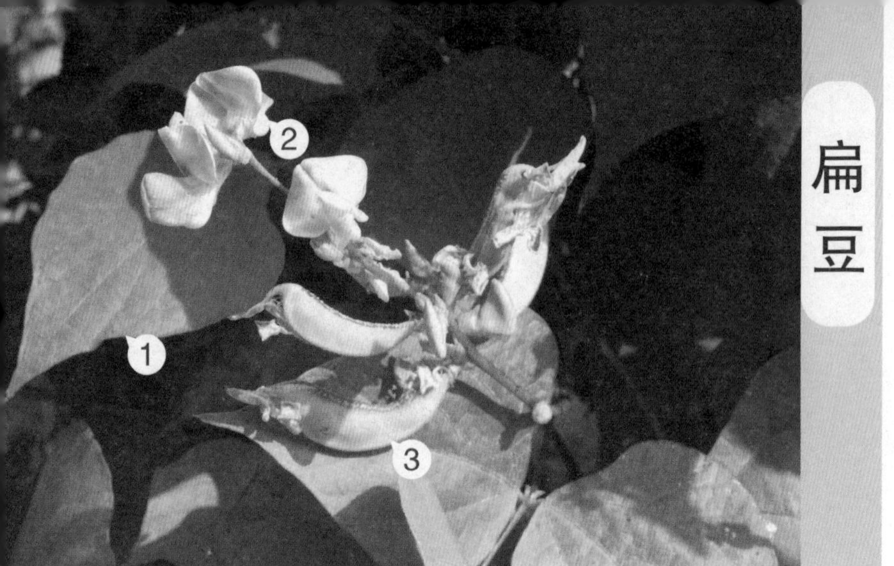

扁豆

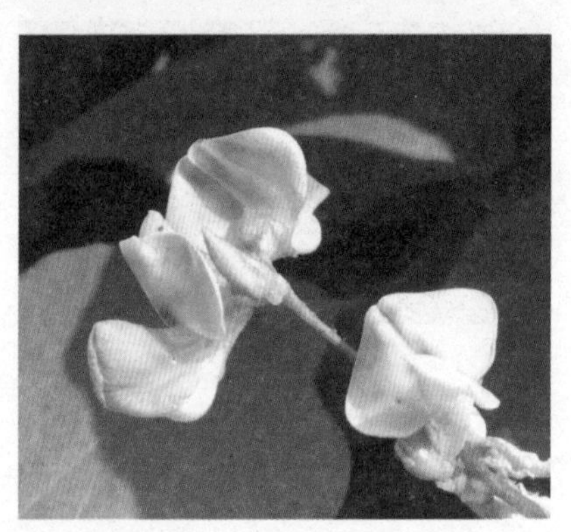

快速识别

①小叶3，顶生小叶菱状广卵形，侧生小叶斜菱状广卵形，顶端短尖或渐尖，基部宽楔形或近截形，两面沿叶脉处有白色短柔毛。②总状花序腋生；花丛生于花序轴的节上；花冠白色或紫红色。③荚果扁，镰刀形或半椭圆形。

别名 白扁豆、炒扁豆。

来源 为豆科植物扁豆*Dolichos lablab* L.的干燥成熟种子。

生境 全国各地均有栽培。主产于湖南、安徽、河南等地。

采收 秋、冬季采收成熟果实，晒干，取出种子，再晒干。

功用 甘，微温。归脾、胃经。健脾和中，解暑化湿。主治暑湿吐泻，脾虚呕逆，食少久泄，水停消渴，赤白带下，小儿疳积。内服：煎汤，10～30克；或入丸、散剂，6～10克。健脾止泻炒用，消暑解毒生用。

验方 ①**脾虚水肿**：炒扁豆30克，茯苓15克，研为细末，每次3克，加红糖适量，用沸水冲调服。②**妇女脾虚带下**：扁豆子60克（或嫩扁豆荚果120克），以食油、食盐煸炒后，加水煮熟食，每日2次，连食1周。③**呕吐腹泻、小便不利**：扁豆30克，香薷15克，加水煎汤，分2次服。

向日葵

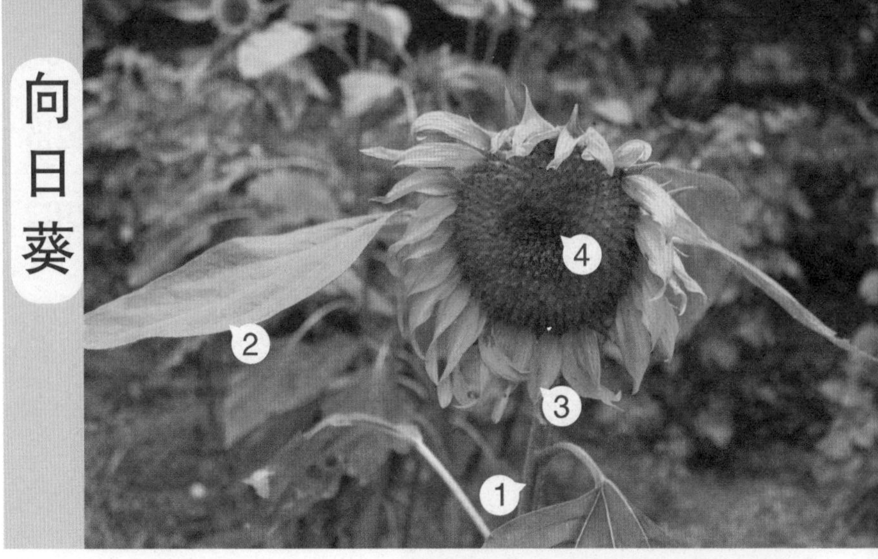

快速识别

①茎直立，粗壮，中心髓部发达，被粗硬刚毛。②叶互生，有长柄；叶片宽卵形或心状卵形，边缘具粗锯齿，两面被糙毛，具3脉。③头状花序单生于茎端，总苞片卵圆形或卵状披针形，先端尾状渐尖，被长硬刚毛。④瘦果倒卵形或卵状长圆形，稍扁，浅灰色或黑色。

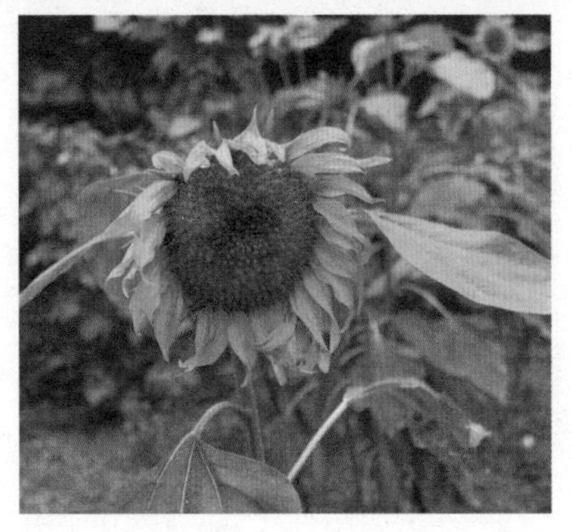

别名 葵花、向阳花、朝阳花、望日葵、转日莲。

来源 为菊科植物向日葵*Helianthus annuus* L.的花盘和茎髓。

生境 全国大部分地区有栽培。

采收 秋季采收，将茎割下，取出髓部，晒干。

功用 花盘甘，寒；归肝经；清热，平肝，止痛，止血；主治高血压，头痛，头晕，耳鸣，脘腹痛，痛经，子宫出血，疮疹。茎髓甘，平；归膀胱经；清热，利尿，止咳；主治尿路感染，带下病，乳糜尿，百日咳，风疹。内服：煎汤，花盘15～60克，茎髓9～15克。外用：花盘捣敷或研粉敷。

验方 ①**风热挟湿头痛**：向日葵花盘24～30克，和水煎成半碗，饭后服，每日2次。②**牙痛**：向日葵花盘1个，枸杞根，煎水，泡蛋服。③**小便不通**：向日葵茎髓15克，水煎服。

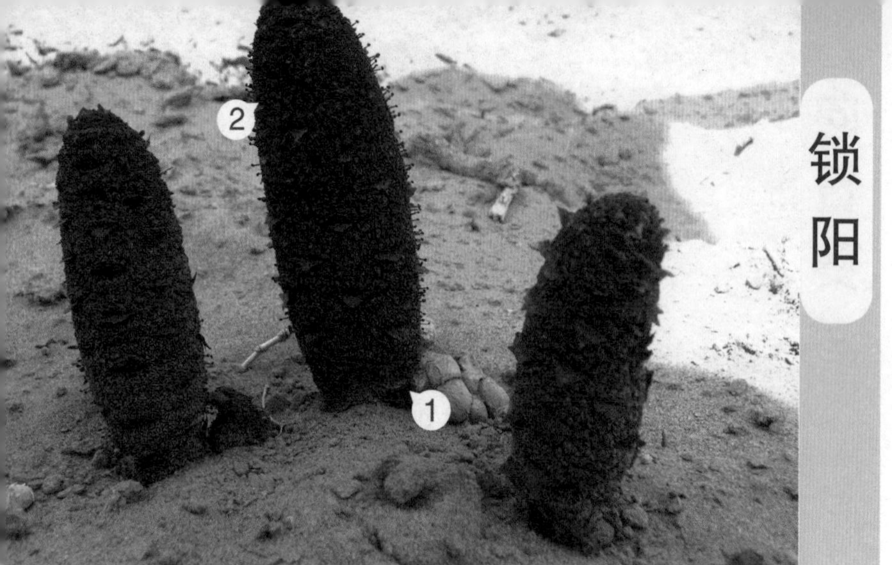

锁阳

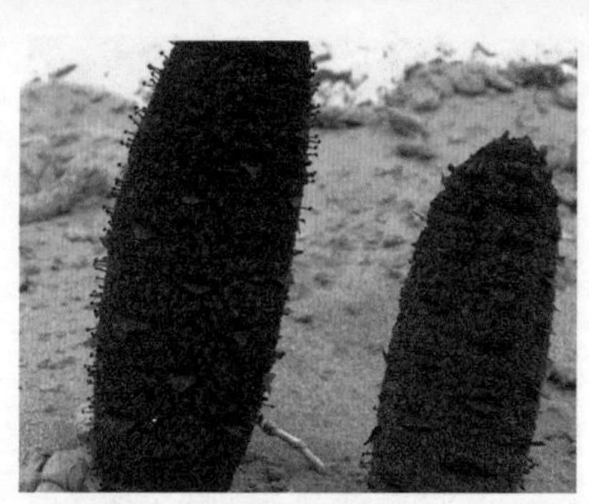

快速识别

①茎圆柱形，暗紫红色，大部分埋于沙中，基部粗壮，多皱缩，有纵沟，残存三角形黑棕色鳞片。②穗状花序顶生，肉质，棒状，暗紫色。

别名 锁燕、锈铁锤、地毛球。

来源 为锁阳科植物锁阳*Cynomorium songaricum* Rupr.的干燥肉质茎。

生境 野生于沙漠戈壁。主产于内蒙古、甘肃、青海等地。

采收 春、秋季均可采收，以春季采者为佳，除去花序，置沙土中半埋半露，连晒带烫，使之干燥。

功用 甘，温。归肝、肾、大肠经。补肾助阳，润肠通便。主治男子阳痿，女子不孕，血枯便秘，腰膝痿弱。内服：煎汤，10～15克。

验方 ①**周围神经炎**：锁阳、枸杞子、五味子、黄柏、知母、干姜、炙龟板各适量，研末，酒糊为丸，盐汤送下。②**阳痿不孕**：锁阳、肉苁蓉、枸杞子各6克，菟丝子9克，淫羊藿15克，水煎服。③**肾虚滑精、腰膝酸弱、阳痿**：锁阳、肉苁蓉、桑螵蛸、茯苓各9克，龙骨3克，研末，炼蜜为丸服。④**阳痿、早泄**：锁阳、党参、山药、覆盆子各适量，水煎服。

猫眼草

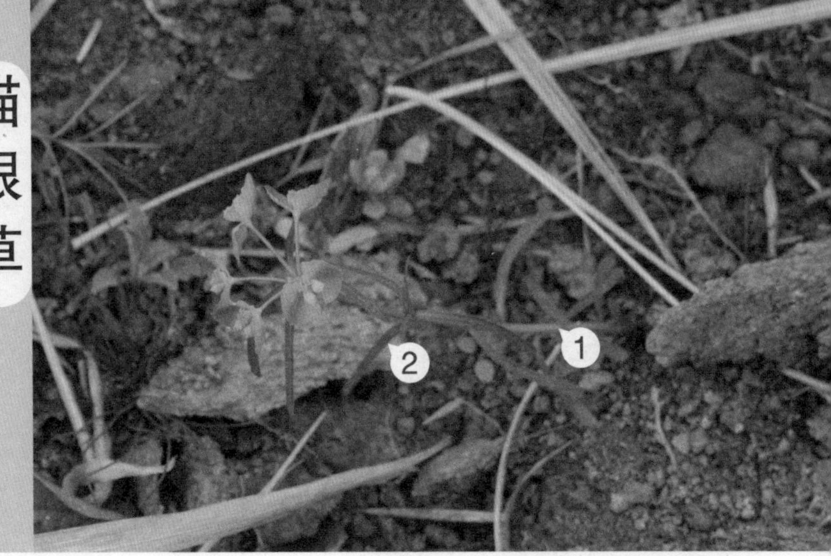

快速识别

①茎细而圆，自基部分枝，内含白色乳汁。②单叶互生，叶片线形，先端稍尖或钝，基部渐细成一不明显的短柄，全缘。③杯状聚伞花序顶生，苞叶卵状三角形或阔三角形。

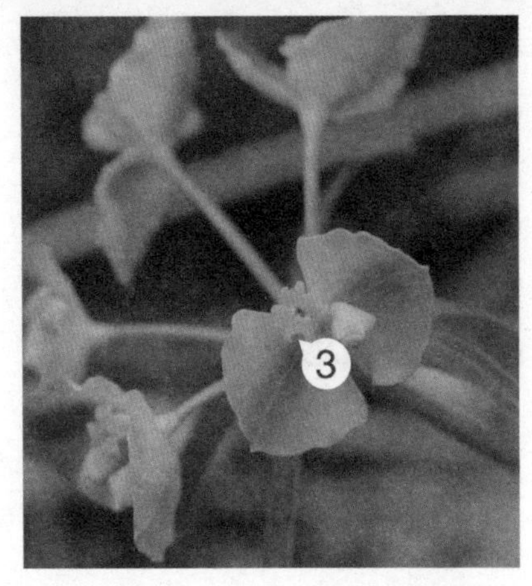

别名 打碗棵、打盆打碗、猫眼棵、猫儿眼、肿手棵。

来源 为大戟科植物乳浆大戟*Euphorbia esula* L.的全草。

生境 生长于山坡路旁。主产于河北、内蒙古、山西、新疆、东北等地。

采收 春、夏季采收，除去杂质和泥土，晒干。

功用 苦，微寒；有毒。归肺、肝经。止咳化痰，杀虫止痒。主治淋巴结炎，疔疮癣疥。外用：研末外敷。

验方 **①颈淋巴结结核已破成管：**猫眼草煎熬成膏，适量外敷患处。**②癣疮发痒：**猫眼草研末，香油或花生油、猪油调敷患处。

紫金牛

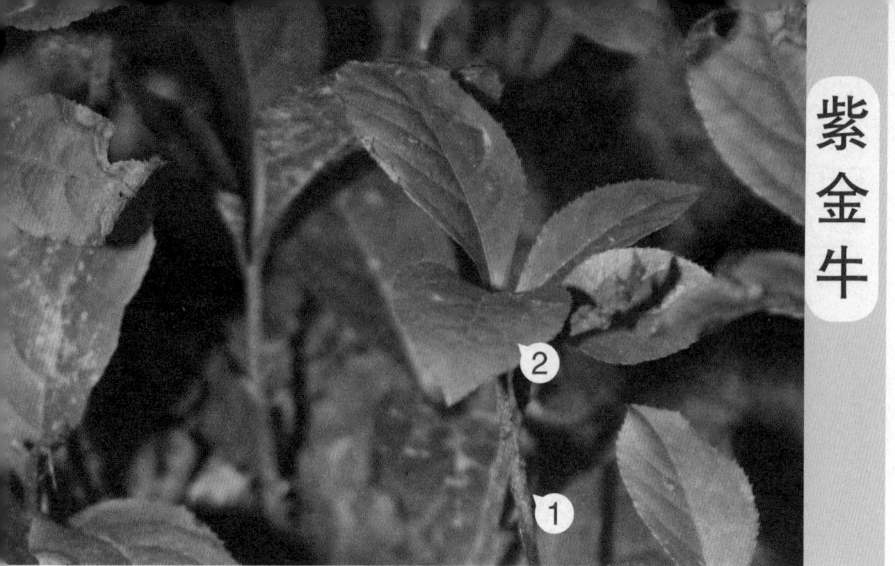

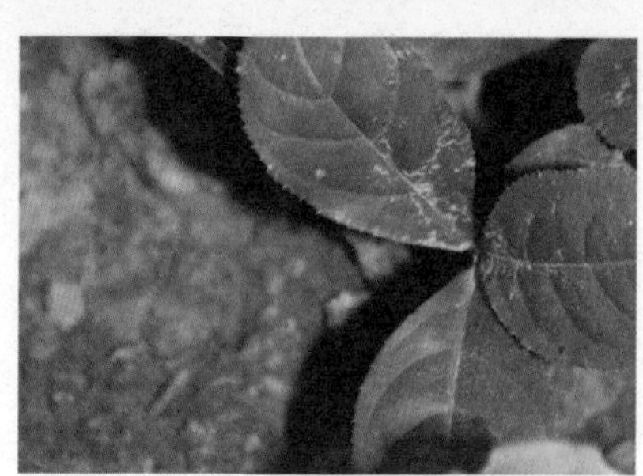

快速识别

①茎单一，圆柱形，表面紫褐色，有细条纹，具有短腺毛。②叶互生，通常3～4叶集生于茎梢，呈轮生状；叶柄长5～10毫米，密被短腺毛，无托叶，叶片椭圆形。

别名 矮地茶、平地木、不出林、老勿大、叶底珠。

来源 为紫金牛科植物紫金牛*Ardisia japonica* (Thunb.) Blume的干燥全草。

生境 生长于谷地、林下、溪旁阴湿处。主产于福建、江西、湖南、四川、重庆、江苏、浙江、贵州、广西、云南等地。

采收 夏、秋季茎叶茂盛时采挖，除去泥沙，干燥。

功用 辛、微苦，平。归肺、肝经。化痰止咳，利湿，活血。主治新久咳嗽，痰中带血，湿热黄疸，跌打损伤。内服：15～30克。

验方 ①**肺脓肿**：紫金牛、鱼腥草各50克，水煎，分2次服。②**血痢**：紫金牛适量，水煎服。③**小儿脱肛**：紫金牛10克，鸡蛋1个，煮透，服汤食蛋。④**黄疸型肝炎**：紫金牛、车前草、阴行草各30克，白茅根15克，水煎服。⑤**筋骨痛**：紫金牛根、茜草根、羊蹄根各30克，威灵仙10克，黄酒与水各半煎服。⑥**白带过多**：紫金牛30克，公鸡1只，同炖，服汤食鸡。

紫菀

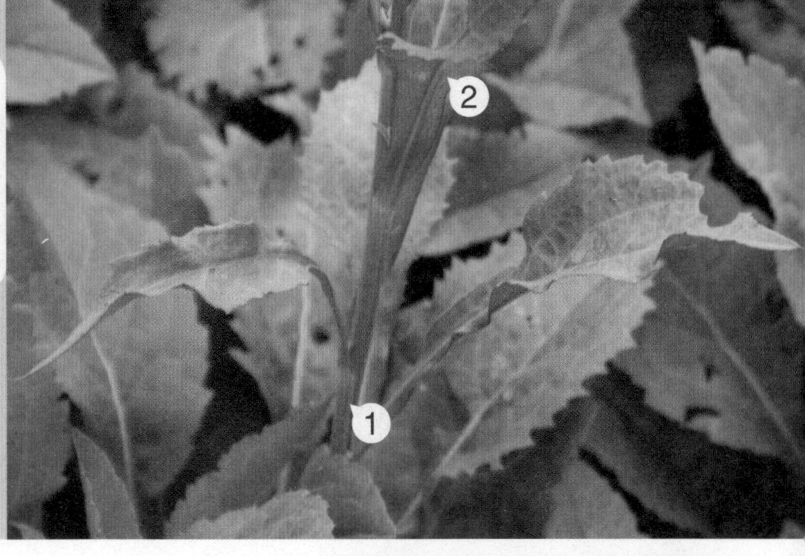

快速识别

①茎直立，上部分枝，表面有沟槽。②基生叶丛生，有长柄，匙状长椭圆形；茎生叶互生，几无柄，长椭圆形或披针形。③头状花序伞房状，舌状花蓝紫色，筒状花黄色。

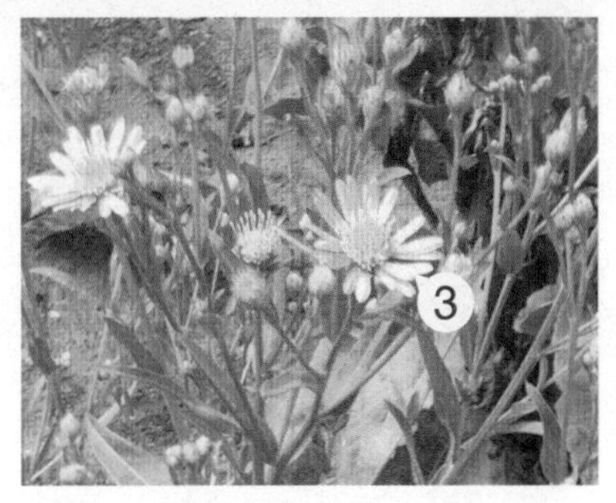

别名 紫苑、小辫儿、夹板菜、驴耳朵菜、软紫菀。

来源 为菊科植物紫菀*Aster tataricus* L. f.的干燥根及根茎。

生境 生长于山地或河边草地。分布于黑龙江、吉林、辽宁、河北等地。安徽等地有栽培。

采收 春、秋季采挖，除去有节的根茎和泥沙，编成辫状晒干，或直接晒干。

功用 辛、甘、苦，温。归肺经。润肺，化痰，止咳。内服：煎汤，5～10克。外感暴咳多生用，肺虚久咳蜜炙用。

验方 ①**慢性支气管炎、肺结核咳嗽：**紫菀9克，前胡、荆芥、百部、白前各6克，桔梗、甘草各3克，水煎服。②**百日咳、肺炎、支气管炎：**紫菀9克，水煎服。③**咳嗽劳热：**炙紫菀、天冬、桑白皮各9克，黄芩4.5克，桔梗、知母、党参各6克，甘草1.5克，水煎服。

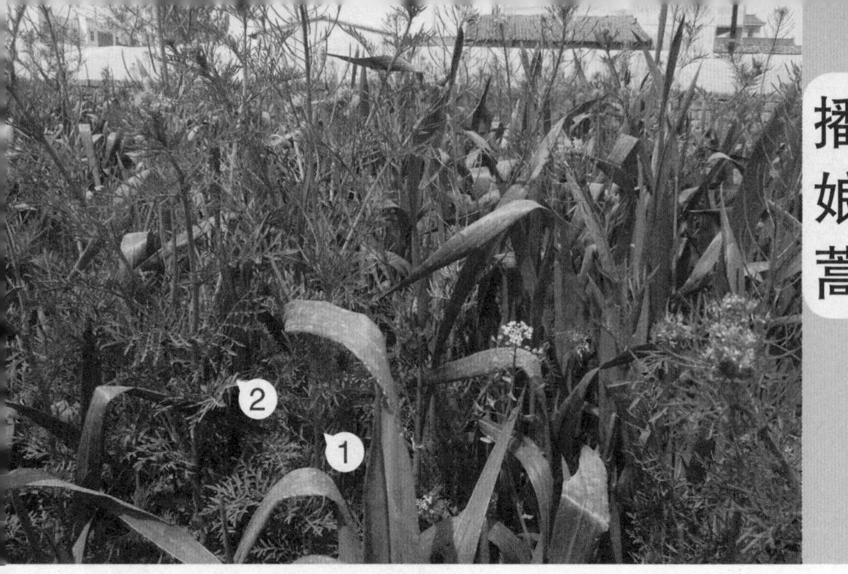

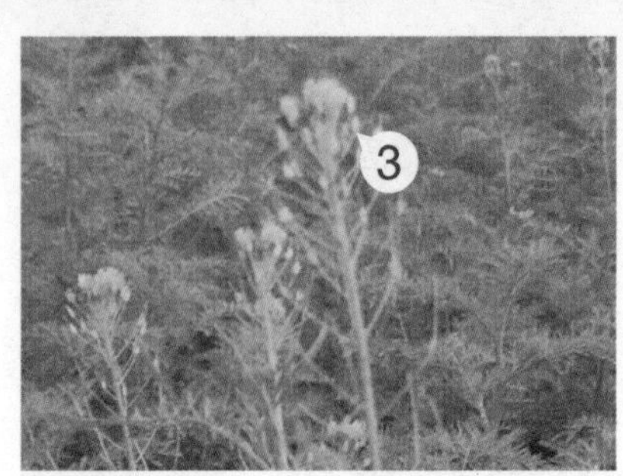

快速识别

①一年生或二年生矮小草本，高5～30厘米。②叶不分裂，基部有耳，边缘有稀疏齿状缺裂。③总状花序长，花小。

别名 麦蒿、眉毛蒿、婆婆蒿。

来源 为十字花科植物播娘蒿*Descurainia sophia* (L.) Webb ex Prantl的种子。

生境 生长于路旁、沟边或山坡、田野。主产于华北、东北等地。

采收 夏季果实成熟时采剖植株，晒干，搓出种子，除去杂质。

功用 辛、苦，大寒。归肺、膀胱经。泻肺平喘，行水消肿。主治痰涎壅肺，喘咳痰多，胸胁胀满，不得平卧，胸腹水肿，小便不利，肺源性心脏病水肿。内服：包煎，3～9克。

验方 ①**腹水：**播娘蒿50克，苦杏仁20枚熬黄，捣细，分10次服。②**寒痰咳喘：**播娘蒿、白芥子、紫苏子各10克，川贝母15克，水煎服。③**支原体肺炎：**播娘蒿、沙参各10克，百部、紫菀、麦冬、桔梗、天冬、百合、款冬花各20克，甘草5克，水煎服，每日1剂。④**小便不通：**播娘蒿、马蔺花、小茴香各等份（俱炒），共研为细末，每次服6克，黄酒送服，每日3次。

龙脷叶

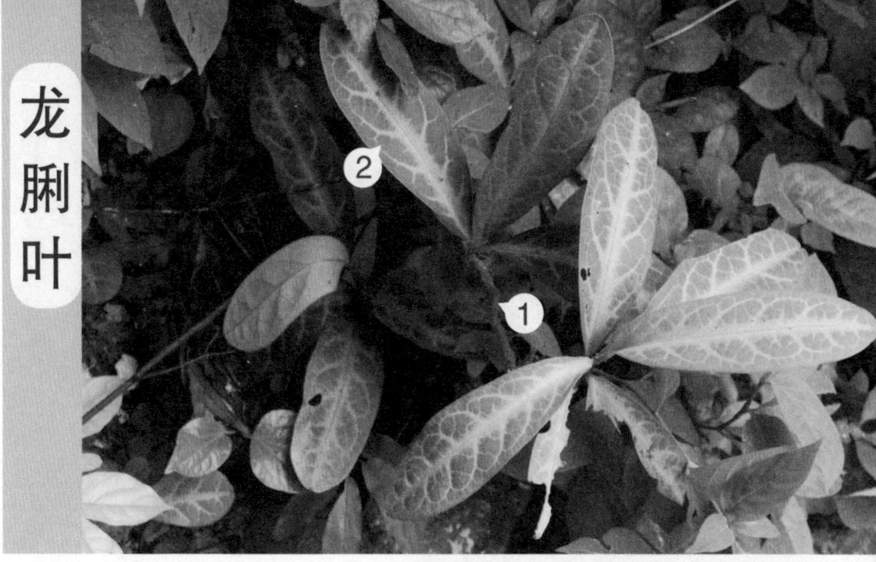

快速识别

①小枝蜿蜒状，有不明显的小柔毛。②叶互生，具短柄；卵状披针形或倒卵状披针形，先端钝而有小凸尖，基部短尖或近浑圆，全缘，上面暗绿色，下面榄绿色；托叶小，三角形，老熟时草黄色。

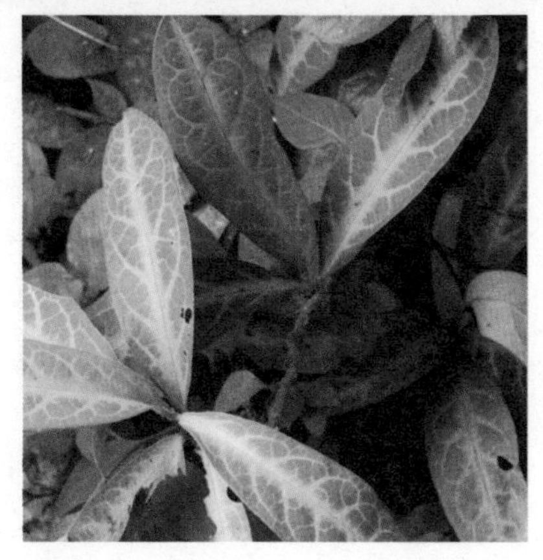

别名 龙舌叶、龙味叶、牛耳叶。

来源 为大戟科守宫木属植物龙脷叶*Sauropus rostrata* Miq.的叶。

生境 多为栽培或生长于山谷、山坡湿润肥沃的丛林中。主产于广东、广西等地。

采收 5～6月开始，摘取青绿色的老叶，晒干。通常每株每次可采叶4～5片，每隔15日左右采一次。

功用 甘，平。归肺经。清热润肺，化痰止咳。主治肺热咳喘痰多，口干，便秘。内服：煎汤，6～15克。

验方 ①**痰火咳嗽：**龙脷叶和猪肉煎汤服。②**急性支气管炎，上呼吸道炎，支气管哮喘：**龙脷叶6～12克，水煎服。

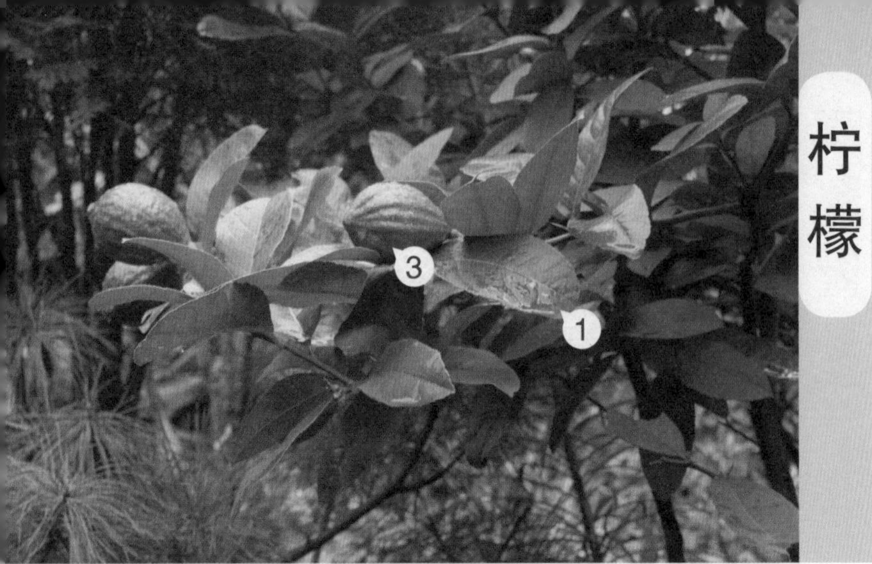

柠檬

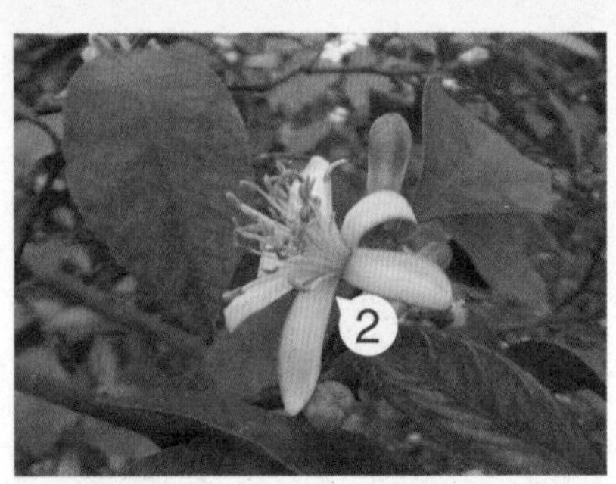

快速识别

①叶互生，叶柄短，有狭翼，顶端有节；叶片小，长圆形至椭圆状长圆形，边缘有钝锯齿。②花单生或簇生于叶腋；花瓣条状长圆形，下部渐狭，外面淡紫色，内面白色。③柑果椭圆形。

别名 黎檬。

来源 为芸香科植物柠檬*Citrus limonia* Osbeck的果和根。

生境 我国南部有栽培。

采收 根全年可采，果秋、冬季采。

功用 果酸、甘，平；化痰止咳，生津健胃；主治支气管炎，百日咳，食欲不振，维生素E缺乏症，中暑烦渴。根辛、苦，温；行气止痛，止咳平喘；主治胃痛，疝气痛，睾丸炎，咳嗽，支气管哮喘。内服：煎汤，鲜果15～30克，根30～60克。

验方 ①**高血压、咽痛口干**：柠檬1个，马蹄10只，水煎服，每日1次。②**支气管炎、百日咳**：柠檬果实适量，水煎服。③**鼻窦炎**：每日往鼻子里滴几滴柠檬汁。④**伤口不愈**：柠檬适量，直接敷用。⑤**冻疮**：用柠檬摩擦手脚。⑥**神经痛**：用柠檬在痛处按摩。⑦**皲裂**：晚上用橄榄油和柠檬汁的混合液涂抹手脚。

桂花

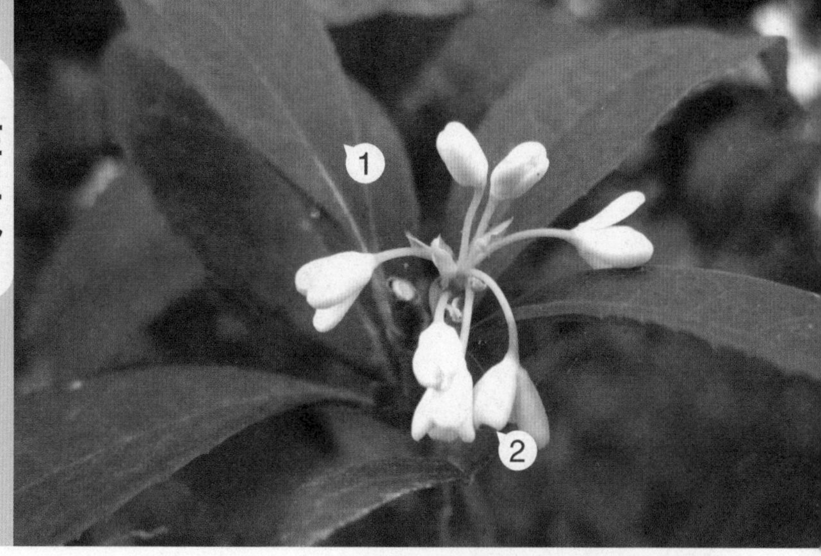

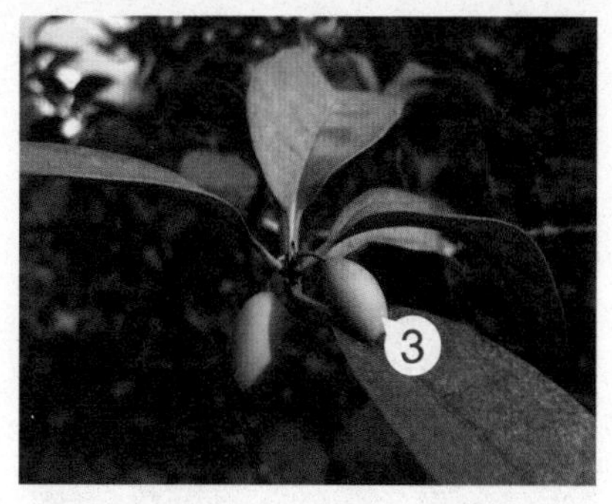

快速识别

①叶对生，革质，椭圆形或长椭圆状披针形，全缘或有锐细锯齿；叶柄短。②花簇生于叶腋，雌雄异株，具细弱花梗，花白色或黄色，芳香。③核果长椭圆形。

别名 银桂、木犀、九里香。

来源 为木犀科植物桂花*Osmanthus fragrans* (Thunb.) Lour.的花。

生境 全国大部分地区均有栽培。主产于河北、陕西、甘肃、山东及长江以南各省区。

采收 9～10月开花时采收，阴干，拣去杂质，密闭贮藏，防止走失香气及受潮发霉。

功用 辛，温。化痰，散瘀。主治痰饮，肠风血痢，疝瘕，牙痛，口臭。内服：煎汤，1.5～3克；或泡茶、浸酒。外用：煎水含漱，或蒸热外熨。

验方 ①**风虫牙痛：**桂花、百药煎、孩儿茶各适量，共捣作膏饼，作膏饼噙。②**皮肤干燥、声音沙哑、牙痛：**桂花1克，茶叶2克，入杯中，沸水冲泡6分钟，早、晚各饮1杯。③**咳嗽：**桂花数朵，食盐1小匙，冰糖1小匙，将桂花置入杯中，冲入滚水，加入冰糖，盖起杯盖，约焖3分钟，代茶频饮。

朝天罐

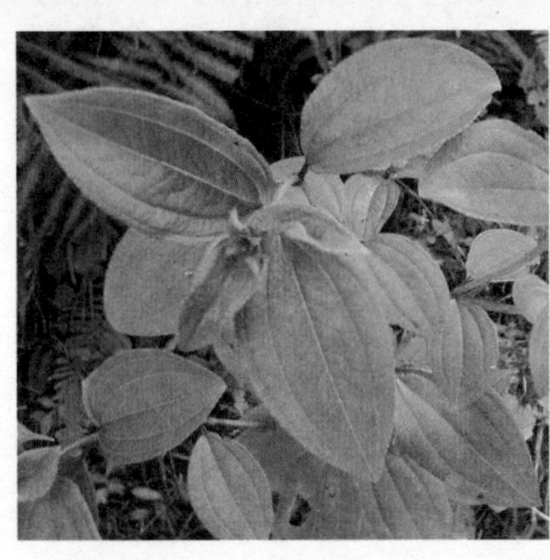

快速识别

①茎四棱，被粗毛。②叶对生，椭圆状披针形，先端渐尖，全缘，基部钝或近心形，主脉5～7条，两面均被粗毛；叶柄亦多粗毛。

别名 向天葫芦、瓶儿草、倒罐子、猫耳朵。

来源 为野牡丹科植物朝天罐*Osbeckia crinita* Benth. ex Wall.的根及果。

生境 生长于山谷、溪边、林下等处。分布于我国南部、东南部。

采收 秋季挖根，采摘果序，洗净晒干。

功用 甘、涩，平。清热利湿，止咳，调经。主治急性胃肠炎，细菌性痢疾，消化不良，慢性支气管炎，吐血，月经不调，带下病。内服：煎汤，9～15克。

验方 ①**虚弱咳嗽**：朝天罐、杏仁各15克，桃仁9克，炖猪肉或煎水服。②**痢疾**：朝天罐根15克，红痢加红糖，白痢加白糖，水煎服。③**痔疮**：朝天罐根15克，炖猪心肺服。

番石榴

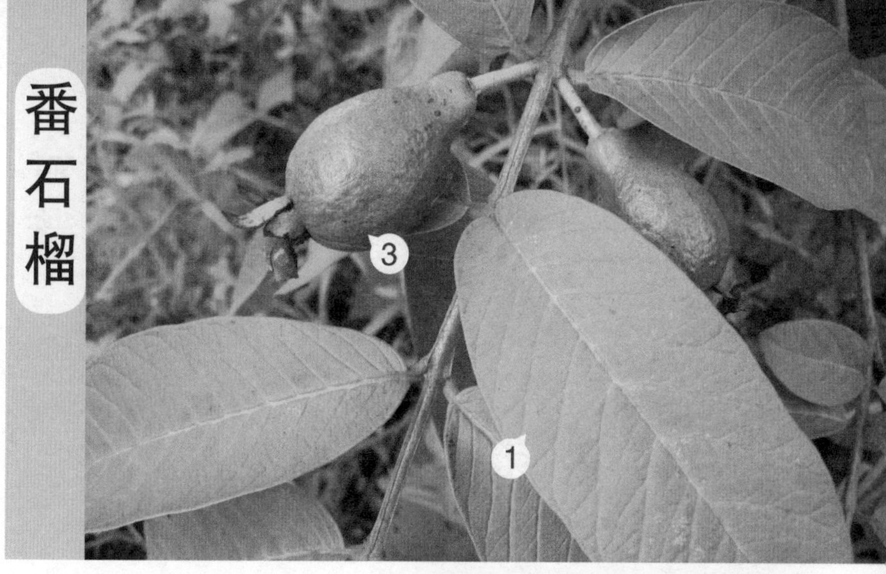

快速识别

①单叶互生，长圆形至椭圆形，革质，全缘，上面稍粗糙，下面有毛。②花两性，腋生1～4朵；萼5片，绿色，卵圆形；花瓣白色，卵形。

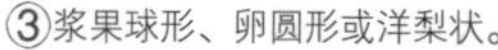
③浆果球形、卵圆形或洋梨状。

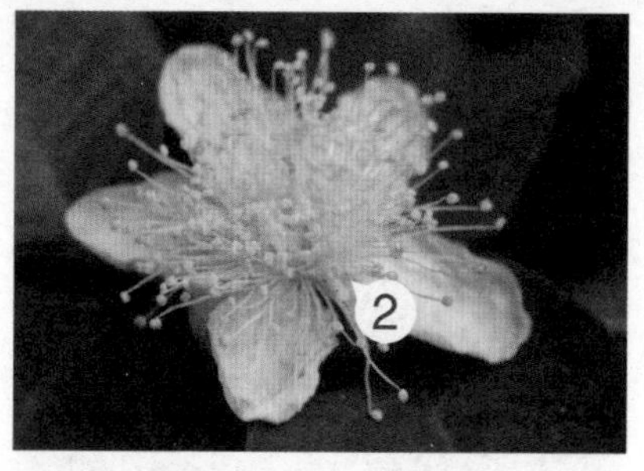

别名 鸡矢果、拔子、番稔、花稔、番桃树、胶子果。

来源 为桃金娘科植物番石榴*Psidium guajava* L.的叶和果。

生境 生长于原野、林缘或栽培。主产于福建、台湾、广东、广西、四川、重庆、云南等地。

采收 春、夏季采叶，秋季采果，晒干。

功用 甘、涩，平。收敛止泻，消炎止血。叶、果治急慢性肠炎，痢疾，小儿消化不良。鲜叶外用治跌打损伤，外伤出血，臁疮久不愈合。内服：煎汤，叶5～15克，鲜品可用至24～30克，果3～9克，生食，每次2～3枚，每日2～3次；或研末。外用：叶捣敷。

验方 ①**急性胃肠炎、腹泻**：番石榴叶30克，切碎和米一起炒黄后，加水煎服。②**小儿消化不良**：番石榴叶、大田基黄各30克，红茶9～12克，炒米粉15～30克，水煎服。③**跌打损伤、外伤出血、疮痛不愈**：鲜番石榴叶，捣烂敷患处。

谷芽

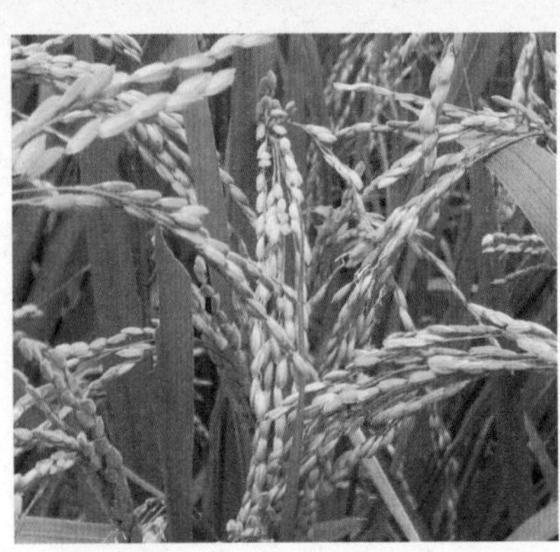

快速识别

①秆直立，丛生。叶鞘无毛，下部者长于节间；叶舌膜质而较硬，披针形。②颖果平滑，长椭圆形。

别名 粟芽。

来源 为禾本科植物稻*Oryza sativa* L.的成熟果实经发芽晒干而成。

生境 全国产稻区均有生产，以南方早稻谷加工的谷芽为好。

采收 以水浸成熟稻谷约1日，捞起篓装或布包，经常洒水至发短芽，晒干。

功用 甘，平。归脾、胃经。健脾开胃，消食和中。主治食滞不消之证。内服：煎汤，9～15克，大剂量可用至30克。生用长于和中，炒用长于消食。

验方 ①**食滞胀满、食欲不振**：谷芽适量，水煎服。②**小儿外感风滞有呕吐、发热**：谷芽、紫苏梗各15克，藿香6克，蝉蜕4.5克，防风0.5克，茯苓7克，薄荷3克（后下），黄连2.1克，水煎服。

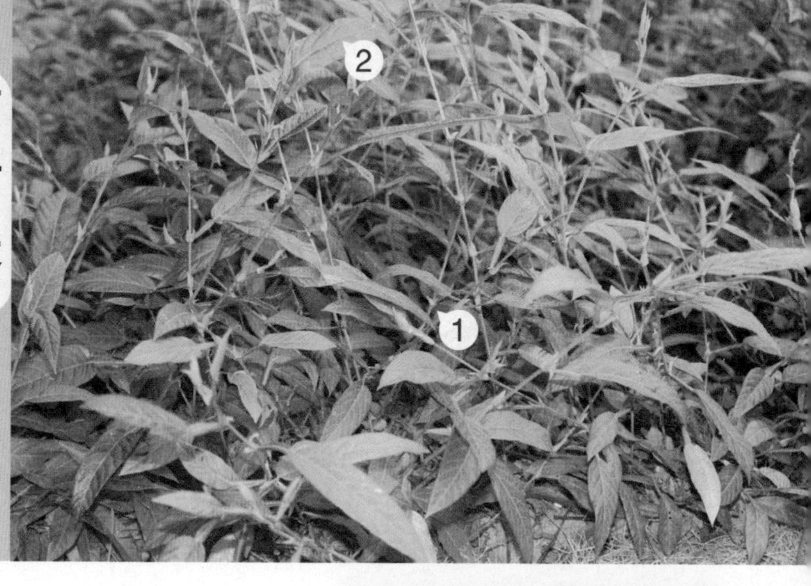

快速识别

①枝四棱，棱上被粗毛，后变秃净。②单叶互生，卵状矩圆形、矩圆形至披针形；叶柄有阔翅，翅与叶同质。③总状花序顶生或腋生；花多数，淡紫色；花冠蝶形。

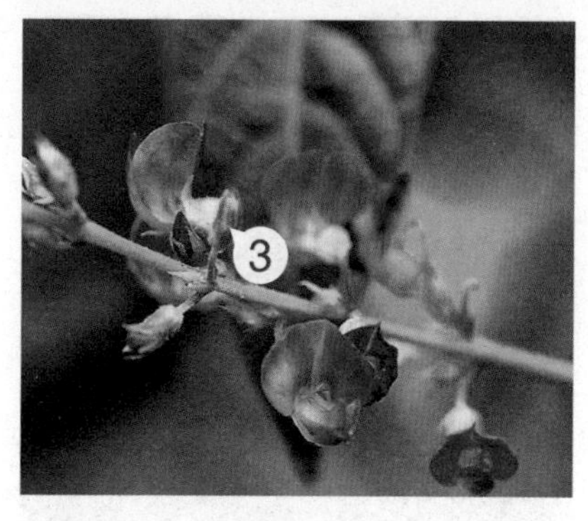

别名 虫草、剃刀柄、金剑草、咸鱼草、百劳舌、鲮鲤舌。

来源 为豆科植物葫芦茶*Tadehagi triquetrum* (L.) Ohashi.的全草。

生境 生长于荒坡、低丘陵地草丛中。主产于广东、广西、福建、云南、贵州等地。

采收 夏、秋季采收，洗净切细，晒干；鲜用随时可采。

功用 苦、涩，凉。归肺、肝、膀胱经。清热解毒，利湿退黄，消积杀虫。主治中暑烦渴，感冒发热，咽喉肿痛，肺痛咯血，肾炎，黄疸，泄泻，痢疾，风湿关节痛，小儿疳积，钩虫病，疥疮。内服：煎汤，15~60克。外用：捣汁涂或煎水洗。

验方 ①**咽喉肿痛：**葫芦茶60克，煎水含咽。②**肺病咳嗽出血：**葫芦茶全草75克，水煎服。③**痈毒：**葫芦茶叶捣绒，取汁滴于伤口，每日2~3次，每次适量。

人面子

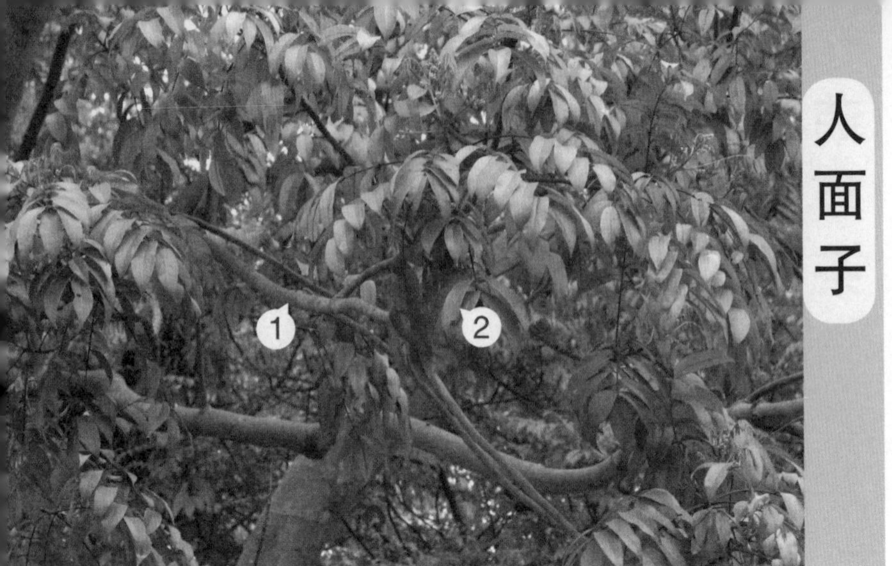

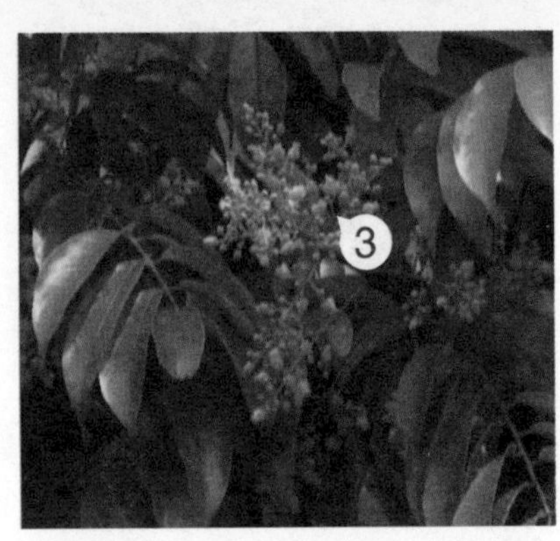

快速识别

①小枝具棱，被灰白色细茸毛。②奇数羽状复叶，互生；小叶互生，长圆形或长圆状椭圆形，全缘，近革质，两面均无毛。③圆锥花序顶生或腋生，被柔毛；花小，钟形，青白色。

别名 人面果。

来源 为漆树科植物人面子*Dracontomelon duperreanum* Pierre的果实。

生境 生长于平原、丘陵、村旁、河边、池畔等处。分布于广东、广西等地。

采收 果实成熟时采收。

功用 甘、酸，凉。归脾、胃、肝经。健胃，生津，醒酒，解毒。主治食欲不振，热病口渴，醉酒，咽喉肿痛，风毒疮痒。内服：生食，3～5枚；或煎汤；或果核烧炭，研末。外用：捣敷。

验方 **①小儿惊痫邪气，目上视，手足搐搦，角弓反张：**人面子核烧灰服。**②背痈：**人面子数粒，去核，和鲫鱼1条，捣烂敷患处。

啤酒花

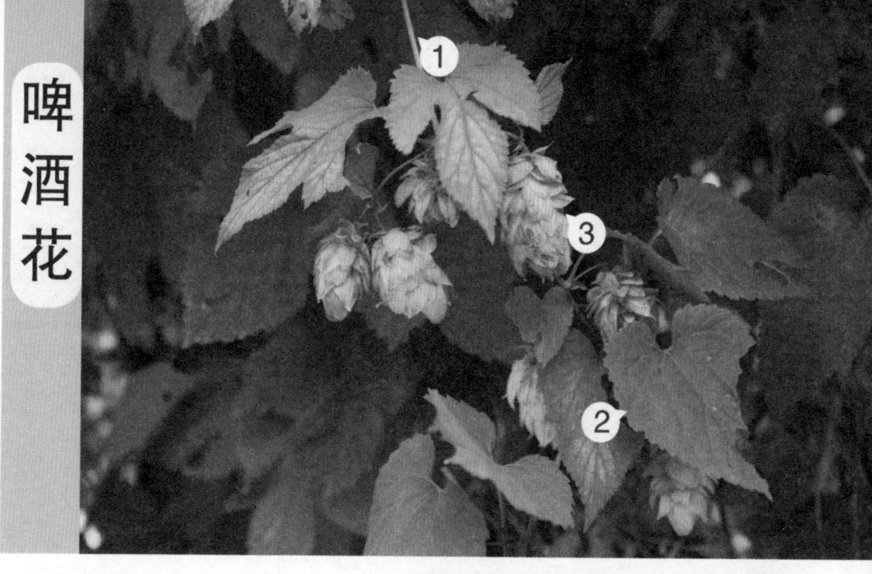

快速识别

①全株被倒钩刺，茎枝和叶柄密生细毛。②单叶对生；叶片纸质，卵形，基部心形或圆形，边缘具粗锯齿。③花单性，雌雄异株；雄花序为圆锥花序；雌花每2朵生于一苞片的腋部，苞片覆瓦状排列，组成近圆形的短穗状花序。

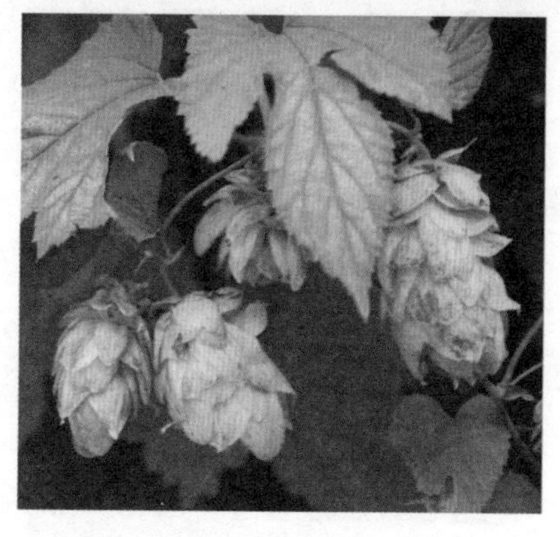

别名 香蛇麻。

来源 为桑科植物啤酒花*Humulus lupulus* L.的雌花序。

生境 多为栽培，新疆北部有野生。分布于东北、华北及山东等地。

采收 夏、秋季花盛开时采摘雌花序，鲜用或晒干备用。

功用 苦，微凉。归心、胃、膀胱经。消食化积，利尿消肿，宁心安神。主治食欲不振，腹胀，肺结核，胸膜炎，失眠，癔症，浮肿，膀胱炎。内服：煎汤，10~15克。

验方 ①**失眠、头昏、食欲不振、消化不良：**啤酒花、合欢花各6克，沸水浸泡，代茶饮。②**小便不利、水肿尿少：**啤酒花15克，葎草30克，加水煎汤服。③**肺结核：**啤酒花3克，水煎服。④**神经衰弱、失眠：**啤酒花3克，酸枣根9克，水煎服。⑤**水肿、膀胱炎：**啤酒花3克，车前草、白茅根各9克，水煎服。

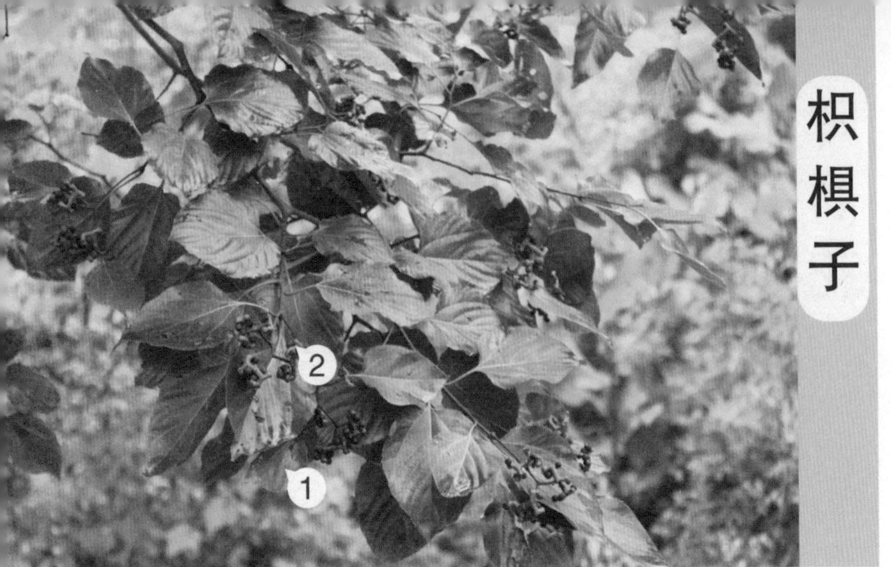

枳椇子

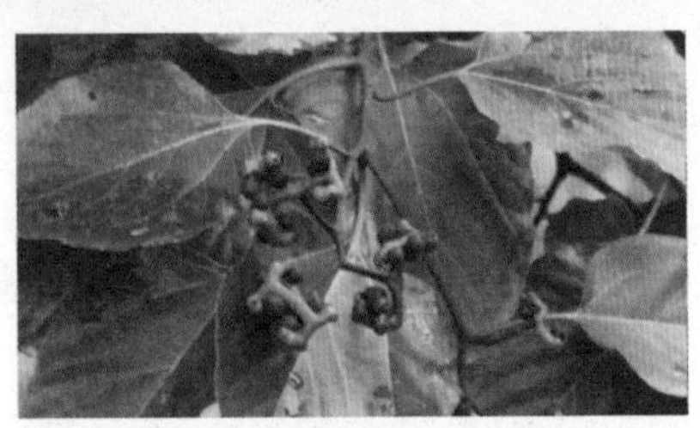

快速识别

①叶互生，广卵形，先端尖或长尖，基部圆形或心形，边缘具锯齿；叶柄无毛。②浆果状核果近球形，成熟时黄褐色或棕褐色。

别名 木蜜、白石木子、蜜屈律、鸡距子、还阳藤、木珊瑚、鸡爪子、曹公爪、金约子。

来源 为鼠李科植物枳椇*Hovenia acerba* Thunb.的带有肉质果柄的果实或种子。

生境 野生或栽培。从河北、河南至广东、贵州、云南均有分布。主产于陕西、广东、湖北、浙江、江苏、安徽、福建等地。

采收 10～11月果实成熟时采收，将果实连果柄一并摘下，晒干；或碾碎果壳，筛出种子，晒干。

功用 甘，平。归心、脾、肺经。解酒毒，止渴除烦，止呕，利大小便。主治醉酒，烦渴，呕吐，二便不利。内服：煎汤，6～15克；或泡酒服。

验方 ①**饮酒发积，肌肉消烁，专嗜冷物寒浆：**枳椇子30克，麝香3克，为末，面糊丸，如梧桐子大，每服30丸，空心盐汤吞下。②**酒色过度，成劳吐血：**枳椇子120克，红甘蔗1根，炖猪心肺服。③**小儿惊风：**枳椇果实30克，水煎服。④**手足抽搐：**枳椇子、四匹瓦、蛇莓各15克，水煎服。

鸢尾

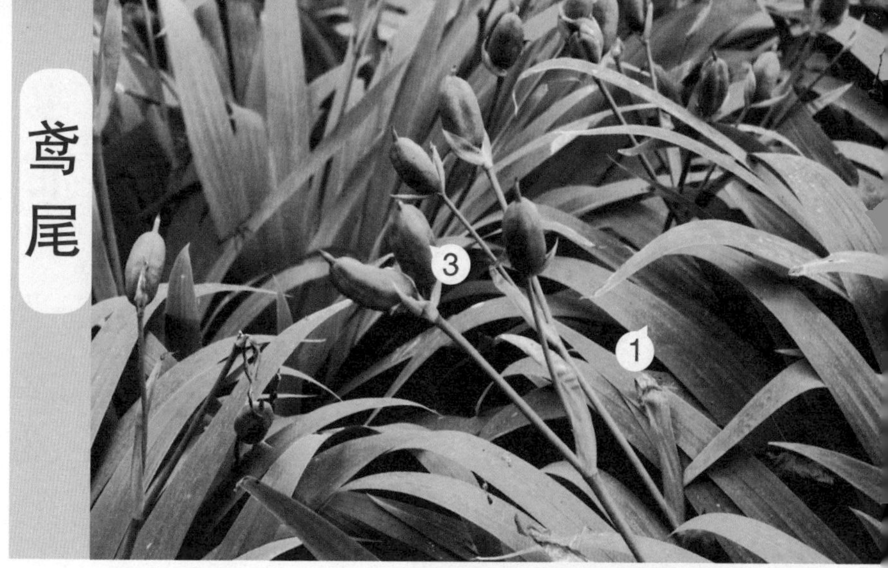

快速识别

①叶互生，2列，剑形。②花青紫色，1～3朵排列成总状花序，花柄基部有一佛焰花苞，覆船状。③蒴果长椭圆形，有6棱。

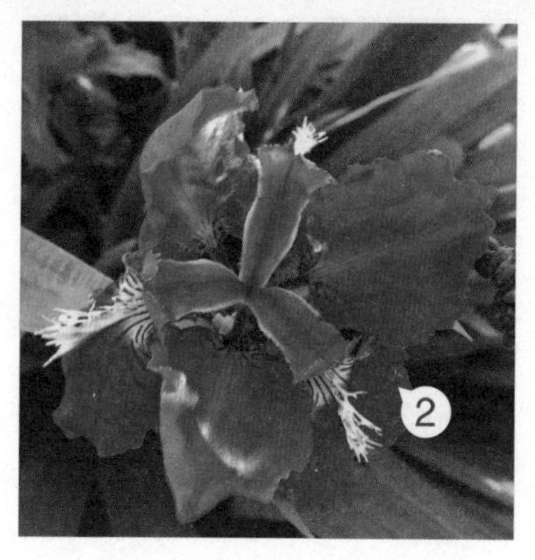

别名 土知母、鸢尾根、扁竹根。

来源 为鸢尾科植物鸢尾*Iris tectorum* Maxim.的根茎。

生境 生长于林下、山脚及溪边的潮湿地。全国大部分地区均有栽培。主产于广东、广西、四川、贵州等地。

采收 全年可采，挖出根状茎，除去茎及须根，洗净晒干。

功用 辛、苦，寒；有毒。归肺、肝、脾经。消食化积，活血化瘀，行水消肿，清热解毒。内服：煎汤，0.9～3克。

验方 ①**食积饱胀：**鸢尾3克，研细，用白开水送服或兑酒吞服。②**喉症、食积、血积：**鸢尾根3～9克，水煎服。③**跌打损伤：**鸢尾根3～9克，研末或磨汁，冷水送服。

柚

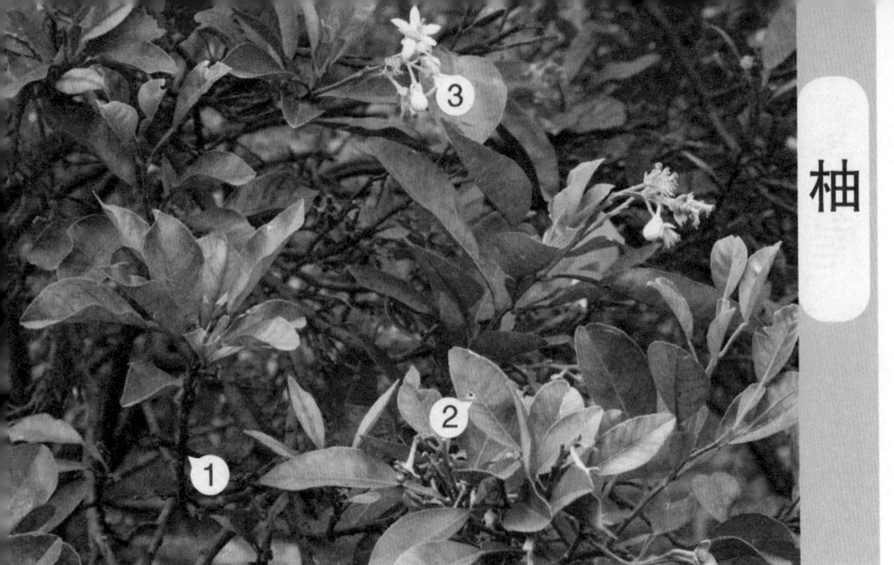

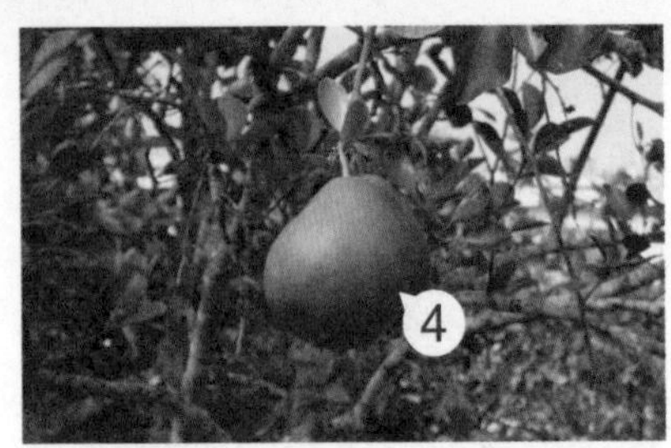

快速识别

①小枝扁，幼枝及新叶被短柔毛。②单生复叶，互生；叶片长椭圆形或阔卵形，边缘浅波状或有钝锯齿，有疏柔毛或无毛，有半透明油腺点。③花单生或为总状花序，腋生，白色；花萼杯状。④柑果梨形、倒卵形或扁圆形，柠檬黄色。

别名 气柑、朱栾、文旦、柚子。

来源 为芸香科植物柚*Citrus grandis* (L.) Osbeck的果皮及叶。

生境 栽培于丘陵或低山地带。浙江、江西、福建、台湾、湖北、湖南、广东、广西、四川、重庆、贵州、云南等地均有栽培。

采收 10~11月，果实成熟时采收，鲜用；叶全年可采；果皮于果熟时收集。

功用 甘、酸，寒。归肝、脾、胃经。消食，化痰，醒酒。主治饮食积滞，食欲不振，醉酒。内服：适量，生食。

验方 ①**老年性咳嗽气喘：**柚子皮适量，用开水泡，代茶饮用。②**肺热咳嗽：**柚子、大生梨各100克，蜂蜜少许，一同洗净后煮烂，加蜂蜜或冰糖调服。③**痰气咳嗽：**柚子、酒、蜂蜜各适量，将柚子去皮除核，切成片放入酒内浸泡一夜，煮烂，拌蜂蜜，时时含咽。④**头痛：**柚叶与葱白各等量，将二者一同捣烂后贴于太阳穴上。⑤**消化不良：**柚子皮15克，鸡内金、山楂各10克，砂仁5克，水煎服。

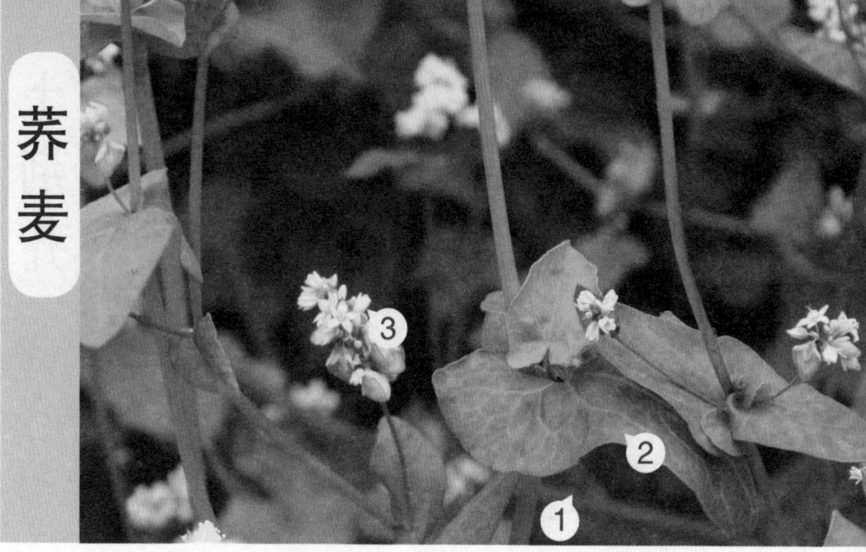

快速识别

①茎直立，分枝，光滑，红色，稀具乳头状突起。②叶互生，心状三角形或三角状箭形，先端渐尖，下部裂片圆形或渐尖，基部近心形或戟形，叶脉被乳头状突起。③总状伞房花序腋生和顶生，短而密集成簇；花梗长；花白色或淡粉红色。④瘦果三角状卵形或三角形，先端渐尖，具3棱，棕褐色，光滑。

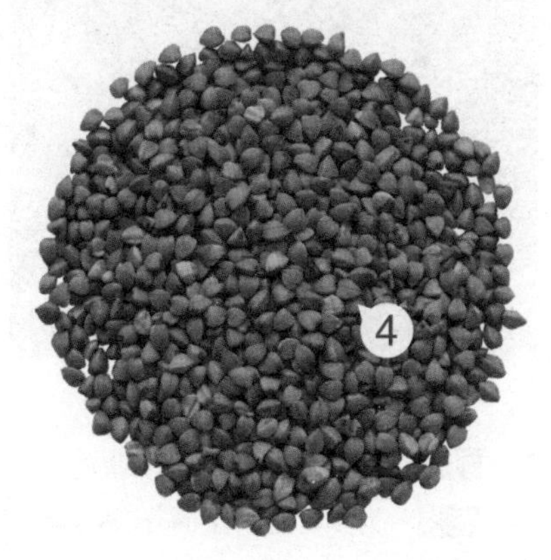

别名 花麦、三角麦。

来源 为蓼科植物荞麦*Fagopyrum esculentum* Moench的种子。

生境 全国各地均产。

采收 霜降前后种子成熟后收割，打下种子，晒干。

功用 甘、酸，寒。归脾、胃、大肠经。开胃宽肠消积，清热利湿解毒。主治湿热之邪蕴积而致的各种病证。内服：煎汤，9～15克。外用：研末调敷。

验方 ①**痢疾：**荞麦面6克，砂糖水调服。②**痘疹溃烂：**荞麦面敷贴患处。③**带下病：**荞麦适量，炒至微焦，研细末，每次6克，温开水冲服。④**腹痛腹泻：**荞麦10克，研细末，加水煮成糊服食。

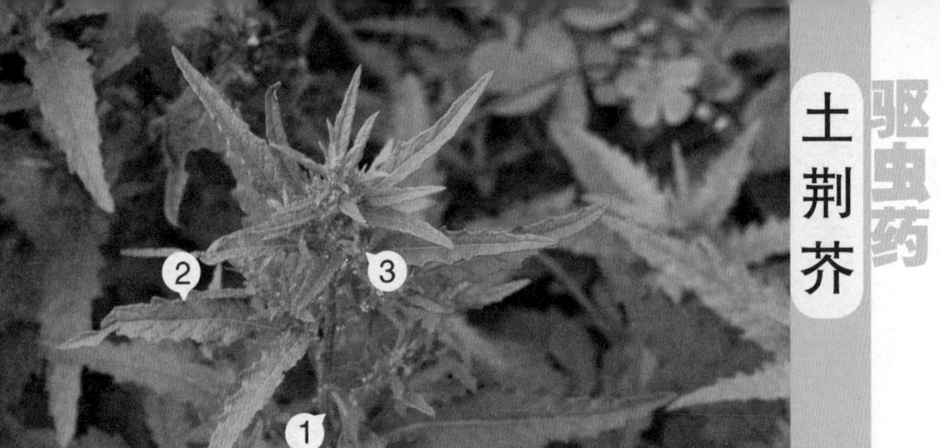

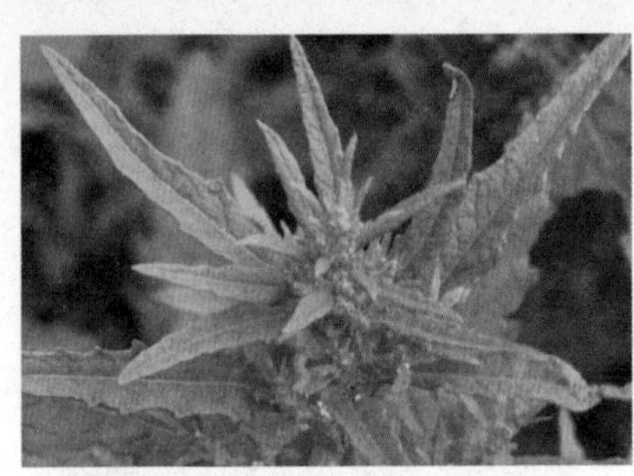

快速识别

①茎直立，多分枝，有棱，无毛或有腺毛，揉之有强烈的气味。②单叶互生，具短柄；叶片长圆形至长圆状披针形，下部叶稍大，上部的叶较小。③绿色小花，穗状花序腋生，分枝或不分枝。

别名 臭草、臭藜藿、杀虫芥、钩虫草、鹅脚草、狗咬癀。

来源 为藜科植物土荆芥*Chenopodium ambrosioides* L.的全草。

生境 生长于村庄附近以及路旁，北方亦常有栽培。主产于江苏、浙江、江西、福建、台湾、湖北、湖南、广西、广东、四川、重庆、贵州等地。

采收 8～9月果实成熟时割取全草，放通风处阴干。

功用 辛、苦，微温；有大毒。归脾经。祛风除湿，杀虫止痒，活血消肿。主治钩虫病，蛔虫病，蛲虫病，头虱，皮肤湿疹，疥癣，风湿痹痛，经闭，痛经，口舌生疮，咽喉肿痛，跌打损伤，蛇虫咬伤。内服：煎汤，3～9克，鲜品15～24克；或入丸、散剂。外用：煎水洗或捣敷。

验方 ①**钩虫病：**鲜土荆芥5000克，切碎，加水1500毫升，水蒸气蒸馏，收集馏出液的上层金黄色液体，即为土荆芥油。成人每次服15～25滴，儿童每次1滴，次晨服硫酸镁20克。②**蛔虫病：**土荆芥研成细末，早晨空腹时服2～9克，连服2日。

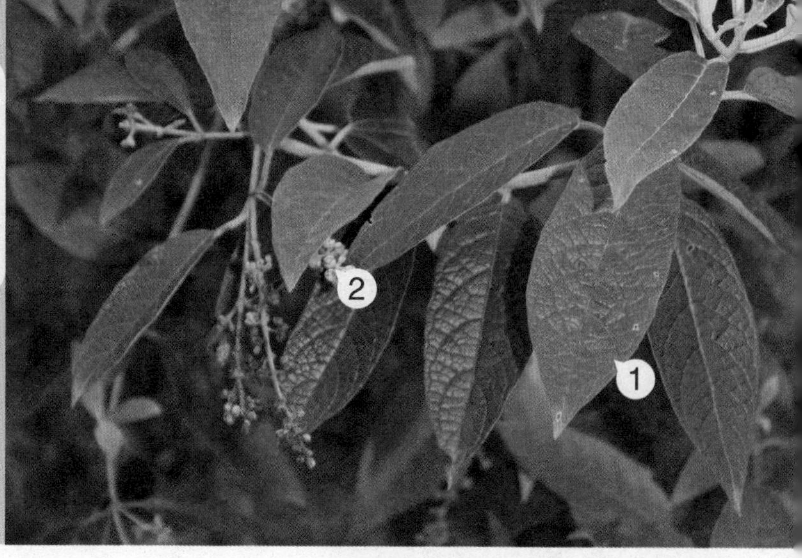

醉鱼草

快速识别

①单叶对生；具柄，柄上密生绒毛；叶片纸质，卵圆形至长圆状披针形，先端尖，基部楔形，全缘或具稀疏锯齿。②穗状花序顶生，花倾向一侧；花萼管状，4或5浅裂，有鳞片密生；花冠细长管状，微弯曲，紫色。

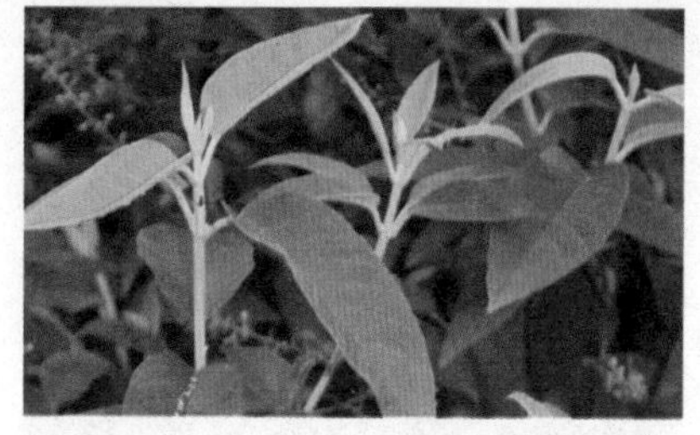

别名 闹鱼草、鱼尾草、痒见消、铁线尾。

来源 为马钱科植物醉鱼草*Buddleja lindleyana* Fort.的带根全草、叶和花。

生境 生长于山坡、林缘或河边土坎上。主产于西南及江苏、安徽、浙江、江西、福建、湖北、湖南、广东、广西等地。

采收 根及全草全年可采，洗净晒干；花、叶夏、秋季花盛开时采集，晒干。

功用 辛、苦，温；有毒。祛风解毒，驱虫，化骨硬。主治腮腺炎，痈肿，淋巴结炎，蛔虫病，钩虫病，诸鱼骨鲠。内服：煎汤，10～15克，鲜品15～30克；或捣汁。外用：捣敷。

验方 **①钩虫病：**醉鱼草15克（儿童酌减），水煮2小时，取汁100毫升，加白糖，于晚饭后与次晨饭前分服，服药量可由15克逐次增至150克。**②风寒牙痛：**鲜醉鱼草叶和盐少许，捣烂取汁漱口。**③疟疾：**醉鱼草、白英各30克，水煎，于疟疾发作前3～4小时内服，连服2日。

椰子瓤

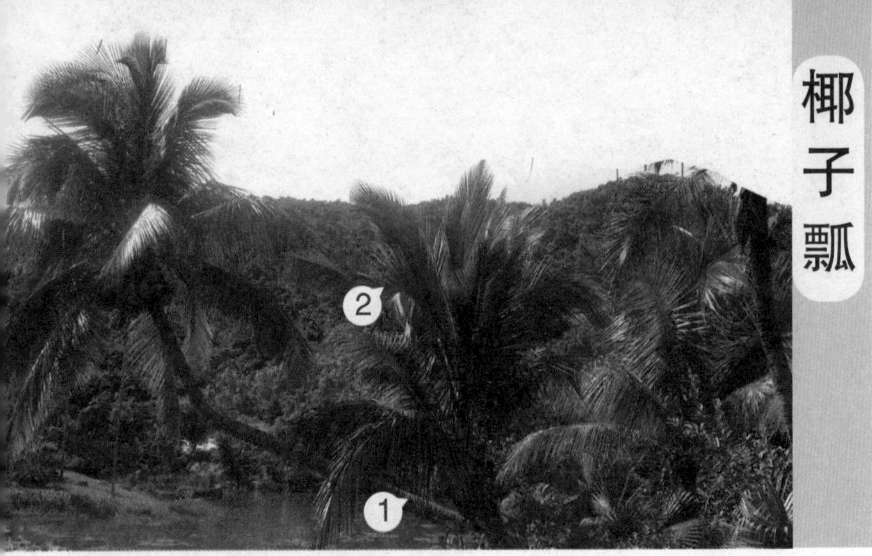

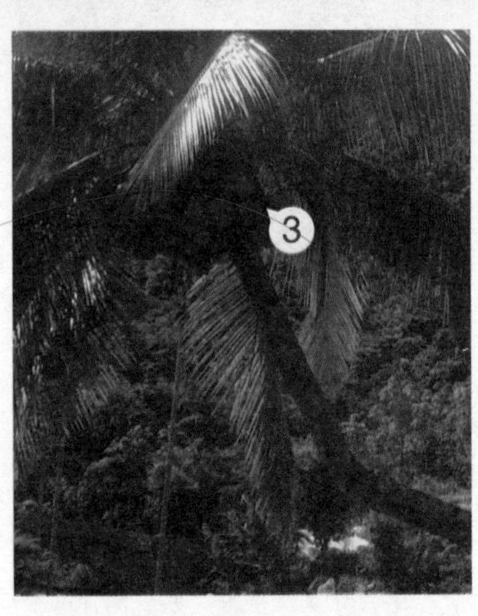

快速识别

①茎粗壮，有环状叶痕，基部增粗，常有簇生小根。②叶簇生茎顶；叶柄粗壮；叶片羽状全裂，裂片多数，外向折叠，线状披针形，先端渐尖，革质。③坚果倒卵形或近球形。

别名 胥余肉、越王头肉、椰瓢、大椰肉。

来源 为棕榈科植物椰子*Cocos nucifera* L.的胚乳。

生境 生长于热带地区海岸。主产于台湾、广东、海南、广西及云南。

功用 甘，平。归胃、脾、大肠经。益气健脾，杀虫，消疳。主治疳积，姜片虫病。内服：食肉或过滤取汁，75～100克。

验方 ①**姜片虫病、绦虫病：**椰子肉汁，先饮椰子汁，后吃椰子肉，每次半个至1个，每日早晨空腹服，一次吃完，3小时后进食。②**绦虫病：**椰子1个，饮汁食肉。

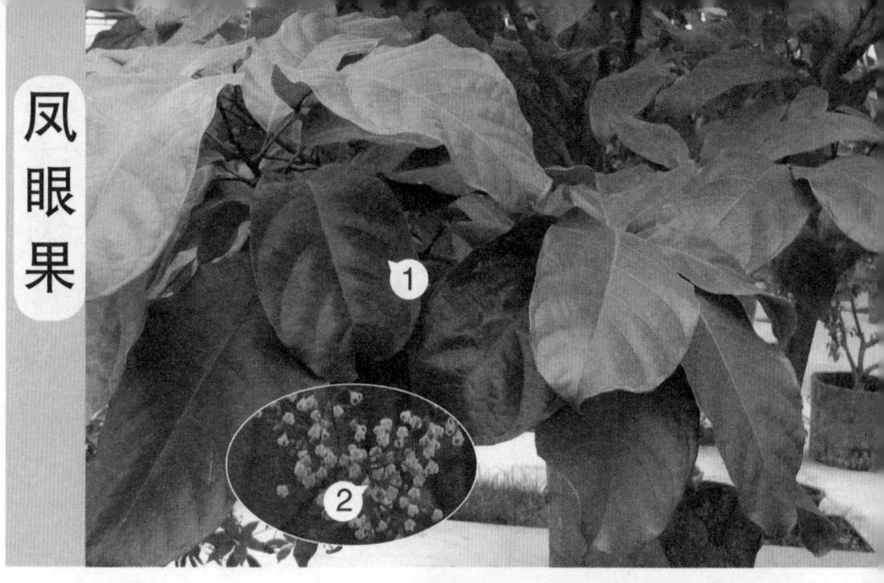

快速识别

①叶纸质，阔矩圆形至矩圆状椭圆形，先端渐尖或钝，基部钝，秃净。②圆锥花序下垂；花杂性，无花冠；花萼粉红色。③蓇葖果革质，卵状，具喙，熟时暗红色，被短绒毛。

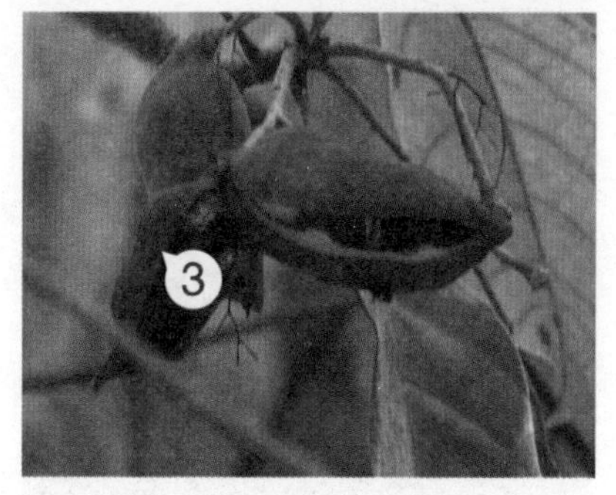

别名 罗晃子、苹婆果、九层皮、潘安果、七姐果、富贵子、假九层皮、红皮果。

来源 为梧桐科植物苹婆*Sterculia nobilis* Smith的种子。

生境 野生于山坡林内或灌丛中，亦有栽培。分布于广东、广西、贵州等地。

采收 果实成熟时采收，剥取种子，晒干备用。

功用 甘，平。归胃、大肠、小肠经。和胃消食，解毒杀虫。主治翻胃吐食，虫积腹痛，疝痛，小儿烂头疡。内服：煎汤，6～8枚；或研末为散。外用：煅存性，研末调搽。

验方 ①**腹中蛔虫上攻，心下大痛欲死，面有白斑**：凤眼果、牵牛子各7枚，水煎服。②**翻胃吐食，食下即出；或朝食暮吐，暮食朝吐**：凤眼果7枚，煅存性，每日酒调下1克，服完为度。③**疝痛**：凤眼果7个，酒煎服。

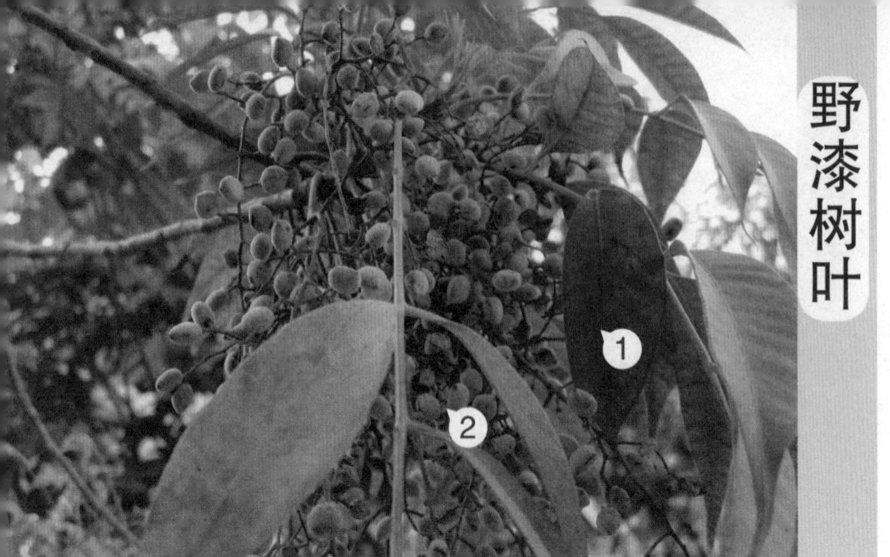

野漆树叶

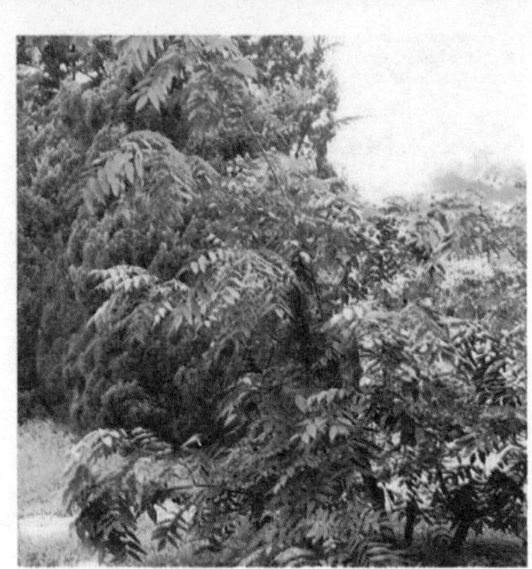

快速识别

①奇数羽状复叶，互生；小叶卵形或卵状椭圆形，先端渐尖，基部偏斜，圆形以至阔楔形，全缘；叶柄短，有毛。②核果偏斜而扁，淡棕黄色，光滑无毛。

别名 染山红、山漆、漆柴、毛叶漆。

来源 为漆树科植物野漆*Toxicodendron succedaneum* (L.) O. Kuntze的叶。

生境 生长于山野。分布于江苏、浙江、安徽、福建、台湾、江西、湖北、湖南、贵州、四川、重庆等地。

采收 春季采收嫩叶，鲜用或晒干备用。

功用 辛，温。破血通经，消积杀虫。主治蛔虫病，创伤出血，胼胝。内服：煎汤，9～15克。外用：研末撒或捣敷。

验方 ①**驱除蛔虫**：野漆树叶9～15克，酌加水煎，取半小碗，早晚饭前温服。②**创伤出血**：野漆树叶晒干研末敷掺。③**胼胝**：野漆树鲜叶30～60克，和桐油捣烂敷患处。

云实

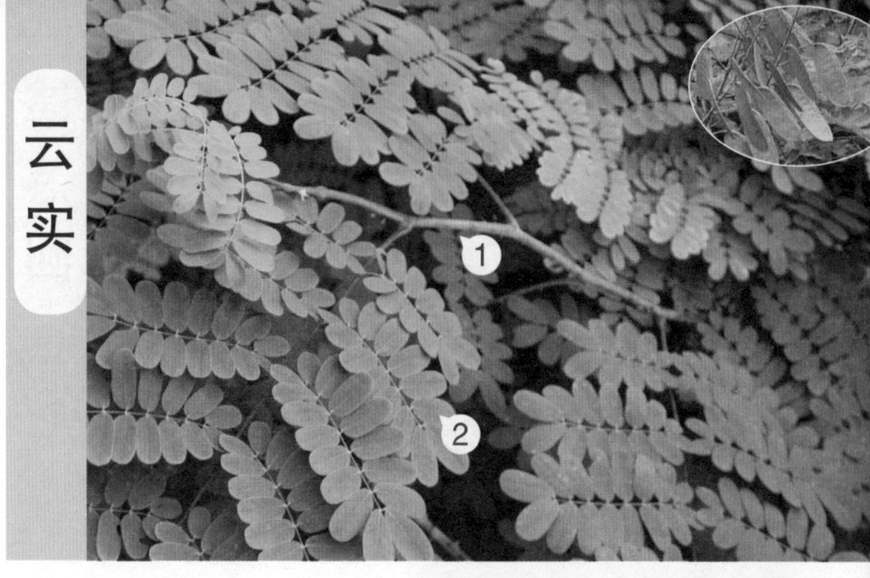

快速识别

①幼枝密被棕色短柔毛，老即脱落，刺多倒钩状，淡棕红色。②2回羽状复叶互生。③总状花序顶生，花冠黄色。

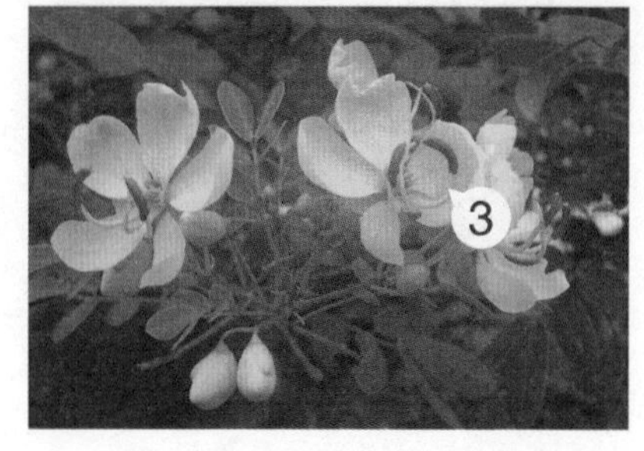

别名 百鸟不停、老虎刺尖、到钩刺、黄牛刺、马豆、牛王刺、药王子。

来源 为豆科植物云实*Caesalpinia decaptala* (Roth) Alston的种子。

生境 生长于平原、丘陵地、山谷及河边。主产于广东、广西、湖南、湖北、云南、贵州、四川、重庆、福建、浙江、江苏、安徽、江西等地。

采收 栽后4～5年采收，秋冬挖根，洗净切斜片，晒干或炕干；秋季采果实，除去果皮，取种子晒干。

功用 辛、苦，温。归肺、大肠经。解毒除湿，止咳化痰，杀虫。主治痢疾，疟疾，慢性支气管炎，小儿疳积，虫积。内服：煎汤，9～15克；或入丸、散剂。

验方 ①**疟疾：**云实9克，水煎服。②**痢疾：**云实9克，炒焦，红糖15克，水煎服。③**溺下不止者：**云实、女萎各30克，乌头60克，桂0.9克，蜜丸如桐子，水服5丸，每日3次。

博落回

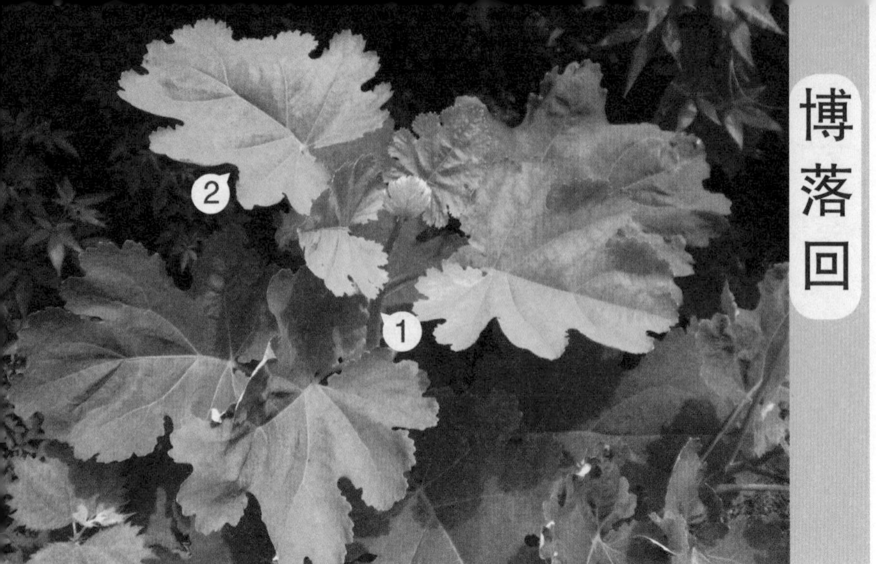

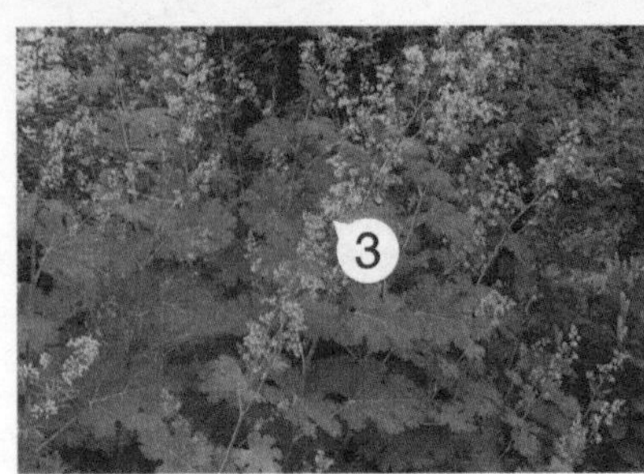

快速识别

①茎圆柱形，中空，绿色。②单叶互生，叶柄基部膨大而抱茎；叶片阔卵形，下面白色而密被细毛。③大型圆锥花序多花，顶生；萼片黄白色。

别名 号筒梗、三钱三、泡通珠、博落筒。

来源 为罂粟科植物博落回*Macleaya cordata* (Willd.) R. Br.的带根全草。

生境 生长于山坡、路边及沟边。分布于长江流域中下游各省。

采收 秋季采收，晒干。

功用 辛、苦，寒；有大毒。归心、肝、胃经。散瘀，祛风，解毒，止痛，杀虫。主治痈疮疔肿，臁疮，痔疮，湿疹，蛇虫咬伤，跌打肿痛，风湿关节痛，龋齿痛，顽癣。外用：捣敷，或煎水熏洗，或研末调敷。

验方 ①**头疗：**博落回适量，盐少许，加浓茶捣烂，敷患处。②**顽疮、肿疮：**博落回浸醋7日，用时取出捣烂敷患处。③**足癣：**博落回根、茎适量，醋浸，取醋液外搽患处。④**皮肤癌：**博落回叶，研碎，调适量蜂蜜，外敷患处，每日1次。⑤**浅表肿瘤溃烂恶臭：**博落回适量，洗净，切碎，煎汁，浓缩，外敷。

紫藤

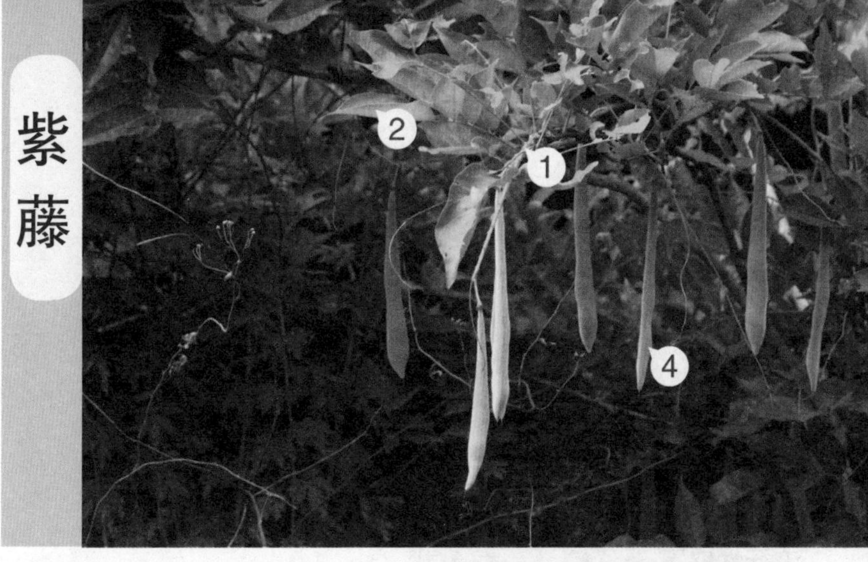

快速识别

①嫩枝暗黄绿色，密被柔毛。②奇数羽状复叶，互生；托叶线状披针形，早落；小叶卵状椭圆形，先端渐尖，基部阔楔形。③总状花序侧生，倒垂；花梗柔弱，有毛；萼钟状，5齿裂，密被细毛；花冠蝶形，蓝紫色，旗瓣大，外反。④荚果扁圆条形，密被白色绒毛。

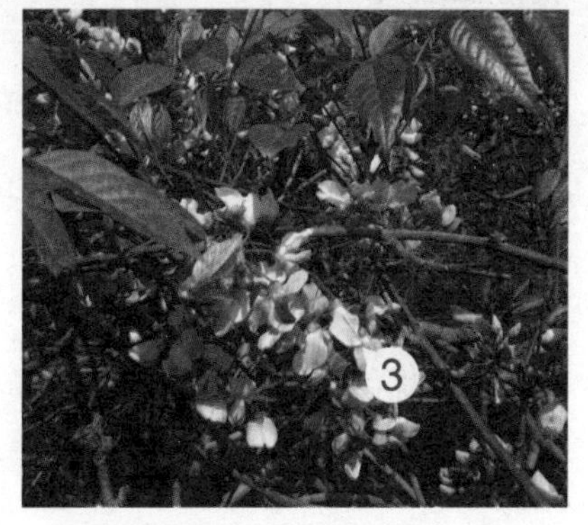

别名 招豆藤、朱藤、藤花菜、小黄藤、紫金藤、轿藤、黄环、藤萝、黄纤藤、小黄草。

来源 为豆科植物紫藤*Wisteria sinensis* (Sims) Sweet的茎、叶及根。

生境 多栽培于庭园。分布于东北、山东、河南、河北、陕西、湖北、江苏、浙江、四川、重庆、广东等地。

采收 夏、秋季采收茎、叶、根，分别晒干。

功用 甘、苦，微温；有小毒。归肾经。利水，除痹，杀虫。主治浮肿，关节疼痛，肠寄生虫病。内服：煎汤，9~15克。

验方 ①**体虚：**紫藤根30克，炖猪肉吃。②**风湿痹痛：**紫藤根和锦鸡儿根各15克，水煎服。③**筋骨疼痛：**紫藤子50克炒熟，泡烧酒500毫升，每次25毫升，每日早、晚各1次。④**驱除蛲虫：**紫藤根10~15克，水煎服。

附录1

常见病选药指南

传染病和寄生虫病

流行性感冒 蜈蚣草 醉鱼草 黄荆 桉叶 四季青

感冒 五色梅 玉叶金花 隔山香 四季青 一枝黄花 蜈蚣草 丽春花 祖师麻 橙皮 牛耳枫 苦石莲 鼠曲草 石黄皮 萝芙木 醉鱼草 黄荆 柽柳 留兰香 十大功劳叶 大青木 菘蓝 落新妇 辛夷 橘 水苦荬

麻疹 夜来香 荠菜 萝藦 隔山香 柽柳 留兰香 丝瓜 莙荙菜

脑炎 三丫苦叶 大青木 菘蓝

肝炎 石龙芮 佛甲草 凤尾草 山大黄 常春藤 鹰不泊 叶下珠 金丝草 美人蕉根 马蹄金 吐烟花 猕猴桃根 溪黄草 积雪草 铁包金 广东刘寄奴 萝芙木 牛大力 大青木 菘蓝 白英 忍冬 六月雪 玉米须 小蓟

腮腺炎 了哥王 金果榄 万寿菊 大青木 菘蓝 马蓝 木芙蓉 仙人掌 丝瓜 金挖耳 海金沙 赤豆

白喉 万年青根 蟛蜞菊 白毛夏枯草 广东万年青

百日咳 水蜈蚣 南天竹 万寿菊 马蹄金 蚌兰花 萝藦 马蓝 杠板归 丝瓜 紫菀

痢疾 石黄皮 酢浆草 地菍 朝天罐 番石榴 扶桑 白毛夏枯草 茄子 照山白 广东土牛膝 蝙蝠葛 铁苋菜 凤尾草 翻白草 木棉花 番木瓜 丽春花 吊竹梅 龙须藤 南蛇藤 荭草 李根 叶下珠 葎草 溪黄草 积雪草 阴香皮 杨梅根 苎麻根 荠菜 白苏 千屈菜 鸡蛋花 委陵菜 水蓼 糯米团 苦瓜 龙芽草 桃金娘 檵木 地锦 隔山消 荞麦 云实

肺结核 啤酒花 葎草 三白草 铁包金 红丝线 白鹤灵芝 石仙桃

疟疾 石龙芮 翻白草 蔷薇根 辣椒 青皮 醉鱼草 水蜈蚣 金鸡勒 蛇莓 算盘子 柳叶白前 云实

寄生虫病 桉叶 蜈蚣草 美商陆 土荆芥 醉鱼草 椰子瓢 凤眼果

内科疾病

中暑 积雪草 玉叶金花 山鸡椒

支气管炎 水蜈蚣 万年青根 万寿菊 三丫苦叶 臭茉莉 红丝线 鼠曲草 玉叶金花 柽柳 丝瓜 杏 海金沙 曼陀罗 地锦 蒺藜 胡颓子 紫菀 龙脷叶

咳嗽 扶桑 万年青 吊兰 水杨梅 翻白草 丽春花 吊竹梅 葎草 黄蜀葵 问荆 兖州卷柏 橙皮 白屈菜 元宝草 黄药子 铁包金 红丝线 鼠曲草 蚌兰花 吉祥草 千斤拔 土人参 土党参 萝藦 石仙桃 五色梅 隔山香 九头狮子草 路边菊 冬瓜 杏 山茶 蜘蛛香 胡颓子 紫菀 龙脷叶

哮喘 杜衡 梧桐叶 穿山龙 兖州卷柏 鼠曲草 千日红 吉祥草 萝藦 丝瓜 曼陀罗 山鸡椒 胡颓子 龙脷叶

肺炎 露兜簕 葎草 九头狮子草 了哥王 景天 海金沙 紫菀 播娘蒿

咯血 隔山香 木棉花 吊竹梅 十大功劳叶 兖州卷柏 荔枝草 铁包金 红丝线 吉祥草 石仙桃 景天 落新妇 金线草 棕榈 地锦 紫薇

胃肠炎 广东刘寄奴 苦石莲 石仙桃 桉叶 蝙蝠葛 铁苋菜 水杨梅 溪黄草 土木香 番石榴 黄荆 千屈菜 小蓟 地锦

胃肠溃疡 龙须藤 白屈菜 石仙桃

吐血 荠菜 荔枝草 血见愁 黄药子 红丝线 吉祥草 萝藦 枳椇子 野漆树叶 酸模 朱砂根 万年青根 吊兰 蔷薇根 荷叶 兖州卷柏 杨梅根 柽柳 十大功劳叶 铁苋菜 景天 芦竹 广东万年青 莙荙菜 卷丹 玉米须 降香檀 小蓟 棕榈 山茶 地锦 紫薇

便血 野漆树叶 酸模 茄子 蕹菜 桃金娘 山茶

胆囊炎 山大黄 楤木 马蹄金 溪黄草

肝硬化 冬瓜 陆英

肾炎 鹰不泊 楤木 猫须草 金丝草 马蹄金 翠云草 活血丹 大驳骨 千斤拔 萝藦 地菍 玉叶金花 半枝莲 冬瓜 接骨木 玉米须 胡椒

水肿 鹰不泊 楤木 臭茉莉 猫须草 李树叶 美商陆 萱草根 桐木 马蹄金 猕猴桃根 白屈菜 荠菜 活血丹 盐肤木根 大驳骨 萝藦 地菍 啤酒花 路边菊 了哥王 梓实 广东土牛膝 杠板归 水杨梅 铁线草 木芙蓉 半枝莲 冬瓜 糯米团 京大戟 接骨木 玉米须 赤豆

膀胱炎 夹竹桃 啤酒花 桉叶 猫须草

尿道炎 金丝草

尿血 玉叶金花 薜荔藤 葎草 荔枝草 小蓟

泌尿系统感染 柳枝 苎麻根 酢浆草 翠云草 积雪草 血见愁 白千层 问荆 芭蕉根 酸模 玉簪花 苘麻 茄子 广东土牛膝 岗梅根 凤尾草 吊竹梅 紫鸭跖草 紫茉莉 金丝草 水芹 蕹菜 芦竹

遗尿 土党参 蔷薇根 薯蓣

遗精 胡桃 楤木根 肉苁蓉

阳痿 萝藦 肉苁蓉 锁阳

高血压 龙船花 萝芙木 防风草 茶叶 臭茉莉 穿山龙 香蕉 海州常山 小蓟 蒺藜

盗汗 葎草 土人参 落新妇

风湿病 桐根 翠云草 猕猴桃根 鸡矢藤 阴香皮 大驳骨 盐肤木根 排钱草 凤仙花 白花丹 驳骨丹 枸骨叶 千斤拔 金毛狗脊 朝天罐 葫芦茶 枳椇根 土荆芥根 蛇泡簕 朱砂根 广东土牛膝 蕈菜 蓖麻根 梧桐叶 南蛇藤 鹰不泊 楤木 臭茉莉 薜荔藤 丝棉木 荭草 金丝桃 柠檬 桉叶 穿山龙 文冠果 六方藤 草石蚕 忍冬 木防己 落葵 扁担藤 羊角拗 乌头 茅苍术 徐长卿 海州常山 黄皮 铜锤玉带草 蛇葡萄 金线草 排钱草根 陆英 蜘蛛香

头痛 梓白皮 茶叶 常春藤 石楠叶 杜衡 萝芙木 大青木 菘蓝 兴安升麻 茉莉 向日葵

头晕 水杨梅 十大功劳叶 紫茉莉 兴安升麻

糖尿病 铁线草 金丝草 玉米须

癫痫 蓖麻子 夹竹桃

神经衰弱 吐烟花 白千层 缬草 啤酒花 含羞草 胡椒 桃金娘 肉苁蓉

妇产科疾病

痛经 糯米团 番红花

闭经 鸡矢藤 排钱草 龙船花 广东刘寄奴 枸骨叶 蔷薇根 水苦荬 卫矛 番红花

崩漏 荠菜 血见愁 波罗蜜 兖州卷柏 美人蕉根 杨梅根 木耳 蒲葵叶 芭蕉根 铁苋菜

产后瘀血痛 犁头草 番红花

子宫脱垂 排钱草 土荆芥 苦石莲 兴安升麻 铜锤玉带草 八月札 排钱草根

子宫出血 檵木

浮汗不通 薜荔果 波罗蜜

产后关节痛 千斤拔

带下病 美商陆 紫茉莉根 水芹 美人蕉根 苎麻根 千斤拔 土党参 九头狮子草 芭蕉根 蔷薇根 吊竹梅 臭茉莉 柽柳 木芙蓉 沙枣 糯米团 杜鹃 锦鸡儿 铃兰 薯蓣 紫金牛

乳腺炎 犁头草 了哥王 岗梅根 佛甲草 萱草根 桐皮 木芙蓉 仙人掌 海金沙 路边菊 柳叶 金果榄 万寿菊 臭牡丹 白花丹 祁州漏芦 紫薇

儿科疾病

小儿惊风 南蛇藤 荷莲豆 及己 枳椇果 臭草 天葵

小儿发热 水芹 谷芽

疳积 铁苋菜 夜来香 叶下珠 鸡矢藤 石黄皮 石仙桃 飞扬草 水蓼 柳叶白前

外科疾病

痈疽疔疮疖 八角莲 白花丹 白屈菜 蓖麻根 蓖麻子 波罗蜜 常春藤 朝天罐 赤小豆 臭草叶 大驳骨 地菍 番石榴皮 防风草 凤仙花 凤眼果 扶桑 岗梅根 黄蜀葵 黄药子 及己 金果榄 九头狮子草 杠板归 辣椒 犁头草 荔枝草 了哥王 柳叶 露兜簕 路边菊 葎草 马鞍藤 蔷薇根 茄子 苘麻 人面子 三丫苦叶 石龙芮 水葫芦 丝棉木 四季青 酸藤果 桐皮 吐烟花 万年青根 万寿菊 梧桐叶 蜈蚣草 血见愁 阳桃叶 野牡丹 元宝草 照山白 枳椇子 紫茉莉 紫鸭跖草 铁苋菜 飞扬草 景天 仙人掌 委陵菜 瓶尔小草 天葵 祁州漏芦 广东万年青 过江藤 苦瓜 落葵 芫花 兔儿伞 水苦荬 隔山消

丹毒 李根 桐皮 翠云草 马蓝 铃兰

淋巴结结核 八月札 杠板归 猫眼草

对口疮 糯米团

臁疮 梧桐叶

脓肿 蓖麻子 白花丹 白苏

胆石症 山大黄

胆囊炎 山大黄 楤木 马蹄金 溪黄草

阑尾炎 路边菊 金果榄 落葵

泌尿系统结石 蛇泡簕 猫须草 露兜簕 活血丹

疝气 鬼灯笼 薜荔藤 露兜簕 葎草根 青橘皮 荔枝核 凤眼果 算盘子 齿瓣延胡索

睾丸炎 算盘子

痔疮 岗梅根 三丫苦叶 梧桐叶 马鞍藤 臭茉莉 露兜簕果 黄蜀葵根 杨梅根 朝天罐 枳椇木皮 凤眼果壳 木槿 瓶尔小草 香蕉 飞廉 海州常山 马桑冬青

脱肛 臭牡丹叶 臭茉莉 苦石莲 土荆芥

跌打损伤 五色梅叶 鸭脚木叶 八角莲 了哥王 竹节蓼 一支黄花 吊兰 鬼灯笼 野牡丹 木棉根皮 三丫苦叶 蓖麻根 山大黄 七叶莲 鹰不泊 楤木 穿山龙 六方藤 问荆 猕猴桃根 阴香 苎麻根 酸藤果 月季花 铁包金 活血丹 排钱草 凤仙花 白花丹 广东刘寄奴 红丝线 驳骨丹 蚌兰花 缬草 千斤拔 波罗蜜叶 番石榴叶 醉鱼草 野漆树叶 半枝莲 羊蹄 点地梅 蛇莓 柳叶白前 独角莲 兔儿伞 徐长卿 铜锤玉带草 锦鸡儿 铃兰 降香檀 犁头尖 排钱草根 齿瓣延胡索 陆英 蜘蛛香 苏木 番红花 繁缕 文殊兰 鸢尾

外伤出血 蒲葵叶 红丝线 石仙桃 醉鱼草 蔷薇花 七叶莲 马蓝 草珊瑚 白接骨 落葵 蛇葡萄 檵木

汤火烫伤 腊梅花 蔷薇根 翠云草 仙人掌 沙枣 草珊瑚 海金沙 菰 马桑 山茶

冻疮 茄叶 辣椒

蛇伤 石龙芮 竹节蓼 三丫苦叶 金丝桃 阳桃叶 铁线莲 白屈菜根 铁包金 盐肤木根 凤仙花 白花丹 辣椒 九里香 牛耳枫 血见愁 了哥王 铁苋菜 半枝莲 仙人掌 瓶尔小草 蛇莓 水蓼 菰 独角莲 羊角拗 兔儿伞 草灵仙 犁头尖 隔山消

蜈蚣咬伤 竹节蓼 蜈蚣草

蜂蝎等咬螫伤 金丝桃

皮肤科疾病

荨麻疹 水葫芦 虎耳草

带状疱疹 八角莲 臭茉莉 荷莲豆 杠板归 飞扬草 含羞草 金挖耳 犁头尖

湿疹 防风草 五色梅 茄根 铁苋菜 三丫苦叶 苎麻叶 白鹤灵芝 番石榴叶 马蓝 木槿 仙人掌 虎耳草 茅苍术 海州常山 过路黄 胡椒

皮炎 五色梅 铁苋菜 三丫苦叶 白屈菜 吐烟花

癣 黄荆 桉树叶 阳桃叶 白屈菜 苎麻 白鹤灵芝 无患子 木槿 羊蹄 羊角拗 猫眼草 博落回

五官科疾病

中耳炎 马蹄金 虎耳草 香蕉

衄血 丝棉木 血见愁 铁苋菜 马蓝 小蓟

扁桃体炎 玉叶金花 杠板归 蝙蝠葛 金果榄 一枝黄花 牛耳枫 地菍

咽喉炎 蝙蝠葛 地菍 丝瓜

咽喉肿痛 水蜈蚣 荸荠 玉簪花 梓叶 朱砂根 金果榄 一枝黄花 万年青根 佛甲草 酸藤果 黄药子 石仙桃 葫芦茶 金挖耳 点地梅 蛇莓 广东万年青

急性结膜炎 吊竹梅 蒺藜

皮肤溃疡 吐烟花 酸藤果 千屈菜 糯米团 白接骨 文殊兰

夜盲 夜来香 叶下珠

口腔炎 水蜈蚣 金果榄

牙痛 茄花 铁线草 万寿菊 十大功劳叶 臭牡丹叶 草石蚕 李根 美人蕉根 铁线莲 沙姜 九里香 荔枝草 木耳 番石榴皮 十大功劳叶 无患子 芫花 马桑 胡椒 向日葵

鼻衄 黄药子 蚌兰花

附录2

药名拼音索引

Q

R

S

T

W